放射線技術学シリーズ 6大特長

1 日本放射線技術学会が責任をもって監修した信頼性

2 大綱化カリキュラムにいち早く対応

3 教科書にふさわしい説明，内容を重点的に網羅

4 図表を多用した，わかりやすい内容，見やすい紙面構成

5 欄外の「解説」で理解しにくい内容をていねいに説明

6 学生の自習を助けるウェブサイト紹介＆演習問題を多数掲載

日本放射線技術学会　出版委員会

出版委員長　根岸　徹（群馬県立県民健康科学大学）
委　　　員　飯田紀世一（東京慈恵会医科大学附属病院）
　　　　　　石井　勉
　　　　　　加藤　洋（首都大学東京）
　　　　　　小山修司（名古屋大学）
　　　　　　坂本　肇（山梨大学医学部附属病院）
　　　　　　宮地利明（金沢大学）
　　　　　　梁川　功（東北大学病院）

（五十音順）

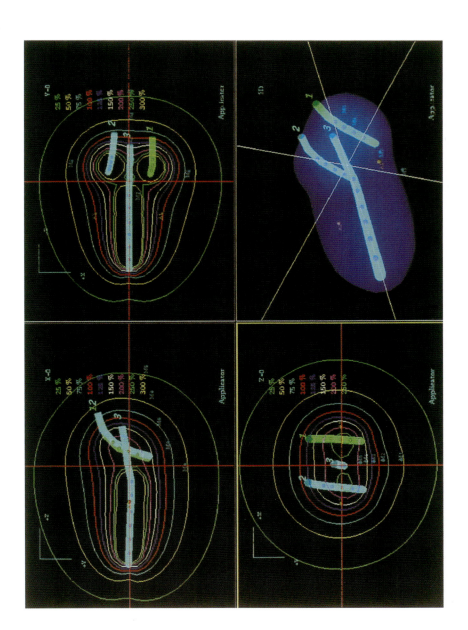

図9・12　^{192}Ir 密封小線源高線量率治療における子宮頸癌腔内照射時の線量分布

放射線技術学シリーズ
放射線治療技術学
Radiation Therapy Technology

日本放射線技術学会●監修　熊谷孝三●編著

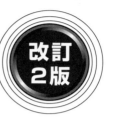
改訂2版

生命の質　根治照射　姑息照射　相互作用係数　光子線　重粒子線　投与線量基準点　放射線感受性
線量単位　リニアック　マルチリーフコリメータ　固定具　治療計画装置　計画標的体積　標的理論
対向2門照射　電子線治療　強度変調照射　組織最大線量比　モニタ単位数　等線量分布　全身照射

wedge filter
bolus
compensator
IMRT

EBM

Quality of life
photon beam
electron beam
heavy particle
interaction
recovery
radiation unit
measurement
absorbed dose
radiation quality
dosimetry
field

DVH
Beam's Eye View
computed tomography
DRR
NSD
accelerator
Physics instrumentation
EPID

QA・QC

monitor chamber
comissoning
RTT
external irradiation
curative dose
IOR
Brachytherapy
calibration protocol
risk organ
PACS
LQ
Risk management

3D CRT

simulators
treatment planning
PTV
TMR
dose calculations
isodose distributions
dose specification

verificatin
algorizum
computer system

Ohmsha

放射線技術学シリーズ
放射線治療技術学

編著者：熊谷　孝三（広島国際大学名誉教授）
著　者：寺嶋　廣美（九州大学名誉教授）
　　　　　保科　正夫（群馬県立県民健康科学大学名誉教授）
　　　　　小幡　康範（名古屋大学名誉教授）
　　　　　荒木不次男（熊本大学医学部）
　　　　　松本　光弘（元大阪大学大学院医学系研究科）
　　　　　渡辺　良晴（元日本医療大学）
　　　　　小口　　宏（名古屋大学大学院医学系研究科）
　　　　　南部　秀和（近畿大学病院）
　　　　　穴井　重男（和泉市立総合医療センター）
　　　　　吉浦　隆雄（元大分県厚生連鶴見病院）
　　　　　神宮　賢一（元雪の聖母会聖マリア病院）

（執筆順）

本書を発行するにあたって，内容に誤りのないようできる限りの注意を払いましたが，本書の内容を適用した結果生じたこと，また，適用できなかった結果について，著者，出版社とも一切の責任を負いませんのでご了承ください．

　本書は，「著作権法」によって，著作権等の権利が保護されている著作物です．
　本書の全部または一部につき，無断で次に示す〔　〕内のような使い方をされると，著作権等の権利侵害となる場合があります．また，代行業者等の第三者によるスキャンやデジタル化は，たとえ個人や家庭内での利用であっても著作権法上認められておりませんので，ご注意ください．
　　　　〔転載，複写機等による複写複製，電子的装置への入力等〕
　学校・企業・団体等において，上記のような使い方をされる場合には特にご注意ください．
　お問合せは下記へお願いします．
　〒101-8460　東京都千代田区神田錦町 3-1　TEL.03-3233-0641
　　株式会社オーム社 編集局（著作権担当）

改訂2版まえがき

　わが国では，がんは二人に一人が罹り，三人に一人が亡くなっている．今や，われわれはがん時代のまっただ中にいる．がんは「病の皇帝」といわれ，完全に根治させることは難しい．がん治療には手術療法，放射線療法，化学療法などさまざまな方法があることは周知の通りである．放射線治療はがん治療の三本柱の一つであるが，がん病巣を放射線の投与で損傷させるようにすれば，正常組織も放射線による障害を受ける．当然，投与線量には限界がある．放射線治療によるがんの制御は，がん組織の放射線感受性，および放射線治療医の専門的な知識と深い経験，そして医師を支援する高度な専門技術を習得した診療放射線技師とのチーム医療にかかっているといっても過言ではない．また，放射線が「どうしてがんに効果があるのか，なぜ有害事象がもたらされるのか」などの基本的な理論を理解していなければ，患者への最適な放射線治療をおこなうことはできない．

　幸いにも，本書の初版には，放射線治療の歴史から放射線の生物学的効果，放射線の物理的作用，放射線治療装置，照射技術，投与線量の計算法，放射線治療の患者管理，ネットワークシステム，医療事故防止，代表的な疾患の放射線治療法まで，必要な知識が一通り記述されている．いわゆる，診療放射線技師をめざす学生や臨床現場でプロフェショナルをめざす診療放射線技師の方々に必要な専門知識は問題なく網羅されているのである．

　このたび，改訂2版の発行にあたり，全体的な不備の見直しをおこなうとともに，品質保証・品質管理，重粒子線治療，中性子捕捉療法などを追加した．本書の改訂2版は，専門的な内容がより充実し，「放射線治療技術学」の教科書として申し分ないものとなっている．本書を学習することによって放射線治療に携わる診療放射線技師に必要な基礎知識が習得されるはずである．この知識をもとにして，その後の卒後教育・生涯教育において高度医療専門職業人に向けた，さらなるスキルアップができることは間違いない．

　本書は「がん」を打ち負かす放射線治療技術の申し分ないテキストであり，診療放射線技師養成校の学生の方だけでなく，臨床現場で「がん」と闘う医師や診療放射線技師に非常に役立つものであると確信している．

2016年3月

熊 谷 孝 三

第1版 まえがき

　放射線治療は，1895年のX線の発見以来1世紀以上の歴史を有し，放射線生物学と放射線物理学で体系化された医科学である．日本人の死因のトップを占める癌の治療法の中で放射線治療の役割は大きく，手術療法，化学療法と並ぶ3本柱のひとつとして不可欠な存在である．放射線治療は，悪性腫瘍を根治的に治癒させるだけでなく，症状を改善したり，痛みを除去したりして生命の質（QOL）の向上を期待でき，組織の機能を温存して「切らずに治す治療法」として脚光を浴び，積極的な利用が高まった．

　放射線治療の方法には，肺癌など外部から放射線を照射する外部照射法，子宮頸癌など腔内に線源を挿入して放射線を照射する腔内照射法，舌癌など組織内に針やピンを刺入して放射線を照射する組織内照射法，甲状腺癌の治療など放射性同位元素を服用して病巣部を照射する内部照射法がある．これらの方法は，必要に応じて手術療法や化学療法と組み合わされた集学的治療法として適用される．

　わが国の放射線治療施設は，現在，全国に約720施設あるといわれており，放射線治療の実情は，欧米諸国と異なり，主に医師と診療放射線技師によって行われている．医師は治療する病巣部（計画標的体積）の位置や大きさ，処方線量などの決定を担っている．診療放射線技師は，治療計画に基づいて線量分布の作成，処方線量のモニタ単位数の計算，固定具・補助具の作製，そして実際の照射のための位置決め照準や正確な照射を行い，放射線照射に際しては周囲の正常組織や要注意臓器に障害を与えず，病巣部だけに的確な吸収線量を投与して悪性腫瘍を根治し再発を防止することを役割としている．したがって，このためには放射線治療学に関する専門的知識と高度な技術，深い経験が必要になる．このほか，関連機器を含めて受入れ試験，線量測定や精度管理などの品質保証・品質管理，放射線障害防止法や医療法などに基づく放射線安全管理，さらに，放射線医療のリスクマネジメントに関する企画・立案・実行も診療放射線技師の役割である．

　また放射線治療は，強度変調照射法に見られるように治療装置や治療計画装置の技術の進歩によって高精度照射が可能になり，適応範囲も飛躍的に拡大している．今後，高齢化の進行につれ需要が高まり，さらなる患者への正確な治療と医療安全を確保するための人材育成と安全な医療体制設備が必要となる．そのため，放射線治療専門技師認定機構では，専門的資質や技量の充実を図るために継続的な教育システムによる研修，講習，実習も実施しており，放射線治療レベルを向上するとと

まえがき

もに，患者に対して最適な診療を提供する資質をもつ放射線治療専門技師を認定し，放射線治療の安全確保に向けた取り組みを積極的に推進している．

本書は，日本放射線技術学会が監修する「放射線技術学シリーズ」の一冊である．臨床経験の豊富な診療放射線技師と医師に執筆をお願いし，臨床現場の実際に即応した教科書として企画した．内容は「放射線治療の基礎から臨床まで」を含み，概論，歴史，放射線物理，放射線生物，線量の概念，治療技術，医療事故防止，癌の臨床を体系化しており，この一冊で放射線治療を理解できるように工夫している．また，外部照射だけでなく，腔内・組織内照射についても知識を修得できるようにしている．重要事項に関しては解説を加え，理解が深まるようにに記載を心がけたつもりである．

本書が，診療放射線技師養成の教育機関で使用される教科書としてだけでなく，放射線治療専門技師をめざす診療放射線技師の方々にも非常に役立つものと信じ，今後，「病む人」のために最新医療を提供できるよう大いに活用されることを切に願うものである．

2006 年 9 月

熊 谷 孝 三

放射線技術学シリーズ
放射線治療技術学
（改訂2版）

C O N T E N T S

目次

改訂2版まえがき
第1版まえがき

第1章　放射線治療概論　　　　　　　　　　　　　　　［寺嶋］

- 1・1　わが国における癌の実態 …………………………………2
- 1・2　癌の罹患率と死亡率 ……………………………………3
  - 1・2・1　癌の部位別死亡率，死亡者数と将来予測 …………3
  - 1・2・2　癌の罹患率と将来予測 …………………………4
- 1・3　悪性腫瘍の分類 …………………………………………5
  - 1・3・1　悪性腫瘍の特徴 …………………………………5
  - 1・3・2　上皮性腫瘍と非上皮性腫瘍 ………………………6
- 1・4　悪性腫瘍の転移と再発 …………………………………6
  - 1・4・1　リンパ行性転移 …………………………………7
  - 1・4・2　血行性転移 ……………………………………8
  - 1・4・3　播　種 ………………………………………8
  - 1・4・4　転移の臓器特異性 ………………………………9
- 1・5　放射線治療の適応 ………………………………………10
- 1・6　放射線治療の特徴（他の治療法との比較）………………10
- 1・7　根治的照射と姑息的照射 ………………………………11
  - 1・7・1　根治的照射 ……………………………………11
  - 1・7・2　姑息的照射と緩和的照射 ………………………12
- 1・8　手術と放射線治療 ………………………………………13
  - 1・8・1　術前照射 ………………………………………13
  - 1・8・2　術中照射 ………………………………………13
  - 1・8・3　術後照射 ………………………………………13
  - 1・8・4　放射線治療遂行の前処理としての手術 ……………14
- 1・9　化学療法と放射線治療 …………………………………14
  - 1・9・1　放射線治療と化学療法併用の目的 …………………14
  - 1・9・2　放射線と薬剤の併用によって得られる効果 …………14
  - 1・9・3　放射線と薬剤併用の時間的関係 …………………14
  - 1・9・4　放射線と併用される主な抗癌剤 …………………15
  - 1・9・5　主な臓器における化学放射線療法 …………………16

ウェブサイト紹介・演習問題 …………………………………………… 17

第2章　放射線治療の歴史　　　　　　　　　　　［寺嶋］

2・1　はじめに ……………………………………………………………… 20

2・2　放射線治療装置，照射方法の発達と普及 ……………………… 20
　2・2・1　外部照射装置 ……………………………………………… 20
　2・2・2　照射方法 …………………………………………………… 25
　2・2・3　密封小線源治療 …………………………………………… 25

2・3　放射線腫瘍学会 ……………………………………………………… 26

ウェブサイト紹介・演習問題 …………………………………………… 27

第3章　放射線治療の物理　　　　　　　　　　　［保科］

3・1　放射線の種類と性質 ………………………………………………… 30

3・2　放射線と物質の相互作用 …………………………………………… 31
　3・2・1　光子と物質との相互作用 ………………………………… 32
　3・2・2　電子と物質との相互作用 ………………………………… 40
　3・2・3　重荷電粒子と物質との相互作用 ………………………… 42

3・3　吸収線量，カーマおよび荷電粒子平衡の関係 ………………… 43
　3・3・1　荷電粒子平衡 ……………………………………………… 43
　3・3・2　過渡荷電粒子平衡 ………………………………………… 45
　3・3・3　ビルドアップ領域の荷電粒子非平衡 …………………… 46
　3・3・4　側方荷電粒子非平衡 ……………………………………… 47

参考図書・演習問題 ………………………………………………………… 48

第4章　放射線治療の生物学　　　　　　　　　　［小幡］

4・1　放射線の直接作用と間接作用 ……………………………………… 52

4・2　ヒット理論と標的理論 ……………………………………………… 52
　4・2・1　ヒット理論 ………………………………………………… 53
　4・2・2　標的理論 …………………………………………………… 54

4・3　治療可能比（TR） …………………………………………………… 54

4・4　生物学的効果比（RBE） …………………………………………… 55

4・5 放射線効果を修飾する生物学的な因子 ……………………56
- 4・5・1 腫瘍の放射線感受性と致死線量 ……………………56
- 4・5・2 細胞周期と放射線感受性 ……………………57
- 4・5・3 酸素効果 ……………………57
- 4・5・4 再増殖 ……………………59
- 4・5・5 再酸素化 ……………………59
- 4・5・6 温度効果 ……………………59
- 4・5・7 細胞障害の回復 ……………………62

4・6 照射と有害事象 ……………………63
- 4・6・1 早期障害 ……………………63
- 4・6・2 晩発障害 ……………………65

ウェブサイト紹介・参考図書・演習問題 ……………………67

第5章 生物学的等価線量 ［小幡］

5・1 NSD ……………………70

5・2 CRE ……………………71

5・3 TDF ……………………71

5・4 LQモデル ……………………73

5・5 NTCP ……………………74

5・6 EUD ……………………75

参考図書・演習問題 ……………………75

第6章 放射線治療の線量と単位 ［荒木］

6・1 放射線の単位 ……………………78
- 6・1・1 放射線計測（ラジオメトリック）量の単位と定義 ……………………78
- 6・1・2 相互作用係数（確率）と関係量 ……………………80
- 6・1・3 線量計測（ドジメトリック）量の単位と定義 ……………………83
- 6・1・4 放射能（radioactivity）関連諸量の単位と定義 ……………………86

6・2 放射線治療用測定器 ……………………87
- 6・2・1 空洞電離箱 ……………………87
- 6・2・2 半導体検出器 ……………………89

ウェブサイト紹介・参考図書・演習問題 ……………………91

第7章　外部照射治療技術

7・1　放射線治療機器と周辺機器　［松本］　94
- 7・1・1　外部照射装置　94
- 7・1・2　固定具　120
- 7・1・3　放射線治療計画機器　121

ウェブサイト紹介・参考図書・演習問題　123

7・2　線量評価　［熊谷］　126
- 7・2・1　線量評価のための体積　126
- 7・2・2　吸収線量分布　128
- 7・2・3　投与線量基準点の考え方　130
- 7・2・4　照射録の記載例　132

ウェブサイト紹介・参考図書・演習問題　140

7・3　線量計測　［熊谷］　142
- 7・3・1　線量の定義と単位　142
- 7・3・2　二次電子平衡　144
- 7・3・3　ブラッグ-グレイの空洞理論　145
- 7・3・4　線量計　147
- 7・3・5　ファントム　152
- 7・3・6　深部線量比に関する用語　155
- 7・3・7　線量計算に必要な一ビームデータ　155
- 7・3・8　水吸収線量の標準計測法（標準計測12）　163

演習問題　171

7・4　不整形照射およびモニタ単位数の計算　［熊谷］　173
- 7・4・1　不整形照射野（照射野の中に鉛ブロックある場合）から等価正方形照射野への変換法　173
- 7・4・2　モニタ単位数（Moniter Unit : MU）計算　175

演習問題　179

7・5　照射技術　［小口・熊谷］　182
- 7・5・1　線種とエネルギーの選択　182
- 7・5・2　照射技術の選択　184
- 7・5・3　時間的線量配分　192
- 7・5・4　重粒子線治療　194
- 7・5・5　ホウ素中性子捕捉療法（BNCT）　198

参考図書・演習問題　199

7・6　治療計画 ……………………………………………［南部］ **202**
　　7・6・1　治療計画……………………………………………202
　　7・6・2　治療計画装置による線量分布計算…………………211
　　7・6・3　治療計画の実際……………………………………225

　ウェブサイト紹介・参考図書・演習問題 ……………………………**233**

第8章　放射線治療装置の品質保証・品質管理　　［熊谷］

8・1　医療機器 ……………………………………………………**236**
　　8・1・1　医療機器の定義………………………………………236
　　8・1・2　中古医療機器…………………………………………236
　　8・1・3　医療機器の保守点検…………………………………236
　　8・1・4　医療機器の修理………………………………………237
　　8・1・5　医療機器の寿命と耐用年数…………………………237

8・2　放射線治療装置の品質管理の重要性 ……………………**238**

8・3　品質保証・品質管理 ………………………………………**238**
　　8・3・1　品質保証・品質管理の定義…………………………238
　　8・3・2　品質保証・品質管理の目的…………………………238
　　8・3・3　医療機器の品質管理と責任のあり方………………239
　　8・3・4　日常の品質管理サイクルと実用的な方法…………240

8・4　医用電子直線加速装置の品質保証・品質管理 …………**240**
　　8・4・1　物理・技術的品質保証と臨床的品質保証…………240
　　8・4・2　投与線量の不確定度…………………………………241
　　8・4・3　空間位置の不確定度…………………………………241
　　8・4・4　医用電子直線加速装置の品質管理の方法…………242
　　8・4・5　MLCの品質管理 ……………………………………246
　　8・4・6　EPIDの品質管理 ……………………………………249

8・5　遠隔操作式腔内・組織内照射装置の品質管理 …………**250**

8・6　密封小線源の品質管理 ……………………………………**253**

8・7　放射線治療の誤照射事故防止と品質管理 ………………**254**

　演習問題 …………………………………………………………254

第9章　腔内・組織内照射治療技術　　［穴井］

9・1　密封小線源治療の歴史 ……………………………………**258**

9・2 線　源 ……………………………………………258
9・2・1　密封小線源……………………………………259
9・2・2　線源の使用法…………………………………261
9・2・3　線源配置………………………………………262

9・3　放射線治療機器と周辺機器 ……………………263
9・3・1　遠隔操作式後充塡装置（RALS）……………263
9・3・2　放射線治療計画機器…………………………266

9・4　線源配置・線量計算・線量評価 ………………267
9・4・1　線源配置………………………………………267
9・4・2　線量計算………………………………………270
9・4・3　線量評価………………………………………274

9・5　治療計画の実際 ……………………………………274
9・5・1　治療目的及び方針の決定……………………275
9・5・2　治療計画………………………………………275
9・5・3　照準写真の作成（線源位置同定法）………275
9・5・4　照射手順………………………………………278
9・5・5　患者のセットアップ…………………………278
9・5・6　患者監視………………………………………278
9・5・7　線源配置の確認と治療時の注意……………279
9・5・8　照射録と治療のための記述…………………279

9・6　線源管理と被曝防止 ………………………………279
9・6・1　密封小線源の定義……………………………280
9・6・2　密封小線源の安全取扱い……………………280
9・6・3　線源の貯蔵と保管……………………………281
9・6・4　線源の管理……………………………………281
9・6・5　線源の安全性…………………………………282
9・6・6　線源の在庫管理と紛失事故防止……………282
9・6・7　被ばく防止……………………………………282

ウェブサイト紹介・参考図書・演習問題 ……………………283

第10章　放射線治療患者の管理　　　　　　［吉浦］

10・1　外部照射治療 ………………………………………286
10・1・1　放射線治療を受ける患者に対する心構え……286
10・1・2　放射線治療を受ける患者の管理（治療前）……287
10・1・3　放射線治療を受ける患者の管理（治療中）……288

10・2　腔内照射・組織内照射治療 ………………………289
10・2・1　腔内照射治療の実際…………………………289

10・2・2 組織内照射治療の実際 …………………………………290

ウェブサイト紹介・参考図書・演習問題 ………………………………291

第 11 章　放射線治療におけるネットワークシステムの構築 ［渡辺］

11・1　放射線治療とデータ通信 …………………………294
11・1・1 治療装置 …………………………………………………294
11・1・2 治療計画用 CT 装置等 …………………………………295
11・1・3 治療計画装置 ……………………………………………295
11・1・4 画像システム ……………………………………………295
11・1・5 放射線情報システム（RIS）・病院情報システム（HIS） …………………………………………………295
11・1・6 その他 …………………………………………………296

11・2　ネットワークインフラ ……………………………296

11・3　システム構築 ………………………………………297
11・3・1 治療部門の接続する装置・端末及びデータ通信内容の把握 …………………………………………………297
11・3・2 放射線部門内の情報システム，病院情報システムとその接続 …………………………………………………297
11・3・3 インターネットや院外接続 ……………………………298

第 12 章　放射線治療における事故防止対策 ［熊谷］

12・1　医療事故発生のメカニズム ………………………300

12・2　医療事故防止のアプローチの方法 ………………301

12・3　放射線治療事故の事例 ……………………………302

12・4　放射線治療事故の検証と事故防止対策 …………303
12・4・1 外部照射事故 ……………………………………………303
12・4・2 密封小線源事故（2 件） …………………………………304
12・4・3 装置据付時の事故（1 件） ………………………………304
12・4・4 放射線治療装置の高圧電源ユニット部の燃焼事故 …304
12・4・5 その他の医療事故 ………………………………………305

12・5　医用加速器における誤照射事故防止 ……………305
12・5・1 放射線治療の適応とインフォームド・コンセント ……305

12・5・2　治療方針の管理 305
12・5・3　患者の診察の徹底 305
12・5・4　放射線治療に携わるスタッフの教育・研修 306
12・5・5　患者への正確な照射技術と固定具の使用 306
12・5・6　線量測定の重要性 306
12・5・7　放射線治療機器の品質管理 307
12・5・8　治療計画装置の管理 309
12・5・9　投与線量基準点の線量評価 309
12・5・10　放射線治療機器等の正確な操作 309

12・6　放射線治療事故における被ばく事故の危険度の判断基準 309

12・7　具体的な放射線治療の安全確保 310
12・7・1　誤照射事故防止のためのリスクマネジメントの原則 310
12・7・2　リスク管理者がただちに報告すべきリスク事例 310
12・7・3　誤照射事故防止のための対応 311
12・7・4　放射線治療機器等の品質保証・品質管理への対応 312

ウェブサイト紹介・参考図書・演習問題 312

第13章　代表的な疾患における放射線治療のワンポイント　［神宮］

13・1　脳腫瘍 316

13・2　舌癌 319

13・3　喉頭癌 324

13・4　咽頭癌 326
上咽頭癌 327
中咽頭癌 330
下咽頭癌 333

13・5　肺癌 336

13・6　乳癌 340

13・7　子宮頸癌 345

13・8　前立腺癌 350

13・9　悪性リンパ腫 356

13・10　緊急照射 …………………………………360
　13・10・1　上大静脈症候群（SVC syndrome）………360
　13・10・2　気道圧迫………………………………360
　13・10・3　脊髄圧迫………………………………360

13・11　骨移転の放射線治療 ……………………360

13・12　術前照射，術中照射，術後照射 ………361
　13・12・1　術前照射………………………………361
　13・12・2　術中照射………………………………361
　13・12・3　術後照射………………………………361

13・13　全身照射法 …………………………………361

ウェブサイト紹介・演習問題 …………………………362

演習問題解答 ……………………………………………365

参考文献 …………………………………………………377

索　引 ……………………………………………………386

第1章
放射線治療概論

1·1 わが国における癌の実態
1·2 癌の罹患率と死亡率
1·3 悪性腫瘍の分類
1·4 悪性腫瘍の転移と再発
1·5 放射線治療の適応
1·6 放射線治療の特徴
1·7 根治的照射と姑息的照射
1·8 手術と放射線治療
1·9 化学療法と放射線治療

第1章
放射線治療概論

本章で何を学ぶか

　本章では，わが国における癌の実態・罹患率・死亡率などを概観し，悪性腫瘍の分類や癌の転移と再発について学ぶとともに，手術療法，化学療法と並び癌の治療法として三本柱を構成する放射線治療の特徴，根治照射・姑息照射の適用などについて概説する．また，併用療法としての化学放射線療法について抗癌剤や，頭頸部癌，肺癌などの主な臓器における標準的な化学放射線療法を学ぶ．

1・1　わが国における癌の実態

　現在，わが国における癌（**悪性腫瘍**の総称）全体の5年生存率は50%を上回るようになり，「癌は不治の病」とのイメージではなくなった．しかし根治するまでの数年にわたる転移と再発の恐れや，疼痛と精神的な孤独感への漠然とした不安など，患者を悩ませる難病であることに変わりはない．癌は高齢になるにつれて発病率が高くなる，いわゆる生活習慣病のひとつでもある．わが国は2005年に65歳以上の高齢者人口が20%となり，今後も急速に高齢化が進むことが予測されている．癌の発生率，死亡率は世界的にみても年々増加の一途をたどっている．その主な要因は，① 発癌因子の増加に伴う癌発生の増加，② 医療技術の向上による癌の診断・発見率の向上，③ 平均寿命の延長による高齢化，すなわち癌好発年齢層の比較的増加の3つがあげられる．わが国における死亡率の推移を死因別にみると，昭和初期（1950年代）までに多かった肺炎，結核，胃腸炎などの感染性疾患は急速に減少し，癌をはじめ心疾患や脳血管疾患などの生活習慣病による死亡が上位を占めるようになった（**図1・1**）[1]．

　また，生活様式の変化に伴って癌の罹患率にも変化を来している．癌の中で従来は多かった胃癌や子宮頸癌による死亡は減少傾向にあり，最近は肺癌，乳癌，結腸癌，前立腺癌などが増加している．癌の診断と治療方法は着実に進歩しつつあり，CT，MRI，PETなどにより早期に発見され，早期治療が可能となった．化学物質，ウイルス，遺伝子などの発癌要因に関しても研究が進められている．

　放射線治療は手術や化学療法に比べて侵襲が少なく，高齢者

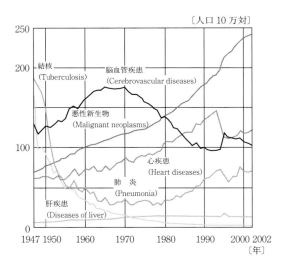

図1・1　死亡率の推移（1947～2002）
（出典：厚生労働省「人口動態統計」）

を含め広い範囲で適用できる長所を持っており，そのシステムや技術の進歩により，臓器によっては手術と同等な治療成績が得られる癌も増加している．しかしわが国では手術や化学療法に偏った治療法が選ばれる場合が多い．国内に800台の**リニアック**が設置されているにもかかわらず，放射線治療の利用率はまだ20％台であり，米国の60％に比べても十分な認識と活用がなされていないのが実状である．癌の治療では治癒と延命を目指すことはもちろんであるが，単に生存期間の延長のみではなく，より良い生命の質（**quality of life**：QOL）を保持しつつ有意義な人生を送ることが重要視されるようになった．そのような目的に叶った治療法のひとつである放射線治療は，今後の発展と普及への期待が集められている．

1・2　癌の罹患率と死亡率

1・2・1　癌の部位別死亡率，死亡者数と将来予想

1980年代より全死因死亡に占める癌死亡の割合が急速に増加し，1981年から死因の第1位を占めている．2002年には癌による死亡数は304 286人，人口10万対死亡率は241.5であり，総死亡の31.0％となっている[1]．1960年から2001年までの部位別がん死亡率の推移をみると[2]，男性では胃癌が1960年には51.7％であったのが2001年では17.8％と約1/3に減少している．一方肺癌は1960年に7.1％であったのが2001年では22.0％と約3倍に増加している．2001年は男性では肺癌，胃癌に次いで，肝臓癌13.0％の順となっている．女性においても胃癌は1960年には38.4％であったのが2001年では14.8％へと減少し，代わって肺癌が3.5％から12.7％，大腸・直腸癌が2.7％から10.1％，乳癌が3.9％から8.1％へと

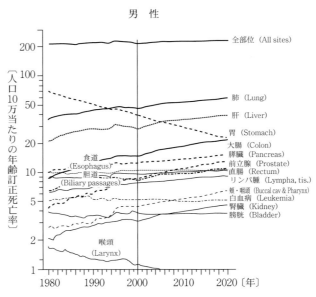

図1・2　日本の癌の部位別年齢訂正死亡率の推移と将来予想（男性）

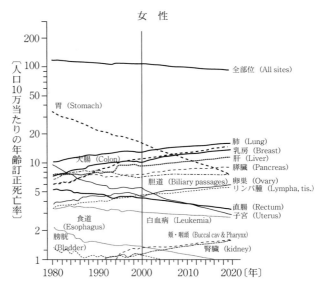

図1・3 日本の癌の部位別年齢訂正死亡率の推移と将来予想（女性）

増加している．癌の部位別，臨床病期別生存率を見ると胃癌，肺癌，結腸癌，乳癌などでは，早期の癌は良好な治療成績を示しており，早期発見，早期治療の効果と考えられている．

図1・2，図1・3は日本の男性及び女性における癌の**部位別年齢訂正死亡率**の，1980年からの推移と2020年までの将来予想である[3]．男性では全体的にはゆるやかに増加し，なかでも肺癌，肝臓癌，結腸癌が増加し，胃癌，喉頭癌は減少している．女性では男性と異なり全体としてはゆるやかに減少するものの，肺癌，乳癌，卵巣癌，膵臓癌等が増加し，胃癌と子宮頸癌が減少すると推計されている．

1・2・2 癌の罹患率と将来予想

図1・4は1975年から2015年までの**人口10万対，性別・部位別年齢調整罹患率**の推移と予測である．これは全国癌罹患率（1975〜1993）に基づいて，今後のわが国の毎年の**癌罹患率，罹患数**を推計した数値である[4]．2005年現在，罹患率では男女ともに肺癌は胃癌をわずかに下回っているが，男性では2015年には肺癌は胃癌と同じとなると推定されている．女性ではすでに乳癌が胃癌を上回っているが，2015年には乳癌はさらに増加し結腸癌も胃癌を上回ると推定されている．全癌中，男性では胃癌，白血病を除いて増加し，女性でも胃癌，子宮癌，食道癌，白血病以外では増加すると推定されている（図1・4）．癌患者数は2015年には新患者数は男性55万4000人，女性33万6000人になり，1年間に89万人が癌になると推計されている（**図1・5**）[4]．

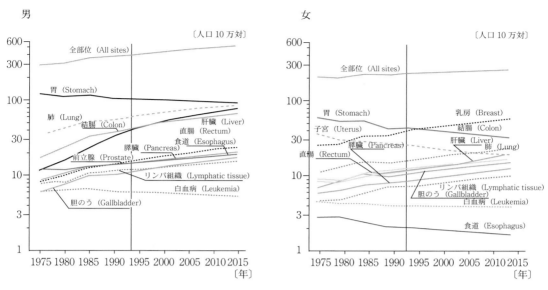

図 1・4　2015 年までの性別・部位別年齢調整罹患率の予測
（出典：「がん統計白書」1999）

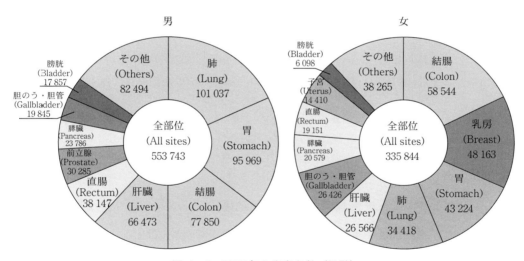

図 1・5　2015 年の癌患者数（推計）
（出典：「がん統計白書」1999）

1・3　悪性腫瘍の分類

1・3・1　悪性腫瘍の特徴

　腫瘍（tumor）とは分裂可能な細胞より生ずる組織の異常増殖で，新生物（neoplasm）ともいう．ウィルムス（Wilms）は「新生物は組織の異常増殖の塊で，増殖は正常組織と違って周囲と調和のないもので，刺激が終わっても増殖は止まらな

表 1・1　良性腫瘍，悪性腫瘍の一般的な特徴

	良性腫瘍	悪性腫瘍
臨床像		
発育速度	遅い，時がたてば止まる	中等度～非常に速い
増殖様式	圧排性増殖	浸潤性増殖
転移	なし	あり
身体への影響	軽度，局所的影響	重度，全身的影響
予後	良好	不良
病理組織像		
形態像	単調	多様
分化度	高分化	低分化～未分化
細胞密度	少し密	密
核	普通	大きい，濃染
分裂像	少ない	多い

い」と定義している．

　腫瘍は良性腫瘍と悪性腫瘍に分けることができる．辺縁が明瞭で局所でのみゆるやかに成長し，予後の良い腫瘍は良性（benign）とされる．一方，辺縁が不明瞭で腫瘍細胞が周囲組織内に組織を破壊しながら成長する腫瘍は悪性（malignant）と呼ばれる．悪性腫瘍は分裂や分化についての統御，細胞間の相互認識などの能力が失われている．すなわち腫瘍の増殖は合目的ではなく自立性をもち，そのため腫瘍は宿主の制御を受けないで無限に増殖する．周囲へは浸潤性に増殖し遠隔部には転移を起こし，ついには宿主を死亡させる．腫瘍の種類や時期，状態によって違うが，一般に2～3日に1回細胞分裂を起こすことが知られている．急速な発育をして予後が不良なものが悪性腫瘍といえるが，ゆっくりと発育する腫瘍であっても，生命維持に重要な臓器では臨床的には悪性となる．例えば脳腫瘍は硬い頭蓋骨に囲まれた限られた空間にあるため，腫瘍が小さくても周囲の正常脳を圧迫し，機能障害をきたすため生命に危険を及ぼす．**良性腫瘍**と**悪性腫瘍**の一般的な特徴を**表 1・1**に示す．

1・3・2　上皮性腫瘍と非上皮性腫瘍

　組織学的分類として，腫瘍の発生母地から大きくは上皮性と非上皮性とに分けることができる．上皮性悪性腫瘍を狭義の癌（cancer），非上皮性悪性腫瘍は肉腫（sarcoma）という．すべての悪性腫瘍は広義の癌（cancer）と呼ばれる．臓器別にみた主な腫瘍の上皮性腫瘍と非上皮性腫瘍の分類を示す[5]（**表 1・2**）．

1・4　悪性腫瘍の転移と再発

　悪性腫瘍をもっとも特徴づけるのは**浸潤**と**転移**である．局所再発は浸潤と**播種**によって起き，**転移**は遠隔再発でもある．転移とは腫瘍細胞が原発巣から分離して遠隔部に移動し，そこに定着して増殖し二次的な腫瘍を形成することをいう．癌の発生した部位を原発巣というが，周囲へ直接浸潤しつつ増殖し，リンパ管や血管といった脈管へ浸潤し，さらに増殖した腫瘍細胞はリンパ流や血流に乗って下流へ運ば

表 1・2 臓器別に見た主な腫瘍の組織型[5]

臓　器	上皮性悪性腫瘍	非上皮性悪性腫瘍	その他の型
皮膚	扁平上皮癌		黒色腫
喉頭	扁平上皮癌		乳頭腫
肺	腺癌，扁平上皮癌 未分化癌		気管支カルチノイド
唾液腺	扁平上皮癌，腺癌		多形性腺腫
食道	扁平上皮癌		
胃	腺癌		腺腫
腸	腺癌	悪性リンパ腫	腺腫，カルチノイド
肝	腺癌（肝細胞癌）		血管腫，腺腫
胆嚢，胆管	腺癌		
膵	腺癌，扁平上皮癌		
甲状腺	腺癌，Hürthle 細胞癌 多形細胞癌		腺腫
前立腺	腺癌		
卵巣	腺癌	線維肉腫 未分化胚細胞腫	線維腫，嚢胞腺腫，奇形腫 顆粒膜細胞腫 未分化胚細胞腫 Brenner 腫瘍
子宮　腟部	扁平上皮癌，腺癌		
体部	腺癌，絨毛癌	平滑筋肉腫，横紋筋肉腫	筋腫
乳腺	腺癌		腺腫，線維腺腫
腎	腺癌（Grawitz 腫瘍）	Wilms 腫瘍	
腎盂，尿管	移行上皮癌		乳頭腫
膀胱	移行上皮癌		乳頭腫
筋		横紋筋肉腫，平滑筋肉腫	
骨		骨肉腫，Ewing 腫瘍	巨細胞腫
髄膜			髄膜腫
脳髄		髄芽腫	神経膠腫 ⎰髄芽細胞腫 ⎱膠芽細胞腫 ⎰星細胞腫
末梢神経		神経線維肉腫	神経鞘腫
骨髄		白血病，骨髄腫 Ewing 腫瘍	
リンパ節		悪性リンパ腫，Hodgkin 病，白血病	
脾		白血病，悪性リンパ腫	

れ，遠隔部位でとどまり，そこでまた増殖を始める．これを転移（metastasis）という．リンパ流に乗った転移を**リンパ行性転移**（lymphogenous metastasis），血流によるものを**血行性転移**（hematogenous metastasis）という．体腔内に癌が散らばるものは**播種**（dissemination）という．

癌の転移で2つの主な経路はリンパ管と血管である．

1・4・1　リンパ行性転移

リンパ管は単層の内皮細胞から構成されており，きわめて壁の薄い管腔組織である．したがって癌は物理的に容易に内皮細胞の結合を突き破ってリンパ管内腔に達

し得る．同時にリンパ管外縁からの癌細胞によりプロテアーゼ放出によって内皮細胞は破壊される．リンパ流に乗った癌細胞はところどころにあるリンパ節で留まってリンパ節転移巣を形成したり，リンパ節を通り抜けてさらに下流へ向かいながら広い範囲へと進んでいく．各臓器のリンパ流は，健常状態では一定の法則性を持った流路を形成している．リンパ節の存在も原発巣を中心として，その近くから第一次リンパ節群，第二次リンパ節群という．癌によってはリンパ節転移が一定の順序で起こることが観察されている．例えば肺癌はまず気管支・気管リンパ節，次いで縦隔リンパ節へと広がる．乳癌では腋窩リンパ節へ転移するルートと内胸リンパ節（傍胸骨リンパ節）へと波及するルートがあり，これらはやがて鎖骨上・下リンパ節で合流する．リンパ流は最終的には胸管か左鎖骨下静脈角より静脈系に流入し，血行性転移へ移行し，他の部位へ流れていく．したがって，鎖骨上窩リンパ節の転移は血行性転移があることを示唆している．また，臨床的に重要なリンパ節はそれぞれの名称で呼ばれる．一例をあげると，左鎖骨上窩リンパ節の転移は**ウイルヒョウの結節**（Virchow's node）と呼ばれ，胃癌や肺癌など身体のどこかの臓器に癌の存在することを示している．

1・4・2 血行性転移

原発巣から増殖を開始した癌細胞は浸潤性に周囲組織に広がった結果，リンパ管への浸襲と同時に毛細血管や小静脈の内腔にも達する．血流によって下流に運ばれ，**腫瘍塞栓**（tumor embolus）として他臓器の血管網に生着し，そこでさらに増殖して転移巣を形成する．このような癌の広がり方を血行性転移という．しかし，血管内腔に到達した癌細胞がすべて小塊として下流へ流れ去り転移巣を形成するとは限らない．1個ないし規模の小さな癌細胞の集塊は，血流によって運ばれてもその多くは免疫機構が存在するため，転移巣を形成することなく死滅すると考えられている．これは自爆によるほか，ナチュラルキラー細胞や活性化マクロファージなどの攻撃による破壊によると考えられる[6]．生き残った細胞がさらに定着，増殖へと進むと転移巣として発育する．消化管の癌を除けば，血流に放出された癌細胞は大循環によって容易に心臓にたどり着くが，その後小循環により肺に導かれる．どのような癌でも血行性転移を引き起こす可能性の高い臓器として肺があげられるのはこの理由による．肺の毛細血管網をくぐりぬけた癌細胞は肺静脈を通って心臓へ戻り，やがて全身へとばらまかれる．血行性転移ではリンパ行性転移に比べて，原発巣から離れた部位にしばしば転移巣が形成される．

1・4・3 播　種

播種とは体腔表層に達した癌が直接体腔内に散らばり，あたかもパラパラと種を播いたように飛び散って新しい癌巣を形成する現象である．腹腔，胸腔にはしばしば見られるもので，これにより癌性腹膜炎，癌性胸膜炎が引き起こされる．腹腔内の播種巣は炎症を起こし腹水貯留を招く．また出血を起こしやすいため貯留した腹水は血性となることが多い．腹水は蛋白成分に富む液であるため衰弱と消耗を招く．膀胱子宮窩の播種巣は直腸指診で触知可能であり，この部位への播種巣を**シュニッツラー**（Schnitzler）**転移**と呼ぶ．癌性腹膜炎の存在を示す所見である．癌性

胸膜炎は肺癌のほか，乳癌の胸腔内進展の際にもしばしば認められる．胸水貯留が生ずるので，呼吸機能が著しく抑制され，呼吸不全による死を招くことにもなる．心囊やクモ膜下腔にも播種が形成される．心囊では心タンポナーデとなり，心機能は著しく障害され死因となる．脳腫瘍の髄芽腫や上衣種が増殖して脳室に達すると，脳脊髄液の流れに乗って髄膜腔に播種巣が形成される．いずれも致命率の高い病態である．

1・4・4　転移の臓器特異性

ある種の癌が特定の臓器に転移する傾向があることが，臨床的に観察されている．肺，肝臓，リンパ節，骨，脳などが転移の多い臓器である．癌の種類によって転移を起こしやすい部位があり，胃癌の肝転移，肺癌の脳転移，副腎転移，腎臓癌の骨や肺への転移，前立腺癌の骨転移などが知られている．その理論として臓器特異性モデルと血行動態モデルがあり，どちらも正しいと考えられている．

ⅰ）臓器特異性モデル

癌が特定の臓器に転移を起こしやすいことから，ページェット（Paget）は1889年に「土と種仮説（seed and soil theory）」を提唱した．癌細胞を種（seed）に，転移臓器を土壌（soil）になぞらえ，癌の転移成立は癌細胞の増殖に適した微小循環下の臓器のみに可能である．つまり，「腫瘍細胞と宿主臓器の組合せによって，それぞれの間の相互作用が異なり，その結果転移が起こりやすかったり，起こりにくかったりする」というものである[7]．

ⅱ）血行動態モデル

臓器特異性は血行動態を考えることによって説明できるとするものである．つまり，「ある臓器に発生する転移の頻度は，血流によりその臓器に到達する癌細胞の数と毛細血管に定着する癌細胞の数に関係する」とするものである[8]．（図1・6）．

1981年，シュガーベイカー（Sugarbaker）は剖検のデータから，最初に転移が起こる臓器は遊離した癌細胞が最初に到達した毛細管床の臓器（最初の通過臓器）である傾向を認めた．転移は大循環系の静脈に血液が流れる臓器の癌では肺に起こり，門脈系に血液が流れる場合（消化器癌）では肝臓に起こる場合が多い．

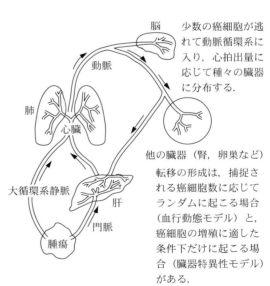

図 1・6　血行動態による癌の血行性転移[8]

1・5　放射線治療の適応

　放射線治療は**根治的照射**から**緩和的照射**まで適応範囲が広く，悪性腫瘍であればほとんどが適応となる．放射線治療はさまざまな腫瘍の性質と臓器の耐容性によって，あるいは症状や全身状態なども考慮されて用いられる．ある場合は外科療法のメスと同様な根治的療法としての役割を果たし，ある場合は内科医の用いる薬剤のように対症的役割も果たすことができる．手術と同じ局所療法であり，根治的な放射線治療は手術の適応と重複する場合が多い．**原発臓器，臨床病期，病理組織型，放射線感受性，全身状態**（performance status：PS），年齢などを考慮して治療法を決定する．まず，細胞診または組織学的診断によって悪性腫瘍（癌）であることを確認し，治療を開始する前に画像診断などの種々の検査方法を用いて癌の広がりを表す**臨床病期**（clinical stage），**TNM 分類**を決定することが必須である．

　放射線感受性の面からいえば，リンパ系，骨髄由来，生殖腺由来の悪性腫瘍は高感受性であり，もっとも適応となりやすい．頭頸部癌などの扁平上皮癌は感受性が中等度からやや高く，治療可能比（正常組織の耐容線量/腫瘍の致死線量）が1以上になる可能性が大きく，良い適応となる場合が多い．このように中等度の感受性がある腫瘍のうち，病巣が限局している場合は根治的な治療の対象となり，機能保存の意味からも一次治療の適応となる．胃癌などの消化器癌は一般的には低感受性であり，適応とならない．しかし，乳癌は腺癌ではあるが感受性はやや高く良い適応となる．骨腫瘍や肉腫などの間葉系の腫瘍は感受性が低く適応とはならない．このような低感受性腫瘍であっても，根治的治療としての役割は薄いが，疼痛や通過障害の緩和などでは姑息的または対症的には役割を果たす場合が多い．

　照射方法には内部照射（細胞内照射），組織内照射，腔内照射，外部照射があり，それぞれの臓器，部位に応じて適用される．内部照射は甲状腺癌や，甲状腺機能亢進症において ^{131}I の投与が行われる．組織内照射は ^{192}Ir，^{125}I などの密封小線源を用いて舌癌などの筋肉組織や軟部組織の癌に適用される．腔内照射は子宮頸癌や食道癌，肺門部癌，胆管癌などの管腔臓器の癌に適用される．外部照射はもっとも適応が広く，ほとんどの他の臓器のすべての癌に適用される．手術や化学療法との併用で適応範囲は拡大している．

1・6　放射線治療の特徴（他の治療法との比較）

　癌の治療法では手術，放射線治療，化学療法が主体であり，他には免疫療法，ホルモン療法，温熱療法，遺伝子治療などもある．どの治療法も単独で用いられることは少なく，併用療法（集学的治療）が行われることが多い．放射線治療は手術と同じく局所療法であるが，次のような特徴（長所と短所）を持っている．

　長所は次のとおりである．
1) 治療後の機能と形態が保存される．例として頭頸部癌，特に喉頭癌における発声機能の保持があげられる．また，顔面や露出部の皮膚癌では変形を残さないため，美容上も良い状態が保たれ治療後の社会復帰が得られやすい．
2) 日常の治療に伴う副作用や負担が軽微で，全身状態不良な症例や小児，高齢

表 1·3 各治療法の比較

	局所制御	機能保存	作用範囲の広さ	非侵襲性
手　　術	＋＋＋*	＋	＋	＋
放射線療法	＋＋	＋＋＋*	＋＋	＋＋
化学療法	＋	＋＋＋	＋＋＋*	＋
放射線＋化学療法	＋＋＋*(↑)	＋＋＋	＋＋＋	＋
放射線＋温熱療法	＋＋＋*(↑)	＋＋＋	＋＋	＋＋

＋＋＋良好　　＋＋中等度　　＋軽度　　*治療の特徴

者にも安全に適用できる．例としては高齢者の肺癌，食道癌や脳腫瘍などがあげられる．骨転移の疼痛や脊髄転移による神経麻痺などでは，緊急照射にて症状の早期緩和が得られる．
3) 放射線感受性が高い腫瘍では少ない線量で治癒が得られ，広い範囲の病巣にも安全に施行できる．例として悪性リンパ腫，睾丸腫瘍（セミノーマ）などがあげられる．
4) 技術的には治療の内容，方法がマニュアル化，数値化されるため，照射の技術が普遍化されやすい．

短所は次のとおりである．
1) 周囲の健常組織にも障害を与えるため，照射できる線量に制限があり，腫瘍が大きくなると低酸素細胞を含む放射線抵抗性の部分ができるため治癒率にも限界がある．
2) 本質的に放射線感受性が低い腫瘍では，小さい腫瘍でも根治が困難であり，再発の可能性が残る．
3) 10年以後の将来に二次発癌の可能性がある．
4) 治療機器の設備に多大な費用を要する．

手術療法，放射線療法，化学療法，併用療法の特徴をまとめると**表1·3**のようになる．

1·7　根治的照射と姑息的照射

放射線治療で治癒が望める場合には**根治的照射**（curative irradiation, radical irradiation），治癒が望めないが延命効果が期待できる場合は**姑息的照射**（palliative irradiation），症状の緩和のみが目的の場合は対症的照射または緩和的照射が行われる．緩和的照射が姑息的照射と同じ意味で用いられる場合もある．また現実には，腫瘍が大きく感受性もあまり高くない場合で，根治は期待できないが正常組織の耐容線量までを照射し，最大限の局所制御を目指す"準根治的照射"となる症例も多い．

1·7·1　根治的照射

根治的照射の場合は腫瘍全体（臨床標的体積）を照射範囲に含める必要があり，一回線量，総線量，照射期間を適切に組み合わせて局所の制御を目指す．晩期有害

事象（治療終了3ヵ月以後に出現）を最小限に抑えるように細心の注意が必要である．

根治的照射の適応としては①手術可能な**限局性腫瘍**，②手術不可能な**限局性腫瘍**，③**放射線高感受性腫瘍**があげられる．

i） 手術可能な限局性腫瘍

手術と放射線治療はどちらも局所療法であり，適応が一致する場合が多い．病巣が原発巣と所属リンパ節に限局している症例には根治的に治療される．したがってこのような場合，両者の臨床的治療成績から判断される．手術と放射線治療の治療成績が同じ場合，外科的な侵襲と術後の変形，欠損機能障害を考慮すれば放射線治療がすぐれている．しかし，癌細胞を根絶することにおいては一般的には手術のほうが優れており，どちらを選択するかは臨床的判断と患者の同意（インフォームド・コンセント）が必要である．放射線感受性が中等度以上の癌で，手術による後障害が大きい場合には放射線治療を選択する．これには皮膚癌，頭頸部癌（舌癌，口腔癌，咽頭癌，喉頭癌）などがあげられる．現在では早期の肺癌，食道癌，前立腺癌，肝臓癌なども根治的放射線治療の対象となる．患者が手術を拒否する場合は放射線治療の適応となる．

ii） 手術不可能な限局性腫瘍

限局性でしかも手術不可能な場合は放射線治療の絶対的な適応であり，次のような場合が考えられる．癌の発生臓器における位置により手術不可能な場合（脳腫瘍，心臓内の腫瘍など），血管や神経など重要臓器に隣接した癌で，癒着などのため手術不可能な場合（肺癌，食道癌など），全身状態が手術に耐えられない場合（高齢者，出血性素因，衰弱，合併症など）があげられる．

iii） 放射線感受性が大きい腫瘍

腫瘍は限局していなくても，放射線感受性が大きい場合には放射線治療が優先される．これには悪性リンパ腫，松果体腫瘍などがあげられる．

1・7・2 姑息的照射と緩和的照射

現在の治療法では治癒が望めない場合に，延命と症状の緩和を目的に行う治療である．一時的な腫瘍増大の阻止，短期間の症状緩解（疼痛，通過障害，呼吸困難，止血）を目的とする．中等度以上の感受性を持つ腫瘍ではほとんどが対象となり得る．特に骨転移による疼痛は，小線量で短期間に疼痛の緩和が得られるためもっとも良い適応である．脳転移は原発病巣が制御され，神経の麻痺や頭痛などの神経症状の改善が得られ効果が大きい．転移個数が3個以内の場合は**定位放射線治療**（stereotactic radiotherapy）または一回照射で行う**定位手術的照射**（stereotactic radiosurgery）が行われる．肺癌，食道癌，悪性リンパ腫などが縦隔洞に浸潤する場合におこしやすい上大静脈症候群では，顔面浮腫や呼吸困難などの症状を改善する目的で放射線治療の対象となる．最近は即効性が望める血管内や気管内ステント挿入など，インターベンショナルラジオロジー（interventional radiology：

IVR）もよく併用されている．

　姑息的照射，緩和的照射の場合は，照射範囲は最小限の設定で，できる限り副作用を起こさずに早期の症状緩和と，一定期間の局所病変の制御が得られることを目指す．したがって一回線量は通常の線量より多く，総線量は少なく短期間に治療を終了する．

1・8　手術と放射線治療

　手術も放射線治療も局所制御に優れているが，単独で根治できない場合には併用されることが多い．併用の時期によって，術前照射，術中照射，術後照射と呼ばれる．また術前照射，術後照射では化学療法との併用が行われることが多い．

1・8・1　術前照射

目的：主病巣を縮小させて切除を容易にし，癌細胞の活性を低下させ局所再発や術中の転移を防止する目的で行う．
方法：放射線治療は根治線量の 50～60％（30～40 Gy）が照射される．手術は照射終了 1～2 週間後に行われる．
対象：周囲臓器に浸潤した局所進行の癌が対象となる（食道癌，頭頸部癌，直腸癌，膀胱癌など）．

1・8・2　術中照射

目的：手術中に主病巣を露出させ周囲の腸管などの健常臓器を照射野外に移動させて病巣のみに照射し，周囲の正常組織を保護する．
方法：1 回大量照射が可能であり，電子線を用いて 20～30 Gy 照射される．照射範囲の設定にはツーブス（照射筒）に付けた側視鏡にて観察しながら行うが，透明なアクリル性外套を使用すると操作が容易である．照射野内に健常組織が含まれていないことを確認し，呼吸や血圧など患者の状態をテレビモニタで観察しつつ照射する．
対象：放射線抵抗性で周囲に耐容線量が低い臓器があり，外部照射によっても十分な根治線量が投与できない癌（消化器系癌，特に膵臓癌と胃癌）．

1・8・3　術後照射

目的：非治癒切除後の残存病巣やリンパ節へ照射し，局所制御を目指す．治癒切除後の微視的癌細胞の残存が予想される場合に再発を予防する．
方法：腫瘍床及び所属リンパ節領域に照射する．肉眼的な残存腫瘍がある場合は根治線量 60 Gy/6 W が必要で，微視的残存細胞に対しても 50 Gy/5 W が必要である．
対象：非治癒手術で，残存病巣へ照射し局所制御をねらう場合はほとんどすべての癌が対象となる（肺癌，脳腫瘍，軟部組織腫瘍など）．根治的手術ができた場合で，局所再発の傾向が強い腫瘍，あるいは領域リンパ節転移の傾向が強い腫瘍（乳癌の乳房温存手術，Wilms 腫瘍など），不完全手術の場合で放射線感受性の高いもの

(小児の神経芽細胞腫，髄芽細胞腫など)．

1・8・4 放射線治療遂行の前処置としての手術

脳腫瘍で脳圧亢進がある場合に，照射に先立っての減圧手術，進行頭頸部癌の気道確保のための気管切開術，食道癌の栄養補給のための胃瘻造設術などがある．また，手術時にチューブを装着しておき，術後に組織内照射を行うことを**周術期照射**という．

1・9 化学療法と放射線治療

多くの癌の放射線治療では化学療法（chemotherapy）が併用されており，化学放射線療法（chemoradiotherapy）という．放射線治療は手術と同様に局所治療であるため，全身療法としての化学療法との併用の意義は大きい．

1・9・1 放射線治療と化学療法併用の目的

① 放射線感受性の低い腫瘍に対して，放射線と作用機序の異なった薬剤との併用にて効果の増強を期待する．
② 照射野に含まれない遠隔の転移巣に対して，化学療法により全身的に治療する．
③ 化学療法と放射線の併用により副作用を分散し，それぞれの使用量を減少させる．

1・9・2 放射線と薬剤の併用によって得られる効果

i) 相乗効果（synergistic effect）
全体の効果が，放射線と薬剤のそれぞれの期待される効果を加算した値より大きくなる．もっとも併用価値が高い．

ii) 相加効果（additive effect）
放射線と薬剤の効果がそれぞれ独立して現れ，全体の効果はそれぞれの効果が加算される．

iii) 増感効果（sensitizing effect）
薬剤のみでの細胞に対する致死効果は少ないが，放射線の増感効果を生じ全体の効果が増す．

1・9・3 放射線と薬剤併用の時間的関係

i) 同時併用（concurrent または concomitant 法）
効果の高い薬剤の full dose（最大投与量）と放射線治療を同時に行う方法である．短期間に治療を終わらせることができ，効果はもっとも高いが正常組織の急性反応（粘膜炎など）も大きい．肺癌，食道癌などに用いられ良好な成績が得られている．一方，低容量の薬剤を放射線増感剤として用いる方法もあり，頭頸部癌でも

っとも多く併用されており，直腸癌の術前照射にも用いられている．

ii） **連続併用**（sequential 法）

放射線療法と化学療法のどちらかを先に行い，続けてもう一方を行う方法である．

　a） 導入化学療法（neoadjuvant or induction chemotherapy）は化学療法に引き続いて放射線照射を行う方法である．悪性リンパ腫や小細胞肺癌など化学療法にも感受性の高い腫瘍に用いられる．

　b） 補助化学療法（adjuvant chemotherapy）は，放射線治療後に残存細胞や転移細胞の根絶を目的に行う化学療法である．

iii） **交互併用**（alternating 法）

放射線と薬剤を短期間に交互に交替しつつ投与する．放射線と薬剤の投与間隔と治療期間が短縮でき，高い治療効果が期待される．

1・9・4　放射線と併用される主な抗癌剤

i） **アルキル化剤**（エンドキサン，ニトロソウレア系，ACNU，BCNU）

核酸の塩基に対してアルキル基との共有結合を形成させることにより，正常DNAの合成を阻害して細胞死を導く．細胞周期依存性がなく，G0期にも有効とされている．ニトロソウレア系は脳血液関門を通過し，中枢神経系腫瘍に有効である．

ii） **代謝拮抗剤**（5-FU，UFT，塩酸ゲムシタビン）

核酸や蛋白合成をその類似物質により阻害し，細胞死をもたらす．ほとんどは核酸代謝阻害剤であり，一定の濃度に長時間接触する必要（時間依存性）がある．代表的な代謝拮抗剤として5-FUがあり，放射線増感剤としても早くから使用されている．頭頸部癌，消化器癌などに対して単独またはCDDPなどとの併用で用いられる．塩酸ゲムシタビンも代謝拮抗剤であり膵臓癌，非小細胞肺癌に有効である．放射線増感作用もあり，最近は膵臓癌によく用いられている．胸部への同時併用は重篤な食道炎，肺臓炎の危険があり避けるべきである．

iii） **プラチナ（白金）製剤**（シスプラチン（CDDP），カルボプラチン（CBDCA））

多くの悪性腫瘍に対して化学療法のキードラッグとして使用され，頭頸部癌，食道癌，非小細胞肺癌，小細胞肺癌，子宮頸癌，膀胱癌など多くの癌に効果がある．放射線増感剤としてももっとも多く使用される．

iv） **トポイソメラーゼ阻害剤**（塩酸イリノテカン（CPT-11））

作用機序はDNAの修復，複製阻害作用であり，消化器癌，非小細胞肺癌，子宮頸癌，卵巣癌，乳癌，悪性リンパ腫などに有効である．放射線増感作用もあり，肺癌，直腸癌によく用いられる．

v） 微小血管阻害剤（taxane（タキソール, タキソテール）, vinca alkaloid（ビンクリスチン, ビンブラスチン））

作用機序は有糸分裂と細胞分裂に必要な脱重合の抑制作用である．タキソールは放射線に感受性の高いG2期で細胞をブロックすることから放射線の効果を増強する．卵巣癌，乳癌，肺癌，膀胱癌などに効果があり，シスプチンなどの白金製剤に無効な例にも有効とされ，近年は用いられることが多くなっている．

1・9・5　主な臓器における化学放射線療法

i） 頭頸部癌

頭頸部癌はT1，T2の早期例は放射線治療の適応であり，進行例では化学放射線療法が標準的となっている．抗癌剤はCDDP，CBDCA，5-FUが主として用いられる．同時併用化学療法によって上咽頭癌[9]，中咽頭癌，喉頭癌の生存率の向上が報告されている．

口腔内癌や上顎洞癌に対しては，浅側頭動脈よりカテーテルの先端を支配動脈に挿入し，動脈内持続注入を行いつつ照射をする方法が行われ，良好な成績が得られている[10]．

ii） 食道癌

食道癌では化学放射線療法（chemoradiotherapy：CRT）が標準となりつつある．食道癌に対して主としてCDDP，5-FUが用いられ，T1bN0とT4食道癌では米国にて行われた無作為比較試験で，放射線療法単独と比べて5年生存率で有為に化学放射線療法が優れていた[11]．わが国でも同様に従来の手術成績と匹敵する成績が得られている[12]．今やT1，T4の食道癌では化学放射線療法は標準的治療法となっており，T2，T3においても化学放射線療法の成績は手術成績に近づいており，比較研究が行われている[13]．

iii） 肺　癌

肺癌全体の1/3を占めるⅢ期非小細胞肺癌は，5年生存率は10%以下と不良であり，放射線治療とCDDPを主体とした化学療法との併用が積極的に行われている[14]．潜在性遠隔転移の制御と局所効果の増強により，生存率の向上が期待されている．日本のグループ（JCOG）による比較試験では5年生存率で15.8%：8.9%と放射線単独群に比して化学療法併用群が優れていた．小細胞肺癌では限局型では放射線との併用が標準的治療であり，PE（CDDP+VP-16）との併用が基本である．1990年代に入ってTaxane，CPT-11，gemcitabine（GEM）などの有効な抗癌剤が開発され，放射線療法との併用が行われている．

iv） 子宮頸癌

1995年から欧米において放射線治療単独とCDDP，5-FUを主体とした同時併用化学放射線療法との無作為比較試験が行われた．1999年に有為差を持って同時併用化学放射線療法が優れているとの結果が報告され[15),16)]，メタアナリシスにおいても有意に化学療法併用群が優れていた[17]．この結果により米国のNCIは化学放

射線療法を標準的治療として推奨した．一方，カナダの NCI の検討では**粗生存率，無病生存率**でも有意差は得られなかった[18]．最近，わが国からも化学療法併用の有効性が報告されている[19]．

◎ウェブサイト紹介

厚生労働省大臣官房統計情報部

http://www.mhlw.go.jp/general/work/toukei.html

人口，世帯，保健，福祉，勤労者の雇用，賃金に関して大規模な全国的調査を行い，不定期の特別調査と合わせて，厚生労働省の政策決定過程に大きな役割を果たしている．このデータは広く一般に公開され，貴重な資料として各方面で利用されている．

◎演習問題

問題1　わが国における癌の部位別年齢訂正死亡率の推移と将来予想において，男性と女性の悪性腫瘍のそれぞれの傾向を大きい順に並べよ．

	男性	女性
第1位	(　　　)	(　　　)
第2位	(　　　)	(　　　)
第3位	(　　　)	(　　　)
第4位	(　　　)	(　　　)
第5位	(　　　)	(　　　)

肺癌，肝臓癌，胃癌，大腸癌，前立腺癌，食道癌，直腸癌，リンパ腫，口腔・咽頭癌，胆道癌，白血病，膀胱癌，腎臓癌，乳癌，子宮癌，卵巣癌

問題2　悪性腫瘍の浸潤，転移，播種について説明せよ．

問題3　放射線治療の特徴として長所と短所をそれぞれ箇条書きで記せ．

問題4　根治的照射と姑息的照射について説明せよ．

問題5　多くの癌治療では化学放射線療法が行われるが，放射線と薬剤の併用による効果を述べよ．

問題6　放射線治療と併用される抗癌剤をあげよ．

第2章
放射線治療の歴史

2·1 はじめに
2·2 放射線治療装置,照射方法の発達と普及
2·3 放射線腫瘍学会

第2章
放射線治療の歴史

本章で何を学ぶか

X線が発見されてから現在まで,放射線治療機器,照射法などに発達と変遷が見られ,癌の放射線治療に大きく貢献してきた.本章では,それらの発達の過程を見直し,工学と医療技術の融合の重要性を認識し,新技術の開発に繋げることを目的とする.

2・1 はじめに

地球の誕生から46億年,生命が発生して35億年,宇宙に満ちあふれていた放射線は生物の進化にも影響を与えてきた.人類が放射線の存在を初めて認識したのは1895年にレントゲン(Röentgen)によってX線が発見された時からである.透過したX線が映し出す画像は人体の生体観察を可能とし,医学をはじめ科学に革命的な進歩をもたらした.X線は発見直後から生体を透過するとともに,皮膚炎や脱毛などの強力な生物作用を起こすことが観察された.当時は確かな治療法がなかった結核をはじめ,感染症や胃潰瘍など非癌性疾患にも応用され1950年代までそれらの治療が行われたが,薬物療法の進歩により姿を消した.難病である癌の治療には手術以外に確たる根治的治療法がなく,慎重に放射線の臨床応用が進められ今日に至っている.放射線治療は100年を経過してやっと花開き,手術に匹敵するほどの精密な治療法に進化した.これまでの放射線治療の歴史を辿って,数々の発見や発明によって癌の放射線治療を進歩させた世界と日本の偉大な先達に敬意を表し,今後のさらなる発展の基礎としたい.

2・2 放射線治療装置,照射方法の発達と普及

2・2・1 外部照射装置

表2・1に外部照射装置,照射法の発達と変遷を年表に示す(年表は1)~12)の文献を参考にし,加筆した).

初期の1900年代は低エネルギーX線のため皮膚炎がもっとも多い障害であり,これを軽減するためにX線のエネルギーを上げ,線量を集中する努力がなされた.1913年にはクーリッジ(Coolidge)により真空X線管球が発明され,160 kVのX線によるX線体腔管照射が行われ,低エネルギー(orthovoltage)X線治療の時代に入った.1931年,ヴァンデグラーフ(Van de Graaf)は静電式超高圧発生装置により1 MV以上のX線を出力した.低エネルギー放射線〔kV〕から高エネルギー放射線〔MV〕へとなって深部の癌に十分な線量を投与することが可能となった.外部照射装置は固定型から回転型へと発展し,線量の集中性がさらに改善さ

表 2・1 放射線治療の歴史年表[1)~12)]

1895	Röentgen	X 線を発見
1896	Voigt	咽頭癌患者に X 線治療を行い除痛効果を得る
1898	Curie 夫妻	ラジウムを発見
1899	Rutherford	$α$ 線，$β$ 線を発見
1900	Stenbeck	皮膚癌を X 線で治療させる．これは癌の X 線治療における最初の成功例である
1901	Danclos & Curie	ラジウムの表面貼布療法
1903	Bell	組織内照射を提案
1903	Cleaves	子宮癌にラジウム腔内照射を行う．これはラジウム治療最初の報告である
1904	Perthes	十字火照射を行う
	Abbé	ラジウム組織内照射を行う
	Bergonié & Tribondeau	Bergonié-Tribondeau の法則を発表
1906	Kohl	集光照射を行う
	Gray	開創 X 線照射
1907	Dominichi	ラジウムを白金管に封入した Dominichi 管を作る
	Beck	術中照射の原形を発表
1908	Dessauer	高圧，焦点-皮膚大間隔，多門照射
1909	Köhler	篩照射法
	Schwarz	皮膚障害予防のための皮膚圧迫
1913	Coolidge	真空 X 線管を発明
	Pohl	振子照射を行う
	日本	ラジウム治療への興味高まる．きわめて少量の Ra を用いて 10 施設以上で治療
1915	Duane	ラドンシード永久刺入を提案
1918	Regaud	ラジウムの白金針
	Körning & Friedrich	X 線の深部線量百分率の表を発表
1920	Seitz & Wintz	1 回大線量照射（Erlangen 法）を発表
	Kingery	飽和照射法（Sattigungsmethode）を始める
	Seitz	X 線の線量単位として皮膚紅斑線量（HED）を提唱
	Friedrich & Glasser	ラジウムの線量分布図
1921	島津製作所	国産 X 線治療装置を製作
	Dessauer	X 線の線量分布図
1922	Failla	ラドン金管シードを作る
	Regaud	長時間弱線照射法の有効性を発表
1923	Behnken	R（レントゲン）単位を提案
	Coolidge	X 線体腔管
	日本	日本レントゲン学会設立
1925	英国	第 1 回国際放射線医学会（ICR）ロンドンで行われる
1927	Teschendorf	ホジキン病の全身照射法

1928	ストックホルム	X線量の単位としてR（レントゲン）が認められた
1930	Lauritzen	超高圧X線管を開発
	Cockroft & Walton	Cockroft-Walton型超高圧X線発生装置を製作
	Regaud	子宮頸癌治療におけるパリ法を発表
1931	Van de Graaf	静電式超高圧発生装置を製作
1932	Lawrence	サイクロトロンを製作
	Coutard	遷延分割照射法を発表
1933	Chadwick	中性子を発見
	Chaoul	近接照射を発表
	日本	日本放射線医学会設立
1934	Haring	篩照射法を発表
	Paterson & Parker	ラジウム線量計算のためのPaterson-Parker方式を発表
	J. Curie	人工放射性アイソトープ発見
1935	Heyman	子宮頸癌治療のストックホルム法を発表
1936	英国，米国	ロンドンのSt. Bartholomew病院と米国のMineapolis General HospitalでCockroft-Walton型超高圧X線治療を開始
	中泉正徳	集光照射法を発表
	Locher	熱中性子捕捉治療法の基本概念を発表
	Gray	吸収線量の計算法
1938	Stone	速中性子線治療を始める
	Tod & Meredith	子宮頸癌に対するManchester法の確立
1940	Kerst	ベータトロンを製作
1941	Hertz	^{131}IによるBasedow氏病の治療を始める
	Livingood	^{60}Coを発見
1942	Neumann & Wachsmann	回転照射を行う
	Fermi	原子炉建設
	Sinclair	^{198}Auグレインの治療利用
1944	Strandquist	分割照射時の線量-時間関係式発表
	Ellis	楔型フィルタ作製
1946	塚本憲甫	咽頭癌のラジウム療法「ハーマー塚本療法」を開始
	Skaggs	ベータトロン電子線の臨床応用に成功
1947	Mitshell	放射線増感剤Synkavitを発表
	Dale	SH化合物の放射線防護作用を発表
1948	米国，カナダ	イリノイ大学とオンタリオ癌研でベータトロンX線治療を開始
1949	Patt	Cysteineの哺乳動物に対する放射線防護作用を発表
	湯川秀樹	ノーベル物理学賞受賞（「中間子の存在」の予言に対して）
1950	英国	放射線治療用ライナックが完成
1951	カナダ	^{60}Co遠隔照射装置が完成
	Farr	Brookhavenで熱中性子捕捉療法を始める

	Leksell	200 kV X 線による radiosurgery
1952	Tobias	Berkeley で陽子線治療を始める
	Paterson	子宮頸癌治療時の線量計算基準として A 点，B 点を提唱
1953	ICRU	吸収線量の単位 rad を設定
	Henschke	アフターローディング法（後充填式）による小線源治療を開始
	Gray	酸素効果を発表
	東芝	国産テレコバルト装置を完成（100 Ci 用）
	日本	数施設でテレコバルト治療を開始
1955	Churchill-Davidson	高圧酸素下放射線治療を行う
	Tisen	コンピュータによる線量計算法
1956	Puck & Marcus	細胞コロニー培養法を確立
1957	Thomas	全身照射と骨髄移植による白血病治療を開始
	梅垣洋一郎	可変絞り照射法
1960	高橋信次	原体照射法を発表
	Elkind	Elkind 回復を発表
	Karzmark	全身皮膚の電子線照射
1961	Fowler	π 中間子の放射線治療における有用性を発表
	寺島東洋三	細胞周期により放射線感受性が異なることを発表
1962	Pierquin	^{192}Ir ワイヤの臨床応用を発表
	Falkmer & Graffman	ウプサラで子宮癌の陽子線治療を開始
	Belli	温熱効果を発表
	Walstam	低線量率遠隔操作式後充填式腔内照射装置
	Henschke	高線量率遠隔操作式後充填式腔内照射装置
	放射線医学総合研究所（放医研）	31 MeV ベータトロン電子線治療開始
1963	日本	国立がんセンター，癌研究会附属病院（癌研），放医研が輸入直線加速器を設置．高エネルギー X 線治療開始
1964	阿部光幸	胃癌，膵臓癌に電子線術中照射を開始
	梅垣洋一郎	膀胱癌に電子線術中照射を開始
1965	田崎瑛生，荒居龍雄，尾立新一郎	TAO 式アフターローディング用アプリケータを作製
1966	若林勝，入江五朗	高線量率アフターローディング治療装置（RALSTRON）を完成
	Mundiger	^{192}Ir リモートアフターローディングシステム
1968	Ellis	Nominal Standard Dose（NSD）の概念を発表
	畠中坦	熱中性子捕捉治療法による脳腫瘍の治療を開始
	Catterall	ハマースミス病院で速中性子線治療を開始
	Leksell	^{60}Co 179 個（後に 201 個）のガンマユニットを作製
1969	梅垣洋一郎	国産の線量計算用コンピュータシステムを開発（THERAC/NEC）
1970	放射線医学総合研究所	Van de Graff を用いて速中性子線治療が開始される

1974	Kliegerman	ロスアラモスでπ中間子治療を始める
1976	Adams	電子親和性放射線増感剤を発表
1978	放射線医学総合研究所	サイクロトロンによる86 MeV陽子線治療が開始される
1980	松田忠義	NECと共同でコンピュータ制御原体照射装置を開発
1983	筑波大学	粒子線医科学センターで陽子線治療が開始される
1984	日本	日本ハイパーサーミア学会（JSHO）発足
1985	Houdek	10 MV X線によるステレオタクティックラジオサージェリ
1987	京大，北大	島津，NECと共同でCTシミュレータを開発
1988	日本	日本放射線腫瘍学会（JASTRO）発足
1989	東京	JASTRO第1回学術大会開催
1993	Mackie	Tomo therapy (dynamic conformal radiotherapy) の概念発表
1994	放医研	重粒子線治療が開始される
	米国	IMRT開発（日本の梅垣，高橋らの原体照射が基礎になる）
	Adler	CyberKnife 米国脳外科医Adlerらにより開発
1998	植松稔	肺癌の定位放射線治療
1999	白土博樹	動体追跡照射の開発
2001	兵庫県	重イオン線および陽子線治療開始
	米国	Dynamic-MLC IMRT，高精度放射線治療システム開発進む
	米国，日本	image-guided radiotherapy（IGRT）の発達
2002	日本（JASTRO）	認定放射線治療技師制度を発足
2003	日本	image-guided brachytherapy（画像支援小線源治療）．（前立腺癌の小線源治療が日本にても開始される．）
	日本	過剰照射事故が発生
2005	日本	日本放射線治療専門技師認定機構の発足

れた．1950年に放射線治療用の**ライナック**（リニアック）が完成，1951年に**コバルト60遠隔照射装置**（テレコバルト）が完成した．1950年代には陽子線治療，熱中性子捕捉療法も開始された．1960年代より安価で故障が少ないテレコバルト装置が普及し，高エネルギー放射線治療の時代となった．1970年代より直線加速器，ライナックが普及し，性能の向上とともに以後はライナックが主力となった．

　1970年代には**速中性子線，陽子線**などの**粒子線治療装置**がわが国と欧米に設置され，臨床応用が始まった．建設費用が高価であることが難点であり，一般病院では設置されていないが，国家的プロジェクトとして研究が進んでいる．日本では放射線医学総合研究所で1970年に速中性子線治療，1978年に陽子線治療，1994年に重粒子線（炭素線）による治療が開始された．現在も，粒子線治療を行う施設が増加しつつある．

2・2・2 照射方法

照射法の改善，進歩もめざましいが，低エネルギー放射線治療の時代にも線量の集中性を高めるための工夫がなされた．1904年ペルテス（Perthes）は**十字火照射**，1906年コール（Kohl）は**集光照射**を開始し，現代の**回転照射**の原型となった．1957年梅垣は可変絞り照射法，1960年高橋は**原体照射法**を開発した．これは現在世界で行われているコンフォーマル放射線治療（conformal radiotherapy）の原型となっている．

1972年にCTが発明され，病巣を三次元的に把握することが可能となり，治療計画装置と照射法の進歩をもたらした．

治療計画装置は1987年に日本でCTと一体となったCTシミュレータが開発され，三次元の治療計画が可能となった．さらにコンピュータの発達とともに，治療装置と一体となったシステムとして発達した．現在の精密な治療は**定位放射線治療**（stereotactic radiotherapy：SRT），**定位手術的照射**（stereotactic radiosurgery：SRS），**強度変調放射線治療**（intensity modulated radiotherapy：IMRT）へと進歩した．さらには病巣を追跡しながら照射する四次元照射，**動体追跡照射**（real-time tumor-tracking radiotherapy）へと進化した．照射精度もcmからmm，さらに現在はmm以下のレベルへと改善されて，手術のレベルに迫っている．

2・2・3 密封小線源治療

表2・2に**密封小線源治療**の歴史を示す[3),5)]．密封小線源治療は線量の集中性がもっともよく，根治的治療の手段として，長い間使用されてきている．1896年ベクレル（Becquerel）が放射能を発見し，1898年にキューリ（Curie）夫妻がラジウムを発見し，密封小線源治療として癌治療への応用が始まった．1903年にはクリーブス（Cleaves）が子宮癌にラジウム管による**腔内照射**を開始し，1930年代には子宮癌の治療法として確立された．ラジウム針の組織内照射も1904年に開始され，舌癌では根治的放射線治療の主力となった．しかし，密封小線源の主役であったラジウムは長い半減期（1600年）と崩壊過程でラドンガスを発生し，放射線管理上の問題で1981年にICRPはラジウムの廃棄を勧告し，現在は使用されなくなった．密封小線源治療は唯一，医療従事者の被曝が欠点となっていたが，遠隔操作式後充填式照射装置が開発されてその問題は解消した．1966年に若林は ^{60}Co 線源を用いた高線量率遠隔操作式後充填式腔内照射装置（RALS）を作成し，医療従事者の被曝が避けられるようになった．

その後も新たに ^{137}Cs，^{125}I，^{192}Ir，^{198}Au などの放射性同位元素の線源が開発され，さらに応用範囲が広がった．なかでも ^{192}Ir 線源は小さく加工が可能であり，エネルギーは低く，防御も比較的容易であるため次第にこれに代わってきている．現在は ^{192}Ir の遠隔操作式後充填式照射装置が国内でも広く普及し，子宮頸癌，前立腺癌，肺癌の治療に用いられている．

表 2・2 密封小線源治療の歴史[3),5)]

1896	Becquerel	放射能を発見
1898	M. Curie & P. Curie	ラジウムを発見
1899	Rutherford	α線, β線を発見
1900	Rutherford	γ線発見
1903	Bell	組織内照射を提案
	Cleaves	ラジウムの腔内照射
1904	Abbé	組織内照射
1906	Dominichi	ラジウム白金管（Dominichi 管）
1915	Duane	ラドンシードの永久刺入を提案
1918	Regaud	ラジウムの白金針
1922	Failla	ラドンの金管シード
1930	Regaud	子宮頸癌腫内照射法（パリ法）
1934	Paterson & Parker	ラジウムの配列法と, 線量計算の表
1935	Heyman	子宮頸癌の腔内照射法（ストックホルム法）
1938	Tod & Meredith	子宮頸癌の腔内照射法（マンチェスター法）
1941	Livingood	^{60}Co を発見
1942	Fermi	原子炉建設
	Sinclair	^{198}Au グレインの治療利用
1955	Henschke	後充填式腔内照射
1962	Walstam	低線量率遠隔操作式後充填式腔内照射装置
	Henschke	高線量率遠隔操作式後充填式腔内照射装置
	Piequlin	^{192}Ir の使用法
1965	田崎	TAO 式アプリケータ
1966	Mundiger	^{192}Ir リモートアフターローディングシステム
1966	若林	^{80}Co リモートアフターローディングシステム（RALS）
1970 年代		RALS による密封小線源治療の復興期
1981	ICRP	Ra の廃棄勧告
1985		新世代 RALS の開発（HDR-^{192}Ir）
2002		日本で ^{125}I の使用開始
		^{192}Ir, ^{198}Au, ^{125}I の応用進む

2・3 放射線腫瘍学会

1984 年, 医師, 診療放射線技師, 放射線物理学者, 工学者, 機器メーカーの技術者が集まって「放射線治療システム研究会」ができた．その後発展して 1989 年に「日本放射線腫瘍学会：Japanese Society for Therapeutic Radiology and Oncology（JASTRO）」として約 700 名の会員で発足した．2005 年 10 月現在, 会員は 2 730 名で年々増加しつつある．日本の放射線腫瘍学会は, 北アメリカ（ASTRO）, ヨーロッパ（ESTRO）と並んで世界の 3 極を形成している．

何かを始めるときにはまず，その歴史を知ることが重要である．地球の歴史，人類の歴史，医学の歴史，放射線の歴史など，これから自分が向かっていく所や，今立っている地点のルーツを見つめ直すことには意味がある．新しい発想や疑問に対する答えは歴史にヒントを見出すことも多い．今日の放射線治療に至るまでには，放射線の生物作用の解明や正確な線量の測定などの基礎医学，診断学・腫瘍学などの臨床医学，コンピュータや高度な照射装置を開発した工学などとの融合と進歩が積み重ねられている．1987 年梅垣[4]は次のように言っている．「われわれの行っている治療はもちろん現時点での最良の手段であり，善意のあらわれであるに違いないが，それが後世の批判に耐え，また研究の材料になり得るように正確な記録を残しておく必要がある．放射線治療の歴史を回顧するのも良いが，自分自身が歴史の一頁を書いているという意識で診療を行っていただきたい」．20 年前も現在も通じる名言である．

◎ウェブサイト紹介

日本放射線腫瘍学会

http://www.jastro.or.jp/

Japanese Society for Therapeutic Radiology and Oncology (JASTRO)．1988 年 2 月に設立された癌の放射線治療を総合的に研究する学術団体．米国の ASTRO，欧州の ESTRO と共に，世界の放射線腫瘍学において主導的役割を担っている．放射線腫瘍医，放射線診断医，他科医師，診療放射線技師，看護師，放射線物理学者，放射線生物学者，理工学者等で構成され，会員数は 2006 年 8 月現在 2 975 名である．

◎参考図書

日本放射線腫瘍学会　編集：放射線治療計画ガイドライン 2012，金原出版（2012）

◎演習問題

問題 1　次の文章は放射線治療の変遷を述べたものである．（　　）に該当する答を記載せよ．

　1895 年に X 線がレントゲンによって発見されてから現在まで大きな放射線治療の変遷があった．1913 年に（　1　）により真空 X 線管球が発明され，低エネルギー X 線による体腔管照射が行われた．1950 年代に（　2　），（　3　）などの放射線治療装置が完成し，外部照射において高エネルギー放射線治療が行われるようになった．また，（　4　），（　5　）による治療も開始された．（　2　）は線源の交換が必要になるが，安価で故障が少なく，（　3　）は出力が飛躍的に向上し，現在では主力として使用されている．（　4　），（　5　）は建設費が高価であり，一般病院には設置されていない．

　また，照射法の改善もめざましく，1904 年に（　6　）は十字火照射法，1906 年に（　7　）は集光照射法を開始し，現代の回転照射の原型となった．1957 年に（　8　）は可変絞り照射法，1960 年に（　9　）は原体照射法を開

発した．

　一方，密封小線源治療は線量の集中性がよく，1896年の（　10　）の放射能の発見，その後の1898年の（　11　）夫妻によるラジウムの発見とともに癌治療の応用が始まった．ラジウム針の組織内照射も1904年に開始され，舌癌などの治療に用いられた．密封小線源は医療従事者の被曝が問題となり，遠隔操作式後充填式照射装置（RALS）が開発されて，その問題が解決された．その後も新たに（　12　），（　13　），（　14　），（　15　）などの放射性同位元素の線源が開発され，適用は拡大された．現在では，（　14　）線源によるRALSが国内でも広く普及し，子宮頸癌や前立腺癌の治療に用いられている．

第3章
放射線治療の物理

3・1 放射線の種類と性質
3・2 放射線と物質の相互作用
3・3 吸収線量,カーマおよび荷電粒子平衡の関係

第3章
放射線治療の物理

本書で何を学ぶか

本章では，現在一般的な病院で行われている放射線治療に関連する放射線の種類と性質，放射線と物質の相互作用，カーマと吸収線量，荷電粒子平衡の影響などの放射線物理の基本について述べる．理論の詳細な説明は，本書の守備範囲を超えるので，基本的に省くこととする．したがって，種々の式は展開することなく提示する．

3・1 放射線の種類と性質

放射線の物質へのエネルギー付与という作用の観点から，放射線は**図3・1**に示すように分類される．放射線治療で利用している放射線は**電離放射線**と呼ばれる．電離放射線は，入射放射線のクーロン力による電離が一次事象として発生する場合，その入射放射線を**直接電離放射線**[①]と呼び，クーロン力による電離が二次的事象である場合には**間接電離放射線**[①]と呼ぶ．直接電離放射線は荷電粒子であり，電子，陽子，α粒子や重粒子である．一方，間接電離放射線はクーロン力の対象とならない電荷をもたない中性の粒子であり，光子（X線とγ線）と中性子が該当する．

電離とは，運動エネルギーを与えることで物質原子の軌道電子をその束縛から解き，原子から飛び出させることである．飛び出した電子は荷電粒子としての振る舞いを物質中でしながら，その運動エネルギーを失い静止する．一方，**励起**は間接電離放射線によって発生し，軌道電子は原子を飛び出るまでに至らず，そのエネルギー準位を上げる．

放射線による人体への影響は必ずしも電離によるものではないが，人体に付与される吸収エネルギー，すなわち**吸収線量**は放射線が人体に及ぼす影響における重要な尺度である．したがって，放射線治療という実務的分野において電離は重要な物理的作用である．

直接電離放射線は物質の原子や電子[②]（原子の軌道電子）との間のクーロン力による直接作用により，物質にエネルギーを付与する．一方，間接電離放射線は以下に述べる二つの段階を経て物質にエネルギーを付与する．放射線治療で利用するこ

解説 ①
直接電離放射線と間接電離放射線：入射放射線が電荷をもっている場合には，媒質の原子電子との間で電気的な作用であるクーロン力によって電離や励起を引き起こす．すなわちこれを「直接」的として，「直接電離放射線」と呼ぶ．電荷を持たない光子が入射する場合には一次事象がクーロン力によらないので，この電離放射線を「間接電離放射線」と呼ぶ．

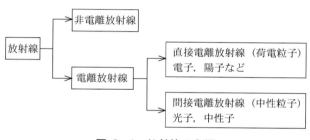

図 3・1 放射線の分類

とがもっとも多い X 線や γ 線と呼ばれる光子の吸収線量を考える上で，ここでいう"二つの段階"という過程は非常に重要である．第一段階で，光子は電子や陽電子，また中性子は陽子や重イオンといった荷電粒子を物質中に遊離する．第二段階では，これらの遊離した荷電粒子が直接電離放射線と同じ作用機序，すなわち，物質の原子電子との間のクーロン力によってエネルギーを物質に付与することになる．

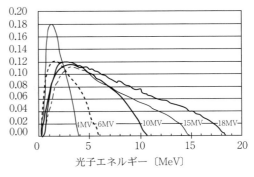

図 3・2 直線加速器から発生する X 線のモンテカルロ計算によって得た相対的エネルギーフルエンス

放射線医学において利用されている X 線，すなわち光子は，その発生機序から次のような特別な名称によって分類される．

1) **特性 X 線**（線スペクトル）：原子殻間の電子の遷移に伴う放射
2) **制動放射線**（連続 X 線）：入射電子と物質原子核とのクーロン力による相互作用
3) **γ 線**（線スペクトル）：原子核のエネルギー準位の遷移に伴う放射
4) **消滅放射線**（0.511 MeV）：陽電子と電子の消滅による放射

放射線治療では，放射性同位元素からの γ 線は密封小線源治療，腔内治療あるいはコバルト 60 遠隔治療装置などで利用されている．また，一般的な治療装置である直線加速器では，加速電子をターゲットに衝突させて発生する制動放射線（X 線）を用いている．直線加速器の場合には，X 線だけでなく加速された電子をそのまま治療に用いる場合もある．モンテカルロシミュレーションによって得られた直線加速器からの X 線のスペクトルを図 3・2 に示す．

3・2　放射線と物質の相互作用

　放射線治療において利用されることが多いのは光子（γ 線と X 線）である．これらの間接電離放射線の物質へのエネルギー付与は，入射光子と物質との相互作用による荷電粒子へのエネルギー転移（**カーマ**）[3]と荷電粒子による物質へのエネルギー付与（吸収線量）という二つの段階[4]を経る．放射線治療において，その生物学的作用を考える上で重要な尺度となるのは物質へのエネルギー付与（**吸収線量**）[5]である．まず，光子が運動エネルギーを有する（原子の束縛から開放された）荷電粒子を生む相互作用を含めた光子と物質間の全般的な相互作用を考えてみる．次に，光子の運動エネルギー転移より動き出した電子を含めた荷電粒子の物質との相互作用について考える．

3・2・1　光子と物質との相互作用

ｉ）光子ビームの減弱

まず，光子と物質の相互作用を現象的にとらえてみよう．光子は物質に入射すると散乱やエネルギーの損失によって**減弱**をする．そこで，このような物質を減弱体と呼ぶ．

厚さ x の減弱体によって減弱した単一エネルギーの光子の細いビームの強度 $I(x)$ は，次式で与えられる．

$$I(x) = I(0)\, e^{-\mu(h\nu,Z)x} \tag{3・1}$$

ここで，$I(0)$：減弱体がないときの強度，$\mu(h\nu, Z)$：**線減弱係数**であり，光子エネルギー $h\nu$ と減弱体の原子番号 Z に依存する[⑥]．

光子ビーム強度が元の強度の 50% になる減弱体の厚さとして**半価層**（**第 1 半価層**，half value layer：**HVL** もしくは $x_{1/2}$）が次のように定義される．

$$x_{1/2} = \text{HVL} = (\ln 2)/\mu \tag{3・2}$$

同様に，光子ビーム強度が元の 10% になる減弱体の厚さとして **1/10 価層**（tenth value layer，TVL もしくは $x_{1/10}$）が次のように定義される．

$$x_{1/10} = \text{TVL} = (\ln 10)/\mu \tag{3・3}$$

したがって，HVL と TVL は次のような関係にある．

$$x_{1/10} = x_{1/2} \frac{\ln 10}{\ln 2} = 3.3\, x_{1/2} \tag{3・4}$$

第 1 半価層の半分，すなわち入射強度が 1/4 になる厚さを第 2 半価層，$1/2n$ になる厚さを **n 半価層**と呼ぶ．また，強度が $1/n$ になる厚さを **$1/n$ 価層**と呼ぶ．

減弱体による光子の変化挙動は指数関数で決まる．すなわち，注目する地点までに到達する光子の数に依存した変化をする．これは指数関数の特性そのものである．

上記の半価層の測定は，ビームや減弱体の特性を決めるものである．したがって，減弱体などによって生じる散乱線が検出器に到達することを防ぐために，細いビーム（narrow beam）による測定となる．しかし，実際の放射線治療では広いビーム（broad beam）が用いられるため，単純な指数関数的特性とはならない．例えば，高エネルギー光子ビームの深部線量関数（透過率関数）である組織最大線量比（TMR：tissue-maximum ratio）や深部線量百分率（PDD：percentage depth dose）の変化は，その基本骨格において指数関数的挙動をもつが，補助的説明項を必要とする．例えば

$$\text{TMR}(d, s) = B \cdot \exp[-\mu(s)(d - d_{\max})] \tag{3・5}$$

とすることで，入射するビーム中に混入電子が存在しないクリーンな光子ビームの深部における TMR を表すことができる．ここで，B は深部線量関数の基準点が減弱体である媒質中にあり，かつ広いビームであることによって生じる媒質内の散乱線の加算を考慮するビルドアップ係数である[⑦]．

放射線治療で用いられる光子ビームは，連続スペクトルである（図 3・2）．したがって，低エネルギー成分と高エネルギー成分の減弱の形態が異なる．すなわち，媒質中の光子ビームの低エネルギー成分は減弱体によって選択的にろ過される．こ

解説 ⑤
物質中の単位質量当たり付与されたエネルギーを吸収線量と呼ぶ．入射放射線が光子の場合には，ある地点で吸収線量に関係する電子に付与されるエネルギーは衝突カーマで表される．荷電粒子（電子）が取得した転移エネルギーである衝突カーマと荷電粒子から物質へのエネルギー付与である吸収線量 D との間には，一般に $\beta = K_{\text{col}}/D$ の関係がある．

解説 ⑥
減弱特性に関する微分方程式：N 個の入射光子が厚さ $\varDelta x$ の減弱体を通過したとき，$\varDelta N$ 個だけ光子数が減少したとすると，
$\varDelta N = -\mu N \varDelta x$
と表せる．上式において変数分離を行い，次のように微分方程式を解くと
$1/N \varDelta N$
$= -\mu \varDelta x$
$\int \frac{1}{N} dN$
$= -\mu \int dx$
$\ln N$
$= -\mu x + C$
$N = N_0 e^{-\mu x}$

のため，減弱係数は媒質中の深さに対して一定とはならず，例えば，次の二次多項式で表わされる場合もある．

$$\text{TMR}(d, s) = B \cdot \exp[-\mu(d-d_{\max}) + \mu \cdot \eta(d-d_{\max})^2] \quad (3 \cdot 6)$$

ここで，η は**硬質化係数**と呼ばれる．

放射線治療では，光子の減弱ではないが，ビーム拡散によるフルエンスの低下を考慮しなければならないことがある．すなわち，距離の**逆二乗則**の補正である．

外部放射線治療における光子線源は点線源と仮定されることが多い．そのようなビームは**図3・3**に示すように拡散ビームである．そこで，光子線源をS，線源から距離 f_a において辺が a の正方形照射野（面積 $A = a^2$），距離 f_b で辺 b の正方形照射野（面積 $B = b^2$）があり，二つの照射野は幾何学的に次のような関係にある．

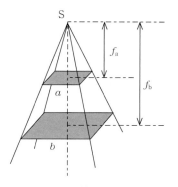

図3・3 点線源Sから放出される光子ビームの距離によるフルエンス変化を説明するための幾何学的配置

$$\frac{a}{b} = \frac{f_a}{f_b} \quad (3 \cdot 7)$$

光子線源Sは光子を放出し，距離 f_a で光子**フルエンス** ϕ_A，距離 f_b で ϕ_B を生む．面積 A を横切る光子の総数 N_{tot} は面積 B を横切る光子の総数に等しいので（面積 A と B の間の空中で光子相互作用は起きないと仮定する）

$$N_{\text{tot}} = \phi_A A = \phi_B B \quad (3 \cdot 8)$$

もしくは

$$\frac{\phi_A}{\phi_B} = \frac{B}{A} = \frac{b^2}{a^2} = \frac{f_b^2}{f_a^2} \quad (3 \cdot 9)$$

となる．したがって，光子フルエンスは線源からの距離の二乗に逆比例する．

距離の逆二乗則は線量評価で用いる種々の量に対して，次のように適用される．空中の任意の点Pの空中の照射線量 X，空中の空気カーマ $(K_{\text{air}})_{\text{air}}$，および"空中の微小質量の物質の吸収線量 D'_{med}，TAR で導入された量"は，点Pの光子フルエンス[8]に正比例するので，X，$(K_{\text{air}})_{\text{air}}$，および D'_{med} の三つの量は当然，逆二乗則に従う．

$$\frac{X(f_a)}{X(f_b)} = \frac{(K_{\text{air}}(f_a))_{\text{air}}}{(K_{\text{air}}(f_b))_{\text{air}}} = \frac{D'_{\text{med}}(f_a)}{D'_{\text{med}}(f_b)} = \left(\frac{f_b}{f_a}\right)^2 \quad (3 \cdot 10)$$

以上のことより，注目する平面内の単位面積を横切る光子数は，幾何学的な拡散に応じた変化をすることになる．また，定格治療距離と異なる距離関係で照射を行う場合には，逆二乗補正係数 G は，次式で表わされる．

$$G = \left(\frac{\text{SAD}}{f}\right)^2 \quad (3 \cdot 11)$$

これは光子フルエンス補正であり，基準条件で定めたX線出力に加えることが一般的に行われている．

光子ビームの指数関数的減弱は減弱体を線形量である厚さで評価する．しかし，

解説⑦

減弱測定での注意：放射線物理的な見地からの放射線ビームの減弱測定は，細い入射光子ビームを用いる．また，減弱体からの散乱線が検出器に入らない工夫がなされる．しかし，放射線治療では 20 cm から 40 cm の距離に散乱線が入射することがある．臨床における患者の線量を評価する上では，混入電子の影響も把握できる測定が要求される．

解説⑧

フルエンス：放射線ビームが光子から構成されている場合に，光子のエネルギーが単一であれば，ビームはビームに直交する面 da に入射する光子数 dN によって規定できる．

フルエンス（もしくは，光子フルエンス）$\phi = dN/da$〔光子数/面積，m^{-2}〕

エネルギーフルエンス $\Psi = dN \cdot h\nu/da$〔エネルギー/面積，Jm^{-2}〕

例えば，ある厚さの減弱体を半分の厚さまで圧縮した場合，作用点の数に変化はないにもかかわらず，線減弱係数は元の厚さの場合の2倍となってしまう．そこで，減弱特性を本質的因子（減弱体中の電子や原子）によって表すために，以下のようないくつかの減弱係数が導入される．

質量減弱係数 μ_m，**原子減弱係数** $_a\mu$，**電子減弱係数** $_e\mu$ は，線減弱係数 μ と次のような関係にある．

$$\mu = \rho\mu_m = \frac{\rho N_A}{A}{_a\mu} = \frac{\rho N_A Z}{A}{_e\mu} \tag{3・12}$$

ここで，ρ，Z および A は，それぞれ減弱体の密度，原子番号および原子の質量数である．N_A はアボガドロ数（$= 6.02205 \times 10^{23}$）である．

上記の各減弱係数の関係は，下記に示す単位質量当たりの原子数や電子数から導かれる．

$$\text{原子数/g} = N_A/A \tag{3・13}$$

$$\text{電子数/g} = N_A Z/A \tag{3・14}$$

線減弱係数，質量減弱係数，原子減弱係数および電子減弱係数の単位は，それぞれ，cm^{-1}，cm^2/g，cm^2/原子および cm^2/電子である．したがって，減弱体の厚さ x はそれぞれ，cm，g/cm^2，原子/cm^2 および電子/cm^2 で示される．なかでも，質量減弱係数は物質の密度 ρ に依存しない基本的な係数である．このときの減弱体の厚さ g/cm^2 は，**面積密度**あるいは**面密度**とも呼ばれる．

減弱係数の関係を，減弱体がアルミニウムである場合について考えてみる．1.0 MeV の光子に対するアルミニウムの質量減弱係数が 0.00615 m^2/kg であるとき，線減弱係数，電子減弱係数および原子減弱係数を求めてみる．ただし，アルミニウムの密度は 2 699 kg/m^3，原子番号は 13，質量数は 26.981 である．

$$\frac{\mu}{\rho} = 0.00615 \, \frac{\text{m}^2}{\text{kg}}$$

$$\mu = 0.00615 \, \frac{\text{m}^2}{\text{kg}} \times 2\,699 \, \frac{\text{kg}}{\text{m}^3} = 16.6 \, \text{m}^{-1} = 0.166 \, \text{cm}^{-1}$$

$$N_A \cdot Z/A = 6.02205 \times 10^{23} \times 13/26.981 = 2.90 \times 10^{23} \, \text{el/g}$$

$$_e\mu = 0.00615 \, \frac{\text{m}^2}{\text{kg}} \cdot \frac{1}{2.90 \times 10^{26} \, \text{el/kg}} = 2.12 \times 10^{-29} \, \frac{\text{m}^2}{\text{el}}$$

ここで，"el" は electron の意味であり，"el/kg" とは "kg 当たりの電子数"，"m^2/el" は "電子当たりの減弱係数の単位" である．したがって，正しい単位系の表示としては，2.11×10^{-29} m^2 となる．上記のような表記は電子減弱係数であることを明確にするため，使用されることがある．

原子減弱係数は，

$$_a\mu = Z \cdot {_e\mu} = 13 \, \frac{\text{el}}{\text{at}} \times 2.12 \times 10^{-29} \, \frac{\text{m}^2}{\text{el}} = 27.6 \times 10^{-29} \, \frac{\text{m}^2}{\text{at}}$$

となる．ここでも電子減弱係数と同様に，"at（atom，原子）" と表記される．

光子が減弱体と相互作用するとき，そのエネルギーは散乱線として放射される部分と高速の電子もしくは陽電子の運動エネルギーに転移する部分に分かれる．動き出した荷電粒子（電子や陽電子）は**衝突損失**[9]，もしくは**制動放射**によってエネル

解説 ⑨
荷電粒子が物質中を進むとき物質原子の電子とクーロン力による非弾性衝突（解説⑱参照）が起こり，運動エネルギーを失う．これを衝突損失（collision loss）と呼ぶ．あるいは，原子の励起や電離が発生するため電離損失（ionization loss）と呼ぶこともある．

ギーを失う[10][11]。

ここで，減弱係数 μ から荷電粒子の運動エネルギーに転移したエネルギーについて考えてみよう．厚さ Δx の減弱体に N 個の光子が入射する場合，Δx 中での相互作用の回数 n は，

$$n = \mu \cdot N \cdot \Delta x \tag{3・15}$$

となる．相互作用当たり転移する平均エネルギーを $\bar{E}_{tr}$ とすると，Δx 中で転移するエネルギー ΔE_{tr} は，次式で表わされる．

$$\Delta E_{tr} = \bar{E}_{tr} \cdot \mu \cdot N \cdot \Delta x = \left(\mu \frac{\bar{E}_{tr}}{h\nu}\right) N \cdot h\nu \cdot \Delta x \tag{3・16}$$

この式の右辺の括弧の中の量は**エネルギー転移係数** μ_{tr} である．ここで，h は**プランク定数**[12]，ν は電磁放射線（光子）の振動数である．

同様に，転移エネルギー（荷電粒子の初期運動エネルギー）から制動放射エネルギーを差し引いた吸収エネルギーに対してもエネルギー吸収係数 μ_{ab} を次のように定義できる．

$$\mu_{ab} = \mu \frac{\bar{E}_{ab}}{h\nu} \tag{3・17}$$

ここで，$\bar{E}_{ab}$ は平均吸収エネルギーである．

エネルギー転移係数 μ_{tr} とエネルギー吸収係数 μ_{ab} は，制動放射による放出エネルギー比率を g とすると，次式で表わされる．

$$\mu_{ab} = \mu_{tr}(1-g) \tag{3・18}$$

ii) 光子の相互作用の種類

前項の $\bar{E}_{tr}$ と $\bar{E}_{ab}$ は，光子の原子との相互作用の形式によって複雑に変化する．ここでは，個々の相互作用を少し詳しく考える．

光子と減弱体の原子との間で起こる相互作用は，①しっかり結合した電子（すなわち，原子全体）との間の**光電効果**と**干渉性散乱**[13]，②原子核の場との**電子対生成**，③実質的に自由電子レベルにある原子電子との間の**コンプトン効果**や**三重対生成**がある．

「しっかり結合した電子」とは光子エネルギー程度か，あるいは若干大きな結合エネルギーをもつ原子電子である．一方，「自由電子」とは，光子エネルギーよりもかなり小さい結合エネルギーをもつ電子である．

相互作用の中で光子は，完全に消滅する（光電効果，電子対生成，三重対生成）か，干渉性（干渉性散乱）もしくは非干渉性に散乱（コンプトン散乱）する．

a) 光電効果

光電効果では，光子は減弱体のしっかり結合した原子電子と相互作用し，光子は消滅する．一方，原子電子は光電子として運動エネルギー E_K をもって原子から飛び出す．このときの E_K は，

$$E_K = h\nu - E_B \tag{3・19}$$

ここで，$h\nu$ は入射光子エネルギー，E_B は電子の結合エネルギーである．

減弱体の原子番号を Z とすると，光電効果の原子減弱係数 $_a\tau$ は $Z^4/(h\nu)^3$ に比例し（低い原子番号の場合には $Z^{4.8}$ に比例），質量減弱係数 τ_m は $(Z/h\nu)^3$ に比例

解説 ⑩

放射損失：荷電粒子が物質中を進むときの運動エネルギーの損失には，衝突損失以外に放射損失と呼ばれるエネルギー損失がある．これは制動放射とも呼ばれる．放射されるエネルギーは荷電粒子の加速度の二乗に比例するので，原子核と比べて質量の小さい電子において，また高原子番号物質で大きくなる．

解説 ⑪

荷電粒子の衝突：荷電粒子の衝突は二つの荷電粒子が接近しながら反発し，互いに進路を曲げ，ある程度接近した後遠ざかって行く過程が，荷電粒子の衝突である．

解説 ⑫

プランク定数：質量をもたない電磁放射線（光子）は速度 c で，あるエネルギーを運ぶ．個々の光子が運ぶエネルギー量 E は，その振動数 ν に依存し，

$E = h\nu$

で表される．ここで，プランク定数 $h = 6.626176 \times 10^{-34}$ Js である．また，振動数 ν は，

$c = \nu\lambda$

によって，波長 λ と関係する．

する（低い原子番号の場合には $Z^{3.8}$ に比例）．すなわち，光電効果の確率は光子エネルギー $h\nu$ の増加とともに急激に低下する．また，τ_m は減弱体の特定の電子殻の結合エネルギーと $h\nu$ が等しい場合に不連続となる．この不連続は吸収端と呼ばれる．光子エネルギー $h\nu$ が原子電子の結合エネルギーよりも低い場合には，その電子殻の電子とは光電効果を起こさないが，結合エネルギーよりも大きいか等しい $h\nu$ の場合には光電効果を起こすということを，吸収端は反映している[13]．

K 殻の原子電子の結合エネルギーを $E_B(K)$ とすると，光子エネルギーが $h\nu > E_B(K)$ であれば，光電効果において光子から電子に転移する平均エネルギー $(\bar{E}_K)_{tr}^{PE}$ は，次式で与えられる．

$$(\bar{E}_K)_{tr}^{PE} = h\nu - P_K \omega_K E_B(K) \tag{3・20}$$

ここで，P_K は全光電効果に対する K 殻での光電効果の割合であり，ω_K は K 殻の**蛍光収量**[15] である．P_K の変化は低原子番号の 1.0 から高原子番号の 0.8 の範囲である．ω_K は鉛（$Z=82$）では 0.96 程度，水（$\bar{Z}=7.51$）ではゼロに近い．

b）干渉性（レイリー，Rayleigh）散乱

干渉性散乱では，光子は結合した原子電子（すなわち，原子全体）と相互作用する．この散乱では光子はエネルギーを失わないので弾性散乱であり，散乱角は小さい．干渉性散乱では光子からのエネルギー転移はないので，エネルギー転移係数には寄与しない．しかし，散乱するので減弱係数には寄与する（減弱とは，注目している地点に到達するか否かということであり，散乱によって光子の進行方向に変化が生じ，注目点に到達することがなければ，減弱されたことになる）．生体組織における干渉性散乱の減弱係数は全減弱係数の数％以下であるので，他の相互作用と比べると干渉性散乱の相対的重要性は小さい．

c）コンプトン効果（非干渉性散乱）

コンプトン効果は，本質的に"自由な（結合がゆるやかな）"軌道電子との光子の相互作用である．この相互作用における入射光子エネルギー $h\nu$ は，原子電子の結合エネルギーよりもかなり大きい．光子は相互作用の対象となった原子電子である**反跳電子**にそのエネルギーの一部を与え，散乱角 θ の光子 $h\nu'$ として散乱する（図 3・4）．

コンプトン効果は高エネルギー X 線治療において主たる相互作用である．そこで，コンプトン散乱における種々の物理量の関係を，図 3・4 をもとにみてみよう．

入射光子の進行方向に対する反跳電子の散乱方向のなす角度を ϕ，電子の静止質量を m_0，反跳電子の質量を m とすると，コンプトン散乱における関係式は，**エネルギー保存則**[16] より，

$$h\nu + m_0 c^2 = h\nu' + mc^2 \tag{3・21}$$

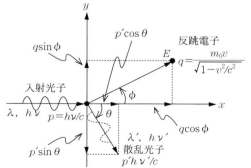

図 3・4 コンプトン散乱の模式図

エネルギー $h\nu$ の入射光子は原子とゆるやかな結合状態（実質的に自由な）電子と相互作用する．電子は反跳電子として運動エネルギー E_k で原子が放出される．散乱光子はエネルギー $h\nu' = h\nu - E_k$ となる．

解説 ⑬
干渉性散乱：電磁波でもある光子が原子上を通過するとき，電磁波は原子内の電子を振動させる振動電場となる．振動する電子は入射光子と同一波長の光子を放出する．これを干渉性散乱と呼ぶ．干渉性散乱における散乱前後の光子の波長に変化はないので，この作用において運動エネルギーの変換はない．

解説 ⑭
人体組織での光電効果：人体組織の大半は低原子番号である．光電効果における特性 X 線は，二つの原子殻間の結合エネルギーの差に相当するエネルギーを有する．低原子番号元素における結合エネルギーの差は小さく，例えば，炭素で 0.3 keV である．このようなエネルギーの特性 X 線は，原子近傍に局所的に吸収される．

3・2 放射線と物質の相互作用

また，**運動量保存則**[17]より，x 軸（入射光子進行）方向の成分は

$$\frac{h\nu}{c} = \frac{h\nu'}{c}\cos\theta + \frac{m_0 v}{\sqrt{1-v^2/c^2}}\cos\phi \tag{3・22}$$

同様に y 軸（入射光子進行方向に直交）方向の成分は

$$0 = \frac{h\nu'}{c}\sin\theta - \frac{m_0 v}{\sqrt{1-v^2/c^2}}\sin\phi \tag{3・23}$$

という関係をもつ．

式 (3・21) の両辺を二乗すると

$$(mc^2)^2 = (h\nu)^2 + (h\nu')^2 - 2(h\nu)(h\nu') + (m_0c^2)^2 + 2(h\nu - h\nu')m_0c^2 \tag{3・24}$$

式 (3・22) と (3・23) をそれぞれ二乗し，加えると，

$$\left(\frac{m_0 v}{\sqrt{1-v^2/c^2}}\right)^2 = \left(\frac{h\nu}{c}\right)^2 - 2\left(\frac{h\nu}{c}\right)\left(\frac{h\nu'}{c}\right)\cos\theta + \left(\frac{h\nu'}{c}\right)^2$$

$$\left(\frac{m_0 vc}{\sqrt{1-v^2/c^2}}\right)^2 = (h\nu)^2 - 2(h\nu)(h\nu')\cos\theta + (h\nu')^2$$

ここで

$$\sqrt{1-v^2/c^2} = m_0/m \tag{3・25}$$

であるから

$$(mvc)^2 = (h\nu)^2 - 2(h\nu)(h\nu')\cos\theta + (h\nu')^2 \tag{3・26}$$

を得る．

次に，式 (3・24) から (3・26) を引くと

$$(mc^2)^2 - (mvc)^2 = 2(m_0c^2)(mc^2) - 2h\nu h\nu'(1-\cos\theta) - (m_0c^2)^2 \tag{3・27}$$

式 (3・27) の左辺は，次のように展開できる．

$$(mc^2)^2 - (mvc)^2 = (mc^2)^2\left(1-\frac{v^2}{c^2}\right) = (mc^2)^2\left(\frac{m_0}{m}\right)^2 = (m_0c^2)^2$$

したがって，式 (3・27) は次のような簡単な形式となる．

$$h\nu'\{h\nu(1-\cos\theta) + m_0c^2\} = h\nu m_0c^2$$

$$\therefore\ h\nu' = \frac{h\nu m_0c^2}{m_0c^2 + h\nu(1-\cos\theta)} = \frac{h\nu}{1+(h\nu/m_0c^2)(1-\cos\theta)} \tag{3・28}$$

これより，反跳電子の運動エネルギー E_K は，次式で表わされる．

$$E_K = h\nu - h\nu'$$

$$= h\nu - \frac{h\nu}{1+(h\nu/m_0c^2)(1-\cos\theta)} \tag{3・29}$$

$$= h\nu\left\{\frac{(h\nu/m_0c^2)(1-\cos\theta)}{1+(h\nu/m_0c^2)(1-\cos\theta)}\right\}$$

また，光子の散乱前後の波長の変化 $\Delta\lambda$ は，$h\nu = hc/\lambda$ であるから，式 (3・29) より

$$\frac{1}{\nu'} - \frac{1}{\nu} = \lambda' - \lambda = \frac{h}{m_0c^2}(1-\cos\theta) \tag{3・30}$$

となる．ここで右辺の第 1 項は

$$\lambda_c \equiv \frac{h}{m_0c^2} = 2.43 \times 10^{-10}\ \text{cm} \tag{3・31}$$

と定数となり，これをコンプトン波長と呼ぶ．式 (3・31) より，コンプトン散乱に

解説 ⑮

K 殻蛍光収量：K 殻の空席当たり放出されるK 殻X 線光子数をK 殻蛍光収量と呼ぶ．特性X 線と競合する現象として Auger 電子の放出がある．K 殻蛍光収量は高原子番号の原子で高いが，Auger 電子放出は低原子番号の原子で頻度が高い．

解説 ⑯

エネルギー保存則：運動エネルギーと位置エネルギーは相互変換の中で，これらのエネルギーの合計である全エネルギーが常に保存される．質量とエネルギーはそれぞれ独立に保存されるのではなく，質量-エネルギーという単一量で保存される．ここに質量とエネルギーの等価性があり，アインシュタインは，これを次式で表した．
$E_0 = m_0c^2$

解説 ⑰

運動量保存則：周囲と相互作用しない系（摩擦などがない系）においては，全運動量はその初期全運動量に等しい．これを運動量保存則という．

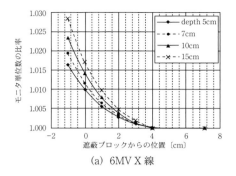
(a) 6MV X 線

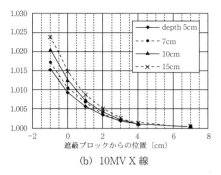
(b) 10MV X 線

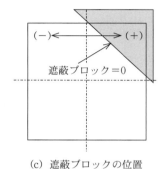
(c) 遮蔽ブロックの位置

図 3・5　正方形照射野（10×10 cm）のひとつのコーナを（c）に示すように遮蔽したときのオープン照射野に対する線量と同一の線量を投与するために必要なモニタ単位数の比率

おける散乱光子の波長の変化は散乱角 θ のみによって決まる．

散乱角 θ と反跳角 ϕ は次のような関係をもつ．

$$\cot\phi = (1+\varepsilon)\tan(\theta/2) \tag{3・32}$$

ここで，ε は次のように規格化した入射光子エネルギーである．

$$\varepsilon = \frac{h\nu}{m_0 c^2} \tag{3・33}$$

上記の ϕ と θ の関係より，ϕ は $\theta=\pi$（光子の後方散乱）の場合の 0 から，$\theta=0$（光子の前方散乱）の場合の $\pi/2$ の範囲にある．任意の θ において，入射光子エネルギーが高くなるほど，反跳電子の散乱角 ϕ は小さくなる．このことが，放射線治療の場において，例えば，照射野の周辺の一部を遮蔽したときの照射野中心軸上の吸収線量への影響は，高エネルギー光子ほど少ない（**図 3・5**）．図 3・5 ではオープン照射野と同じ線量を投与するために必要なモニタ単位数の比率を，照射野の一部を遮蔽した照射野に対してみている．6 MV の場合よりも 10 MV のほうが，遮蔽領域が増えたときの曲線の増加がゆるやかである．

コンプトン相互作用は本質的には自由な静止している電子（$h\nu \gg E_B$，E_B は原子電子の結合エネルギー）との光子の相互作用と考えて良い．したがって，コンプトン効果の原子減弱係数 ${}_a\sigma c$ は原子番号 Z に線形に依存する．一方，電子減弱係数 ${}_e\sigma c$ と質量減弱係数 $\sigma c/\rho$ は Z には独立である．

反跳電子に転移する入射光子エネルギーの最大比率（光子が後方散乱する $\theta=180°$ の場合）と平均比率を**図 3・6** に示す．平均比率はエネルギー転移係数に対するコンプトン効果の寄与の算定に用いられる．この図より，例えば，1 MeV の光子がコンプトン後方散乱をする場合，800 keV の運動エネルギーをもつ反跳電子が

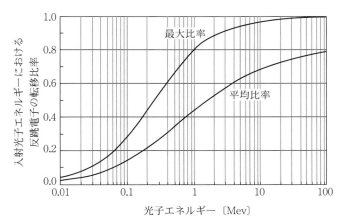

図 3・6 10 keV から 100 MeV までの光子エネルギーにおける反跳電子に転移する入射光子エネルギーの最大比率と平均比率

生じ，後方散乱光子のエネルギーは 200 keV となる．入射光子エネルギー 1 MeV の場合の平均では，反跳電子に 440 keV，散乱光子に 560 keV の分配となる．

d) 電子対生成

電子対生成では原子核のクーロン場で，光子が消滅し，$h\nu-2m_0c^2$ の運動エネルギーをもつ電子と陽電子が発生する．質量は光子エネルギーから電子–陽電子の対として取り出されるので，電子対生成のエネルギーのしきい値は $2m_0c^2=1.02$ MeV となる．

軌道電子の場で電子対生成が生じた場合には，電子対生成は**三重対生成**と呼ばれ，三つの粒子（電子–陽電子の対と軌道電子）でエネルギーを分け合う．三重対生成に必要なしきい値は $4m_0c^2$ である．

電子対生成の確率はしきい値以下の光子エネルギーにおけるゼロから，しきい値以上の光子エネルギーで急激に高くなる．

電子対生成の原子減弱係数 $_a\chi$ は Z^2 に，質量減弱係数 χ/ρ は Z でほぼ変化する．

e) 光核反応

光核反応（光崩壊反応とも呼ばれる）は高エネルギー光子が原子核に吸収されるときに生じる．その結果，(x,n) 反応では中性子が，(x,p) 反応では陽子が放出され，原子核は放射性反応生成物に変換される．

光核反応のしきい値は反応形式と原子核に依存し，大半の原子核では 10 MeV 以上である．

光核反応の確率は他の光子の相互作用と比べるとかなり低い．しきい値より高い光子エネルギーで全減弱係数に対する光核反応の寄与率は数％程度である．光子減弱に対して光核反応は重要な要素ではないが，高エネルギー放射線治療室では (x,n) 反応での中性子の発生や装置部品の放射化に関して注意がいる．ホウ素入りの材料を治療室の扉に付加することで熱中性子化や中性子の吸収といった対応が必要となる．場合によっては，治療室に特別な排気処置や反応断面積が小さく，反

3・2・2 電子と物質との相互作用

放射線治療では加速器からの電子ビームを治療に用いるが，光子ビームにおいても人体組織中でのコンプトン相互作用によって生じた反跳電子についても，電子の物質との相互作用の中で考えていかなければならない．

電子がエネルギーを失う過程には，**衝突損失**と呼ばれる原子電子との衝突と**放射損失**と呼ばれる原子核の電場による相互作用がある．放射損失においては制動放射光子が放出されることになる．これらの相互作用はいずれも**非弾性**[18]であるため，入射電子がエネルギーを失う．原子電子との衝突の場合，入射電子と原子電子は同じ質量を有するため，大きな角度変化を伴った大きなエネルギー損失が生じる．このとき，両方の電子の区別が難しいため，衝突で放出された電子の中で，大きいエネルギーを有する電子を入射電子とみなす．したがって，衝突損失におけるエネルギー変換の最大値は入射電子のエネルギーの半分と仮定される．

入射電子の相互作用は原子との距離関係により，次にように分けて考えることができる（図3・7）．

(1) $b \gg a$：入射電子は原子全体と弱い衝突（soft collision）をするが，入射電子から原子や電子へのエネルギーの転移はわずかである．

(2) $b = a$：入射電子は原子の原子核や電子と強い衝突（hard collision）をし，入射電子の運動エネルギーのかなりの部分が原子電子に転移する．

(3) $b \ll a$：入射電子は原子核との間で放射作用を起こす．このとき，入射電子は光子を放出する．この相互作用が制動放射である．放出される光子のエネルギーはゼロから入射電子の運動エネルギーの範囲のエネルギーを有する．放出される制動放射光子のエネルギーは，パラメータ b の大きさに依存し，b が小さいほど制動放射光子のエネルギーは高くなる．

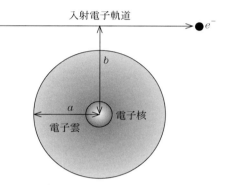

図 3・7 原子と入射電子の相互作用．a は原子の半径，b は入射電子軌道と原子核との間の垂直距離

i) 衝突損失

入射電子と減弱体の原子電子との間のクーロン相互作用によって減弱体の原子の電離と励起が生じる．ここで，電離とは原子からの原子電子の放出であり，励起とは原子の原子電子の本来の軌道からエネルギー準位の高い軌道への遷移である．

電離と励起により入射電子のエネルギー損失が生じるが，これは**衝突（電離）阻止能**[19]によって規定される．

電子と陽電子の場合，弱い衝突によるエネルギー転移は，モーラ（Møller）（電子について）とバハーバ（Bhabha）（陽電子について）の自由電子に対する断面

解説 ⑱

弾性と非弾性衝突：どのような形態の衝突においても全運動量は衝突の前後で保存される．しかし，制動放射を伴う電子と原子核との相互作用の場合には，電子の運動エネルギーの一部が制動放射光子エネルギーへと変換され，失われる．
● 運動量及び運動エネルギーの両方が保存される衝突―弾性衝突
● 運動量は保存されるが，運動エネルギーは保存されない衝突―非弾性衝突

解説 ⑲

吸収線量比と阻止能比：放射線治療においては媒質の吸収線量 D_{med} を電離箱空洞気体の吸収線量 D_{cav} から求めるが，そこでは次の Bragg - Gray の関係式（Bragg - Gray の空洞理論）が用いられる．

$$\frac{D_{\mathrm{med}}}{D_{\mathrm{cav}}} = \frac{(\bar{S}/\rho)_{\mathrm{med}}}{(\bar{S}/\rho)_{\mathrm{cav}}}$$

ここで，$\bar{S}/\rho$ は非制限平均質量阻止能である．

積を用いて，強い衝突によるエネルギー転移と結合される．原子番号 Z，質量数 A の元素における電子と陽電子の完全な**質量衝突阻止能**は次式で表わされる．

$$\frac{S_{col}}{\rho} = \frac{N_A Z}{A} \frac{\pi r_0^2 2 m_e c^2}{\beta^2} [\ln(E_K/I)^2 + \ln(1+\tau/2) + F^{\pm}(\tau) - \delta] \quad (3 \cdot 34)$$

ここで，電子に対する F^- は

$$F^-(\tau) = (1-\beta^2)[1 + \tau^2/8 - (2\tau+1)\ln 2] \quad (3 \cdot 35)$$

陽電子に対する F^+ は

$$F^+(\tau) = 2\ln 2 - (\beta^2/12)[23 + 14/(\tau+2) + 10/(\tau+2)^2 + 4/(\tau+2)^3]$$

$$(3 \cdot 36)$$

である．また，電子の運動エネルギーを E_K，速度を v とすると，$\tau = E_K/m_e c^2$，$\beta = v/c$ である．I は減弱体である媒質の平均励起エネルギー，δ は**密度効果**補正である．

電子エネルギーが増加するほど，原子電子の電場の中にいる時間が少ないので，質量衝突阻止能は電子エネルギー増とともに急激に低下する．その結果，励起や電離は起きづらい．人体の場合，約 1.5 MeV で最小となり，その後，相対論的効果により増加する．比率 Z/A（グラム当たりの電子数 N_e に比例する．すなわち，$N_e = N_A Z/A$ である）は比較的一定であるので，質量衝突阻止能の物質依存はそれほど大きくはない．

密度効果補正 δ は，荷電粒子によって引き起こされる媒質の分極化の結果，高速荷電粒子の飛跡から遠い電子による高速荷電粒子への実効クーロン力が，介在する原子によって遮断され低下するということを考慮している．したがって，エネルギーが増加すると，高密度の物質におけるエネルギーに伴う質量衝突阻止能の増加は小さくなる．これを密度効果と呼ぶ．密度効果は阻止能の弱い衝突成分に影響する．それは，密度のある物質と密度の低い物質の阻止能の比率（例えば，水/空気）において重要である．

ii) 放射損失

入射電子と減弱体中の原子の原子核との間のクーロン相互作用により電子散乱が生じ，また，制動放射と呼ばれる光子の発生による入射電子のエネルギー損失が生じる．このエネルギー損失は放射阻止能で規定される．

放射される光子を**制動放射線**（bremsstrahlung）と呼ぶ．Bremsen はドイツ語で減速，strahlung はドイツ語で放射線を意味する．英語では"braking radiation"と呼ぶ．この相互作用の確率は，原子核から電子までの距離が近くなると高くなる．制動放射光子の最大エネルギーは入射電子のエネルギーよりも大きくはならない．この値以下の光子スペクトルが生じる．

入射電子が制動放射によってエネルギーを失う，すなわち制動放射線の発生は**放射阻止能**で表される．したがって，放射阻止能は制動放射の効率を表す．質量放射阻止能は厳密には制動放射線のエネルギースペクトルを必要とし，それを解析的公式として表すことは難しい．

放射エネルギー損失は電離や励起よりも頻度が少ないが，各事象では大きなエネルギー損失となる．軟組織において，放射線治療でみられる二次電子のエネルギー

範囲では，放射阻止能は衝突阻止能の1%程度である．しかし，原子番号が高くなると，またエネルギーが高くなると相対的割合は増す．質量放射阻止能の近似式はいくつかあるが，例えば次のような式で表される．

$$\frac{S_{\text{rad}}}{\rho} = \frac{4N_A Z(Z+1)}{A} r_0^2 E \frac{183}{Z^{1/3}} \quad (3\cdot 37)$$

この式の分子に Z^2+Z が含まれていることに注意する．二つの項はそれぞれ，電子と原子核および電子と電子の間の制動放射を表す．当然，前者は Z に強く依存する．質量放射阻止能は，Z/A がほぼ一定であるので Z とエネルギー E に比例する．一方，質量衝突阻止能は衝突エネルギー損失が発生するエネルギーよりも大きいエネルギーにおいては，Z と E の両方に対して独立である．衝突阻止能に対する放射阻止能の比率の近似式は

$$\frac{S_{\text{rad}}}{S_{\text{col}}} = \frac{E(Z+1.2)}{800} \quad (3\cdot 38)$$

である．これより，二つの阻止能はエネルギーが 800/Z MeV にほぼ等しいときに等しくなる．

質量衝突阻止能と質量放射阻止能を合算した全質量阻止能は MeVcm^{2}g^{-1} の単位をもち，次式で表される．

$$\frac{S_{\text{tot}}}{\rho} = \frac{S_{\text{col}}}{\rho} + \frac{S_{\text{rad}}}{\rho} \quad (3\cdot 39)$$

iii）制限付き阻止能

線量評価では，質量衝突阻止能は**制限付き質量阻止能** L/ρ が用いられる．この場合，ある値（例えば，10 keV）以上のエネルギー損失を除外する．これは点に付与されるエネルギーを計算しているからであり，電離能力をもつδ線によって与えられるエネルギーは遠方に付与されるので加えるべきではない．したがって，点に付与される実際のエネルギーは，ある値 $\varDelta$ 以下の衝突エネルギー損失において二次電子が付与したエネルギーとして定義される．また，**線エネルギー付与**（LET）として知られている制限付き線阻止能 $L_\varDelta$ は，衝突当たりのエネルギー損失が $\varDelta$ 以下である場合の単位行路長当たりのエネルギー損失である．エネルギー損失に制限を付けなければ，$L_\varDelta = L_\infty = S_{\text{col}}$ である．制限付き質量阻止能は次のように定義される．

$$\frac{L_\varDelta}{\rho} = \frac{S_{\text{col}}}{\rho} \quad (3\cdot 40)$$

ここで，低エネルギーにおける水中の電子の飛程は 1 mm 以下であるので，パラメータ $\varDelta$ は一般的には 10 keV や 100 keV とされる．線量評価を電離箱を用いて行う場合には，電離箱空洞直径と電子の飛程との関係から $\varDelta$ が定まり，10 keV とすることが多い．マイクロドジメトリでは 100 keV が選ばれる．

3・2・3 重荷電粒子と物質との相互作用

入射重荷電粒子と物質原子の電子との間においても，入射粒子が電子の場合と同様に原子を電離や励起することでエネルギーを失う．重荷電粒子の質量衝突阻止能は，ベーテ（Bethe）により相対論的展開から次のように与えられる．

$$\frac{S_{\text{col}}}{\rho} = \frac{4\pi r_0^2 m_0 c^2}{\beta^2} \frac{z^2 Z N_A}{A} \left[\ln \frac{2 m_0 c^2 \beta^2}{I(1-\beta^2)} - \beta^2 \right] \tag{3・41}$$

ここで，$\beta = V/c$ は重荷電粒子速度 V の光速に対する比率，z は重荷電粒子の電荷，r_0 は古典電子半径，$m_0 c^2$ は電子静止エネルギー，Z は重荷電粒子と相互作用する原子の原子番号，A は同様に原子量，N_A はアボガドロ数，I は媒質の平均励起エネルギーである．

式 (3・41) の [　] の中は，ICRU 49 では阻止数と呼ばれる次式で示される入れ子形式の二次多項式からなる補正項が当てられる．

$$L(\beta) = L_0(\beta) + z L_1(\beta) + z^2 L_2(\beta) \tag{3・42}$$

ここで，例えば，第 1 項は

$$L_0(\beta) = \frac{1}{2} \ln \left[\frac{2 m_0 c^2 \beta^2 Q_{\max}}{1-\beta^2} \right] - \beta^2 - \ln I - \frac{C}{Z} - \frac{\delta}{2} \tag{3・43}$$

である．ここで，C/Z は殻補正，$\delta/2$ は密度補正である．また，$Q_{\max}$ は重荷電粒子と自由電子との 1 回の衝突における最大エネルギー損失であり，次のように表される．

$$Q_{\max} = \frac{2 m_0 c^2 \beta^2}{1-\beta^2} \left[1 + \frac{2 m_0}{M \sqrt{1-\beta^2}} + \left(\frac{m_0}{M} \right)^2 \right]^{-1} \tag{3・44}$$

ここで，m_0 は電子の静止質量，M は重粒子の静止質量である．

3・3　吸収線量，カーマおよび荷電粒子平衡の関係

吸収線量は**衝突カーマ**に非常に近く，このことはこれらの量の一次成分と散乱成分の両方において正しい．しかし，高エネルギー光子においては，同一深部における衝突カーマと吸収線量に差が生じる．この差は，光子によって電子へエネルギー転移が発生した相互作用点から電子がある距離だけ進むことによる．このような輸送により，衝突カーマ曲線を若干下側に変位させた似た形状の吸収線量曲線が生じる．しかし，二次電子の飛程が長い高エネルギー光子の場合を除くと，この変位は非常に小さい．吸収線量は放射線治療で最も重要な量であり，**荷電粒子平衡**を踏まえたカーマおよび衝突カーマと吸収線量の関係を把握しておくことは重要である．このことを，荷電粒子平衡と過渡荷電粒子平衡という面から，以下で考えてみる[20]．

3・3・1　荷電粒子平衡

微小体積中のエネルギー転移と付与のモデル（**図 3・8**）で，荷電粒子平衡の有無におけるカーマに対する吸収線量の関係を考えてみる．

体積中に付与されるエネルギー ε は，体積に入射した放射エネルギー R_{in} と出て行ったエネルギー R_{out} の差に等しい．

$$\varepsilon = \sum R_{\text{in}} - \sum R_{\text{out}} \tag{3・45}$$

これをさらに光子と荷電粒子に分けると，次式が得られる．

$$\varepsilon = \sum (R_{\text{in}})_\text{p} - \sum (R_{\text{out}})_\text{p} + \sum (R_{\text{in}})_\text{c} - \sum (R_{\text{out}})_\text{c} \tag{3・46}$$

荷電粒子平衡（charged-particle equilibrium, CPE）が成立しているとは，荷電粒子によって体積内に持ち込まれるエネルギーと運び出されるエネルギーが等しい

解説 ⑳
荷電粒子平衡下でのカーマと吸収線量：荷電粒子平衡下での衝突カーマ K_{col} と吸収線量 D の比率 β は，
　$\beta = D/K_{\text{col}}$
で表される．
(a) ビルドアップが成立し，荷電粒子平衡が確立していれば，$\beta = 1$
(b) 光子減弱のある過渡荷電粒子平衡下では，$\beta > 1$

第3章　放射線治療の物理

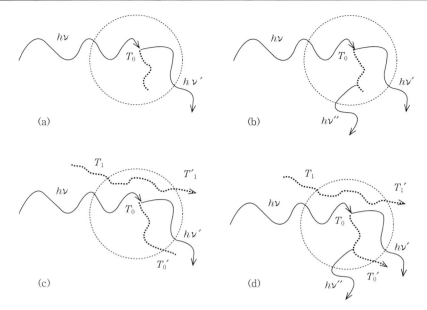

(a) 光子が入射し荷電粒子にエネルギー T_0 を転移する．このとき，制動放射光子は発生しない．(b) 放出された電子によって制動放射光子が発生すること以外は (a) と同じである．(c) 放出された電子が体積を出て行くことと別の電子が体積に入射し，そして出て行く．(d) 放出された電子によって制動放射光子が発生する以外は (c) と同じである．(a) では吸収線量はカーマに等しい．(c) では $T_1 = T_1' + T_0'$ という条件のもとで吸収線量は衝突カーマに等しい．(a) と (d) では，吸収線量は衝突カーマに等しく，カーマよりも低い．

図 3・8　荷電子粒子と非荷電子粒子が領域に入射し出て行くことによる微小体積に付与されるエネルギー

ことを意味する．したがって，荷電粒子平衡が成立している場合には，

$$\sum (R_{\text{in}})_c = \sum (R_{\text{out}})_c \qquad (3・47)$$

ε の微小体積内の平均値を $\bar{\varepsilon}$ とすると，体積内の点の吸収線量は次のように定義される．

$$D = \frac{d\bar{\varepsilon}}{dm} \qquad (3・48)$$

① $D = K = K_{\text{col}}$ となる場合：体積内に光子のみが入射し，光子からエネルギー転移を受けた電子が体積内で静止（図3・8(a)）．

体積内にエネルギー $h\nu$ の光子が入射し，電子（二次荷電粒子）にエネルギー T_0 が転移し，エネルギー $h\nu' = h\nu - T_0$ の光子が体積を飛び出るが，電子はこの体積内で静止する場合，式 (3・46) は，次のようになる．

$$\varepsilon = h\nu - h\nu' = T_0 \qquad (3・49)$$

このとき，体積に入射する電子も出て行く電子もないのでCPEが存在する．また，制動放射は発生しないので，付与されるエネルギーは転移したエネルギーに等しい．したがって，吸収線量はカーマ K（この場合には衝突カーマ K_{col}）に等しい．

② $D = K_{\text{col}} < K$ となる場合：体積内に光子のみが入射し，エネルギー転移を受けた電子が制動放射光子を発生（図3・8(b)）．

電子は体積内で静止するが，制動放射光子（エネルギー $h\nu''$）が発生するので付与されるエネルギーは，次式で与えられる．

$$\varepsilon = h\nu - h\nu' - h\nu'' = T_0 - h\nu'' \tag{3・50}$$

付与されるエネルギーは前の場合と同じ T_0 に等しい．この場合にも荷電粒子の出入りはないのでCPEが存在する．CPEが成立している微小体積においては，荷電粒子の放射損失も注目する体積の内外で同等に発生するので，吸収線量は衝突カーマに等しいが，この場合にはカーマよりも小さい．

③ $D = K = K_{col}$ となる場合：体積内に光子と荷電粒子が入射し，エネルギー転移を受けた電子が体積外で静止（図3・8(c)）．

エネルギー $h\nu$ の光子が運動エネルギー T_1 の荷電粒子とともに入射する．ただし，外部から入射した荷電粒子はエネルギー T_1' を体積外に持ち出す．光子はエネルギー T_0 を別の荷電粒子に転移する．この荷電粒子はエネルギー T_0' で体積を飛び出す．また，光子は前と同じように $h\nu' = h\nu - T_0$ のエネルギーで飛び出る．このとき，式（3・46）は次のようになる．

$$\varepsilon = h\nu - h\nu' + T_1 - T_1' - T_0' \tag{3・51}$$
$$= T_0 - T_0' + T_1 - T_1'$$

このとき，CPEであれば（$T_1 = T_1' + T_0'$），図3・8(a)と同じように，次のような簡単な式となる．

$$\varepsilon = T_0 \tag{3・52}$$

したがって，CPEである限り，吸収線量はカーマおよび衝突カーマに等しい．

④ $D = K_{col} < K$ となる場合：体積内に光子と荷電粒子が入射し，エネルギー転移を受けた電子が制動放射線を放出するとともに体積外で静止（図3・8(d)）．

放出された荷電粒子が制動放射を発生する場合，体積内に付与されるエネルギーは次のようになる．

$$\varepsilon = h\nu - h\nu' - h\nu'' + T_1 - T_1' - T_0' \tag{3・53}$$
$$= T_0 - T_0' + T_1 - T_1' - h\nu''$$

CPEが成立していれば（$T_1 = T_1' + T_0'$），荷電粒子の出入りがない図3・8(b)の場合と同様に，次式で表される．

$$\varepsilon = T_0 - h\nu'' \tag{3・54}$$

この場合には，吸収線量は衝突カーマに等しく，カーマよりも少ない．

これらのことから，CPEが存在していれば，制動放射光子の発生の有無に関係なく，吸収線量は衝突カーマに等しい．

3・3・2 過渡荷電粒子平衡

光子エネルギーが高くなるほど，光子によって発生する荷電粒子の透過能も増す．荷電粒子の進む距離が伸びるほど，その間における光子の減弱も無視できないものとなる．例えば，10 MeVの光子によって発生する荷電粒子の最大飛程は水中で5 cm程度であり，この厚さにおける光子減弱は7%程度に達する．その結果，発生する荷電粒子の数も低下し，CPEは成立しない．しかし，吸収線量と衝突カーマとの間に比例関係がある場合には，**過渡荷電粒子平衡**（transient charged-particle equilibrium：TCPE）が成立する．このような考えを**図3・9**に示す．この

第 3 章 放射線治療の物理

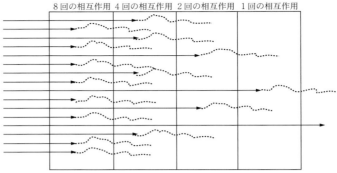

光子は連続した領域に入射し,電子を前方に向けて(簡単にするために)放出する。各領域に入射する光子数は減弱により深さとともに減少する。したがって,各領域に入射する荷電粒子の全エネルギーも減少する。これによって非平衡が生じるが,吸収線量はカーマに比例するので,荷電粒子過渡平衡が存在するといわれる。

図 3・9 過渡荷電子平衡

図では,ひとつの領域内の光子相互作用数と等しい数の電子が領域を横切るように描いている.このような状況においては過渡電子平衡が存在するといわれ,吸収線量と衝突カーマ K_{col} は一定の比例関係にある.

放射線治療で対象となる低原子番号の媒質(水,空気や炭素など)において,3 MeV までの光子における放射カーマ K_{rad} はカーマ K の 1% 以下であるので,$K \cong K_{col}$ とおける.このときの吸収線量 D は,$D = \beta K_{col} \cong \beta K$ と表せる.さらに高いエネルギーの光子の場合には,$K_{rad} \neq 0$ であるので,$D = \beta K_{col}$ となる.

3・3・3 ビルドアップ領域の荷電粒子非平衡

吸収線量が指数関数的に減少する前の増加する領域であるビルドアップ領域では,明らかに荷電粒子平衡は成立しない.この領域では二次電子の深さ方向の最大飛程にほぼ達するまで,連続した領域に入射する荷電粒子による付与エネルギーが

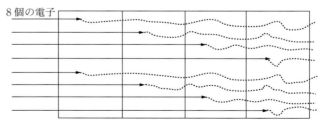

連続する領域を横切る荷電粒子数は,(i) 二次電子がエネルギーを運び去ることと (ii) 光子減弱によって平衡に達するまで深さとともに累積される。

図 3・10 ビルドアップ領域の荷電粒子非平衡

増加する．また，この領域では各領域を横切る電子は最大飛程以内にあるので，その数が累積される（**図3・10**）．このような累積は二次電子のエネルギーを持ち去ることと光子フルエンスが減弱することで均衡が取られる．

3・3・4　側方荷電粒子非平衡

中心軸上の吸収線量は小照射野サイズにおいて減少する．これはビーム半径に比して二次電子の側方飛程が大きいことによる．先に述べた深さ方向の荷電粒子非平衡と側方荷電粒子非平衡の考え方を統一するために，光子が隣り合う領域に入射し，荷電粒子を放出する状況を**図3・11**に示す．もっとも内側の体積から側方に放出された二次電子は，隣接する領域から入射する電子によって個数的な置き換えが起きる．しかし，外側の体積ではこのような置き換えがないので，非平衡となる．したがって，側方荷電粒子非平衡は，ビーム端とビーム端から二次電子の側方最大飛程までの距離で常に発生する．

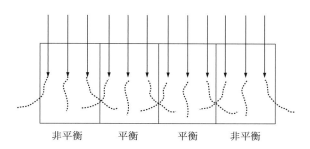

図 3・11　外側の領域では荷電粒子が体積の外側に向けて側方に放出され，隣接する領域，それを補う同数の電子の流入がないので，側方荷電粒子非平衡が存在する

放射線治療の線量分布に影響を与える側方電子非平衡領域は，以下のような状況で起こる．
① 高エネルギー光子ビーム：高エネルギービームでは照射された物質全体から放出された電子がビーム周辺の外側にまで到達する．
② 定位放射線治療のような小照射野サイズ：ビームエネルギーが 6 MV 程度であっても，照射領域のかなりの部分で荷電粒子非平衡の状態にある．
③ 低密度媒質：電子飛程は密度の逆比例で変化する．例えば，密度 0.25 g/cm^3 の肺の場合，水中の場合よりも 4 倍大きい照射野サイズで非平衡が発生する．
④ 空気と組織の境界：空中で非平衡が存在し，組織中でも平衡が再度確立する深さまで非平衡にある．

側方電子非平衡にあるこれらの領域内の吸収線量は予想されるよりも低くなる．荷電粒子平衡を仮定した経験的な線量計算法では吸収線量を過大評価することになる．

◎ 参考図書

D. Sheikh-Bagheri and D. W. O. Rogers, "Monte Carlo calculation of nine megavoltage photon beam spectra using the BEAM code," Med. Phys. 29, 391-402, 2002.

ICRU Report 37 : Stopping powers for electrons and positrons. International Commission on Radiation Units and Measurements, Bethesda, Maryland, 1984.

ICRU Report 49 : Stopping power and ranges for protons and alpha particles. International Commission on Radiation Units and Measurements, Bethesda, Maryland, 1993.

上原周三：放射線物理学，改訂4版．南山堂，2002．

F. H. Attix : Introduction to radiological physics and radiation dosimetry, John Willey & Sons, New York, 1986.

西臺武弘：放射線治療物理学　第3版，文光堂，2011．

O. Metcalfe, T. Kron, and P. Hoban : The physics of radiotherapy x-rays from linear accelerators, Medical Physics Publishing, Madison, 1997.

H. E. Johns and J. R. Cunningham, The physics of radiology, 4 th ed. Charles C Thomas, Springfield, 1983.

小塚隆弘，稲邑清也監修，土井司，隅田伊織編集：診療放射線技術下巻，改訂第13版，南江堂，2012．

飯沼武，稲邑清也編集：医用放射線科学講座5，放射線物理学，医歯薬出版，1998．

◎ 演習問題

問題1　X線管や直線加速器においては電子に運動エネルギーを与え，制動放射によってX線に変換する．このとき，光速に対する電子の相対速度はどの程度に達するのだろうか．次式によって，運動エネルギーに伴う変化を調べなさい．

静止質量 m_0 の粒子の速度 v における運動エネルギー E_K と速度 v は

$$E_K = mc^2 - m_0 c^2$$

$$\frac{v}{c} = \sqrt{1 - \frac{m_0^2}{m^2}}$$

で与えられる．ここで，c は光の速度，m は速度 v における電子の質量である．電荷 q の粒子の運動エネルギー E_K は電圧 V において，$E_K = qV$ で与えられるとする．したがって，粒子が電子の場合は，$E_K = eV$ で与えられる．ただし，電子の静止質量 $m_0 = 9.1 \times 10^{-31}$ kg，$c = 3.0 \times 10^8$ m/s，1 eV $= 1.602 \times 10^{-19}$ J とする．

また，静止質量が 1.673×10^{-27} kg の陽子の場合についても同様に，運動エネルギーに対する相対速度の変化を調べなさい．そして，電子と陽子の結果を比較しなさい．

問題2　5.11 MeV の単一エネルギーの光子がコンプトン散乱をした．反跳電子の最大エネルギーとそのときの散乱光子の最小エネルギーを求めなさい．

問題3　加速器ヘッド内の上絞りからモニタ線量計への後方散乱は，コリメータ反転効果の主たる因子のひとつである．この現象を，次式で表されるコンプトン衝突の確率である Klein-仁科の微分断面積 $d\sigma_e/d\Omega$ から推定しなさい．現象を簡単にするために，上絞りをコンプトン相互作用点ひとつとし，この相互作用点とモニタ線量計との間の水平距離 l に伴う微分断面積の相対的変化を調べなさい．ただし，入射光子は相互作用点に向かって垂直に入射し，光子エネルギーは5.11 MeV，モニタ線量計の検出部の断面積を 1 cm^2 とする．配置は図の通りである．

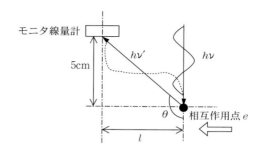

$$\frac{d\sigma_e}{d\Omega} = \frac{r_0^2}{2}(1+\cos^2\theta) \cdot F_{KN}$$

$$F_{KN} = \left\{\frac{1}{1+\alpha(1-\cos\theta)}\right\}^2 \left\{1 + \frac{\alpha^2(1-\cos\theta)^2}{[1+\alpha(1-\cos\theta)](1+\cos^2\theta)}\right\},$$

$$\alpha = \frac{h\nu}{m_0 c^2} = \frac{h\nu[\text{MeV}]}{0.511}$$

ここで,r_0 は古典電子半径で 2.81794×10^{-15} m である.

第4章

放射線治療の生物学

4・1 放射線の直接作用と間接作用
4・2 ヒット理論と標的理論
4・3 治療可能比（TR）
4・4 生物学的効果比（RBE）
4・5 放射線効果を修飾する生物学的な因子
4・6 照射と有害事象

第4章
放射線治療の生物学

本章で何を学ぶか

　　　放射線治療は単に物理学的なエネルギーで腫瘍細胞を破壊するのではなく，放射線生物学的な効果を利用して腫瘍細胞を根絶することで成り立っている．腫瘍の放射線に対する反応と周囲正常組織の放射線に対する反応を知り，どのような因子がそれらの反応に影響を与えるかを理解し，放射線治療の臨床の場において腫瘍への効果を増強し正常組織の障害を抑えて治療成績を上げるために，どのように放射線生物学的な知識が応用されているかを学んでいく．

4・1 放射線の直接作用と間接作用

　放射線に対して，細胞の生命に関わる決定的な構造（標的）は，染色体内のDNAであると数多くの研究の結果から考えられている．

　電離作用を有する放射線が生体に吸収されると，DNAに直接作用が及ぶ可能性がある．つまり，DNA自体の原子が電離あるいは励起され，または放射線と原子の相互作用の結果生じた2次電子がDNAの電離・励起を引き起こし，生物学的変化につながる反応が始まる．これを放射線の**直接作用**と呼び，高LET放射線ではこの作用が主な役割を果たしている．

　また，これとは異なり，放射線が細胞内の主成分である水と主に作用して**遊離基**[①]を発生し，それがDNAに到達して作用することもある．これを放射線の**間接作用**という（図4・1）．一般的に放射線治療に用いられる放射線では間接作用が主流を占め，哺乳動物細胞のDNAのX線による障害の75%は遊離基が水の分子と反応して生じる反応力の強い水酸基によると推測されている．

解説 ①
遊離して存在し，まとまって振舞う原子団で，不対電子をもち不安定で反応性に富み寿命の短いものが多い．フリーラジカル，ラジカルともいう．

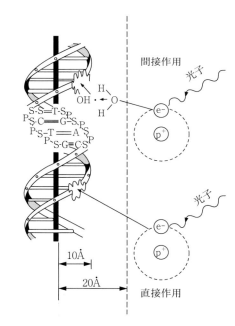

図4・1　放射線の直接作用と間接作用
[Hall, 1980]

4・2 ヒット理論と標的理論

　放射線と酵素の不活化や細胞死などの効果の関係を統計的手法で解析する試みが行われ，1940年代にリー（Lea）らにより行われた放射線の生物作用を量子的に説

明する試みが**ヒット理論**（hit theory）と**標的理論**（target theory）として完成した．

4・2・1　ヒット理論

細胞内に細胞の生存に関わる標的が存在し，この標的が放射線でヒットされると，細胞死が起こる．そのヒットは互いに独立に起こり，ヒットの起こる確率は**ポアソン分布**[2]に従うと仮定し，線量効果曲線が数学的に解析される．

ある線量 D の放射線が照射されると，標的にポアソン分布に従うばらつきを有する平均 m 個のヒットが生じる．標的に r 個のヒットを生じる確率 $P(r)$ は次式で表される．

$$P(r) = \frac{e^{-m} m^r}{r!} \tag{4・1}$$

平均1個のヒットが生じる線量で，実際に0個，1個，2個のヒットが生じる確率は，それぞれ 0.368，0.368，0.184 となる．

ⅰ）1標的1ヒットモデル

標的が1個で1ヒットで細胞が死滅するとすれば，細胞が生存するためにはヒット数は0でなければならない．生存確率を S とすると

$$S = P(0) = e^{-m} \tag{4・2}$$

ここで，標的に平均1個のヒットを生じる線量を考える．この線量が D_0 あるいは平均致死線量（mean lethal dose）である．この時，$m = D/D_0$ となるので，

$$S = e^{-D/D_0} \tag{4・3}$$

と表すことができる．これを**図4・2**に示す．ここで，横軸は線量 D を，縦軸は生存率（生存確率）S を対数で表示する．線量が D_0 のとき生存率 S は e^{-1} で約 0.37（37%）となる．D_0 は細胞の放射線感受性を表していて，D_0 が小さければ感受性が高く，大きければ感受性が低いということになる．

> **解説②**
> 放射性核種の崩壊，原子核反応，突然変異などの確率のように，大きな集団の中で互いに独立な事象が低い確率で起こる場合の確率分布．

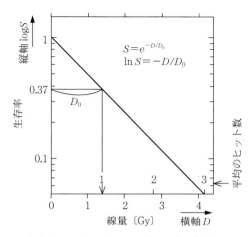

図4・2　1標的1ヒットモデル生存率曲線

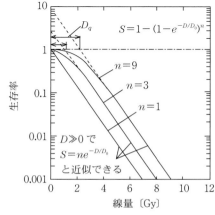

図4・3　多標的1ヒットモデル生存率曲線

ii） 多標的1ヒットモデル

細胞内に n 個の標的があり，それぞれが1ヒットされると細胞死が起こるとした場合，線量 D である標的が障害される確率は，$1-P(0)$ となり，n 個の標的すべてが障害される確率は $\{1-P(0)\}^n$ となる．したがって，生存率 S は

$$S = 1 - \{1-P(0)\}^n = 1 - \{1-e^{-D/D_0}\}^n \tag{4・4}$$

と表すことができる．これを図4・3に示す．$n=1$ の場合が1標的1ヒットモデルに相当する．各曲線は高線量域で直線となり $S=ne^{-D/D_0}$ で近似される．この直線と縦軸との交点が n となり，外挿値（extrapolation number）と呼ばれている．また，これらの曲線が生存率1の直線と交わる点の線量が D_q（類閾値線量，quasithreshold dose）と呼ばれるものである．

この多標的1ヒットモデルで得られた生存率曲線は細胞の培養実験で得られた生存率曲線とかなりよく合う．しかし，厳密にみると低線量域で理論と実際とには相違が認められ，線量0での曲線の接線は理論では0となるが，実際には負の傾斜を持っている．この不一致は **LQモデル**（**linear-quadratic model**）によって解決される．LQモデルについては第5章を参照されたい．

4・2・2 標的理論

標的理論では標的の大きさ，実体や生じる変化について考える．

線量 D で標的に生じる平均ヒット数 m は D/D_0 である．標的の質量を M〔kg〕，単位質量当たりのヒット数を a〔ヒット/kg〕とすると，$m=Ma$ なので

$$Ma = D/D_0 \tag{4・5}$$

が成り立つ．ここで，線量 D に1 Gy照射すると，1 Gy=1 J/kg=6.25×10^{18} eV/kgで，放射線のひとつの電離で1ヒットが生じると仮定すると，電離に必要なエネルギーは約30 eVなので，1 Gyで1 kg当たり 2.1×10^{17} ヒットが生じることになる．これを a に代入すれば，

$$M = 4.8\times10^{-18}/D_0 \tag{4・6}$$

となり，D_0 が求められれば標的の質量が計算できることになる．ただし，実際に求めた質量や体積は酵素やウイルスではよく一致するが，高等生物の細胞では一致しない．

標的の実体については細胞核DNAであることが，α 線による細胞核照射実験，放射性核種による自殺実験などから示されている．

4・3 治療可能比（TR）

放射線による腫瘍の治癒はその腫瘍の放射線感受性に関係はしているが，まったく同じではなく一部では相違している．放射線感受性が高くても進展が早い腫瘍は治りにくい．皮膚癌のように感受性がそれほど高くなくても表面に位置していて治癒しやすい腫瘍もある．体の深部にあって，しかも感受性が低い膵癌は極めて治りにくい．

一般には，腫瘍の治癒は主として腫瘍の性質（腫瘍の放射線感受性）および腫瘍と周囲正常組織の関係に依存している．

治療可能比（**TR : therapeutic ratio**）とは，放射線による腫瘍の治癒しやすさを示す指標で，健常組織の耐容線量（tissue tolerance dose : TTD）と腫瘍制御に必要な線量（tumor lethal dose : TLD）の比で表される（図4・4）．

$$治療可能比 = \frac{腫瘍周囲の正常組織の耐容線量}{腫瘍治癒線量} \tag{4・7}$$

治療可能比が1より小さいときは腫瘍を治癒させることはたいへん難しいことになる．腫瘍の大きさが大きくなると，TLDは右へ，TTLは左に移動して治癒が難しい．TLDが左方へTTLは右方へ動いたほうが治癒しやすい．TLDを左方に動かす方法には，放射線増感剤や抗癌剤・酸素効果の利用・物理的増感（温熱療法など）など，腫瘍細胞の放射線感受性を高めることがある．TTLを右方に動かす方法には，多分割照射法・低線量率照射法など時間的線量分布を改善することや放射線防護剤・回復促進剤・免疫賦活剤・輸血や輸液などの正常組織の耐容量を増加させること，あるいは原体照射・定位放射線照射・三次元照射法・粒子線治療などで空間的線量分布を改善することがある．正常組織の障害が少なくできれば，障害を今までと同じレベルにすれば照射線量を増加することができ，結果として治癒率をあげることができることになる．

横軸に線量をとり，縦軸に放射線の効果をとった曲線は，線量反応曲線と呼ばれている．臨床のデータを用いて線量反応曲線を求めることは簡単ではない．治療効果のみられない低い線量や障害の増える耐容線量以上で治療されることはなく，データの線量範囲が広くとれないためである．過去の障害データを分析してエマミ（Emami）らは通常の2Gyで照射した場合の晩発障害の線量反応曲線を**NTCP**（**normal tissue complication probability**）として報告している（第5章参照）．

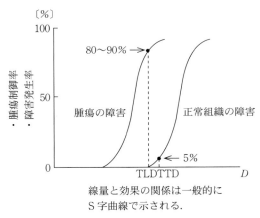

図4・4 治療可能比

4・4 生物学的効果比（RBE）

放射線の種類が異なると，物理的に同じ線量を照射しても生じる生物効果は同じではない．ある放射線の**生物学的効果比**（**RBE : relative biological effectiveness**）は250 kVX線と比較した時，250 kVX線とそのX線との，同じ生物効果を与えるのに必要な線量の比として表される．

$$RBE = \frac{その放射線で同じ効果を与える線量}{250\,kVX線である効果を与える線量} \tag{4・8}$$

RBEは用いる実験系によって，また比較する効果のレベルによって異なる．
LETとRBEの関係は図4・5に示されるように，低LET放射線の10 keV/μm

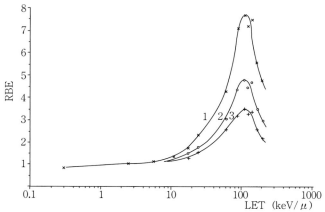

ヒト由来培養細胞の生存確率でみたもの．
曲線 1, 2, 3 はそれぞれ生存確率が 0.8, 0.1,
0.01 でみた LET と RBE の関係を示している．

図 4・5　LET と RBE の関係 ［Barendsen, 1968］

までは 1 であるから，X 線・γ 線・電子線・β 線は 1 として良い．10 keV/μm を超えて 100 keV/μm までは LET の増加とともに RBE も高くなる．ところが 100 keV/μm を超えると逆に低下がみられる．これは効果を与えるのに必要以上のエネルギーが与えられ，能率が低下してしまうためと説明されている．

4・5　放射線効果を修飾する生物学的な因子

4・5・1　腫瘍の放射線感受性と致死線量

腫瘍細胞自身によって放射線感受性が異なり，病理組織型でみると扁平上皮癌は腺癌よりも放射線感受性が高い．低分化型の癌のほうが高分化型より感受性が高い．組織が同じ腺癌でも乳癌は胃癌や甲状腺癌より感受性が高い．腫瘍組織の構築血管や間質の状態，あるいは腫瘍床の状態や宿主の免疫性の違いにより感受性が異なる．腫瘍進展形式でみると，限局型より浸潤型のほうが治りにくい．

転移巣のほうが原発腫瘍より放射線感受性が高いとしている文献もあるが，臨床的には舌や喉頭の高分化扁平上皮癌の場合，放射線で原発病巣は制御できても頸部リンパ節転移は制御が困難で，予防照射も 50 Gy 以上

表 4・1　腫瘍の放射線感受性

放射線感受性	腫瘍の種類
高い	悪性リンパ腫 白血病 セミノーマ
かなり高い	扁平上皮癌（頭頸部，食道，皮膚，子宮頸部） 腺癌（大腸）
かなり低い	腺癌（乳腺，唾液腺，肝，腎，膵など） 扁平上皮癌（肺）
低い	骨肉腫 線維肉腫 悪性黒色腫

でなければ意味がないとされている．

腫瘍が大きいほど，無酸素細胞や静止細胞が多くなる（20～30％）．照射野が大きいほど正常組織の障害も大きい．したがって腫瘍が大きいほど治りにくくなる．

一般的な各種癌の放射線感受性は表4・1に示される通りである．なお，実際に放射線治療を行う場合，感受性の違いによって腫瘍への投与線量を調節するわけではなく，一般的に周囲の正常組織の耐容線量まで照射して，できるだけ高い制御率の達成を目指すことが基本となる．

4・5・2　細胞周期と放射線感受性

細胞が分裂増殖する時，M（分裂）期，G_1期，S（DNA合成）期，G_2期，M期と細胞周期を経過する．一部には周期から外れてG_0（休止）期に入る細胞もある．細胞の放射線感受性はこの細胞周期に依存する．M期とG_1～S期初めは放射線感受性が高く，S期後半からG_2期初めは放射線感受性が低い（図4・6）．その理由としては，DNA修復系のひとつである**相同組換え修復**[3]系は修復効率が良く，SLD回復には必須であり，S期とG_2期にのみ働く可能性があるためと考えられている．

γ線の場合と比較すると，高LET放射線のほうがS期とM期の放射線感受性の差が小さい．これは，高LET放射線では，修復され得ない損傷が多く生じて，細胞の生死が修復能に依存する程度が少ないためと考えられている．

> **解説 ③**
> DNA2本鎖切断の修復で，切断端を修復しやすいように加工してから，近傍にある損傷を受けていない相同な配列を鋳型にして失った部分のDNAを合成する方法．

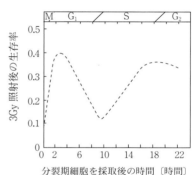

照射後の生存率が低いM期とG_1後半からS期前半は放射線の感受性が高い．

図4・6　HeLの細胞の細胞周期と放射線感受性［Terashima と Tolmach, 1963］

4・5・3　酸素効果

ひとつの毛細血管が栄養（酸素）を供給できる範囲の細胞群を**腫瘍コード**という（図4・7）．毛細血管から約150 μmより遠くなると無酸素細胞になる．一般的に，腫瘍の発育は速いので，血管の発育がこれに伴わず，腫瘍の表面から中心部までし

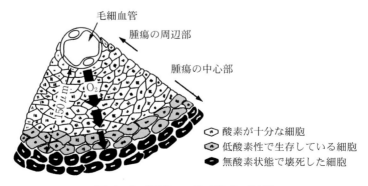

図4・7　腫瘍コード［Hall, 1980］

だいに酸素圧が低下する．中心部は壊死するが周辺部は生存しつづける．腫瘍は低酸素状態の細胞を1〜10％含んでいて，それらの細胞の放射線感受性は低い．酸素効果のメカニズムについては，酸素は放射線によって生じた標的分子の遊離基と反応して，修復不可能な遊離基を形成することにより損傷の固定化をすると考えられている．

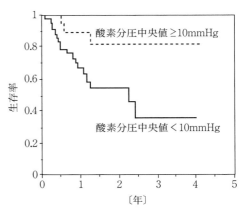

図4・8　中咽頭癌を中心とする頭頸部腫瘍の酵素分圧による生存率の差 [Brizel 他，1999]

患者で測定された腫瘍の酸素分圧と治療成績が相関することが報告されている（図4・8）．他の報告ではヘモグロビン量が治療成績に関係していることも示されている．また血清のオステオポンチン量が酸素分圧に逆相関しているので，直接酸素分圧を測定することに代えて血液検査で効果を判定できる可能性も示されている．

高 LET 放射線は損傷の固定化に酸素の働きをあまり必要としないので酸素効果は小さくなる．相対的な感受性を**酸素増感比**（OER：oxygen enhancement ratio）と呼び，LET が 200 keV/μm を超えると1となり，酸素効果を示さなくなる（図4・9）．

低酸素状態の改善については，5％ の CO_2 を含む O_2 の吸入で腫瘍の酸素分圧が向上する結果が報告されている．他の方法として**低酸素細胞増感剤**の使用により感受性の低い低酸素細胞を増感することが試みられている．もっとも有名な低酸素細胞増感剤のひとつがミソニダゾールである．放射線の増感効果は薬剤分子の電子親和性に比例し，電子親和性の源であるニトロ基を持つことが必要である．

日本で 1981 年から 2 年半にわたって，二重盲検試験によるミソニダゾールの臨床治験が行われた．方法としては，0.5 mg/m² を毎回照射 4 時間前に内服し，合計投与量は 10 mg/m² であった．放射線治療は 1 回 2 Gy，週 5 回，総線量は 40 Gy である．結果は対照群と差がなく，有効性は証明されなかった．一方，副作用として神経毒性がミソニダゾール投与群で 12.5％，対照群で 2.4％ に出現した．この副作用のためミソニダゾールの投与量に限界があり，細胞実験と異なり臨床では有効性を示すような投与量が用いられなかった．

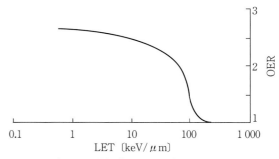

ヒト由来の T-1 骨細胞を用いて求められたもの．

図4・9　LET と OER の関係 [Barendsen，1972]

4・5・4 再増殖

分裂増殖している細胞集団では放射線の照射によって増殖の抑制が起きる．その後，生存細胞の**再増殖**（**repopulation**）が起きるが，その増殖は線量に依存して異なる形状を示す（図4・10）．線量があまり大きくない場合，まず最初に分裂遅延が見られる．この分裂遅延は G_2 後期阻害で細胞が集積するが，阻害が解けると同期して分裂期に進むため増殖速度は一時的に速くなる．しかし，損傷の回復がなかった細胞の分裂死も増加し，細胞数の増加は減速する．その後は生存した無限増殖能を有する細胞が再増殖する．線量が大きい場合は多少の細胞数の増加が見られてもその後に減少していく場合から，増加がまったく見られずそのまま減少していく場合まで様相が異なる．

一般的に，腫瘍組織の再生は正常組織の再生よりも遅れて始まり，その再生速度も遅い．

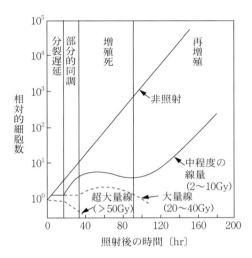

図4・10　放射線照射細胞の増殖曲線　[佐々木，1992]

4・5・5 再酸素化

腫瘍がある大きさになると，腫瘍内には酸素を十分含まない低酸素細胞が存在する．腫瘍細胞内の低酸素細胞や無酸素細胞は放射線感受性が低い．その低酸素細胞または無酸素細胞が腫瘍組織の状態によって酸素を含む細胞になることを**再酸素化**（**re-oxygenation**）という．照射により酸素細胞が死亡して消失すると，低酸素細胞の外側部分は血管に近付き酸素が供給されて酸素細胞になる（図4・11）．この再酸素化された細胞が次の照射で死に至り，しだいに腫瘍が縮小する．これが分割照射法が一般に用いられる理由のひとつとなっている．

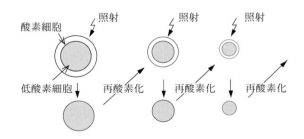

図4・11　腫瘍内の低酸素細胞と再酸素化

4・5・6 温度効果

ⅰ）腫瘍に対する温度の効果

1866年ドイツのブッシュ（W. Busch）医師が，顔の肉腫の患者が**丹毒**[④] に罹り，高熱が続いた後，肉腫が消失していたと報告して以後，細胞による多くの実験が行

解説 ④
溶血性連鎖球菌による皮膚のびまん性炎症．皮膚湿疹などに続いて起きる．悪寒・高熱を伴い，皮膚は発赤・腫脹，熱感・疼痛を訴える．

第4章　放射線治療の生物学

われたが，細胞の種類によりなぜ温熱感受性が異なるのか，温熱の生物学的機構，標的物質がDNAなのか細胞膜なのか，など解決されない問題がまだ多く残っている．各種細胞の放射線感受性と温熱感受性には相関が見い出されていない．

加温によって細胞分裂がストップする．常温に戻すと1～2時間以内に細胞数の減少がみられる．減少の程度は加温の強さに関係している．細胞数の減少には細胞の崩壊による細片化が考えられる．細胞周期内ではG_1期がもっとも温熱に抵抗性を示し，S後期がもっとも温熱に感受性が高い．これは放射線感受性の細胞周期依存性とまったく逆であるため，両者を併用すれば相乗効果が期待できる（図4·12）．

pH・麻酔薬（プロカインやリドカインなど）・抗癌剤（ブレオマイシンやシスプラチンやマイトマイシンC）が温度の効果を修飾する．

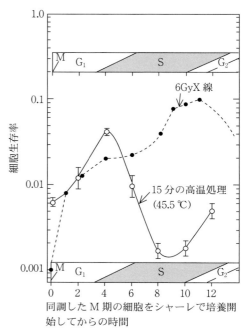

図 4·12　温熱と放射線感受性の細胞周期依存性［Westra 他，1971］

放射線の場合，分割照射によって亜致死損傷の回復があり，同じ効果を得るためには1回で照射する線量よりも分割による合計線量は多く必要となる．同様に，温熱療法においても**温熱耐性**という問題が存在する．温熱耐性とは，はじめに加温しておくと2回目の加温で温熱感受性が低下する現象をいう．温熱耐性は43℃以下では温熱処理中に温熱耐性が誘導されて，抵抗性に変化していく．一方，43℃以上では温熱処理後37℃で培養すると温熱耐性が徐々に現れ，約3～12時間で最大に達し，24～36時間位持続し，その後消失する．一般的に耐性の程度は最初の加温が強いほど大きく，最大の耐性になるまでの時間も長い．温度を常温の37℃から42℃まで上げるのに2時間以上かかると加温した時，すでに42℃に対して耐性となっている．温熱耐性の出現と **HSP（heat shock protein）**[5] の合成が密接に関係していることが，多くの研究によって明らかになっている．熱以外の刺激による耐性の誘導として有名なものはエチルアルコールである．その他，重金属のヒ素やカドミウム，麻酔薬のリドカインなども耐性を誘導する．

ii）放射線と温熱の併用効果

ベン-ハー（Ben-Hur）らによって放射線と温熱併用の実験が報告されている（1974年）．その結果では，温度を上げるほど併用効果は大きくなり，37℃と43℃で**加温による放射線増感比（TER：thermal enhancement ratio）**は6.8であった（図4·13）．また，正常組織に比べて腫瘍のTERは高く，しかも温度が高くな

解説 ⑤
温熱が加えられると合成されるタンパク質の一種．20～120ダルトンの分子量を持ち，温熱障害から細胞を保護するために合成されると考えられている．

るほどTERは増加する．41℃以上で腫瘍と正常組織のTERの差が大きくなる．したがって，温熱を併用する場合は少なくとも41℃以上にしないと利益がないということになる．

照射中に，常温の37℃では亜致死損傷の回復がみられるのに対し，41℃の温熱処理を加えるとほとんど完全に回復が阻害される．照射後の温熱処理では潜在的致死損傷の回復が抑制される．

一般的に分割加温によって温熱耐性を獲得した細胞では放射線との併用効果が期待できないので，臨床の場では，放射線照射は週5回，1回2 Gy，加温は週2回，1回60分で行うか，あるいは放射線照射は週2回，1回4 Gy，加温も同じ日に行うなどという方法をとることが多い．

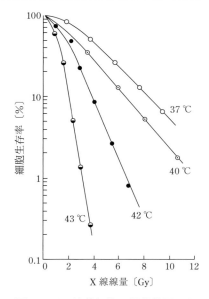

図4・13 培養細胞の温熱併用による放射線感受性の違い ［Ben-Hur 他，1974］

iii) 放射線と温熱併用の臨床応用

電磁波を用いるマイクロ波加温装置，RF誘電加温装置，RF誘導加温装置と超音波加温装置が臨床に用いられている．

松田が報告した日本国内の結果をみると，治療法は表在性の腫瘍に対しては，週2回，1回4 Gy照射後，42.5℃で40分以上の加温，これを10回繰り返す．深部の癌に対しては，週5回，1回2 Gy，温熱は週2回併用し，合計線量50～60 Gyと10～12回の加温というもので，有効率は腺癌71％，扁平上皮癌57％，肉腫65％，悪性黒色腫48％であった．

現在臨床での応用は減少していて，積極的なトライアルも行われていない状況である．

iv) 温度測定法と加温の問題点

非侵襲的な温度測定は精度が低く，まだ臨床応用ができない．したがって，現在は侵襲的な温度測定が主に行われている．カテーテルを病巣部に刺入留置し，加温のつどセンサをカテーテル内に挿入して温度測定を行っている．

体外から生体内に送り込まれた電磁波は生体組織の誘電率と導電率によって影響を大きく受けて温度分布は微妙に変化する．脂肪層の部分では電磁波が吸収され，それより深部の加温が難しくなると同時に脂肪層での過熱が生ずる．生体内の骨や空気の影響も大きい．また，発生した熱は血流によってどんどん運び去られる．

放射線治療に温熱を併用する利点については明白であるが，温熱制御の技術がまだ未熟なため，その有用性を臨床に生かせない．今後技術的な進展があれば，温熱の利用が再度見直されるであろうと考えられる．

第4章 放射線治療の生物学

4・5・7 細胞障害の回復

i) SLD（亜致死損傷（障害））の回復

ある線量で照射した後，間隔をおいて2回目の照射を行うのを分割照射という．線量 D の1回の照射を受けた細胞の生存率に比して，合計線量が同じ2回の照射 ($D=D_1+D_2$) を受けた細胞の生存率のほうが高い．それは，1回目の照射で生じた損傷の一部または全部が2回目の照射までに修復されるためであり，そのような回復を **SLD 回復**（**Elkind 回復**）と呼び，エルカインド（Elkind）らによって見い出された（図 4・14）．

一般的に低 LET 放射線では，分割照射により回復のため放射線の効果が悪くなる．しかし腫瘍組織のほうが正常組織よりも照射による損傷の回復が悪い．したがって，分割回数を増すことによって，正常組織と腫瘍組織の障害の差を広げて効果を上げることができる．

ii) PLD（潜在性致死損傷（傷害））の回復

放射線照射後の環境条件の変化によって細胞の生存率に上昇がみられることがある．この現象を **PLD 回復** という（図 4・15）．接触により増殖が阻害された状態の細胞に照射し，一定時間ごとに細胞を別の培地に再播種して増殖を起こさせコロニーを作らせ，生存率を調べる．照射直後に再播種するより時間をおいて再播種したほうが生存率は高くなることがわかる．PLD は放射線によって生じた修復可能性のある損傷であり，照射後の環境によって，PLD からの修復の余裕が与えられると，細胞は死から免れる．

細胞の実験で PLD 回復は確認できるが，一般的に臨床の場では，放射線の照射を受けた腫瘍に移植などの環境の変化を与えることは不可能であり，この現象を臨床に応用する状況にはな

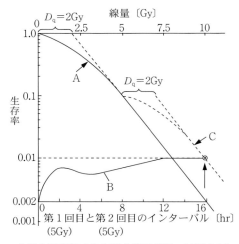

A は1回照射の生存率曲線で 10Gy の照射で生存率 0.002 となる．C は2回に分割した場合の生存曲線で，2回の照射の間隔によって B に示されるように生存率の改善が変化する．

図 4・14　2分割照射による亜致死損傷の回復 [Elkinds, 1959]

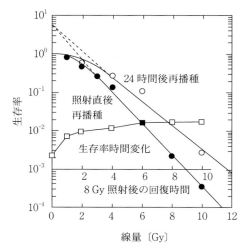

図 4・15　潜在的致死損傷の回復 [前澤, 2002]

っていない．

4・6　照射と有害事象

放射線に対する正常組織の反応には，**早期障害**と**晩発障害**がある．口腔粘膜・骨髄や皮膚のように増殖の速い組織では早期障害が現れやすいので，これらを早期反応型組織という．一方，脳，脊髄，肝臓，腎臓，肺のように増殖が遅い，あるいは増殖のない組織では晩発障害が現れやすく，これらを晩発（後期）反応型組織という．晩発障害は回復しにくく治療が難しいため，放射線治療では晩発障害をいかに抑えるかがもっとも重要になる．1回当たりの線量を小さくして分割回数を増やすと，晩発反応型に比べて早期反応型組織のほうが障害を受けやすくなり，分割回数を増やすほどこの傾向は強くなる．

4・6・1　早期障害

早期障害には全身反応と局所反応がある（**表4・2**）．全身照射でなければ基本的に放射線治療は局所治療なので局所反応が主流となる．ただ，広範に椎骨や骨盤が照射される場合，白血球減少や血小板減少といった造血機能の障害がみられ，上腹部を中心に腹部が広く照射されると，全身倦怠・悪心・嘔吐といった**放射線宿酔**と呼ばれる消化器障害が出現しやすい．

i）皮　膚

放射線による皮膚の反応は，紅斑・乾性皮膚炎・湿性皮膚炎などといった放射線皮膚炎と呼ばれるものである．

高エネルギーX線が治療に用いられるようになってから，放射線皮膚炎が臨床上問題となることはほとんどなくなった．現在治療に用いられている線量投与法では脱毛・紅斑から乾性皮膚炎は時にみられるが，湿性皮膚炎にはまれにしか出会うことはない．

前頭部や前頸部など斜入射となるような照射部位では皮膚の反応は強くでる．

治療ベッドからの散乱線による皮膚反応を軽減するために，ベッドの照射野部分の材質をガットやマイラー板などにする考慮も必要である．

表 4・2　早期障害の種類

組織・臓器	反応の症状・病態
皮膚	紅斑，脱毛，乾性皮膚炎，湿性皮膚炎，潰瘍
口腔粘膜	発赤，浮腫，びらん，白苔，潰瘍
唾液腺	粘稠唾液，口内乾燥，味覚障害
肺	間質性肺炎
消化器	蠕動亢進，下痢，食道炎，胃炎，腸炎，消化管出血
泌尿器	頻尿，血尿，腎炎，膀胱炎
生殖腺	精子減少，月経異常，不妊
造血器	白血球減少，血小板減少，貧血

ii) 口腔粘膜

放射線粘膜炎として，発赤・紅斑・浮腫・びらん・白苔の付着などがみられる．

治療により比較的早い時期から乾燥感や味覚障害が出現する．根治照射の場合は，びらん・白苔付着までしばしばみられる．発赤・紅斑・浮腫の時期が，もっとも口内痛・嚥下時痛が強い．白苔が付着すると症状はかなり軽減する．細菌感染の心配がなければ，口内を清潔に保つくらいで，無理に白苔を取ろうとしないほうが良い．

歯冠がある場合は散乱線のためにその周囲で粘膜反応は強く出る．義歯となっていて外すことが可能であれば，照射時には外したほうが良い．

マウスピースを用いて不必要な口腔粘膜部をできるだけ照射野から外すことも考慮する必要がある．

iii) 唾液腺

耳下腺が照射されると，数日一過性の耳下腺炎により多少の疼痛を訴える患者もみられる．その後唾液腺の機能低下による口内乾燥が出現する．粘液腺より漿液腺のほうが放射線の影響を受けやすいので，ねばねば感を訴えられることもある．

機能低下による味覚障害は甘味から先に障害され，苦味などが後まで残る．回復する場合も甘味が最後となるので，それは患者にとってやや辛いことになる．

生命に直接関係せず，遮蔽することも難しいので，今までの放射線治療の中では積極的に保護しようとしてこなかったが，**IMRT**（intensity modulated radiation therapy）[6]などの技術的な進歩と患者のQOLの重視から耳下腺の遮蔽が考慮されるようになっている．

iv) 肺

放射線による肺の急性反応は，血管透過性亢進による浸出性変化を主体とする間質性肺炎である．一般的に照射後1～3ヵ月くらいで出現する．根治的な照射が行われた場合には，照射野に一致してほぼ必発する．

v) 消化器

食道が照射された場合，照射部位に粘膜炎が生じ，嚥下時違和感から嚥下時痛の症状を伴う．

上腹部が照射された場合は，放射線宿酔が出現することが多い．

小腸や大腸に対する影響も粘膜炎で，臨床的には下痢として現れる．

vi) 造血器

リンパ球は放射線感受性が高く，低線量で減少がみられる．全脊髄照射などのような広い照射野で放射線治療が行われた場合には，骨髄抑制により末梢血中の白血球数の減少がみられるが，かなり広い照射野を用いないかぎり放射線単独の治療で白血球数が3 000/mm^{3}以下になることはほとんどない．しかしながら，化学療法と併用した場合には時に強い白血球減少がみられ，注意が必要である．

解説 ⑥
強度変調放射線治療．多方向からのビームをさらに分割して照射野内に線量強度の変化を持たせ，結果として標的の形状にあった均一な線量分布と同時に周囲の正常組織への線量の低減を図ろうとする照射技術．

4・6・2　晩発障害

照射後数ヵ月～数年が経過してから現れる障害を晩発障害（晩期反応）と呼んでいる（**表4・3**）．

早期障害は一般的に可逆的であるが，晩発障害は不可逆的である．したがって，脊髄や腎臓などQOLに大きく関係する臓器の障害にはとくに注意が必要である．

早期障害の程度と晩発障害の程度には必ずしも相関が認められないことが知られている．

表 4・3　晩発障害の種類

組織・臓器	反応の症状・病態
皮膚	色素沈着，脱色素，萎縮，潰瘍
粘膜	線維化，腸管狭窄，潰瘍
骨	成長障害，骨粗鬆，骨壊死
脳	萎縮，脳壊死
脊髄	放射線脊髄炎
眼	白内障，網膜症，角膜潰瘍
肺	肺線維症
泌尿器	腎硬化，膀胱萎縮

晩発障害は1回線量の大きさに対する依存性が早期障害よりも大きい．したがって，1回線量を小さくした多分割照射が晩発障害の発生を防止するのに有効である．

i）皮　膚

潰瘍が生じることはほとんどなく，皮膚乾燥・色素沈着・脱色素から皮下組織の硬結（線維化）までがみられる．毛細血管の拡張がみられる場合もある．いったん潰瘍が生じると難治性である．

ii）骨

成長期の小児の骨が照射された場合，成長障害が起こることが多い．成人の場合は小児ほど影響を受けないが，骨芽細胞の損傷により骨皮質が薄くなり，骨粗鬆症となる場合もみられる．さらに，血管の障害が加わると無菌性の骨壊死を生じることもある．頭頸部の治療では下顎骨に発生しやすい．

iii）脳

照射後4ヵ月～1年くらいで，記銘力の低下から痴呆に進む白質脳症が生じる場合がある．画像検査では脳室拡大と脳萎縮がみられ，病理学的には白質の脱髄性変化・グリア細胞変性などが認められる．

放射線脳壊死は照射後1年以降に出現する．圧迫による神経症状や脳圧亢進症状がみられる．CTでは腫瘍の再発と鑑別が困難な場合もある．

iv）脊　髄

放射線脊髄炎は照射後半年～数年で発症する．下肢の脱力から始まり，対麻痺に至る．不可逆的な障害でQOLへの影響が大きいので，絶対に耐容線量を超えない注意が要求される．

v) 脳下垂体

根治線量が照射されると脳下垂体の機能が低下し，各種ホルモンの低下が起こる．機能低下が起こるまでの期間は1～10年であり，線量の大きさに逆相関する．

vi) 眼

極めて感受性の高い水晶体の障害が問題となる．低い線量で水晶体が混濁する**白内障**が半年から数年で発症する．線量が多いほど潜伏期間は短い．

網膜が根治線量を受けると照射後1～3年で放射線網膜症を起こす．角膜も根治線量を超えるような線量で角膜潰瘍を生じ視力障害を伴うことがある．

vii) 唾液腺

根治線量が大唾液腺全体に与えられるとほぼ唾液分泌が停止する．齲歯ができやすく味覚も異常となるので，できるだけ温存するような考慮が求められる．

viii) 甲状腺

あまり頻度は多くないが，甲状腺が照射された場合に照射後5年くらいで甲状腺機能低下となることがある．

ix) 肺

照射後3～6ヵ月後に晩発障害は放射線肺線維症を呈する．病理学的には肺胞壁が肥厚して微小血管は損傷を受け線維化が進行する．X線写真の上ではしだいに陰影の濃度が増し，萎縮がみられる．

化学療法の薬剤併用による放射線肺炎の増強に注意が必要である．

x) 食道

根治線量が照射された場合，晩発障害としては食道壁の線維化による狭窄が，時にみられることがある．

xi) 心臓

根治線量の照射で心筋の線維化や心膜の肥厚といった心筋症が認められている．さらに多い線量では心膜や心筋の線維化の著しい汎心炎がみられ，うっ血性心不全に移行することもある．

少し早い時期に起こる亜急性の遅延性急性心膜炎で心膜液貯留により心タンポナーデのおそれがあれば積極的な処置が必要となる．

xii) 肝

肝全体に照射が行われると，肝腫大や腹水貯留が出現する．肝小葉の中心静脈の血栓と周囲の肝細胞の萎縮がその病態である．

xiii) 腎

腎の放射線感受性も高く，障害が起こりやすい．晩発障害としての放射線腎症は

照射後1年以降に発症し，糸球体小動脈の硬化性変化が進行する慢性糸球体腎炎の臨床像を呈する．

xvi）膀　胱
晩発障害は照射の1〜10年後にみられ，膀胱壁の線維化による膀胱萎縮や潰瘍性病変がその病態である．

xv）胃　腸
消化管の晩発障害は血管の損傷に起因する二次的な変化である．急速な血管閉塞があれば潰瘍が生じ，徐々に進行する微小循環の障害では消化管の線維性狭窄が生じる．

子宮頸癌の放射線治療では直腸前壁に障害が起こりやすい．出血・狭窄・潰瘍・直腸膣瘻などをみることもあり，局所線量の過多に注意が必要である．

◎ウェブサイト紹介
国立がん研究センター，放射線療法
http://www.ncc.go.jp/jp/ncc-cis/pub/treatment/010706.html
一般向けに放射線治療の解説がある．

放射線医学総合研究所，放射線Q&A
http://www.nirs.go.jp/rd/faq/index.shtml
放射線関係，重粒子関係，核医学検査関係，緊急被曝医療関係の情報がある．

原子力百科事典 ATOMICA
http://www.rist.or.jp/atomica/
原子力全般の百科事典．生物学的効果比，酵素効果などの用語の解説がある．

原子力のすべて
http://www.aec.go.jp/jicst/NC/sonota/study/aecall/
原子力のすべてについて対話のできるホームページ．放射線の人体への影響についても解説がある．

◎参考図書
江島洋介，木村博共編（日本放射線技術学会監修）：放射線技術学シリーズ　放射線生物学（改訂2版），オーム社（2011）
Hall, E. J.（浦野宗保）：放射線科医のための放射線生物学　第4版，篠原出版（1995）
澤田昭三，佐々木弘：放射線生物学（診療放射線技術学大系専門技術学系12），通商産業研究社（1992）
大西洋，唐澤久美子，唐澤克之編集：癌・放射線療法2010，篠原出版（2010）

第4章 放射線治療の生物学

◎演習問題

問題 1 細胞核のDNAに対する放射線の直接作用と間接作用の違いについて説明せよ．また，一般に放射線治療で用いられている放射線ではどちらが主流となるか．

問題 2 放射線感受性が最も低いのはどれか．
1. 食道癌
2. 乳癌
3. 白血病
4. 骨肉腫
5. 悪性リンパ腫

問題 3 次の文のうち正しいものには○，誤っているものには×をつけよ．
A. D_0（平均致死線量）は細胞の放射線感受性を表していて，小さければ感受性が低く，大きければ感受性が高い．
B. 放射線による標的の実体は細胞核DNAである．
C. 治療可能比は，腫瘍の治癒線量を腫瘍周囲の正常組織の耐容線量で除した値として表される．
D. 生物学的効果比は，ある放射線である効果を与える線量を250 kV X線で同じ効果を与える線量で除した値で表される．
E. 細胞周期のS期後半からG_2期初めは放射線感受性が高い．

問題 4 次の文のうち正しいものの組合せはどれか．
a. 高LET放射線の酸素増感比（OER）は小さい．
b. 一般に腫瘍の再増殖は正常組織よりも遅れて始まる．
c. 再酸素化は，分割照射法が一般に用いられる理由の一つである．
d. 細胞周期のうちではS期が最も温熱に抵抗性を示し，G_1期が最も感受性が高い．
e. 亜致死損傷の回復（SLD回復）による細胞の生存率の改善は，照射の間隔が4時間以上になるとみられなくなる．
    1. a, b, c   2. a, b, e   3. a, d, e
    4. b, c, d   5. c, d, e

問題 5 次の組合せで誤っているのはどれか．
a. 湿性皮膚炎 ―― 早期障害
b. 間質性肺炎 ―― 晩発障害
c. 白内障 ―― 早期障害
d. 脳壊死 ―― 早期障害
e. 膀胱炎 ―― 晩発障害
    1. a, b, c   2. a, b, e   3. a, d, e
    4. b, c, d   5. c, d, e

第5章

生物学的等価線量

- 5・1 NSD
- 5・2 CRE
- 5・3 TDF
- 5・4 LQモデル
- 5・5 NTCP
- 5・6 EUD

第 5 章
生物学的等価線量

本章で何を学ぶか

同じ物理的な線量が与えられても，その1回線量や照射間隔などによって皮膚反応などの生物学的効果は異なっている．正常組織の障害の発生率や耐容線量を考える時には，この生物学的効果が等しくなる量として物理的な線量を換算する必要がある．どのようにこの概念が発展してきて，どのように臨床に応用されているかを学んでゆく．

5・1 NSD

ストランドクィスト（Strandqvist）(1944) は，皮膚癌と口唇癌の経験から照射日数と総線量とが両対数で直線関係になり，線量＝定数×照射日数$^{0.22}$ となることを見い出した．その後さまざまな研究者により，種々の腫瘍や皮膚反応に対して指数が求められた．

エリス（Ellis）(1969) は先人の結果をまとめて，皮膚耐容の傾斜を 0.33，扁平上皮癌の傾斜を 0.22 と求め，全治療期間 T の成分は 0.11，全分割数 N の成分を 0.24 とし，耐容線量レベルで

$$\text{Total dose} = \text{NSD}\, N^{0.24}\, T^{0.11}$$

という関係式を導いた（図 5・1）．ここで **NSD**（**nominal standard dose**）は名目標準線量とも呼ばれ，ほぼ 1 800 **ret**[①] となる．この値は定数であるが，各施設でそれぞれ異なる値となる場合もある．Ellis によって耐容線量レベルではあるが，線量投与の方法が異なる場合の換算方法が初めて確立されたことになる．しかし NSD には，耐容線量以下での計算に使うことができず，照射回数が 4 回以下では

解説 ①
NSD の単位で，rad equivalent therapy の略として Ellis が設定した．

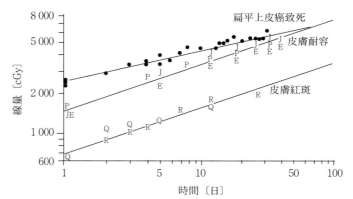

E, P, J, R, Q はそれぞれ Ellis, Paterson, Jolles, Reisner, Quimby の臨床データを示す．

図 5・1 皮膚反応と扁平上皮癌治癒に対する時間線量関係
〔**Ellis, 1969**〕

使うことができないといった限界があった．

5・2 CRE

NSD の適応範囲を耐容線量レベルだけでなく，部分耐容の領域まで広げるために，カーク（Kirk）ら（1971）は **CRE**（**cumulative radiation effect**, R_F）という概念を設定した（**図 5・2**）．NSD の式から，

$$R_F = D N^{-0.24} T^{-0.11}$$

として，耐容線量以下の線量 D に対応した．さらに CRE では小線源治療に対して用いることのできる式が導かれ，照射体積についての考慮も加えられた．

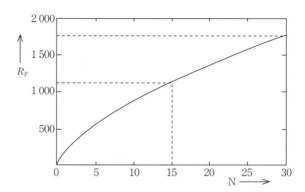

図 5・2 CRE（R_F）と分割回数との関係 ［Kirk 他，1971］

しかしながら，線量投与方法が異なる場合に対する等価性は簡単にわかるが，投与方法を変えた時に後何回照射できるかという計算は複雑である．前の照射が後の照射方法で何回に相当するかを計算し，後の照射での耐容までの回数からそれを減じるといった手間を必要とする．

また，線量の増加に伴って，上に凸形に増加する R_F の値は，実際の障害の程度や障害の発生率を示すものではないことに注意する必要がある．

5・3 TDF

オルトン（Orton）と Ellis（1973）は部分耐容量を NSD の回数による比例配分として扱うことにより，**TDF**（**time dose fractionation factor**）の概念を導入した．n を回数，d を 1 回線量，x を照射間隔として

$$\text{TDF} = n \cdot d^{1.538} \cdot x^{-0.169} \cdot 10^{-3}$$

で計算され，耐容レベルで TDF は約 100 となる（**表 5・1**）．照射回数の増加に対して TDF は直線的に増加するので，CRE と異なり，照射方法を変更した時はそれぞれの TDF を単純に加算できる．臨床の場での使い勝手は非常に良く，以前日本ではよく使用された．また，decay factor $= (T/T+R)^{0.11}$ で休止による TDF の減衰を計算することができた．この場合の T は全治療期間，R は休止期間を表す．ただし，R は 100 日を超えたら 100 日として計算する．さらに CRE と同様に小線源治療に対する TDF 式も提案された．その後，ゴイティン（Goitein）（1974）が不均等分割照射にも適応できるように TDF を拡張している．便利な TDF ではあるが，正常結合組織以外には適用できなくて，腫瘍には用いることができない．また，照射体積に対する考慮がされていないといった批判もあった．実

第 5 章　生物学的等価線量

表 5・1　週 5 回照射に対する TDF [Orton と Ellis, 1973]

1回線量 [cGy]	照射回数																			
	4	5	6	8	10	12	14	15	16	18	20	22	24	25	26	28	30	32	34	35	36	40
20	0	1	1	1	1	1	1	2	2	2	2	2	2	2	3	3	3	3	3	3	3	4
40	1	1	2	2	3	3	4	4	4	5	6	6	7	7	7	8	8	9	9	10	10	11
60	2	3	3	4	5	6	7	8	8	9	10	11	12	13	13	15	16	17	18	18	19	21
80	3	4	5	6	8	10	11	12	13	15	16	18	19	20	21	23	24	26	27	28	29	32
100	5	6	7	9	11	14	16	17	18	20	23	25	27	28	30	32	34	36	39	40	41	45
110	5	7	8	11	13	16	18	20	21	24	26	29	32	33	34	37	39	42	45	46	47	53
120	6	8	9	12	15	18	21	23	24	27	30	33	36	38	39	42	45	48	51	53	54	60
130	7	9	10	14	17	20	24	26	27	31	34	37	41	43	44	48	51	54	58	60	61	68
140	8	10	11	15	19	23	27	29	31	34	38	42	46	48	50	53	57	61	65	67	69	76
150	9	11	13	17	21	25	30	32	34	38	42	47	51	53	55	59	64	68	72	74	76	85
160	9	12	14	19	23	28	33	35	37	42	47	51	56	58	61	66	70	75	80	82	84	94
170	10	13	15	21	26	31	36	39	41	46	51	57	62	64	67	72	77	82	87	90	92	103
180	11	14	17	22	28	34	39	42	45	50	56	62	67	70	73	79	84	90	95	98	101	112
190	12	15	18	24	31	37	43	46	49	55	61	67	73	76	79	85	91	97	104	107	110	122
200	13	17	20	26	33	40	46	49	53	59	66	73	79	82	86	92	99	105	112	115	119	132
210	14	18	21	28	36	43	50	53	57	64	71	78	85	89	92	99	107	114	121	124	128	142
220	15	19	23	31	38	46	53	57	61	69	76	84	92	95	99	107	115	122	130	134	137	153
230	16	20	25	33	41	49	57	61	65	74	82	90	98	102	106	114	123	131	139	143	147	163
240	17	22	26	35	44	52	61	65	70	79	87	96	105	109	113	122	131	140	148	153	157	
250	19	23	28	37	46	56	65	70	74	84	93	102	112	116	121	130	139	149	158			
260	20	25	30	40	49	59	69	74	79	89	99	109	118	123	128	138	148	158				
270	21	26	31	42	52	63	73	78	84	94	105	115	126	131	136	146	157					
280	22	28	33	44	55	66	77	83	89	100	111	122	133	138	144	155						
290	23	29	35	47	58	70	82	88	93	105	117	128	140	146	152							
300	25	31	37	49	62	74	86	92	98	111	123	135	148	154								
320	27	34	41	54	68	82	95	102	109	122	136	149	163									
340	30	37	45	60	75	89	104	112	119	134	149	164										
360	33	41	49	65	81	98	114	122	130	147	163											
380	35	44	53	71	88	106	124	133	142	159												
400	38	48	57	77	96	115	134	144	153													
420	41	52	62	83	103	124	144	155														
440	44	55	67	89	111	133	155															
460	48	59	71	95	119	142	166															
480	51	63	76	101	127	152																
500	54	67	81	108	135	162																
520	57	72	86	115	143	172																
540	61	76	91	121	152																	
560	64	80	96	128	161																	
580	68	85	102	136	169																	
600	71	89	107	143	179																	
700	91	113	136	181																		
800	111	139	167																			
900	133	167																				
1 000	157																					

表 5・2 臓器別 TDF のパラメータ
[Orton と Cohen, 1988]

組織	K_1	δ	τ	ϕ
皮膚	0.90	1.79	0.16	0.13
結合組織	1.19	1.54	0.17	0.12
脳	0.64	2.44	0.07	0.09
脊髄	1.19	1.92	0.13	0.11
肺	3.42	1.41	0.16	0.13
腸管	1.23	1.59	0.13	0.11
腎臓	5.64	1.79	0.34	0.08

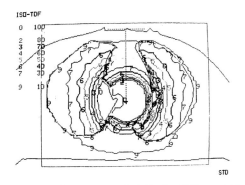

図 5・3　臓器別 TDF 分布図 [小幡他, 1993]

際の治療では腫瘍によって線量を調節するのではなく, 周囲の正常組織の耐容まで照射することが通常なので, 正常組織に対する TDF 式があれば良いと考えられる. ただ, 体積はさまざまなものがまとめてデータとして採用されているので, 大きな照射野では過小に評価され, 小さな照射野では過大に評価されることになる.

1981 年及び 1983 年にコーエン (Cohen) とクレディター (Creditor) が過去の多数の正常組織の障害をまとめて, NSD 式で時間線量分割関係を報告したのを受けて, Orton と Cohen (1988) は臓器別の TDF 式を報告している. TDF＝$K_1 N d^{\delta}(T/N)^{-\tau} v^{\phi}$ で計算され, 臓器別のパラメータは**表 5・2** に示される. ここでは照射体積も考慮された. また彼らは, TDF と LQ モデルを結び付け, 組織別に α/β 値を細かく設定し, TDF と同様の結果が得られるように調整している.

二次元の放射線治療計画システムを用いて, 臓器別の TDF を計算して表示するプログラムを開発したが, 線量分布の物理学的な評価に加えて, 組織の耐容からみた生物学的な評価が可能となると思われる (**図 5・3**).

5・4　LQ モデル

ダグラス (Douglas) とファウラー (Fowler) (1976) は, 皮膚反応に対する動物実験から, 1 回線量を d, 照射回数を N とした時, 皮膚反応 E が, 効果を線量の 1 次の部分と 2 次の部分の和として表す**LQ モデル**を適用して

$$E = N(\alpha d + \beta d^2)$$

と表されることを示した. ここで総線量 D は Nd であるので, 上式は

$$1/D = (\alpha/E) + (\beta/E)d$$

と変形でき, $1/D$ は d の一次式となることがわかる (**図 5・4**). Fowler (1984) は実験動物の結果から α/β 値を, 早期反応で 6〜26 Gy, 晩期反応で 1.0〜7 Gy とまとめ

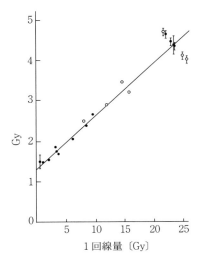

図 5・4　$1/D$ と 1 回線量の関係
[Douglas と Fowler, 1976]

ている．実際に臨床応用される時には，その値は，早期反応と腫瘍については 10 Gy，晩期反応については 3 Gy で代表されることが多い．

異なる生物学的効果の比較のためにバレンドセン（Barendsen）（1982）によって，以下のように E/α を **BED**（**biological effective dose**）として計算することが提案されている．

$$\mathrm{BED}=E/\alpha=D\{1+d/(\alpha/\beta)\}$$

LQ モデルは動物実験の結果から導かれ，TDF が臨床の障害のデータから求められたのとは出発点が異なっている．現在では LQ モデルのほうが広く使用されているが，α/β 値が早期反応と腫瘍については 10 Gy，晩期反応については 3 Gy と 2 種類の値のみに限定して用いられるのにはやや不満が残る．

5・5 NTCP

ドリッチロ（Dritschilo）ら（1978）の CPF（complication probability factor）の提案を受けて，リーマン（Lyman）（1985）は Pc（complication probability）を

$$\mathrm{Pc}=\frac{1}{\sqrt{2\pi}}\int_{-\infty}^{t}e^{-t^{2}/2}dt$$

と表した．ここで，$t=(D-TD_{50}(V)/\sigma(V))$，$D$ は線量，$TD_{50}(V)$ は与えられた部分体積 V に対する 5 年 50% の障害発生率となる耐容線量，$\sigma(V)$ は体積の分散である．

クッチャー（Kutcher）ら（1989）は Pc に **NTCP**（**normal tissue complication probability**）という名称を与え，DVH（dose volume histogram）の評価のために，種々の線量が混在したものを最大線量が均一に照射される体積に変換して処理する有効体積法を提案している．

エマミ（Emami）ら（1991）が報告した正常組織の耐容線量のデータをバーマン（Burman）ら（1991）は NTCP に当てはめて分析している（**図 5・5**）．これらの NTCP は 1 回 2 Gy の 5 回/週の線量投与に対する線量効果関係を表していて，線量投与方法が変わった場合の等価性には触れていないので，生物学的等価線量とはいえないが，物理的な線量ではなく生物学的な効果を表してはいるので，ここでとりあげた．

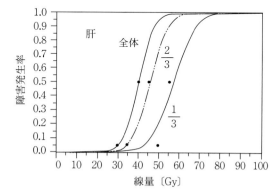

・は Emami ら（1991）の集計した耐容線量値を示す．

図 5・5 肝の全体，2/3，1/3 への線量に対する障害発生率曲線 ［Burman 他，1991］

5・6　EUD

　ニーミィエルコ（Niemierko）（1997）の提唱した **EUD**（**equivalent uniform dose**）も DVH の評価のために導入された概念である．目標とする体積の中に種々の線量が混在していると，そのようなものの間では効果の比較が困難である．そこで，種々の線量が混在した時と効果が同等な単一線量を EUD として計算して比較を可能としている（図 5・6）．EUD は生物学的な効果の等価な量として定義されているが，数学的な処理で導かれていて，実際の臨床データとの突き合わされていないので，今後の確認が必要である．

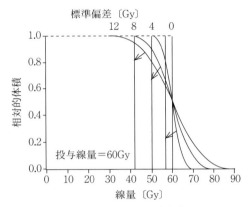

投与線量が 60Gy の場合，標準偏差が 4Gy，8Gy，12Gy であると，EUD はそれぞれ約 57Gy，50Gy，43Gy となる．

図 5・6　標準偏差を伴った線量体積分布
〔**Niemierko, 1997**〕

　NTCP の有効体積法が DVH の体積を調整するのに対して，EUD は DVH の線量を調整する方法であるといえる．

◎参考図書

江島洋介，木村博共編（日本放射線技術学会監修）：放射線技術学シリーズ　放射線生物学（改訂 2 版），オーム社（2011）

大西洋，唐澤久美子，唐澤克之編集：癌・放射線療法 2010，篠原出版（2010）

第5章　生物学的等価線量

◎ 演習問題

問題1　LQ モデルの内容について簡単に説明せよ．

問題2　次の文のうち正しいものには○，誤っているものには×をつけよ．
A．NSD の式は耐容線量レベルにしか適用できない．
B．CRE には単純な加算性がある．
C．耐容レベルで TDF は約 100 となる．
D．LQ モデルで晩期反応の α/β 値は約 10 Gy である．
E．NTCP は正常組織の障害についての線量効果関係を表している．

問題3　次のうち時間線量分割関係で用いられるものはどれか．全て選べ．
1. TDF
2. OER
3. TPR
4. NSD
5. BER

問題4　TDF に関係のあるのはどれか．
a．1 回線量
b．照射回数
c．線量率
d．線質
e．週間照射日数

1. a, b, c　2. a, b, e　3. a, d, e
4. b, c, d　5. c, d, e

第6章
放射線治療の線量と単位

6・1 放射線の単位
6・2 放射線治療用測定器

第6章
放射線治療の線量と単位

本章で何を学ぶか

　放射線治療の線量は水の吸収線量で表記される．通常，空洞電離箱による電離量の測定から水の吸収線量に変換される．本章では，吸収線量の評価に必要な放射線の単位について，国際放射線単位・測定委員会（ICRU: International Commission on Radiation Units and Measurements）の Report 60 で定義されている単位を中心に解説する．とくに放射線治療線量の測定法の理解に必要な放射線計測量（ラジオメトリック量），線量計測量（ドジメトリック量），相互作用量（確率）に関係する単位と定義について理解することを目的とする．

6・1　放射線の単位

　放射線に関する量は ICRU Report 33（1980）と 60（1998）において，以下の 4 項目に分類して単位と定義が述べられている．
　A．放射線場の計測（radiometry）関連諸量
　B．相互作用係数（interaction coefficient）関連諸量
　C．線量計測（dosimetry）関連諸量
　D．放射能（radioactivity）関連諸量

　ここで，「計測」とは，実際に測定器を使って量を測る意味でいう「測定」と，測定器を使わず計算で求める方法をいう「算定」との両方を含めた総合的な言葉である．通常は単に「測定」として使用される場合が多い．また，放射線は厳密には「電離性放射線（電離性粒子）」の略称で，「直接電離性粒子（電離性荷電粒子線）」と「間接電離性粒子（電離性中性粒子線）」に分類されるが，ここでは前者を単に「荷電粒子」，後者を「非荷電粒子」として取り扱う．

6・1・1　放射線計測（ラジオメトリック）量の単位と定義

　放射線計測（ラジオメトリック）量（radiometric quantities）は放射線場の量を表し，放射線自体に関する量で空間を通過する放射線を定量的に表現する．放射線計測のことをラジオメトリ（radiometry）という．ICRU Report 60 において以下のように定義されている．

①　**粒子数**（particle number），N（単位：1）
　　粒子数 N は放出，付与，入射される粒子の数である．

②　**放射エネルギー**（radiant energy），R（単位：J）
　　放射エネルギー R は放出，付与，入射される粒子のエネルギー（静止エネルギーを除く）である．光子では放射エネルギーは $R = h\nu \cdot N$ で表される．

③　**（粒子）束**（flux, particle flux），$\dot{N}$（単位：s^{-1}）
　　（粒子）束 $\dot{N}$ は dN を dt で除した商である．ここで，dN は時間間隔 dt での粒子数の増加分である．

$$\dot{N}=\frac{dN}{dt} \tag{6・1}$$

④ **エネルギー束**(energy flux),$\dot{R}$(単位:W)

エネルギー束 $\dot{R}$ は dR を dt で除した商である.ここで,dR は時間間隔 dt での放射エネルギーの増加分である.

$$\dot{R}=\frac{dR}{dt} \tag{6・2}$$

⑤ **(粒子)フルエンス**(fluence, particle fluence),Φ(単位:m^{-2})

(粒子)フルエンス Φ は dN を da で除した商である.ここで,dN は断面積 da の球に入射する粒子の数である.

$$\Phi=\frac{dN}{da} \tag{6・3}$$

上記のICRUの定義は球面フルエンス(spherical fluence)といい,断面積 da の球体に放射線粒子(N)があらゆる方向から同じように入射する場合に利用される.この場合の断面積 da はそれぞれの放射線の方向に垂直にとられる.一方,平面フルエンス

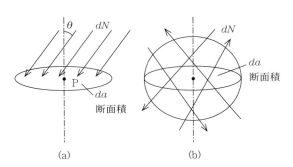

図 6・1 平面フルエンスと球面フルエンス

(planar fluence)は一方向の平行な放射線粒子(N)が断面積 da に入射する場合で,入射角 θ に依存する(**図 6・1**).

⑥ **エネルギーフルエンス**(energy fluence),Ψ(単位:J/m^2)

エネルギーフルエンス Ψ は dR を da で除した商である.ここで,dR は断面積 da の球に入射する放射エネルギーである.

$$\Psi=\frac{dR}{da} \tag{6・4}$$

⑦ **(粒子)フルエンス率**(fluence rate, particle fluence rate),$\dot{\Phi}$(単位:m^{-2}s^{-1})

(粒子)フルエンス率 $\dot{\Phi}$ は $d\Phi$ を dt で除した商である.ここで,$d\Phi$ は時間間隔 dt での粒子フルエンスの増加分である.

$$\dot{\Phi}=\frac{d\Phi}{dt}=\frac{d^2N}{da\cdot dt} \tag{6・5}$$

⑧ **エネルギーフルエンス率**(energy fluence rate),$\dot{\Psi}$(単位:W/m^2)

エネルギーフルエンス率 $\dot{\Psi}$ は $d\Psi$ を da で除した商である.ここで,$d\Psi$ は断面積 da の球に入射するエネルギーフルエンスの増加分である.

$$\dot{\Psi}=\frac{d\Psi}{dt}=\frac{d^2R}{da\cdot dt} \tag{6・6}$$

⑨ **粒子ラジアンス率**(particle radiance),$\dot{\Phi}_{\Omega}$(単位:m^{-2}s^{-1}sr^{-1})

粒子ラジアンス率 $\dot{\Phi}_\Omega$ は $d\dot{\Phi}$ を $d\Omega$ で除した商である．ここで，$d\dot{\Phi}$ は立体角 $d\Omega$ 内で特定方向に伝達される粒子のフルエンス率である．

$$\dot{\Phi}_\Omega = \frac{d\dot{\Phi}}{d\Omega} = \frac{d^3 N}{da \cdot dt \cdot d\Omega} \tag{6・7}$$

⑩ **エネルギーラジアンス率**（energy radiance），$\dot{\Psi}_\Omega$（単位：W/m² sr）

エネルギーラジアンス率 $\dot{\Psi}_\Omega$ は $d\dot{\Psi}$ を $d\Omega$ で除した商である．ここで，$d\dot{\Psi}$ は立体角 $d\Psi$ 内で特定方向に伝達される粒子のエネルギーフルエンス率である．

$$\dot{\Psi}_\Omega = \frac{d\dot{\Psi}}{d\Omega} = \frac{d^3 R}{da \cdot dt \cdot d\Omega} \tag{6・8}$$

6・1・2 相互作用係数（確率）と関係量

相互作用係数（interaction coefficient）の表現量には微視的表現量（反応断面積 σ）と巨視的表現量（μ，S など）がある．ICRU Report 60 において以下のように定義されている．

① **断面積**（cross section），σ（単位：m²（特別単位：barn（バーン））），1 b = 10^{-28} m² = 100 fm²）

入射荷電粒子または非荷電粒子と標的物質との相互作用における**断面積** σ は P を Φ で除した商である．ここで，P は粒子フルエンス Φ が，ある1個（原子や原子核など）の標的物質と相互作用を起こす確率である．

$$\sigma = \frac{P}{\Phi} \tag{6・9}$$

② **質量減弱係数**（mass attenuation coefficient），μ/ρ（単位：m²/kg）

非荷電粒子に対する物質の**質量減弱係数** μ/ρ は dN/N を ρdl で除した商である．ここで，dN/N は密度 ρ の物質中で距離 dl を通過する間に，相互作用を起こす粒子の割合である．

$$\frac{\mu}{\rho} = \frac{1}{\rho \cdot dl} \cdot \frac{dN}{N} \tag{6・10}$$

③ **質量エネルギー転移係数**（mass energy transfer coefficient），μ_{tr}/ρ（単位：m²/kg）

非荷電粒子に対する物質の**質量エネルギー転移係数** μ_{tr}/ρ は dR_{tr}/R を ρdl で除した商である．ここで，dR_{tr}/R は密度 ρ の物質中で距離 dl を通過する間に，相互作用によって荷電粒子の運動エネルギーに転移される入射粒子の放射エネルギー（静止エネルギーを除く）の割合である．

$$\frac{\mu_{tr}}{\rho} = \frac{1}{\rho \cdot dl} \cdot \frac{dR_{tr}}{R} \tag{6・11}$$

④ **質量エネルギー吸収係数**（mass energy absorption coefficient），μ_{en}/ρ（単位：m²/kg）

非荷電粒子に対する物質の**質量エネルギー吸収係数** μ_{en}/ρ は，質量エネルギー転移係数 μ_{tr}/ρ と $(1-g)$ の積である．ここで，g は物質中で制動放射によって失われる二次荷電粒子のエネルギーの割合である．

$$\frac{\mu_{en}}{\rho} = \frac{\mu_{tr}}{\rho}(1-g) \tag{6・12}$$

⑤ **光子の線減弱係数, μ（単位：m^{-1}）**

線減弱係数 μ は，入射光子が減弱体（相互作用物質）の単位厚さ Δx 当たりに相互作用する割合を表し，次式で定義される．

$$\mu = \frac{\Delta\Phi/\Phi_x}{\Delta x} \quad \text{or} \quad \mu = -\frac{\Delta E/E_x}{\Delta x} \tag{6・13}$$

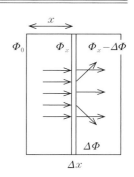

図 6・2 物質における相互作用

ここで，Φ_x は図 6・2 に示すように物質内の x 点における光子フルエンス，$\Delta\Phi$ は Δx 中で光子が物質と相互作用するフルエンスを表す．同様に，E_x は x 点における光子エネルギー，ΔE は Δx 中で光子が物質との相互作用で失うエネルギーである．Φ_x は以下の式で求まる．

$$\Delta\Phi = -\mu\Phi_x\Delta x \tag{6・14}$$
$$\Phi_x = \Phi_0 e^{-\mu x} \tag{6・15}$$

また，μ は以下の相互作用成分からなる．

$$\mu = \tau + (\sigma_a + \sigma_s)_c + \chi + \sigma_{coh} + \tau_{nucl} \tag{6・16}$$

τ：光電減弱係数，σ_a：コンプトンエネルギー転移係数，σ_s：コンプトン散乱係数，χ：電子対減弱係数，σ_{coh}：干渉性減弱係数，τ_{nucl}：光核反応減弱係数

さらに，μ と原子反応断面積 σ〔m^2/atom〕の間には次式の関係がある．

$$\mu = N\sigma \tag{6・17}$$

ここで，N は単位体積当たりの相互作用物質（標的物質）の原子数〔atoms/m^3〕である．

⑥ **光子のエネルギー転移係数, μ_{tr}（単位：m^{-1}）**

図 6・2 において Φ を Ψ に置き換えると，光子エネルギー E_x のうち，Δx 中で荷電粒子の運動エネルギー ΔE_{tr} に転移される割合 μ_{tr} は次式で表される．

$$\mu_{tr} = \frac{\Delta E_{tr}/E_x}{\Delta x}$$
$$(E_x = h\nu \cdot N = h\nu\Phi_x \cdot A = \Psi_x \cdot A) \tag{6・18}$$

同様に，μ_{tr} は以下の相互作用成分からなる．

$$\mu_{tr} = \tau_a + \sigma_a + \chi_a$$
$$= \tau\left(1 - \frac{\delta}{h\nu}\right) + \sigma_c\left(\frac{T_{av}}{h\nu}\right) + \chi\left(1 - \frac{2m_ec^2}{h\nu}\right) \tag{6・19}$$

ここで，$h\nu$ は入射光子のエネルギー，δ は1光子の吸収当たりに放射される蛍光X線（特性X線）の平均エネルギーである．T_{av} はコンプトン電子に転移される平均エネルギー，$2m_ec^2$ は電子対生成の消滅放射線として放出されるエネルギーである．

⑦ **エネルギー吸収係数, μ_{en}（単位：m^{-1}）**

光子エネルギー E_x のうち，Δx 中で吸収される荷電粒子の運動エネルギー ΔE_{ab} の割合 μ_{en} は次式で表される．

$$\mu_{en} = -\frac{\Delta E_{ab}/E_x}{\Delta x} \tag{6・20}$$

⑧ **質量阻止能**（mass stopping power），S/ρ（単位：J m²/kg）

荷電粒子に対する物質の**質量阻止能** S/ρ は dE を ρdl で除した商である．ここで，dE は密度 ρ の物質中で荷電粒子が距離 dl を通過する間に失うエネルギーである．

$$\frac{S}{\rho} = \frac{1}{\rho} \cdot \frac{dE}{dl} \tag{6・21}$$

荷電粒子は物質中を通過する間に，何回も衝突（電離（δ 線を含む）・励起）と制動放射を繰り返してエネルギーを失う．衝突（電離・励起）によるエネルギー損失を質量衝突阻止能 S_{col}/ρ，制動放射によるエネルギー損失を質量放射阻止能 S_{rad}/ρ という．

$$\frac{S}{\rho} = \frac{S_{col}}{\rho} + \frac{S_{rad}}{\rho} = \frac{1}{\rho}\left(\frac{dE}{dl}\right)_{col} + \frac{1}{\rho}\left(\frac{dE}{dl}\right)_{rad} \tag{6・22}$$

⑨ **線エネルギー付与**または**制限線衝突阻止能**(linear energy transfer or restricted linear electronic stopping power)，$L_\varDelta$（単位：J/m）

荷電粒子に対する物質の**線エネルギー付与**（LET）または**制限線衝突阻止能** $L_\varDelta$ は $dE_\varDelta$ を dl で除した商である．ここで，$dE_\varDelta$ は荷電粒子が距離 dl を通過する間に，電子との衝突（電離・励起）によって失う $\varDelta$ 以下のエネルギーである．すなわち，$L_\varDelta$ は荷電粒子が単位長さ当たりで，電子に与えるエネルギーが $\varDelta$ 以下のエネルギー損失を意味する．

$$L_\varDelta = \frac{dE_\varDelta}{dl} \tag{6・23}$$

線エネルギー付与 $L_\varDelta$ は，荷電粒子の線衝突阻止能の一種であるが，衝突（電離・励起）によるエネルギー損失のうち，必要に応じて定める特定のエネルギー値 $\varDelta$ より大きな運動エネルギーをもつ δ 線（荷電粒子の電離作用によって生じた二次電子のうち，さらに他の原子を電離する運動エネルギーをもつもの）によるエネルギー損失を除いた残りの，限定的なエネルギー損失量である．衝突作用によって半径 r，長さ dl の円筒領域内に沈積するエネルギーを $dE_\varDelta/dl$ とすれば，線エネルギー付与は $L_\varDelta = dE_\varDelta/dl$ で表される（図6・3）．ここで，$\varDelta$ は半径 r の長さに等しい飛程をもつ電子の運動エネルギーの値である．$L_\infty = S_{col}$ に等しい．

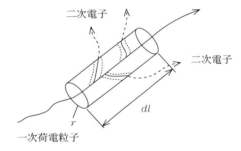

図 6・3 $L_\varDelta$ の解説図

⑩ **放射線化学収率**（radiation chemical yield），$G(x)$（単位：mol/J）

放射線化学収率 $G(x)$ は $n(x)$ を ε で除した商である．ここで，$n(x)$ は物質に付与される平均エネルギー ε によって，生成，分解，変化した特定存在物質 x の平均量である．

$$G(x) = \frac{n(x)}{\varepsilon} \tag{6・24}$$

⑪ **気体中で1イオン対生成に費やされる平均エネルギー**（mean energy expended in a gas per ion pair formed），W（単位：J）

1イオン対生成に気体中で費やされる平均エネルギー W は，E を N で除した商である．ここで，N は荷電粒子の初期運動エネルギー E が気体中で完全に消失されるまでに生成されるイオン対の平均数である．

$$W = \frac{E}{N} \tag{6・25}$$

荷電粒子が，気体中で電離と励起によってエネルギー E_{col} を失ったとき，すなわち全衝突損失が E_{col} であったときに，イオン対が N 個生じたとする．このときのイオン化エネルギー（イオン化ポテンシャル）を I とし，電離による損失量を E_{ion} とすると，$N = E_{ion}/I$ である．また，励起による損失量を E_{ex} とすれば，全衝突損失量は $E_{col} = E_{ion} + E_{ex}$ で表される．さらに，放射損失分（制動放射線）E_{rad}，その他の損失 E_{other} を考慮すれば，全損失量 E は $E = E_{ion} + E_{ex} + E_{rad} + E_{other}$ であり，気体中における1イオン対当たりの平均的なエネルギー損失量（W 値）は次式で表される．

$$W = \frac{E_{ion} + E_{ex} + E_{rad} + E_{other}}{N} = I + \frac{1}{N}(E_{ex} + E_{rad} + E_{other}) \tag{6・26}$$

1985年に電離放射線諮問委員会（CCRI）から，電子に対して $W_{air}/e = 33.97 \pm 0.05$（J/C）（乾燥空気）が勧告されている．一般に I の値は $13.5Z$（Z は原子番号）で表される．

6・1・3 線量計測（ドジメトリック）量の単位と定義

線量計測（ドジメトリック）量（dosimetric quantities）は放射線と物質の相互作用の確率を含めた結果量（エネルギー授受に関係する量）を表す．線量計測のことを**ドジメトリ**（dosimetry）という．ICRU Report 60 において以下のように定義されている．

① **カーマ**（kerma：kinetic energy released per unit mass），K（単位：J/kg（特別名称：Gy（グレイ）））

カーマ K は，dE_{tr} を dm で除した商である．ここで，dE_{tr} は質量 dm の物質中で非荷電粒子によって生成されたすべての荷電粒子の初期運動エネルギーの総和である．

$$K = \frac{dE_{tr}}{dm} \tag{6・27}$$

dE_{tr} は，dm 中で生じた荷電粒子が制動放射で失うエネルギーや，この体積要素中で三次以降の過程で生じたすべての荷電粒子エネルギーも含まれる．dm 中で生じたオージェ電子の運動エネルギーも含む．また，エネルギー E の非荷電粒子のフルエンスを Φ とすると，明記された物質内のカーマ K は

$$K = \Phi E \frac{\mu_{tr}}{\rho} = \Psi \frac{\mu_{tr}}{\rho} \tag{6・28}$$

である．ここで，$K/\Phi = E \cdot (\mu_{tr}/\rho)$ をカーマ係数という．また，線量計算でカーマ K は，非荷電粒子フルエンスのエネルギー分布 Φ_E（微分フルエンス，$\Phi_E = d\Phi/dE$）を用いて次式で表される．

$$K = \int \Phi_E E \frac{\mu_{tr}}{\rho} dE \tag{6・29}$$

カーマは，衝突カーマ（衝突損失：電離・励起）K_c と放射カーマ（放射損失）K_r からなる．非荷電粒子と物質との作用の結果から生じた荷電粒子（二次電子）の運動エネルギーは，衝突と制動放射によって失われる．

$$K = K_c + K_r = \left(\frac{\mu_{en}}{\mu_{tr}}\right) K + \left(\frac{\mu_{tr} - \mu_{en}}{\mu_{tr}}\right) K \tag{6・30}$$

カーマは制動放射によるエネルギー損失（放射損失）を無視すれば，非荷電粒子の作用効果力についての「荷電粒子等価線量」的な概念である．また，カーマについては，対象としている物質が何であるかを記載する必要がある．例えば，K_{air} は空気カーマ（air kerma）で，1次標準の国際比較は照射線量に代わり空気カーマで行われている．

② **カーマ率**（kerma rate），$\dot{K}$（単位：J/kg s（Gy/s））

カーマ率 $\dot{K}$ は，dK を dt で除した商である．ここで，dK は時間間隔 dt でのカーマの増加分である．

$$\dot{K} = \frac{dK}{dt} \tag{6・31}$$

③ **照射線量**（exposure），X（単位：C/kg）

照射線量 X は，dQ を dm で除した商である．ここで dQ は質量 dm の空気中で光子によって生じたすべての電子と陽電子が，完全に停止するまでに空気中で生ずる（正または負イオン）一方，符号のイオンの全電荷の絶対値である．

$$X = \frac{dQ}{dm} \tag{6・32}$$

dQ はオージェ電子によって生じる電離を含む．ただし，dQ は放射過程（制動放射線と特性X線）で放出される光子による電離は含まない．また，照射線量 X は，エネルギー E の非荷電粒子の微分フルエンス Φ_E（$= d\Phi/dE$）を用いて次式で表される．

$$X = \frac{e}{W} \int \Phi_E E \frac{\mu_{tr}}{\rho}(1-g) dE = \frac{e}{W} \int \Phi_E E \frac{\mu_{en}}{\rho} dE \tag{6・33}$$

ここで，μ_{tr}/ρ と μ_{en}/ρ はそれぞれ空気の質量エネルギー転移係数と質量エネルギー吸収係数である．

空気カーマ K_{air} と照射線量 X には次式の関係がある．

$$K_{air} = \Psi \left(\frac{\mu_{tr}}{\rho}\right)_{air} = (K_{air})_c \left(\frac{\mu_{tr}}{\mu_{en}}\right)_{air} = X \frac{W_{air}}{e} \left(\frac{\mu_{tr}}{\mu_{en}}\right)_{air} = X \frac{W_{air}/e}{1-g} \tag{6・34}$$

$g = 0$ であれば，K_{air} は

$$K_{air} = X \frac{W_{air}}{e} \tag{6・35}$$

g は制動放射によって失われる二次電子エネルギーの割合で，高エネルギーにおいて顕著である．^{60}Coγ 線での空気中における g は約 0.3% である．

④ **照射線量率**（exposure rate），$\dot{X}$（単位：C/kg s）

照射線量率 $\dot{X}$ は，dX を dt で除した商である．ここで，dX は時間間隔 dt での照射線量の増加分である．

$$\dot{X} = \frac{dX}{dt} \tag{6・36}$$

⑤ **シーマ** (cema, <u>c</u>onverted <u>e</u>nergy per unit <u>mass</u>), C 〔単位：J/kg（Gy）（特別名称：Gy（グレイ））〕

シーマ C は，dE_c を dm で除した商である．ここで，dE_c は質量 dm の物質中での二次電子を除く荷電粒子の衝突によるエネルギー損失である．

$$C = \frac{dE_c}{dm} \tag{6・37}$$

荷電粒子の衝突によるエネルギー損失は，結合エネルギーと二次電子の運動エネルギーに消費されるエネルギーを含む．したがって，すべての二次電子によるエネルギー損失は dE_c から除かれる．シーマ C は，荷電粒子の微分フルエンス Φ_E（二次電子の寄与を含まない）を用いて次式で表される．

$$C = \int \Phi_E \frac{S_{\mathrm{el}}}{\rho} dE = \int \Phi_E \frac{L_\infty}{\rho} dE \tag{6・38}$$

ここで，S_{el}/ρ はエネルギー E の荷電粒子に対する物質の質量衝突阻止能である．L_∞ は非制限線衝突阻止能である．

⑥ **シーマ率** (cema rate), $\dot{C}$ （単位：J/kg s（Gy/s））

シーマ率 $\dot{C}$ は，dC を dt で除した商である．ここで，dC は時間間隔 dt でのシーマの増加分である．

$$\dot{C} = \frac{dC}{dt} \tag{6・39}$$

⑦ **エネルギー付与** (energy deposit), ε_i（単位：J）

エネルギー付与 ε_i（確率量）は，1 回の相互作用 i で付与されるエネルギーである．

$$\varepsilon_i = \varepsilon_{\mathrm{in}} - \varepsilon_{\mathrm{out}} + Q \tag{6・40}$$

$\varepsilon_{\mathrm{in}}$：入射電離粒子のエネルギー（静止エネルギーを除く）

$\varepsilon_{\mathrm{out}}$：相互作用後に逸脱するすべての電離粒子の運動エネルギーの総和（静止エネルギーを除く）

Q：相互作用で生じる原子核とすべての素粒子の静止エネルギーの変化（$Q>0$：静止エネルギーの減少，$Q<0$：静止エネルギーの増加）

⑧ **付与エネルギー** (energy imparted), ε（単位：J）

与えられた体積内の物質に付与されるエネルギー ε（確率量）は，その体積内に付与されるすべてのエネルギーの和である．

$$\varepsilon = \sum \varepsilon_i \tag{6・41}$$

⑨ **平均付与エネルギー** (mean energy imparted), $\bar{\varepsilon}$（単位：J）

$\bar{\varepsilon}$ は比確率量で，ε の期待値である．

$$\bar{\varepsilon} = R_{\mathrm{in}} - R_{\mathrm{out}} + \sum Q \tag{6・42}$$

R_{in}：ある体積に入るすべての電離（荷電，非荷電）粒子の放射エネルギー

R_{out}：ある体積から逸脱するすべての電離（荷電，非荷電）粒子の放射エネルギー

$\sum Q$：ある体積内で生じる原子核と素粒子の静止エネルギーのすべての変化（$Q>0$：静止エネルギーの減少，$Q<0$：静止エネルギーの増加）

第6章 放射線治療の線量と単位

⑩ **吸収線量**（absorbed dose），D（単位：J/kg（特別名称：Gy（グレイ）））

吸収線量 D は，$d\bar{\varepsilon}$ を dm で除した商である．ここで，$d\bar{\varepsilon}$ は質量 dm の物質の平均付与エネルギーである．

$$D = \frac{d\bar{\varepsilon}}{dm} \tag{6・43}$$

吸収線量 D とエネルギーフルエンス Ψ には次式の関係がある．

$$D = \Psi \cdot (\bar{\mu}_{en}/\rho) \tag{6・44}$$

⑪ **吸収線量率**（absorbed dose rate），$\dot{D}$（単位：J/kg s（Gy/s））

吸収線量率 $\dot{D}$ は，dD を dt で除した商である．ここで，dD は時間間隔 dt での吸収線量率の増加分である．

$$\dot{D} = \frac{dD}{dt} \tag{6・45}$$

ラジオメトリック量，相互作用，ドジメトリック量の関係を**図6・4**に示す．

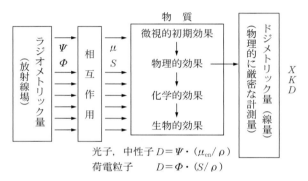

図 6・4 相互関係

6・1・4 放射能（radioactivity）関連諸量の単位と定義

① **崩壊定数**（decay constant），λ（単位：s^{-1}）

特定エネルギー状態での放射性核種の**崩壊定数** λ は，dP を dt で除した商である．ここで，dP は原子核が時間間隔 dt にそのエネルギー状態から自然の核変換を生じる確率である．

$$\lambda = \frac{dP}{dt} \tag{6・46}$$

② **放射能**（activity），A（単位：s^{-1}（特別名称：Bq（ベクレル）））

ある時間における特定エネルギー状態での放射性核種の**放射能** A は，dN を dt で除した商である．ここで，dN は原子核が時間間隔 dt にそのエネルギー状態から自然の核変換を生じる核種の数である

$$A = \frac{dN}{dt} \tag{6・47}$$

③ **空気カーマ率定数**（air kerma-rate constant）F_δ（単位：m^2 J/kg（特別単位：m^2 Gy/Bq s））

光子を放出する放射性核種の**空気カーマ率定数** F_δ は $l^2\dot{K}_\delta$ を A で除した商

である．ここで，$\dot{K}_\delta$ は放射能 A であるこの核種の点線源から距離 l において，δ より大きいエネルギーの光子による空気カーマ率である．

$$F_\delta = \frac{l^2 \dot{K}_\delta}{A} \tag{6・48}$$

6・2 放射線治療用測定器

放射線治療線量の測定には広く**空洞電離箱**（指頭形電離箱，cavity chamber）が使用されている．ここでは，空洞電離箱と半導体検出器の測定原理と構造について述べる．

6・2・1 空洞電離箱

自由空気電離箱は装置の大型化で実用性に乏しいので，使用が便利で実用的な空気等価壁をもつ電離箱が使用される．この空洞電離箱の原理は，以下に示すファノの定理に基づいている．

i）ファノの定理（Fano's theorem）

光子の相互作用により空気等価壁電離箱の壁で生じた二次電子のうち，空洞を通過する二次電子束は壁物質の密度に依存しない．これを**ファノの定理**（Fano's theorem）という．

この原理は，以下の理由に基づく．

① 光子の相互作用により空気等価壁内の単位体積当たりに生じた二次電子の数は，空気等価壁の密度に比例する［$N_A Z \rho / A \approx N_A \rho / 2 \,[\mathrm{el/cm^3}]$，$N_A$：アボガドロ定数，$Z$：原子番号，$\rho$：密度，$A$：質量数，$Z/A \approx 1/2$］．

② 二次電子の空気等価壁内でのエネルギー損失は密度に比例し，したがって，電子の飛程は密度に反比例する．

すなわち，空気等価壁の密度を 2 倍にすると，壁内の電子の飛程は 1/2 となる．壁内の電子の数は，単位厚さ当たり 2 倍となり，空洞を通過する二次電子の数は変わらない．また，空気等価壁の密度を 1 とすると，標準状態の空気の密度は $0.001293\,\mathrm{g/cm^3}$ であるので，壁厚は自由空気電離箱で必要とする空気層の，約 1/1 000 でよい．これによって，電離箱の小型化が可能になる．ファノの定理は，荷電粒子平衡が成立する場合に適用できる．空気等価壁における質量阻止能比の密度効果は考慮されていない．

図 6・5 に示すように，x_1 の空気層と x_2 の空気等価壁から空気容積 V 中に放出される 2 次電子数は，単位体積当たりに存在する電子数［$N_A Z \rho / A \,[\mathrm{el/cm^3}]$］とその壁物質中での 2 次電子飛程に比例する．しかし，単位体積当たりの電子数は (ρ_2/ρ_1) に比例して増加する反面，2 次電子の飛程は密度比に反比例して減少するため，結局，両者の効果は相殺して，x_1 層と x_2 層からそれぞれ電離体積 V に放出される 2 次電子数は等しくなる．

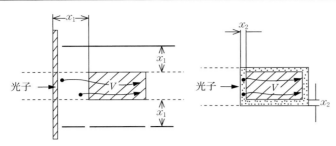

V：自由空気電離箱の実効電離体積
x_1：2次電子平衡に必要な空気層厚
x_2：空気等価物質の壁厚
ρ_1：空気の密度
ρ_2：空気等価壁の密度

ρ_1 空気密度　ρ_2：空気等価物質密度　$x_2=x_1(\rho_1\rho_2)$

(a) 自由空気電離箱　　　(b) 空洞電離箱

図 6・5　空洞電離箱の原理
(出典：西谷展源・山田勝彦・前越久共編「放射線計測学」図 3・4，p. 67，オーム社（2003））

ii）構　造

空洞電離箱の構造は，円筒形と平行平板形がある．円筒形電離箱（Cylindrical chamber）の構造を図 6・6 に示す．外側は空気等価物質で壁を形成し，その内面には導電性被膜（炭素微粒子：アクワダックなど）を塗布してあり，高圧電極となる．中心電極には低原子番号のアルミニウムやグラファイトなどの導電性材質が用いられる．ガードリング（guard ring）は，高電圧からの漏洩電流が中心電極へ流入するのを防ぐ役目をする．図 6・6 に示すように，絶縁抵抗 R_2 に高電圧が印加され，漏洩電流は R_2 を通じてガードリングにほとんど流れる．中心電極は零電位に近いため R_1 にはほとんど電圧が印加されず，中心電極への漏洩電流はほとんどない．

円筒形電離箱の中で，とくに**ファーマ型**[1]はリファレンス線量計としてモニタ線量計の校正に用いられる．高エネルギー光子線の線量測定において測定中心が $0.6r$（r：空洞半径）線源側で，電子線では $0.5r$ 線源側となる．また，電子線では電子フルエンスに対する擾乱補正が必要になる．アルミニウム金属の中心電極では，とくに光子の線量測定において補正が必要となる．

次に，平行平板形電離箱（Plane-parallel chamber）の構造を図 6・7 に示す．支持体にはアクリルやグラファイトなどの低原子番号が使用される．ガードリングは電離容積内を均一な電場にし，側壁からの散乱電子が電離容積内に流入するのを除去する役割がある．低エネルギー電子線（10 MeV 以下）の測定では側壁からの散乱電子が増加するために，十分なガードリング幅（電極間隔以上）が必要である．前壁は空気等価物質であり，ビルドアップ領域の測定に利用されるため薄い構造になっている．とくに，低エネルギー光子や電子線の測定では極めて薄いポリエチレン膜が使用される．電極間隔は 1〜2 mm である．

平行平板形電離箱は，前述のように診断用 X 線の線量測定から高エネルギー光子のビルドアップ領域の測定に利用される．電子線の吸収線量測定では平行平板形が推奨されているが，光子では支持体と水ファントムの材質の違いに対する補正が必要なため推奨されていない．光子では円筒形電離箱が用いられる．

解説 ①

[1] 英国の物理学者 Farmer, F.T. の名前を冠した 0.6 cm³ 前後の円筒形電離箱で，外径 7 mm，内径 6 mm，長さ 24 mm 前後のサイズを持つ．

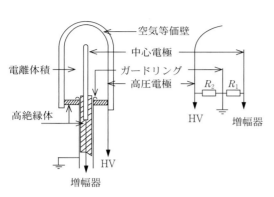

図 6・6 円筒形電離箱の構造
(出典：西谷展源・山田勝彦・前越久共編「放射線計測学」図3・5, p.68, オーム社 (2003))

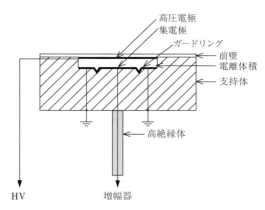

図 6・7 平行平板形電離箱の構造
(出典：西谷展源・山田勝彦・前越久共編「放射線計測学」図3・6, p.68, オーム社 (2003))

6・2・2 半導体検出器

半導体検出器（Semiconductor）は固体電離箱とも呼ばれ，線量測定には p 型シリコン半導体（p-Si 検出器）が使用される．シリコンはIV族元素で，価電子（結合電子）が4個である．そこへ，価電子が3個のIII族元素（ボロン，Bなど）を不純物として添加すると，不純物元素1個に対して電子が1個不足した状態（正孔）が生じ，正孔の供給源（アクセプター）となる．これを p 型シリコンという．一方，添加する不純物として価電子が5個のV族元素（リン，Pなど）をドープすると，不純物元素（ドナー）1個に対して電子が1個余った状態が生じる．この余った電子はほぼ自由に動く（自由電子近似）ことができる．これを n 型シリコンという．

ⅰ) p-Si 検出器の測定原理

電離性放射線が半導体検出器に照射すると，**図 6・8** に示すようにそのエネルギーで Si 結晶から価電子を置換して多数の自由電子が生じ，結晶中に多数の電子・正孔対が発生する．その結果，放射線エネルギー（線量あるいは線量率）に比例して p 型層領域にプラス電荷，n 型領域にマイナス電荷が集まって，接合面（空乏層）に電位差を生じて電子の移動が起こり回路に電流が流れる．これは**太陽電池**[2]の仕組みに似ている．**図 6・9** に p-Si 検出器を示す．p-Si 基板の上部に n-Si の薄い膜を固定してあり，上部の n-Si 領域は高濃度のドーピング，下部の p-Si 領域では低濃度のドーピングになっている．空乏層の厚さは約 5 μm である．検出サイズは径 2.5 mm，厚さ 0.06 mm，有感体積は 0.3 mm³ である．極小照射野の線量測定用に径 0.6 mm の検出器サイズもある．

p-Si 検出器は n-Si 検出器に比べて以下の点で優れている．(1) 放射線損傷に対する抵抗力が大きい．(2) 感度が安定している．(3) 線量率依存性がない．

> **解説 ②**
> p-n 接合面に光が当たると，合体していた正孔と電子が離れ，電子が n 型，正孔が p 型へ移動する．この結果，p 型と n 型半導体の間に電位差ができ，電子の流れ，すなわち電流が流れる．

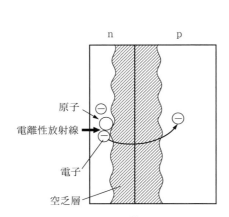

図6・8 *p*-Si 半導体検出器の測定原理

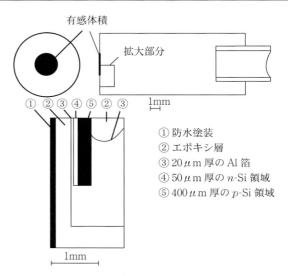

図6・9 *p*-Si 半導体検出器の構造（Scanditronix 社，Hi-*p*Si 検出器）

① 防水塗装
② エポキシ層
③ 20μm 厚の Al 箔
④ 50μm 厚の *n*-Si 領域
⑤ 400μm 厚の *p*-Si 領域

ii） *p*-Si 検出器の特徴

① 感度が同じ容量の気体電離箱に比べて 18 000 倍も高い．そのうちの約10倍は電離エネルギーの違い，約1 800 倍は密度の違いによる．すなわち，気体では W 値が約 34 eV であるのに対して，Si では1対のキャリア（電子・正孔）を作るのに要する平均エネルギーはわずか 3.6 eV なので，同一エネルギーの放射線に対しては，感度が約10倍高くなる．一方，Si の密度（$\rho=2.3$）は気体の約1 800 倍高いので，単位体積当たりに生じるキャリアの数が1 800 倍になり，感度が1 800 倍高くなる．

② 検出器感度が高いので小型化（厚さ 50〜100 μm，有感体積 0.3 mm³ 程度）できる．このため，空間分解能が高く，患者の被ばく線量測定，極小照射野の測定，*in vivo* 測定などに利用できる．

③ 大気圧の変化に左右されない．

④ バイアス電圧が不要である．

⑤ 前置増幅器が不要な高レベルの信号を出力する．

⑥ *p*-Si 検出器の水/Si 質量衝突阻止能比は，電子エネルギーによる変化が小さい．5 MeV 以上の電子線では一定であり，電子線測定においてイオン化曲線を補正することなく，深部線量曲線として使用できる．

⑦ 原子番号が組織や水よりも高いので，光子の深部線量測定ではエネルギー依存性に注意する必要がある．とくに，低エネルギー光子で感度が高くなる．

⑧ 分解時間が気体の電離作用を利用した検出器に比べて，約1/1 000 倍短いので，高線量率の測定ができる．気体の電離では，電流パルスの生成に移動速度の遅い陽イオン（電子の約1/1 000）が関与する．キャリアの移動速度は非常に速く（約 10^5 m/s），正孔の速度も電子の約1/3 程度である．しかも，空乏層内では移動距離が短く，かつ電界が強いため，1個の電流パルスは 10^{-8}

~10^{-9}秒で生成する．そのため，非常に立ち上がりの速い電流パルスが得られ，パルス間隔の短い高線量率の線量測定においてもイオン再結合補正が不要である．

◎ ウェブサイト紹介

国際放射線単位・測定委員会（ICRU）

http://www.icru.org/

放射線と放射能の量と単位の定義，その適切な計測手段とその適用に必要な物理的データがレポートとして勧告されている．

産業技術総合研究所・放射線標準研究室（NMIJ）

http://www.nmij.jp/quant-rad/html/ionrad.html

X線・γ線の照射線量の標準や空気カーマ標準の確立，国際比較，維持，供給に関する情報が得られる．

カナダ国立研究所（NRCC）

http:/www.irs.inms.nrc.ca/inms/irs/irs.html

線量評価に関する論文が掲載されている．

米国医学物理士学会（AAPM）

http://www.aapm.org/links/medphys/resources/TG51/default.asp

AAPMで作成した吸収線量測定プロトコル（TG-51）の紹介．

◎ 参考図書

ICRU REPORT 60 : Fundamental Quantities and Unites for Ionizing Radiation（1998）
西谷源展，山田勝彦，前越　久共編：放射線計測学，オーム社（2003）
医用放射線辞典編集委員会編：医用放射線辞典，共立出版社（2002）
日本医学物理学会編：外部放射線治療における吸収線量の標準測定法，通商産業研究社，東京（2002）
ICRU REPORT 33 : Radication Quantities and Units（1980）
森内和之：放射線ものがたり，裳華房（1996）

◎ 演習問題

問題 I　次の文章が正しければ○，誤っていれば×を記入せよ．
1. 照射線量の測定では二次電子から発生する制動放射による電離を含まない．
2. 吸収線量 D は非確率量であり，あらゆる物質に用いられる．
3. カーマ K はエネルギーフルエンスに対する質量エネルギー転移係数の商で表される．
4. カーマ K における荷電粒子の初期運動エネルギーには，制動放射として放出するエネルギーは含まれない．
5. 荷電粒子の物質中での吸収線量は，空洞気体の吸収エネルギーにそれぞれの物質の質量阻止能比の平均の比を乗ずることにより得られる．

第6章 放射線治療の線量と単位

問題2　照射線量 X と空気カーマ K_{air} をエネルギーフルエンス Ψ を用いて表し，両者の関係式を示せ．

問題3　空洞電離箱の原理をファノの定理を用いて説明せよ．

問題4　半導体検出器は空洞電離箱に比べてどのような点で優れているか，逆にどのような欠点があるか．

第7章

外部照射治療技術

- 7·1 放射線治療機器と周辺機器
- 7·2 線量評価
- 7·3 線量計測
- 7·4 不整形照射およびモニタ単位数の計算
- 7·5 照射技術
- 7·6 治療計画

第7章
外部照射治療技術

本章で何を学ぶか

本章では，外部放射線治療機器及び周辺機器，線量評価，線量計算，照射技術，治療計画の節にわけて具体的に解説する．機器関係ではリニアック等の外部照射装置，ガンマナイフ，サイバーナイフ等の定位放射線治療装置，サイクロトロン，シンクロトロン等の粒子線治療装置，治療計画装置，固定具等の基本構成や特長などを説明する．さらに現在では使用されなくなったテレコバルト，表在X線装置，ベータトロン，マイクロトロン，ハイパーナイフ等も網羅している．医療事故に密接に関係する線量評価や線量計算，照射技術等も具体例を挙げて詳細に解説している．治療計画では各種線量分布や計算アルゴリズムの違いについても理解を深めてもらいたい．

7・1 放射線治療機器と周辺機器

7・1・1 外部照射装置

外部照射装置には，線源に ^{60}Co を用いたテレコバルト装置，ガンマナイフ，X線管球を用いたX線治療装置，直線加速器としてリニアック，サイバーナイフ，ハイパーナイフ，円軌道加速器としてマイクロトロン，ベータトロン，サイクロトロン，シンクロトロン等がある．

i) 線形加速装置

リニアックは正確には直線加速器（linear accelerator）の略で，Linacと表記し，**リニアック**または**ライナック**という．現在では高エネルギー放射線治療装置の代名詞になっている．

最初の加速器である静電型加速器は高速荷電粒子を得るもっとも簡単な装置で，1931年に**バン・デ・グラーフ**（Van de Graff）によって発明された．静電型高圧発生器またはベルト起電機とも呼ばれる．**図7・1**に概略図を示す．1937年にボストンに最初の1MV空気絶縁型加速器が設置された．発生電圧は低いが電圧を連続的に自由に変えられ，さらに電圧の安定度が非常に優れている特徴がある．絶縁体に6フッ化硫黄：SF_6 などの気体を用いる加圧絶縁型バン・デ・グラーフ加速器は，30 MV以上の出力が可能で，現在でも原子物理学の方面で広く研究に使われている．また同じ静電型加速器として，1932年にコッククロフト（John D. Cockcroft），ウオルトン（Ernest T. S. Walton）によって開発された多段の倍電圧整流回路による**コッククロフト・ウォルトン型高電圧発生装置**がある．**図7・2**に概略図を示す．

現在の**RF**[①] 線形加速器は1931年にスローン（Sloan）とローレンス（Lawrence）が水銀イオンの加速に成功したことに端を発し，その後第2次世界大戦によって大きく進歩したレーダ技術によりマグネトロンの性能が大幅に向上した．それに

解説 ①
Radio frequency の略．一般に高周波を意味する．通信機器の回路ブロック内では「無線周波数」の意味で使用される．

7・1 放射線治療機器と周辺機器

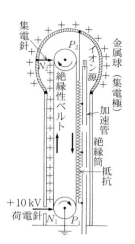

図7・1 静電型加速器（バン・デ・グラーフ型）の概略図
（出典：診療放射線技師国家試験全科重点要目特集平成15年版，コロナ社）

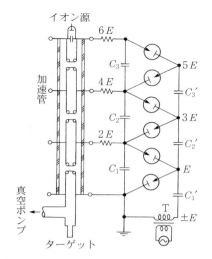

図7・2 コッククロフト・ウォルトン型加速および結線図の概要
（出典：診療放射線技師国家試験全科重点要目特集平成15年版，コロナ社）

より1946年にイギリスでフライ（D. W. Fry）が進行波型RF線形加速器（リニアック）を開発し，1号機が1952年にハマースミス病院に設置された．わが国では1964年に癌研究会，国立がんセンター，放射線医学総合研究所にそれぞれ違ったタイプのリニアックが導入され，高エネルギー放射線治療の幕開けとなった．

一般的なリニアックの主要構成ブロック図を**図7・3**に示す．加速管，電子銃，マイクロ波（RF）発生器，パルス変調器，真空系，照射ヘッド部，制御卓，治療台，冷却水循環システムから構成されている．代表的な定在波型リニアックの透視図を

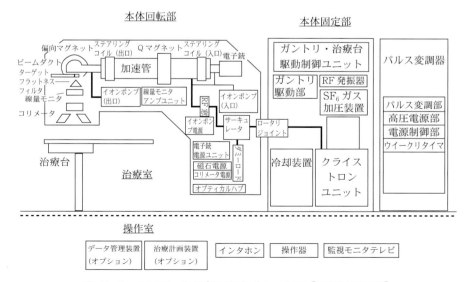

図7・3 リニアックの主要構成ブロック図［三菱電機資料］

第7章　外部照射治療技術

表 7・1　リニアックの性能比較

	V 社 TrueBeam	E 社 Versa HD	M 社 Vero4DRT
加速器	定在波型	進行波型	定在波型
偏向方式と エネルギー スペクトラム	270°アクロマティック ベンディング エネルギスリット機構 有り	112°スラロームベンディング エネルギースリット構造 無し	ベンディングマグネット 無し エネルギー一定制御機能 調整
マイクロ波源	クライストロン (5.5 MW)	マグネトロン (5.0 MW)	クライストロン (4 MW)
電子銃	グリッド付き三極管	二極管	二極管
エネルギーの 切替方式	バリアブルエネルギー スイッチ方式 ＋ ビームローディング方式	ビームローディング方式	N.A.
モニタ線量計	完全密封型	開放型	密封型
IMRT 方式	ステップ＆シュート方 式・ダイナミック スラ イディング ウインドウ 方式の両方式に対応, Repidarc(VMAT)も可	ステップ＆シュート, ス ライディングウインド ウ, VMAT	ステップ＆シュート方式 (スライディングウイ ンドウ方式オプション)
MLC リーフの 対数とリーフ幅	TrueBeam：5 mm× 40 対＋10 mm×20 対 TrueBeam STx：2.5 mm×32 対＋5 mm×	80 対：全て 5 mm 幅	30 対　5 mm 幅
EPID 解像度 (MV)	1280×1280　16 bit	1024×1024, 16 bit	1024×1024 (16 bit)
EPID 実効領域 (MV)	43×43 cm	41×41 cm	40×40 cm
kV イメージャ 解像度	撮影モード：2048×1536 14 bit 透視モード：1024×768 14 bit（ダイナミックゲ インモードでは＞	1024×1024, 16 bit	1024×768 (14 bit)
kV イメージャ 実効	39.7 cm×29.8 cm	41×41 cm	40×30 cm

N.A. 非該当(非適用)

図 7・4 に示す．現在市販されている主なリニアックの性能比較を表 7・1 に示す．

a) 加速管

加速管は電子のような軽い粒子（荷電粒子）を 2 856 MHz, 2 998 MHz（S バンド帯），あるいは 9.3 GHz（X バンド帯）のマイクロ波を用い，高周波の電場を利用して電子を加速（高周波加速）させる導波管の一種である．つまり**マイクロ波の位相速度**[2]を電子の速度に合わせることにより，マイクロ波の加速電界に乗った電子を連続的に加速する．電子銃から加速管に入射した電子は約 80 kV のパルス電圧で加速されると光速の 1/2 になり，約 2 MeV でほぼ光速に近づく．現在，医療

解説 ②
位相速度は，波（波動）の角周波数を ω，その波数を k とすると
$$v_\phi = \frac{\omega}{k}$$
で表される．

7・1 放射線治療機器と周辺機器

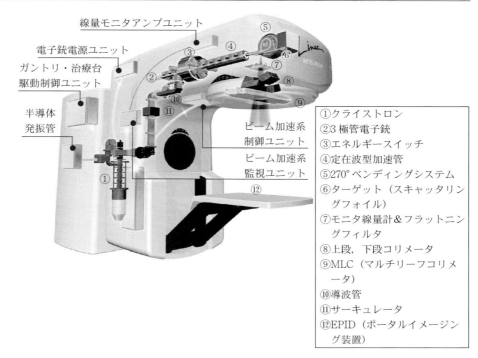

図 7・4 定在波型リニアック装置の透視図 ［三菱電機資料］

用電子加速器は周波数約 3 000 MHz，波長約 10 cm の S バンド帯のマイクロ波を用いた進行波型加速管と定在波型加速管が主流である．空胴の長さは波長に比例するので，一つの空胴が直径 10 cm，長さ 2.5〜5 cm のものが一般的である（加速管に供給するマイクロ波の周波数（波長）が変化すると電子の安定位相がずれてしまいエネルギーが低下するため，周波数を常に最適周波数に調整する周波数自動制御（automatic frequency control：AFC）回路がある．その他に出力線量を一定に保つ自動線量制御（automatic dose control：ADC）回路も備わっている）．加速管の材質は壁面でのエネルギー損失の低下，電気伝導度がよい**無酸素銅**[3]が用いられる．

1）進行波形加速管

円板装荷式**進行波形加速管**（disk-loaded traveling wave type accelerating structure）の概略構造と電界の様子を**図 7・5**(A) に示す．円形導波管（加速管）の内部に適当な間隔で中心部に穴のあいた**ディスク**（同心円板）を置き，初め狭い間隔で並べ，しだいに間隔を広げていくと，電子の速度とマイクロ波の位相が一致する．このようにディスク間隔が変化している部分を**バンチャ部**（buncher section）と呼び，電子は光速近くまで加速される．ディスク間隔がほぼ一定になった部分を**レギュラ部**（regular section）と呼び，電子は一定速度になる．マイクロ波の 1 波長に対して何枚の円板を置くかによってそのモードの呼び方が変わる．図 7・5(A) はマイクロ波 1 波長内に，3 枚の円板で構成されているため，$2\pi/3$ モードと呼ばれ，このモードは加速管内で反射波や後進波による干渉をまったく受けない特徴がある．電子はマイクロ波と同時に供給され，マイクロ波の位相速度を加速電

解説 ③
Cu：99.99％，O_2：5 ppm 以下の銅を指す．特徴としてはガス成分が極めて少なく，真空中でのガス放出量が少ない．極めて優れた熱的・電気的特性を有する．

子の速度と等しくしてやると，一度加速電界を受けるようなマイクロ波の位相に入った電子は導波管の中を常に加速電界を受けながらマイクロ波と一緒に進む．これはあたかもサーフィンに似ているため"波乗り現象"といわれる．電子の加速に使われずに残ったマイクロ波電力は，無反射終端に吸収される．円板装荷式進行波形加速管のカットモデルを図7・6に示す．現在，進行波形加速管を唯一搭載しているリニアックの概略図とヘッド構造を図7・7に示す．電子ビームの偏向（**ベンディング**）の方法には，270°ベンディングとスラロームベンディングがあり，図7・7の装置はスラロームベンディング型の例である．

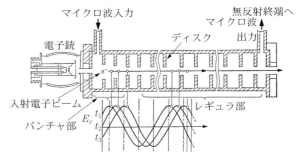

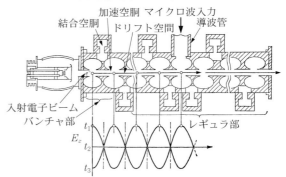

図7・5 医療用リニアックの加速管の概略構造と電界
（出典：放射線機器学（2），コロナ社（2004））

2) 定在波型加速管

側面結合式**定在波形加速管**（side coupled standing wave type accelerating structure）の概略構造と電界の動きを図7・5(B)に示す．定在波加速管は図に示すように，球面構造の加速空胴と結合空胴からなり，各々の加速空胴を結ぶ**結合空胴**（結合共振器）は元来加速に寄与しないため，加速管の横に移動させたものを側面結合式定在波形加速管という．マイクロ波は結合空胴を通じて伝播が行われ，加速空胴にマイクロ波が入ると，入射波と反射波とが重なり合い共鳴が起こり，加速管軸と平行な電界を持つ定在波が形成される．これを空胴共振器ともいう．そのため入射したマイクロ波はまったく同じ位相で反射し，加速に働くためにマイクロ波の

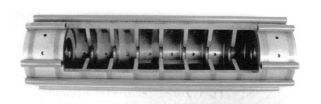

図7・6 円板装荷式進行波形加速管のカットモデル

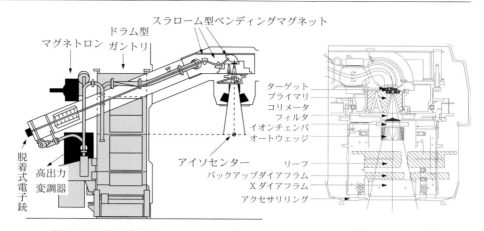

図7・7 進行波形リニアックの概略図とヘッド構造の一例［エレクタ資料］

位相は進まない．つまり加速空胴に定在波が形成されるためにマイクロ波電力の入り口はあっても出口はない．最初の加速空胴が加速電界のときに，電子が加速空胴に入ると加速されて電界のない**ドリフト管**に進む．次に2番目の加速空胴に進んできたとき，2番目の空胴が加速電界になる．このように電子の走行時間とマイクロ波の周波数が同期していると電子は空胴を通過するたびに加速される．

定在波形は空胴に曲面が多いため高度の加工技術が要求されるが，進行波型に比べ電界強度を高くとれるため，単位長さ当たりの加速効率が高い特徴がある．そのため現在では多くのリニアック装置で定在波形が採用されている．定在波形加速管とビームダクトを**図7・8**に示す．定在波形リニアックの多くは270°ベンディング方式あるいはベンディングなしの直列配置方式を採用している．

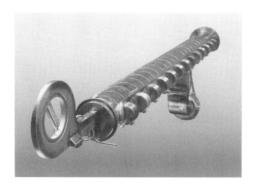

図7・8 定在波形加速管とビームダクトの一例［東芝メディカルシステム資料］

b) 電子銃

加速管に電子を供給するための**電子銃**（electron gun）には直熱型と傍熱型があり，現在はほとんど傍熱型の2極あるいは3極管が用いられている．電子銃は真空管の一種で2極管型は陰極（cathode），陽極（anode），焦点電極，ヒータ（フィラメント）から構成されている．陰極と陽極の間に $10 \sim 70$ kV の電圧をパルス状に印加して，陰極から放出された熱電子が陽極に向かって加速し，陽極に開けられた小さな穴を通り抜けて加速管に入射される．当初，陰極は酸化バリウム（BaO），酸化カルシウム（CaO），二酸化アルミニウム（Al_2O_3）などの物質を染み込ませたタングステンを焼結して作られていたが，使用時間とともに染み込ませた物質が減少する欠点のため，現在ではオスミウム（Os），イリジウム（Ir），ルテニウム（Ru）などの物質でタングステン表面をコーティング加工したものが用

第7章 外部照射治療技術

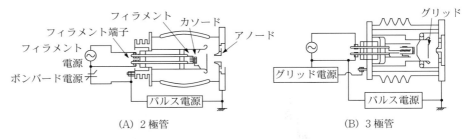

(A) 2極管   (B) 3極管

図7・9 電子銃の構造図［東芝メディカルシステム資料］

いられ，寿命が10倍長くなった．2極管電子銃はヒータ（フィラメント）で1200℃程度に熱せられた陰極から熱電子が放出し，焦点電極で1点に集束した後，陽極の小さな穴から加速管に飛び出す．3極管電子銃は第3電極としてグリッドを備え，グリッド電圧を制御することで入射電子数を細かく制御できる利点がある（**図7・9**）．3極管電子銃の一例を**図7・10**に示す．

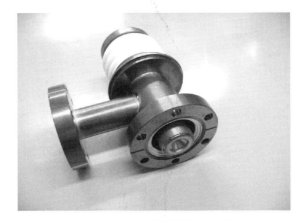

図7・10 3極管電子銃の一例

電子銃から放出する熱電子は，マイクロ波出力と同じパルス変調器で作られたパルス電力で作動している（図7・3）．

c) マイクロ波（RF）発生器

加速管に供給するマイクロ波は，**クライストロン**（klystron）あるいは**マグネトロン**（magnetron）で作られ，導波管を通じて加速管に運ばれる．マイクロ波周波数は前述の通りSバンド帯からXバンド帯が用いられる．マグネトロンの電極構造と集群電子の運動状態を**図7・11**に，構造図を**図7・12**に示す．マグネトロンは尖頭電力2〜5MWの自励発振管で構造的に2極管である．内

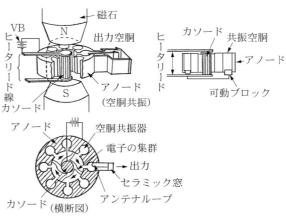

図7・11 マグネトロンの電極構造と集群電子の運動状態
（出典：放射線機器学(2)，コロナ社（2004））

部にヒータが挿入された円筒状の陰極といくつかの共振空胴をもった陽極が同心状に並んでおり，この分割部分が共振回路を構成する．陰極から出た電子は陽極に向かって直進しようとするが軸方向（電子の進行方向と直角の方向）の磁界によって曲げられ回転運動をしながら集群する．つまり，この電子は共振回路の間隙で加速を受ける位相の

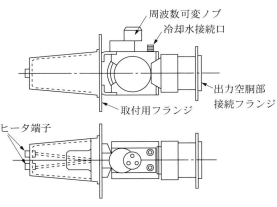

図 7・12　マグネトロンの構造図
（出典：放射線機器学（2），コロナ社（2004））

ものは速度を増して回転半径が大きくなり，陽極に衝突し消滅する．逆位相の電子は共振回路に電磁エネルギーを与え減速され，回転半径が小さくなり陰極の方に戻るが，陽極の電界により再び加速され円運動をする．このようにして集群された電子群ができこの回転周期が共振周期に同期すれば発振が持続する．集群した電子群により発生した大出力のマイクロ波が**アンテナループ**から外部に取り出される．クライストロンは速度変調管とも呼ばれる増幅管である．前段にマイクロ波発振器を備え，100 W 程度のマイクロ波を 5〜7 MW まで増幅する．その構造図を**図 7・13**に示す．陰極から出た電子は陽極で加速されコレクタに向かって入射される．電子が入力空胴を通過する時に，入力空胴に供給されたマイクロ波の電界により加速または減速され，電子は速度変調を受ける．これらの電子は電界のないドリフト管を通過する時に集群され集群のもっとも良い所に出力空胴を置くと電磁誘導により出力空胴に入力マイクロ波電力より大きな電磁エネルギー（増幅作用）を与えることができる．そのためクライストロンはパルス電圧の印加により制動 X 線が発生す

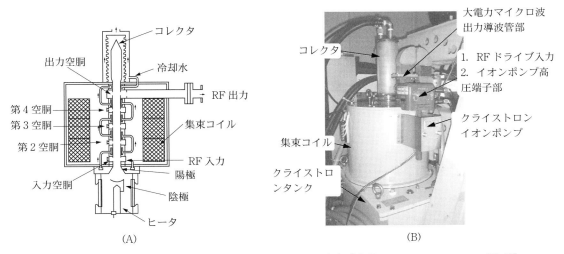

図 7・13　クライストロンの構造図（A）とその設置例（B）［東芝メディカルシステムズ資料］

るため遮蔽処置が必要である．

定在波形加速管では出力されたマイクロ波は**サーキュレータ**（英語では**アイソレータ**）と呼ばれる装置によって加速管と結合される．サーキュレータは加速管から反射されるほとんどすべてのパワーを吸収し，RFパワー源に戻ることを防いでいる．特に反射パワーに非常に敏感なマグネトロンには重要な装置である．

一般にクライストロンはマグネトロンに比べ，電源装置が大型で，パルス出力が大きく，周波数の安定性がよく，寿命が長いといわれているが，最近では6.0 MWの高速マグネトロンが開発され，高出力・高安定性により大型（10 MeV以上）リニアックにも搭載されている．

d） パルス変調器

図7・3に示すように，**パルス変調器**（pulse moderator）は電子銃やマイクロ波管にパルス電力を供給している回路で，直流高圧電源，充電チョーク，パルス成形回路網（pulse forming network：PFN），**サイラトロン**（thyratron），De Q ing回路，パルストランス等で構成されている．パルス電圧は，直流電源によりPFNのコンデンサを充電し，サイラトロンのグリッドにトリガパルスを入力することによりパルストランスで発生する．PFNは矩形のパルスを決定し，De Q ing回路はPFNの充電電圧を安定化させる回路である．サイラトロンは，陰極，陽極，グリッドからなる3極真空管に水素ガスを封入した放電管である．パルス変調器回路図を図**7・14**に示す．

e） 照射ヘッド

照射ヘッド（gantry head）の概略図を図**7・15**に示す．

1） X線ターゲット（X-ray target）

X線用ターゲットは，**ビームダクト**の放射口の直下に位置する透過型のターゲットである．そのためX線変換効率は厚みに依存し，薄いと電子のまま通りすぎ，厚過ぎると深部線量のピークがぼやけてしまう．また材質は低エネルギーリニアックでは原子番号の高い金，白金，タングステン，タングステン合金が用いられている．しかし高エネルギー（10 MV以上）のリニアックでは中性子の発生を抑制するために銅ターゲットが多く採用されている．銅ターゲットの一例を図**7・16**に示す．

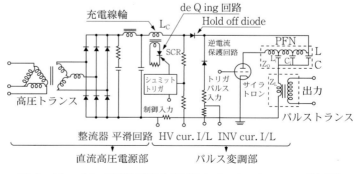

図 **7・14** パルス変調回路図［東芝メディカルシステムズ資料］

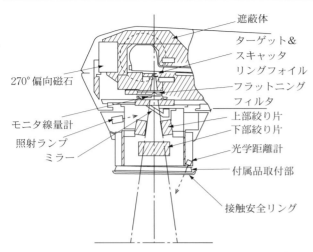

図 7・15 照射ヘッドの内部構造（270°偏向タイプ）[三菱電機資料]

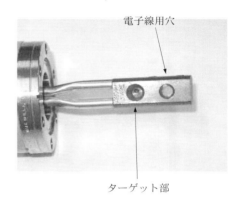

図 7・16 X線ターゲット（銅ターゲット）の一例

2) 平坦化フィルタ (flattening filter)

透過型ターゲットにより変換されたX線は，中心に最大強度をもった強度分布を示すため，照射野内平坦度を保つため円錐状のフィルタが装備されている．材質には鉛やニッケル銅が用いられている．平坦化フィルタの一例を図7・17に示す．

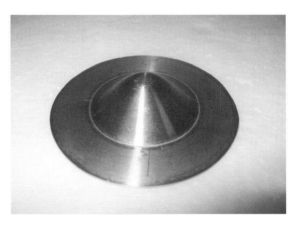

図 7・17 平坦化フィルタの一例

3) 電子散乱箔 (electron scattering foil)

電子散乱箔は電子線照射時に使用される金属の箔である．放射口から出てくる電子ビームは直径数mmであるため，照射野内に均一な強度をもつ電子線束にするために，Al，Ni，Cu，Pbなどの金属箔が使用される．X線含有率が小さいことが最大限に望まれる．

4) モニタ線量計 (monitor chamber)

モニタ線量計は通常平行平板型が多く用いられ，開放型と密閉型があり，密閉型では常時，気温や気圧の変化を補正しなくてもよい利点があり，多くのリニアックに採用されている．X線束や電子線束に垂直に位置し，

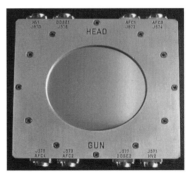

図 7・18 モニタ線量計（密閉型）の一例 [三菱電機資料]

線量カウント（モニタユニット），線量率，左右方向および前後方向の放射線強度（フラットネス）の計測も兼ねている．リニアックの線量制御はこのモニタ線量計で行っているため，その校正には精度を要する．密封型の一例を図7·18に示す．

5) コリメータ（collimator）

照射ヘッド内には，ターゲットと平坦化フィルタの間にタングステン製の一次（固定）コリメータがあり，照射ヘッド部からの遮蔽が主な用途である．照射野を整形するための二次（可動）コリメータはX線透過率が0.4%以下になるように設計されており，約8cm厚のタングステンもしくは鉛合金で作られている場合が多い．上下2対のジョウで構成され，左右方向のジョウがマルチリーフコリメータ（MLC）に置き換わる場合もある．照射野はアイソセンタ面で最大40cm×40cmの照射野がとれる．ジョウの形状は幾何学的半影や物理的半影が最小になるように，テーパー状になっているとともに円弧移動方式になっている．

6) マルチリーフコリメータ（multileaf collimator：MLC）

MLCは図7·19に示すように，アイソセンター面で1cmもしくは5mmになるように分割され，各リーフはコンピュータ制御されている．このMLCの開発により，煩雑な遮蔽ブロックの固定作業からの開放，および高精度な原体照射法およびIMRT照射が可能となり，飛躍意的に

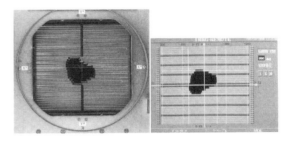

図7·19 マルチリーフコリメータの実例とその設定［三菱電機資料］

放射線治療の治療精度が向上した．二次コリメータとしてのMLCのほかに，外付けMLCもあり，それぞれ一長一短がある．

7) くさびフィルタ（wedge filter）

くさびフィルタは，楔状をした高原子番号物質の物理的フィルタで，上部ジョウの前方に挿入する．このくさびフィルタを入れることにより物質内の等線量分布に勾配ができ，2門以上の照射野を重ね合わせることにより，均一な線量分布ができる．**ウエッジ角度**として15°，30°，45°，60°のフィルタが用意されている．ウエッジ角度は，最近では水ファントム中の10cm深における等線量分布曲線と中心軸を横切る角度の余角で定義される．通常，喉頭左右対向2門照射，

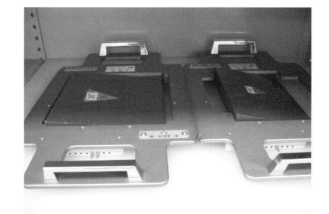

図7·20 くさびフィルタ（30°と45°）の一例

上顎直交2門照射，乳房温存2門照射，直腸2門照射等に適切な角度のフィルタが用いられる．くさびフィルタの一例を**図7・20**に示す．

また，常設の60°ウェッジに回転機構を設けることにより，0〜60°の任意のウェッジ角度を作るフライングウエッジ（flying wedge）も開発されている．

8) ダイナミックウエッジ，バーチャルウエッジ（dynamic wedge filter, varchal wedge filter）

くさびフィルタのような物理的フィルタではなく，二次コリメータまたはMLCの挿入程度をコンピュータで制御することにより，照射野内X線強度を変化させ，あたかも物理的フィルタを入れたかのような線量分布を作ることで，**ダイナミックウエッジ**あるいは**バーチャルウエッジ**と呼ぶ．この方式の最大の利点は，人体の複雑な輪郭形状に合わせた補正，すなわち補償フィルタをかねたようなフィルタ形状も可能で，この技術の応用はIMRTそのものである．

9) シャドウトレイ（shadow tray）

照射野を整形するための遮蔽ブロック（鉛製で1/10価層以下になる厚み）を置くための透明アクリル板をいう．左右照射用では2枚のアクリル板でブロックを挟み込むものもある．現在ではMLCの普及により使用されることはなくなった．

10) 光学距離計

照射ヘッド内には，SSDが視認できる光学距離計（定規タイプ）が装備されている．この光学距離計はset up depthを確認するときに重宝である．

f) その他の装置

1) 補償フィルタ

照射部位の体輪郭が一様ではなく，計画標的体積（CTV）と皮膚面との距離に差が大きい場合には，均一な線量分布を得ることが困難である．このような場合にCTVと皮膚間の深度を補正するような組織等価材あるいはそれに近い物質で作るフィルタのことをいう．通常，頸胸部領域（下咽頭，頸部食道など）で使用される場合が多い．**補償フィルタ**の使用例を**図7・21**に示す．

2) ボーラス

皮膚表面から皮下数ミリの腫瘍に対する放射線治療は，100 kV〜200 kV程度のX線治療装置が最適であるが，現在での高エネルギー治療装置ではビルドアップ効果のために皮膚線量が十分ではない．そのため，皮膚面に直接人体組織等価の柔かな吸収体を置くことで，ビルドアップを稼ぐことができ任意の深度に十分な線量を投与できる．実際には使用するエネルギーと腫瘍深度を計算して，**ボーラス**の厚みを決める．ボーラスの一例を**図7・22**に示す．

3) ラジオサージェリ用コーン

リニアックを用いた定位放射線照射（stereotactic radiotherapy，またはラジオサージェリ）を行うために，円筒形の専用コーンと取付け例を**図7・23**に示す．**コーン**はアイソセンタ面で2 mmφから50 mmφまで数種類が用意されている．

4) 電子線用アプリケータ（electron applicator）

電子線治療は，X線治療のように自由にコリメータで照射野を整形できるわけではなく，**図7・24**のように用途に応じて数種類の**アプリケータ**が用意されている．電子線治療では，照射野より少し大きめのアプリケータを用い，**低融点鉛合金**[4]な

解説 ④

融点が70℃前後の鉛合金．組成として，ビスマス（Bismuth；Bi）48〜50％，鉛（Lead；Pb）25〜35％，スズ（Tin；Sn）12.5〜13.5％，カドミウム（Cd）10〜12.5％などで，混合比を変えることで融点温度が変化する．一例としてBi：49.97％，Pb：25.09％，Sn：12.50％，Cd：12.44％などの市販品がある．

第7章　外部照射治療技術

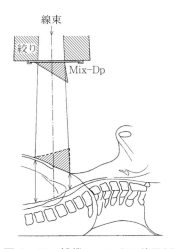

図7・21　補償フィルタの使用例

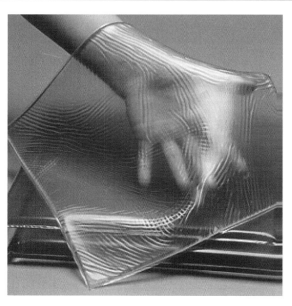

図7・22　ボーラスの一例

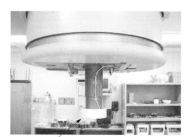
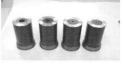

図7・23　定位放射線治療専用コリメータとその取付け例

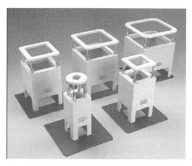

A．電子線コーン

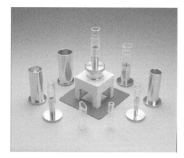

B．腔内照射用コーン

図7・24　電子線治療用アプリケータの一例［東芝メディカルシステムズ資料］

7・1 放射線治療機器と周辺機器

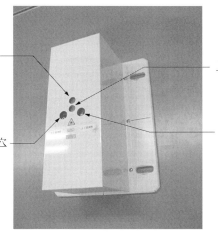

図 7・25 サイドポインタの一例

どを用いて照射野を整形して使用する場合が多い．

5) サイドポインタ・フロントポインタ

照射室の天井と左右の壁に，レーザビームを発する**ポインタ**を設置している．この3か所のポインタからのビーム交点がアイソセンタである．アイソセンタの直上にあるのがフロントポインタで，左右に位置するのがサイドポインタである．これらポインタは患者の位置決めに重要である．これと同じ装備がシミュレータとCT装置に装備されており，常に患者の位置が正確にセッティングできるようになっている．この精度は±2 mm以内が望ましい．サイドポインタの一例を**図 7・25**に示す．

g) ポータルイメージング装置

ポータルイメージング装置（electronic portal imaging device：**EPID**）とはリニアックの放射線ビームで治療部位を撮影あるいは透視が行えるディジタル映像デバイスのことをさす．EPIDの出現により治療中の照射部位の動き，あるいは患者のセットアップの正確性が常時治療開始時に確認でき，照射精度の向上に多大な貢献を果たしている．EPIDは，画像読取り部（ディテクタ），画像構成部から成り，ディテクタは**図 7・26**に示すように患者を挟んで照射ヘッドと対向した位置にくるように取り付けられている．最近の装置ではガントリ内に収納できるタイプが多いため，患者セットアップの妨げにならない．ディテクタには，① ミラーベースビデオシステム（mirror based video system），② 光ファイバビデオシステム（fiber optic video system），③ 液体イオンチェンバシステム（ionization liquid chamber system），④ フラットパネルシステム（flat panel detector system）が開発されたが，現在はフラットパネルタイプが主流である．フラットパネルタイプは診断X線画像用と同じアモルファスセレンを用いたもので，高エネルギー用に改良が加えられている．近年のディジタル画像処理技術の向上により，従来のリニアコグラムに相当する画質が得られている装置もある．

さらに，シミュレーション画像もしくは初回治療時画像をリファレンス登録することにより毎回のライブ画像との照合も自動的に行うことも可能で，セットアップ

第7章　外部照射治療技術

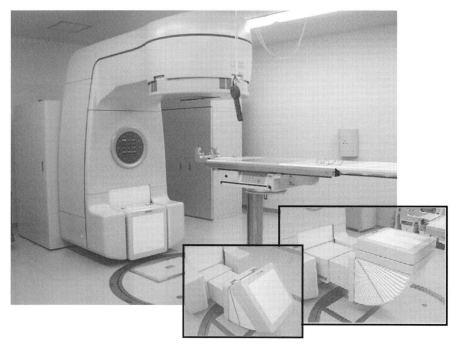

図7・26　ポータルイメージング装置の検出部の一例［三菱電機資料］

誤差も自動計算できる装置もある．これらのように毎回のセットアップの正確性がリアルタイムに画像という形で確認できることの有用性は計り知れない．画像照合を行っている画面を図7・27に示す．

ii) 円軌道加速装置
a) マイクロトロン

マイクロトロン（microtron）は円軌道型電子加速であるということと，ビームトランスポートパイプを介し

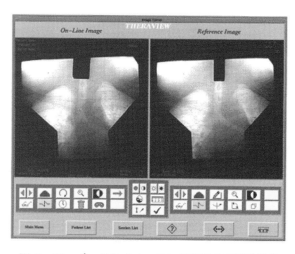

図7・27　ポータルイメージング装置での画像照合

て，加速器と照射ヘッドが別々に設置できる利点がある．これによって1台の加速器で2~3室の照射ヘッド（ガントリ）に電子ビームを搬送できる．加速原理は，1944年頃にソビエトのヴィクスラー（V. I. Veksler）によって高エネルギー電子加速器として，または主加速器への入射用加速器（インジェクタ）として提案された．医療用マイクロトロンの完成は1970年代に入ってからである．

加速原理を図7・28に示すようにサイクロトロンと同様であるが，ディー電極は持たずリニアックと同じマイクロ波電場で電子を加速する．図に示すように対向す

る一対の円形電磁石（直径 1～2 m）により一様な静磁場内でローレンツの法則により円運動で電子を加速する．電子は速度が増すほど回転半径が大きくなり，ビームの取出しには**ディフレクションチューブ**を用い，これらを可動させることによりエネルギーが可変する．22 MeV のタイプでは，3 GHz で 2 MW のマグネトロンを用いて電子一周あたりのエネルギー増加は電子の静止質量よりやや大きい 0.535 MeV とし，軌道数 42 で最大エネルギー約 22 MeV となる．電子線は 3～22 MeV の範囲で 10 種類，X線は 5～21 MV の間で 2 種類が選択できる．設置例を**図7・29**，ビームトランスの概略図を**図7・30**に示す．ガントリ部にはビームトランスポートパイプとヘッド部しかないためコンパクトである．

特徴として，①電子線

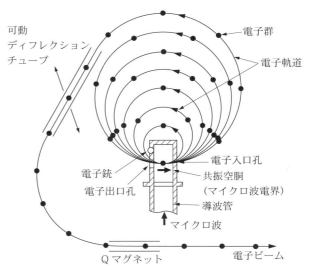

図 7・28 マイクロトロンの加速原理
（出典：放射線機器学 (2)，コロナ社 (2004)）

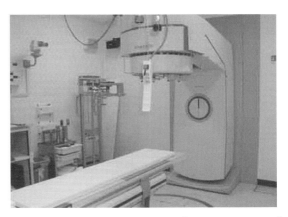

図 7・29 マイクロトロンの一例［京都大学病院提供］

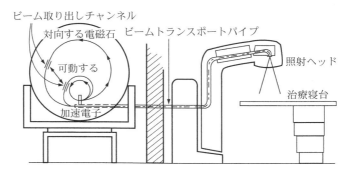

図 7・30 ビームトランスの概略図
（出典：渡部洋一・中村実，放射線治療科学概論，医療科学社 (2001)）

の単色性がよい．②容易にエネルギー調整が可能である．③電子線のエネルギーを変えても線量率は変化しない．④大出力の電子線が得られる．⑤加速器の構造が簡単であり，保守が比較的容易である．しかし最新のリニアックの進歩には追いつかない面があり，現在では，新規に導入する施設は少ない．そのほか最大 50 MeV を得ることのできるレーストラックマイクロトロンがある．これは左右に 2 個の電磁石を配置し，加速には 5 MeV の小型直線加速装置を用い再循環方式でレーストラック状に電子を加速していく．**レーストラック**マイクロトロンの加速原理を**図 7・31** に示す．このタイプでは線束内平坦度を改善する目的でビーム走査システムのものもある（MM 50 型マイクロトロン）．

b) ベータトロン

ベータトロン（betatron）は，1940 年に米国のケースト（D. W. Kerst）によって電子ビームの集束技術を開発し，初めて電磁誘導による加速に成功した．わが国では 1961 年に国産の医療用ベータトロンが製作されているが，X 線エネルギーが低く線量率も小さいため，主に電子線治療に用いられてきた．最近ではほとんど見かけられなくなった装置の一つである．加速原理を**図 7・32** に，15 MeV タイプの一例を**図 7・33** に示す．

電子の加速は，上下一対の電磁石の間にガラスまたはセラミックで作られたドーナツ管（絶縁体の加速空胴）を設け，周期的に磁場を変化させることにより電子が円周加速する．1 周して得られるエネルギーは約 25 eV 程度であるため，仮に 25 MeV を得るためには約 100 万周必要である．

iii) 定位放射線治療装置

定位放射線照射専用装置は，線源に ^{60}Co を用いたガンマナイフ，リニアック X

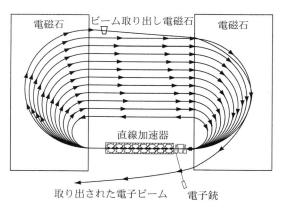

図 7・31 レーストラック形マイクロトロンの加速原理
（出典：渡部洋一・中村実，放射線治療科学概論，医療科学社（2001））

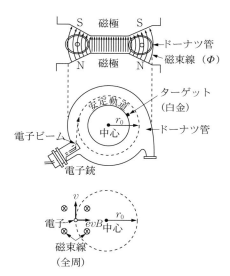

図 7・32 ベータトロンの加速原理
（出典：放射線機器学（2），コロナ社（2004））

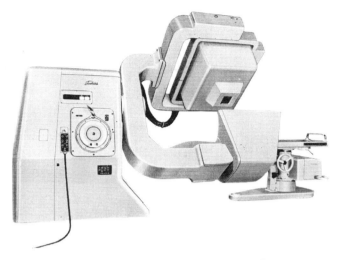

図 7・33　ベータトロンの概観（BMR-15形）[東芝メディカルシステムズ資料]

線を用いたサイバーナイフ，ハイパーナイフが商品化されている．しかしながら多くの施設では，このような専用装置を持たず，通常のリニアックをそのまま用いたリニアックサージェリと呼ばれている方法で行っている．当初，治療対象が頭部だったことで，脳外科手術で用いられている脳定位固定具をそのまま用いていたこともあって定位放射線治療（stereotactic radiotherapy）と呼ばれた．現在，定位放射線照射には，ガンマナイフに代表される1回照射の定位手術的照射（stereotactic radiosurgery：**SRS**）と，数回に分割して照射する定位放射線治療（stereotactic radiotherapy：**SRT**）に大別される．定位放射線照射では，治療装置や患者の固定がmm単位の精度で管理されている．

定位放射線照射は1996年4月1日より健康保険適応となり対象疾患は以下である．

1) 良性および悪性脳腫瘍，動静脈奇形（直径が3 cm以内）
2) 原発性肺癌（直径が5 cm以内で，かつ転移のないもの）
3) 転移性肺癌（直径が5 cm以内で，かつ3個以内で，かつ他病巣のないもの）
4) 原発性肝癌（直径が5 cm以内で，かつ転移のないもの）
5) 転移性肝癌（直径が5 cm以内で，かつ3個以内で，かつ他病巣のないもの）
6) 脊髄動静脈奇形（直径が5 cm以内）

〈注意〉
これ以外の体幹部の腫瘍に対して，定位放射線照射と同等の方法を用いて治療を行っても，体幹部定位照射としての保険では請求できない．

体幹部定位放射線治療は，Stereotactic Boby radiotherapy（SBRT）と呼ばれている．

a) ガンマナイフ

ガンマナイフ（gamma knife）は正式名称をレクセルガンマユニット（Leksell Gammma unit）といい，1968年にスウェーデン，カロリンスカ大学脳神経外科の

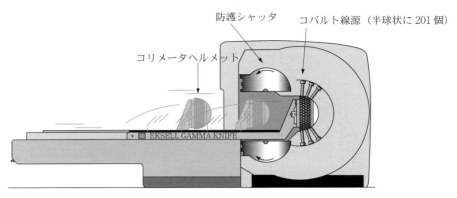

図 7・34　ガンマナイフの構造図［エレクタ資料］

レクセル（L. Leksell），ラーソン（B. Larsson）らによって ^{60}Co ガンマ線を用いた集光照射装置が開発された．彼らは脳外科手術の延長として考案したため，この治療法を放射線手術（radiosurgery），装置の名をガンマナイフ（ガンマ線でナイフのように切れる）と呼ぶようになった．

ガンマナイフ本体には**図 7・34** に示すように，201 個の ^{60}Co の線源が半球状に配置されており，患者の頭部に装着されたコリメータヘルメット（**図 7・35**）の 201 個の穴を通して，ガンマ線が病巣部に集中照射される．

治療法は，あらかじめ金属製のレクセルフレームと頭蓋骨を 4 本のネジでがっちりと固定した状態で CT や血管造影などの画像検査を行

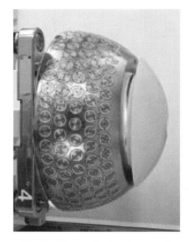

図 7・35　コリメータヘルメットの概観［エレクタ資料］

い，放射線を照射する部位を決め，その部位に正確に照射できるようにガンマナイフの照射ヘッドをセットし治療開始となる．専用治療計画装置にてコバルトビームの位置の選択と線量分布を検討する．近年の画像診断やコンピュータの技術進歩により，複雑な形状の病巣に対しても治療が可能となり，聴神経腫瘍，髄膜腫，下垂体腫瘍などの 3.0 cm 以下の良性腫瘍，血管障害の脳動静脈奇形などに高い治療効果が認められている．最近では転移性脳腫瘍などの悪性腫瘍にも積極的に治療が行われている．2010 年 5 月時点で，世界で 275 施設，国内で 55 施設で治療が行われている．治療時間は 30 分から 1 時間程度であり，1 泊 2 日の入院で済む．

b) サイバーナイフ

サイバーナイフ（cyberknife）は米国スタンフォード大学の脳神経外科医アドラー（John Adler）により 1980 年代後半より開発を進め，その 1 号機は 1994 年にスタンフォード大学で治療が開始されたもっとも新しい治療装置である．現在米国，日本にて合計十数台が稼働している．この装置では SRS と SRT が可能であり，基本的にアイソセンタの概念がなく任意の場所に任意の方向から照射が可能で

ある．これにより腫瘍の大多数を占める不定形形状に対しても線量の均一性を保った線量分布が得られ，理想的な照射装置である．コリメータは 0.5～6 cmØ までの 12 種類が用意され，照射は**スタティック**[5]に行われる．現在は薬事法の関係で頭頸部に限定されているが，海外では体幹部の治療も行われており，将来的には全身対応が可能である．

基本構成は，直線加速器（Linac），産業用ロボット，病変追尾装置（Target Locating System：TLS）および治療用コンピュータ（Treatment Planning System：TPS）より構成されている．**図 7・36** に示すように，リニアックは 6 MVX 線を **X バンド**（約 9.3 GHZ）の RF を用いることで小型軽量化（150 kg）され，6

解説 ⑤
Static，静的な，固定的なの意．放射線治療の領域では運動照射に対して固定照射の意味で使われる．

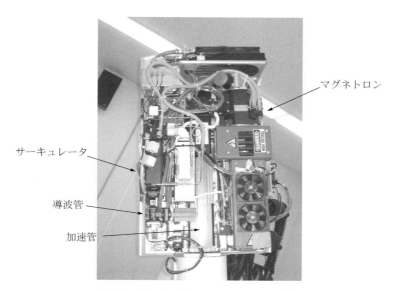

図 7・36　サイバーナイフのヘッド部

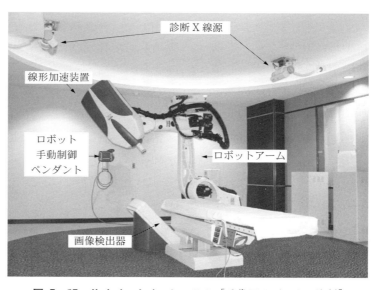

図 7・37　サイバーナイフシステム [千代田メディカル資料]

軸制御のロボットアームの先端に装着されている．概観および治療時の様子を図 7・37，7・38 に示す．

病変追尾装置は治療室天井から 45°の角度で 2 方向より診断用 X 線撮影を行う．ディテクタにはフラットパネルが用いられている．この装置は別名イメージガイド方式とも呼ばれている．イメージガイドを簡単に述べると，2 方向（stereo view）から得られたペア画像は，あらかじめ CT で撮影された同体位でのボリュームデータから再構成された **DRR**（digital reconstructed radiograph）のペア画像と瞬時に自動照合を行い，位置ずれ誤差を計算する．この誤

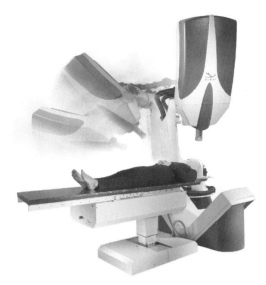

図 7・38　治療時のロボットアームの動き
［千代田メディカル資料］

差は座標系（X, Y, Z）で表され CPU によりマニピュレータ（ロボットアーム）の座標軸を修正する．この作業は照射ビームごとに自動的に行われ，高精度の定位放射線治療が実現した．このことからサイバーナイフを用いた治療をイメージガイド式定位手術的放射線治療（image-guided stereotactic radiosurgery）ともいう．病変追尾装置の開発により，従来のガンマナイフ等の定位的放射線照射装置にて必要とされてきた強固な固定用フレームが不要となり，簡易な固定にて正確な定位的放射線治療が可能となったことも大きなメリットである．

c）リニアックサージェリおよびハイパーナイフ

ガンマナイフやサイバーナイフのような定位放射線治療専用装置は，それ自体が専用装置であるがゆえに一般の放射線治療は行えず，各施設での占有スペースや人員の問題もあり，どこの施設でも導入できる装置ではない．そのため，既存のリニアックを用いてガンマナイフのような線量の集中性のよい治療を行う試みが開発された．実際には，この治療法は 1980 年代になってから主に動静脈奇形を対象にはじめられ，1980 年代後半には一部の施設で悪性腫瘍の治療にも行われるようになってきた．この治療方法はリニアックを回転しながら放射線を照射することと，治療ベッドの回転を組み合わせる方法などさまざまな方法が開発されており，ガンマナイフと同等の放射線集中効果を得ることができる．この方法を可能にしたのは，種々の画像診断の技術が向上したことに加え，放射線治療の精度，特に照射線量の計算などを行うコンピュータ技術の急速な進歩によるものが大きい．この治療技術は米国で 1990 年代になって急速に普及し，わが国でも頭蓋内腫瘍を含む頭頸部腫瘍および脳動脈奇形に対して 1998 年 4 月 1 日に保険適用となった．**リニアックサージェリ**では主に SRT 治療が行われている．

また，**ハイパーナイフ**と呼ばれている C アーム方式のリニアックは図 **7・39** に示すように，構造的に C アームの先端に小型リニアックを搭載したものである．こ

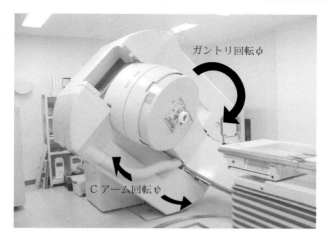

図 7・39　ハイパーナイフ（C アームリニアック）の外観［三菱電機資料］

の装置は当初スウェーデンのメーカが開発し，その後三菱電機（株）が改良し完成した．こうすることにより任意の角度で回転照射が可能となり，ビームの集光性が向上する．この方式を歳差集光照射と呼ばれている．当然 C アームを 0°に固定すれば，通常のリニアックとしても使用可能であるため準専用装置でもある．

iv）粒子線治療装置

　粒子線とは，電子より重い粒子である中性子，荷電粒子（陽子，重陽子，ヘリウム，炭素，アルゴンなどの重イオン），π^- 中間子などの総称で，現在は陽子線治療と炭素線治療が主に行われている．速中性子線治療は国内では 1994 年までに終了し，π^- 中間子線治療も 1994 年までにすべての国で臨床研究が終了している．一方，陽子線による治療の歴史は，1946 年にウィルソン（Wilson）によって陽子線の医学利用が提唱され，アメリカのカリフォルニア大学ローレンス・バークレー研究所において，Tobias らによって陽子線による脳下垂体腫瘍を治療したのが最初である．その後，スウェーデンのウプサラ（Uppsala）大学，アメリカのハーバード大学マサチューセッツ総合病院（Massachusetts General Hospital : MGH）において本格的な陽子線治療の臨床研究が開始された．

　日本においても，1979 年に放射線医学総合研究所（放医研）で 70 MeV サイクロトロンを用いた陽子線臨床研究が開始され，1983 年には筑波大学で高エネルギー加速機構のブースターシンクロトロンを利用し，肝臓癌，食道癌，肺癌，脳腫瘍などを主な対象疾患として，**陽子線治療**が開始された．筑波大学の設置例を**図 7・40**に示す．

　2016 年 3 月現在，陽子線治療を行っている施設は，国内では北海道大学，南東北がん陽子線治療センター，筑波大学，国立がん研究センター，相澤病院，静岡県立がんセンター，名古屋陽子線治療センター，福井県立病院，兵庫県立粒子線医療センター，メディポリス国際陽子線治療センターの 10 施設．炭素イオン線治療を行っている施設は，群馬大学，放射線医学総合研究所（放医研），神奈川県立がん

第7章　外部照射治療技術

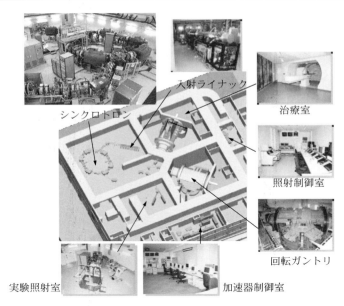

図 7・40　筑波大学陽子線治療システムの全体構成
[筑波大学提供]

センター，兵庫県立粒子線治療センター，九州国際重粒子線医療センターの5施設である．さらに建設中なのが，陽子線では札幌禎心会病院，成田記念陽子線センター（豊橋市），大阪陽子線クリニック，京都府立医科大学，兵庫県立小児がん陽子線センター（仮称），岡山大学・津山中央病院がん陽子線治療センターの6施設．炭素イオン線は，山形大学，大阪重粒子線がん治療施設（仮称）の2施設の合計8施設が数年後には治療が始まっているであろう．

医療保険では，小児がんの陽子線治療と手術非適応の骨軟部がんに対する重粒子線治療が2016年4月の診療報酬改定で初めて保険収載された．放医研は1994年に世界で初めて医療用の重粒子線がん治療装置 HIMAC（Heavy Ion Medical Accelerator in Chiba）（図7・41）が完成し，同年6月から炭素イオン線を用いた臨床試行が開始された．兵庫県立粒子線医療センターでは2001年4月に陽子線と炭素線の両方の治療が行える世界初の施設が完成し，現在陽子線治療は年間約400人が頭頸部，肺，肝，膵，前立腺，骨軟部などの癌治療を行っている．炭素イオン線治療は2004年3月から診療が開始され年間約200人が治療を受けている．海外では，2013年3月現在で，陽子線治療は，アメリカ12施設，カナダ1施設，欧州（スウェーデン，スイス，英国，フランス (2)，ドイツ (3)，イタリア (2)）10施設，ロシア3施設，南アフリカ，中国，韓国，各1施設の29施設．炭素線治療は，ドイツ，イタリア，中国，各1施設で行われている．

陽子線治療にはサイクロトロンまたはシンクロトロンが，重粒子線治療にはシンクロトロンが用いられる．

a)　サイクロトロン

サイクロトロン（cyclotron）は1930年にローレンス（E. O. Lawrence）とリビングストン（M. S. Livingston）らによって考案され，1936年に37インチ・サイ

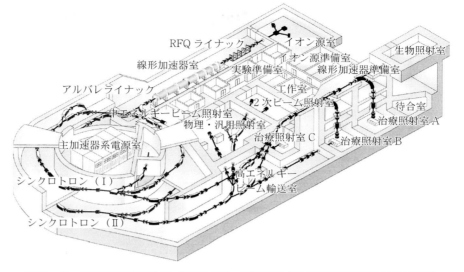

図 7・41 重粒子線治療装置（HIMAC）の設置例 [放射線医学総合研究所提供]

クトロン，1939 年に 60 インチ・サイクロトロンが完成した．サイクロトロンは，**図 7・42** に示すように，一様な磁場を発生させる電磁石とその磁場の中に入れられたイオン加速電極（Dee，**ディー電極**）および高周波発振器，真空槽，イオン源およびディフレクタなどから構成されている．イオン源は純度の高い水素（H）ガス，重水素（D）ガス，ヘリウム（He）ガスなどを用い，これをフィラメントからの電子でたたいてイオン化する装置である．中心のイオン源で発生した重荷電粒子（陽子 p，重陽子 d）が直流電磁石間に置かれた一対の半円形をしたディー電極の間隙内に放出される．ディー電極に高周波電界をかけると粒子が加速され，磁界によって円軌道を取り，エネルギーの増加と共に軌道半径が大きくなるため，加速粒子の軌道はらせん

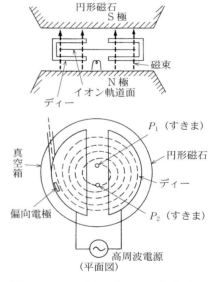

図 7・42 サイクロトロンの加速原理
（出典：診療放射線技師国家試験全科重点要目特集平成 15 年版，コロナ社）

状となる．一番外側の軌道に達して，最高エネルギーになったところで，静電的に粒子を軌道から外して，外部へ射出する．陽子線治療はそのまま取り出したものを用い，**速中性子線治療**は Be ターゲットによって速中性子を発生させて利用する．

いま，質量 m，電荷 e の荷電粒子が，速度 v で磁束密度 B の一様な磁場の中を，磁場に直角に運動する時，粒子は evB のローレンツ力を受けて曲げられローレンツ力と遠心力が釣り合う円運動を行う．この時の円軌道の半径を r とすると，以下の式が成り立ち

$$\frac{mv^2}{r} = evB$$

となる．円運動の周期 T は，$2\pi r/v$ に等しいため

$$T = \frac{2\pi m}{eB}$$

となる．非相対性理論領域では粒子の質量は静止質量とみなすことができるので，周期 T は円運動の半径あるいは速度によらず一定となる．この周期を周波数 $f = 1/T$ で表したものをサイクロトロン周波数と呼ぶ．ディー電極に周期 T の交流電圧をかけると荷電粒子は電極の間隙で繰り返し加速される．

サイクロトロンは重陽子で30～50 MeVまで加速できるが，それ以上は相対論的質量 $M = M_0/\sqrt{1-\beta^2}$（β：相対速度，v/c）が大きくなり，その周期が長くなりディー電極に加えられる高周波電圧の周波数と周期がとれなくなる．

それ以上に粒子を加速させるためには，半径の増加とともに磁場を強くして周期の一定性を保つことが必要となってくる．しかし，このように磁場を強くするとビームの発散を招く．そのためトーマス（Thomas）らは円形の磁極を偶数個の扇形状に多分割し，磁場の山と谷が相互に出るようにしてビームの集束性を持たせた．これをAVFサイクロトロン（azimuthally varying field cyclotron）という．この方式はイオンの加速ビームがそろいやすく，回転半径も小さくすむことから装置のダウンサイジングが可能で，最近ではPETの短半減期放射性核種（^{11}C，^{13}N，^{15}O，^{18}F）の製造用としての医用小型サイクロトロンとしても用いられている．この場合は加速された重荷電粒子を標的物質（ターゲット）との核反応により製造する．陽子で約70 MeVまで加速可能である．今後，陽子線治療用小型AVMサイクロトロン施設が増加すると予測される．

b) シンクロトロン

サイクロトロン以上に高いエネルギーを得るために開発されたのが，**シンクロトロン**（synchrotron）である．シンクロトロンの加速原理を図7・43に示す．陽子をシンクロトロンやシンクロサイクロトロン方式で数100 MeVまでのエネルギーを得るには粒子の軌道半径を何倍も大きくしなければならない．そうしたとき，サイクロトロンでは，粒子軌道がらせん状であるため，巨大な磁石が必要となり電磁石の半径が大きくなり，その重量もエネルギーの3乗に比例するため，技術的にも経済的にもたいへん困難である．そこで，軌道上だけに電磁石を環状に並べ，磁場空間に加速空胴を設けたのがシンクロトロンである．

シンクロトロンは加速粒子を円形軌道に乗せるための多数の偏向電磁石と粒子を加速するための電極に相当する高周波

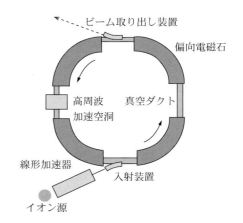

図7・43 シンクロトロンの加速原理[高エネルギー加速器研究機構（KEK）ホームページより]

加速空洞から構成されている．加速粒子をイオン源からビームとして取り出し，線形加速器を使って，あるエネルギーにまで加速した後，円形軌道に打ち込む．このとき，円形軌道上の偏向電磁石の磁場強度は最小にしておく．ビーム粒子は円形軌道を周回するたびに加速空洞を通過し，そのたびに加速されエネルギーが増加する．それに合わせて，磁場も増加させ同じ円軌道を周回するように調整する．そして，最高エネルギーに達した時，円形軌道から離脱させ外部へ射出する．

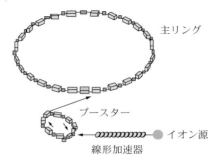

図7・44 ブースター方式による加速原理［高エネルギー加速器研究機構（KEK）ホームページより］

このようにシンクロトロンは，円軌道の半径を大きくすることで，より高いエネルギーにまで粒子を加速することが可能となる．しかし，ひとつの円軌道のシンクロトロンでは到達エネルギーに限界があるため，図7・44のように何段かの円形加速器を用い，次々とエネルギーを上げるブースター方式も用いられている．

v) テレコバルト装置

1951年にカナダで37 TBq（1 000 Ci）の装置が作られ，わが国には1953年に6.36 TBq（172 Ci）の線源が輸入されたのを機に全国的に普及したが，現在では線源の輸入が困難なこともあり，機器更新のたびにリニアックに置き換わっており，現有施設は少ない．線源に^{60}Coを使用しているため半減期は5.3年，γ線エネルギーは1.17 MeV，1.33 MeVであり，線源容器にはタングステン合金が一般的である．線源形状はコイン形，ウエファ形，ペレット形があり，比放射能に優れたペレット形が主流であった．治療対象部位としては，頭頸部癌，乳房温存療法に有効である．装置の概観とヘッド部を図7・45に示す．

vi) X線治療装置

X線管電圧が10～250 kVの範囲の**X線治療**装置は，テレコバルト治療装置，ベータトロン，リニアックなどが現れるまで，外部照射用治療装置として広く使用されてきた．管電圧10～120 kVまでを**表在治療**装置，150～250 kVまでを**深部治**

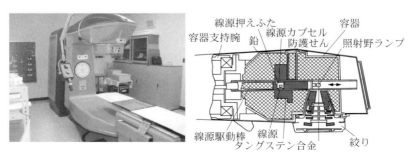

図7・45 テレコバルト装置の外観とヘッド構造［京都大学病院提供］

第7章　外部照射治療技術

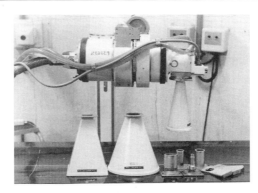

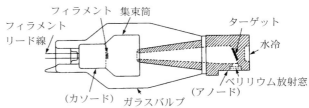

図 7・46　100 kV 表在治療装置と X 線管内部構造

療装置と呼んでいた．すでに現存しているものは少ないものの，皮膚癌，ケロイド等の表在性疾患の治療に現在でも表在治療装置は使用されている．100 kV 表在治療装置と照射筒およびフィルタおよび X 線管の概略図を図 7・46 に示す．

7・1・2　固定具

放射線治療時の患者の固定は現在ではたいへん重要な意味を持っている．理由として次の3つに大別できる．ひとつはいうまでもなく患者の体動あるいは呼吸による動きを極力小さくするために用いる．もうひとつは毎回の患者セットアップ誤差を少なくする効果である．この2つの目的を達成するには，患者の苦痛がないこと，しっかりと固定できること，脱着が容易でかつ再現性に優れていることが望まれる．頭頸部用としては，図 7・47(A) に示すような熱可逆性合成樹脂性の**シェル** (shell) が現在では主流である．これはシェル材に U 字型のフレームがついているため，患者の型取りが容易なこと，および固定台にワンタッチで装着できる．また

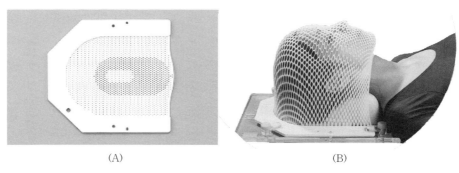

(A)　　　　　　　　　　　　　　　　　(B)

図 7・47　熱可逆性シェル材と装着の様子

シェル材は約70度で柔らかくなるため，顔面の凹凸にフィットしたマスクが短時間で作成でき，常温になるとかなりの強度を有する．これらには図に示すように仰臥位用，腹臥位用の固定台が用意されている．この他に，体幹部用としてウレタン樹脂性のシェルも用いられている．頭頸部に装着した様子を図7・47(B)に示す．

放射線治療において，照射野皮膚マーキングは非常に重要な意味を持っているが，患者にとっては精神的苦痛のひとつにあげられる．特に頭頸部のような外見上隠せない部位のマーキングには神経を使う．シェルの3つ目の役割は，この照射野皮膚マーキングをシェル上にすることによって，患者の顔面にマークすることがなくなりたいへん好評である．その反面，リニアックグラフィ等による照射の位置確認は厳密になるが，毎回のグラフィの撮影には時間的な制約もあり現実的ではない．この作業にはポータルイメージングシステムが大変有用である．

7・1・3　放射線治療計画機器

ⅰ)　位置決め装置

a)　X線シミュレータ

放射線治療において照射位置を決定する手段として，X線透視ユニットを搭載した**X線シミュレータ**あるいはX線位置決め装置が従来より用いられている．このシミュレータの幾何学的位置関係は，リニアックなどの治療装置とまったく同じレイアウトになっているため，透視画面を見ながら容易に照射野の設

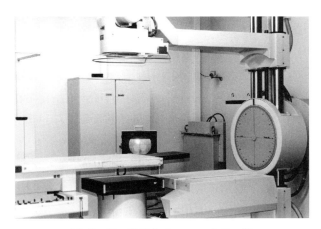

図 7・48　X線シミュレータの一例

定ができる．X線シミュレータの一例を**図7・48**に示す．管球側に目盛り付きコリメータが装着されているので，目視にて照射野の大きさが確認できる．このX線シミュレータは透視画像にて照射野を設定するため，二次元シミュレーション装置であるともいえる．

b)　CTシミュレータ

X線シミュレータが二次元であるのに対し，CT撮影を同時に行うことにより三次元のシミュレーションが可能になる．それが**CTシミュレータ**である．このタイプには，CT装置とX線シミュレータが寝台を兼用で使う振り分けタイプのもの，これの利点はX線透視で計画した位置をCTにより三次元的に確認でき，もっとも正確な位置決めが可能である（**図7・49**）．またCT装置にレーザ投光器を備え，CT画像からの再合成技術を用い，DDR像を作成しレーザ投光器により皮膚マーキングするタイプ．さらにCT装置単体で行うタイプ．これは皮膚上に仮マーキングをしてからCT撮影をし，データを治療計画装置に転送し，コンピュータ上で治療計画

をたて仮マーキングからXYZ方向に中心位置を修正する3つのタイプがある。現在ではX線シミュレータを持たず，CT装置のみで位置決めをする施設が多くなってきた．

c) CT-リニアック

これは治療室内にCT装置のガントリ部を設置し，リニアック等の寝台を兼用にすることにより，CT撮影後すぐに正

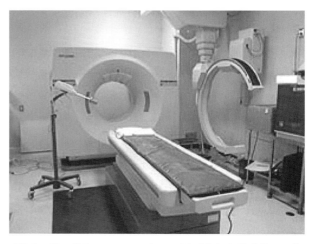

図 7・49 CTシミュレータの一例［京都大学病院提供］

確な位置での照射が可能となる（**図7・50**）．現在IMRTを主目的にこの**CT-リニアック**を導入する施設が増えてきた．しかしながら治療室にCTを設置することにかわりがなく，通常患者の位置決めに使用するとルーチン患者の照射の妨げになるため，先のCTシミュレータの代用にはならない．あくまでも先進医療としてリニアック照射室にCTが付属しているものである．

ⅱ) 放射線治療計画装置

広義の放射線治療計画装置は，照射野の位置決めに用いる各種シミュレータおよび線量分布計算を行う計画用電算機をさすが，この項では治療計画用電算機について述べる．装置の概観を**図7・51**に示す．

現在の放射線治療システムにおいて，放射線治療計画装置は必要不可欠である．

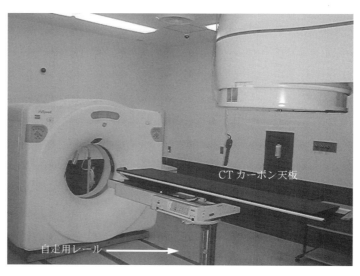

図 7・50 CT-リニアックの一例［三菱電機資料］

治療計画装置の役目として，①線量分布図の作成，②モニタユニットの計算，③dose volume histgram（**DVH**）による照射法の適正度の判断，④inverse plannning に代表される照射法の決定，などが主である．10年前ぐらいまでは，①から③が治療計画装置の主目的であったが，ここ数年のコンピュータの飛躍的な進歩をうけて，④の

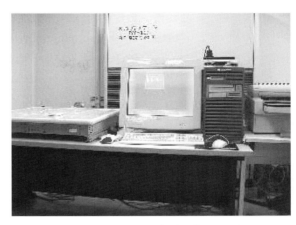

図 7・51　三次元治療計画装置の一例

IMRT 治療計画も特別でなく，3次元計画装置が主流となってきた．

　放射線治療成績の向上には適正な照射野の設定が必要なことは当然である．そのため MLC を使用した不整形照射野が多くなってきた．さらに人体組織の吸収差による線量分布の歪みも正確に評価できるようになってきた．その代表的な臓器が肺である．これらを正確に計算するには CT 値から相対電子密度に変換し，さらに体内散乱を補正するソフトウェアの進歩に負うところが大きい．

　最新の治療計画システムは，CT 装置-治療計画装置-治療装置がオンラインで結ばれ，CT 像にターゲットボリュームを設定し，線量分布を作成・確認し，そのデータを治療装置に送り，MLC を含めた照射野の設定，MU の設定まで自動で行う．このように極力人的介入（ヒューマンエラー）の少ないシステムにより医療事故の可能性を少なくしようとしている．ただこれらを実行しようとするには，CT 値電子密度補正，ビームデータ，補正係数等の厳密な入力および定期的なメンテナンスが必要不可欠である．さらにこれらのデータは必ず自施設固有の実測データを入力しなければ意味がない．最近の医療事故にはこの最初の数値入力間違いが原因と思われるものが少なくない．コンピュータとは人がデータを入力したものに対して計算する装置であることを決して忘れてはならない．

◎ ウェブサイト紹介

KEK キッズサイエンティスト

　http://www.kek.jp/kids/accelerator/accelerator.html
　　　加速器の原理と種類についてやさしく解説している．

脳腫瘍治療

　http://aquablue.littlestar.jp/bekkan/housyasen1.htm
　　　脳腫瘍の患者さんのホームページです．自らの体験を通してがん治療の種類と特徴などご自身で調べられた資料である．かなり詳細な内容の基礎から臨床までやさしく解説している．そして医療と患者との関わりまで，あくまでも患者側からの貴重な資料です．

日本ガンマナイフサポート協会

http://www.gammaj.org/index.html

ガンマナイフの仕組みから治療例，治療体験談，設置病院一覧などわかりやすく解説している．

放射線医学総合研究所　重粒子線癌治療装置

http://www.nirs.go.jp/rd/collaboration/himac/

放医研にある HIMAC の解説から重粒子線治療のほぼ全てを網羅して解説している．

兵庫県立粒子線医療センター

http://www.hibmc.shingu.hyogo.jp/ion/index.html

重粒子線をわかりやすく平易に解説している．

◎参考図書

西臺武弘：放射線治療物理学　第3版，文光堂（2011）
三枝健二，入船寅二，浦橋信吾，他：新版　放射線機器学（II），コロナ社（2004）
渡部洋一，他：改訂放射線治療科学概論，医療科学社（2008）
小塚隆弘，稲邑清也監修，土井司，隅田伊織編集：診療放射線技術下巻改訂13版，南江堂（2012）
稲田哲雄監修，Waldermar Scharf 著：医生物学用加速総論，医療科学社（1998）

◎演習問題

問題1　リニアック装置について誤っているものはどれか．
1. エネルギーはマイクロ波の尖頭電力やビーム電流で可変できる．
2. QCのための線量校正とはモニタ線量計の校正をさす．
3. 各サイドポインタの交点がアイソセンタになる．
4. 電子銃のタイプはほとんどが直熱型である．
5. 出力係数はエネルギーによって変わる．

問題2　リニアック装置について正しい記述はどれか．
1. スキャッタリングフォイルはX線を散乱させ照射野を均一にする．
2. 電子は円軌道を周回する事により加速エネルギーを得る．
3. 低エネルギー専用の加速管には，主に進行波型を採用する．
4. 低エネルギー専用のリニアックは，主にクライストロンを採用する．
5. フラットニングフィルタはX線強度を平坦化するために用いる．

問題3　定位放射線治療について誤っているものはどれか．
1. 定位放射線治療とはSRSとSRTをさす．
2. SRSとは分割照射法のことである．
3. ガンマナイフはSRSに属する．
4. サイバナイフやハイパーナイフは加速管を持っている装置である．
5. ガンマナイフはコバルト線源からのガンマ線治療である．

問題 4　粒子線治療について誤っているものはどれか．
1．重粒子とは電子より重い粒子をさす．
2．重粒子線治療とは速中性子線治療，重イオン線治療，陽子線治療の総称である．
3．現在では陽子線治療と速中性子線が主に行われている．
4．加速器にはシンクロトロンが使用される．
5．炭素イオン線治療は始まったばかりである．

7・2 線量評価[1),2)]

本節では，治療計画を行う場合に必要なそれぞれの標的体積の概念，線量分布図を作成した場合の吸収線量分布，そして処方線量を投与するための投与線量基準点（ICRU基準点）の考え方，および照射記録の書き方について学ぶ．

悪性腫瘍を治療するためには**肉眼的腫瘍体積**（gross tumor volume：GTV），**臨床標的体積**（clinical target volume：CTV），**計画標的体積**（planning target volume：PTV），**治療体積**（treated volume：TV），**照射体積**（irradiated volume：IV），**リスク臓器**（organ at risk：OAR）などを決定しなければならないが，その手順は段階的に行われる（**図7・52**）．それぞれの体積は実証できる部分や予想される悪性細胞群の変動を考慮して定義される．また，その体積は照射法，臓器や患者の動き，治療中のセットアップの不正確さによる変動も考慮して決定しなければならない．肉眼的腫瘍体積と臨床標的体積は治療計画の前に求められ，計画標的体積，リスク臓器は治療計画を行う過程において明示しなければならない．そして，治療体積，照射体積は治療計画後の結果として表示される．

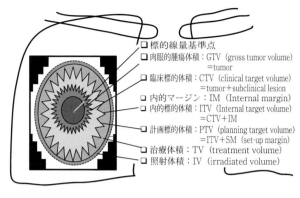

図7・52　照射のための体積モデル

7・2・1 線量評価のための体積

ⅰ) 標的線量基準点

標的線量基準点は，医師による処方線量を計画標的体積に投与するための基準点であり，**ICRU[⑥]基準点**または**投与線量基準点**とも呼ばれる．この基準点は次のことに従って決定しなければならない．それは，計画標的体積の全体にわたって適用し記載すること，確実な方法で簡単に決定できること，投与線量を正確な物理的精度で決定できるところを選ぶこと，線量分布が平坦な場所を選ぶことが必要である．通常，投与線量基準点は線束軸上，または計画標的体積の中心に位置する．

ⅱ) 肉眼的腫瘍体積（GTV）

肉眼的腫瘍体積は触知や肉眼的な識別によって分かる悪性腫瘍の広がりと位置である．この体積は原発巣，リンパ節転移，または他の転移巣からなり，腫瘍細胞の濃度が高い悪性病巣部に一致する．腫瘍が手術によって摘出されている場合（例，乳房温存照射）にはこの体積は定義できない．肉眼的腫瘍体積の形状，大きさ，位置は，臨床検査（検査，触診，内視鏡検査など）や画像診断（X線検査，CT検査，DI検査，US検査，RI検査）によって決定することができる．この体積は，臨床的に腫瘍の病期分類を行い，TNM分類によって決定される．肉眼的腫瘍体積

解説 ⑥
International commission on radiation units and measurement，国際放射線単位および測定委員会

（原発巣，リンパ節，他の転移巣）は検査法（乳房撮影時の触診など）の違いによって大きさと形状にかなりの差がでるので，医師は状況に応じて肉眼的腫瘍体積の判定と明示のためにどの方法を用いたかを示さなければならない．

iii) 臨床標的体積（CTV）

通常，臨床検査では，肉眼的腫瘍体積の周囲には病期分類の過程で発見できないバラバラな悪性細胞，小細胞集団，微視的な広がりの亜致死的領域が存在する．このように周囲に亜致死的領域の体積が含まれる肉眼的腫瘍体積を臨床標的体積（CTV）として定義する．この場合のCTVは通常CTV Iを意味する．CTVの定義は，組織/患者の動き，または技術的な因子にかかわらず解剖学と生物学的な考えに基づく解剖図で明示しなければならない．CTVは，亜致死的な広がり（所属リンパ節）を考慮した付加的な体積であり，CTV II，CTV IIIなどを形作る．このようにCTVは，一つ以上存在することがあり，ある状況では原発巣と所属リンパ節は別々に考えて示すことができる．また，ブースト（追加）照射では，二つのCTVに対して治療することになる．実際的に，CTVには局所浸潤や所属リンパ節の広がりを考慮し，感受性の高いリスク臓器の存在も示す必要がある．さらに，治療中にCTVの大きさ，形状，位置が変化した場合には，再計画が必要になる．この場合の記録はカルテに記載しなければならない．

iv) 内的マージン（IM）

呼吸・腸管の蠕動・拍動等が標的体積に含まれる．静止した骨格に対して相対的に移動することで発生する臓器の動きによる誤差（organ motion error）を補償するゆとりのことである．

後述するセットアップマージン（SM）と内的マージン（IM）は，照射ごとに発生するインターフラクショナル（inter-fractional）と，各照射時間中に発生するイントラフラクショナル（intra-fractional）に分けられる．

v) 内的マージン（IM）

臓器が移動して生じるマージン（Internal margin : IM）である．

vi) 内的標的体積（ITV）

CTVに内的マージンを加えた部分である．治療計画用CTの撮影方法や照射方法等により設定方法が違ってくる．治療計画用CTにおいてGTVやCTVを定めることができずにITVのみ規定できる場合もある．

vii) 計画標的体積（PTV）

計画標的体積は，幾何学的な概念であり，すべての幾何学的な変動の影響を考慮して処方線量を臨床標的体積に投与するように最適な照射野と照射門数を決定するために定義される．計画標的体積は，呼吸性移動による患者の動きや組織の動き，膀胱が充満した場合などによる組織の大きさと形状の変化，照射野や線束のズレなどによる線束の幾何学的な特性による変動などを考慮する必要がある．したがっ

て，原則として，幾何学的に臨床標的体積よりも大きな体積を照射するように計画しなければならない．また，計画標的体積は線量分布計算時に決定される体積であり，処方される線量配分に従って予定した線量を投与する体積である．したがって，計画標的体積は線量分布図に明確に示す必要がある．

viii) 治療体積（TV）

吸収線量は計画標的体積だけに照射しなければならないが，実際には不可能である．治療体積は，治療計画を達成するために医師が明示した等線量分布曲線で囲まれた体積である．治療計画の結果，治療体積が適切な最小標的線量となった場合には，その体積は計画標的体積にかなり一致する．普通には，治療体積は計画標的体積よりもかなり大きくなる．この治療体積が計画標的体積を包まなければ，腫瘍の制御は困難であり，治療計画の再検討を行わなければならない．したがって，治療体積の形状と大きさは，計画標的体積に関連した重要なパラメータであり，不適当な線量分布は照射野内での腫瘍の再発，また，照射野マージンの設定ミスは腫瘍の再発をきたすことになる．

ix) 照射体積

照射体積は正常組織の耐容線量を考慮した組織の体積であり，治療技術に関係する．通常，照射体積は治療体積よりも大きく，治療体積と同様に線質や照射技術に依存して変化する．

x) リスク臓器（OAR）

リスク臓器は，臨床標的体積内か，またはその近傍に存在する放射線感受性の高い正常組織や器官である．治療計画と投与線量の両方か，また，どちらかの一方にかなり影響を与える．一般的に，リスク臓器はその発生する放射線障害の程度によって分類される．第Ⅰ級臓器は放射線障害が致死的かあるいは高度，第Ⅱ級臓器は放射線障害が中程度，第Ⅲ級臓器は放射線障害が軽度かあるいは一過性であり，またはそれが明らかでない障害である．

7・2・2 吸収線量分布

プロトコルにそった標準的な治療法が行われる場合には，あらかじめ作成した暫定的な治療計画の線量分布表示を変更することは少ないが，標準的でない治療法の場合には，決定した計画標的体積に対して処方線量を十分に照射できないことがある．これはリスク臓器に投与される線量が高線量となるためであり，最終的な線量分布の決定までに線量分布表示は暫定的な治療計画によるものを修正していく必要がある．

i) 計画標的体積での線量分布の変動

放射線治療では，臨床標的体積をできるだけ均等に照射するように治療計画を行わなければならない．しかしながら，外部照射では，その体積を均等に照射することは困難であり，治療計画において作成した線量分布を評価しなければならない．

治療計画では，ある程度の線量分布の不均一性を見積もる必要があり，処方線量の＋7～－5％を維持する必要がある．もし，この均一性を容認できなければ，照射は医師の責任において行わなければならない．しかしながら，姑息的治療や亜臨床学的疾患を含む体積では，不均一な線量分布は，状況によって根治的治療と違って容認することができる．

ii) 空間的線量分布の表示

放射線治療は，線量評価のための体積に関係し，患者は肉眼的腫瘍体積，臨床腫瘍体積，計画標的体積，リスク臓器，そして不均質組織の三次元的な形状をもつことになる．患者に照射した場合には，特定の体積内の変動も考慮する必要がある．**三次元治療計画装置**は患者のCT断面図に基づき線量分布を作成することができ，視覚的に評価することができる．線量分布を評価する場合には，臨床標的体積，リスク臓器，不均質組織，臓器の輪郭が計算断面に投影されていなければならない．また，ヒストグラムを用いた線量変動の表示も吸収線量の評価のために必要である．

iii) 標的基準線量（D_r）

標的基準線量（target reference dose）は，7.2.1 i）で示したように計画標的体積内の標的線量基準点における線量であり，線量分布を計算する場合に決定され，通常，臨床現場においてICRU基準点や投与線量規準点とも呼ばれる．

iv) 最大線量（D_{max}）

最大線量（maximum dose, D_{max}）は，計画標的体積の最大線量，その体積以外に存在する正常組織の最大線量，および**ホットスポット**がある．この最大線量は治療効果の有害事象を評価したり，抑制するために重要である．また，線量分布において最大線量の体積の最小直径が15 mm以上であれば，臨床的に重要であり，最大線量レベルとして記載しなければならない．しかしながら，眼，視神経，喉頭など非常に小さな器官の場合には最大線量の体積の最小直径が15 mm以下でも考慮しなければならない．

v) 最小線量（D_{min}）

最小線量（minimum dose, D_{min}）は定義された体積の中でもっとも少ない線量であり，最小計画標的体積は計画標的体積の中でもっとも低い線量である．この最小線量を記載する場合にはその最小体積の大きさは限定しない．

vi) 平均線量（$D_{AVERAGE}$）

平均線量，中間線量，最頻線量は，問題とする体積内において等間隔に分布する数多くの任意点（格子点）の線量を計算する必要がある．平均線量はそれらの格子点の線量値の平均であり，次式で示される．

$$D_{AVERAGE} = (1/N)\left(\sum D_{i,j,k}\right)$$

ここで，Nは格子点の数，iはこの格子点での縦列の指標，jは横列の指標，k

第 7 章　外部照射治療技術

は水平列の指標,そして $D_{i,j,k}$ は体積 v の内側にある格子点 i, j, k における線量である.

vii)　中央線量（D_{median}）

中央線量（median dose, D_{median}）は,線量を大きさの順に並べた場合にすべての格子点における線量の中央値である.中央標的線量とは計画標的体積内における中央線量である.

viii)　最頻線量（D_{modal}）

最頻線量（modal dose, D_{modal}）とは,ある体積内の格子点においてもっとも頻繁に生じる線量である.最頻線量値はひとつ以上存在することもある.

ix)　ホットスポット

ホットスポット（hot spot）は定義した 100% の計画基準線量よりも高い線量を受ける領域であり,最小体積の直径が 15 mm を超える場合に臨床的に重大であると考えられる.また眼,視神経,喉頭など非常に小さな器官のように最大線量となる体積の最小直径が 15 mm 以下でも重大と考えられる.

7・2・3　投与線量基準点の考え方

外部照射治療では,処方線量に基づき計画標的体積に投与線量基準点（標的線量基準点,ICRU 基準点）を決定しなければならない.**図 7・53** に各照射法の投与線量基準点を示す.

ｉ）　X 線治療の場合

a)　1 門照射

投与線量基準点（100%）は,ビーム軸上の計画標的体積の中心である.

b)　対向 2 門照射（均等照射）

投与線量基準点（100%）は,互いの入射ビーム間の中間である.

c)　対向 2 門照射（重みづけ照射）

投与線量基準点（100%）は,ビーム軸上の計画標的体積の中心である.互いの入射ビーム間の中間ではない.

d)　ウエッジ直交 2 門照射

投与線量基準点（100%）は,ビーム軸上の計画標的体積の中心である.

e)　3 門照射

投与線量基準点（100%）は,ビーム軸上の計画標的体積の中心である.

f)　4 門照射

投与線量基準点（100%）は,ビーム軸上の計画標的体積の中心である.

g)　振子照射

投与線量基準点（100%）は,ビーム軸上の計画標的体積の中心である.

h)　回転照射

投与線量基準点（100%）は,ビーム軸上の計画標的体積の中心である.また,

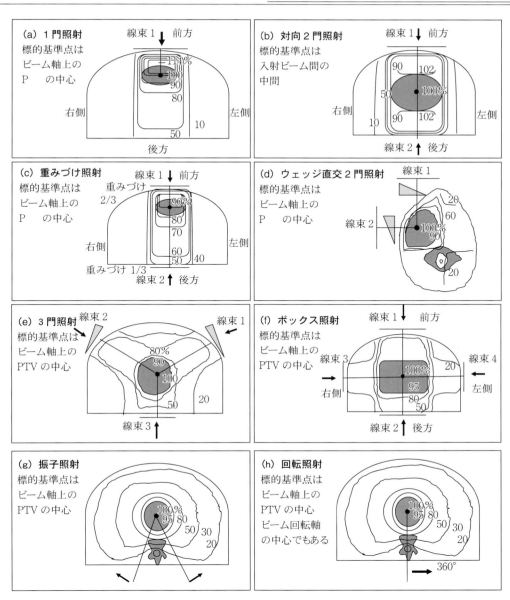

図 7・53 X線治療における投与線量基準点

ビーム回転軸中心でもある．

ii） 電子線治療の場合[3]

投与線量基準点（100%）は，ビーム軸上の最大吸収線量の点とする．また，電子線エネルギーは 80% 等線量分布曲線の領域が計画標的体積を包み込むように設定しなければならない（**図7・54**）．

第7章　外部照射治療技術

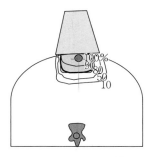

投与基準点はビーム軸上の最大吸収線量の点とすること

電子線エネルギーは80％等線量分布曲線が計画標的体積を含むように設定すること

図7・54　電子線治療における投与線量基準点

7・2・4　照射録の記載例

照射録の記載例を肺癌，乳癌，前立腺癌，口腔底癌，骨肉腫について示す．

【症例1．肺癌】

肺癌症例における対向2門照射の治療計画を行った場合の記載方法の一例を**図7・55**とともに示す．

〈臨床所見〉

65歳，男性，喫煙者，持続性咳嗽で来院．臨床検査は異常なし．胸部X線写真は右肺門に腫瘤影を認める．気管支鏡は右主気管支に気管内腫瘍を認める．

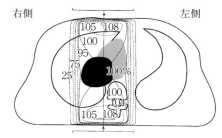

原発巣のPTV Ⅰ は■の領域，縦隔リンパ節のPTV Ⅱ は灰色の領域

図7・55　肺癌治療における線量分布例

生検は扁平上皮癌を示す．CT検査は右気管支の病巣と右肺門に3 cm×3 cmのリンパ節腫大を認める．縦隔部のリンパ節腫大は認めない．病期診断はＴ２Ｎ１Ｍ０である．

〈治療方針〉

手術不能，咳嗽を軽減する目的で対症療法を計画．

〈GTV〉

気管内腫瘍の原発巣と肺門リンパ節腫大

〈CTV〉

CTV Ⅰ：CTV＋局所的亜臨床学的進展範囲

CTV Ⅱ：縦隔所属リンパ節

〈PTV〉

PTVには2箇所のCTVを表示

〈リスク臓器〉

A：脊髄，　B：左肺

〈線量配分〉

30 Gy/10 Fr/2 w

〈リスク臓器の線量〉

A：10分割で30 Gy以下，B：できるだけ低く

〈線束〉

　AP—PA

〈体位と固定〉

　仰臥位で両腕を体側におろし，枕をする．特別な固定はしない．

〈線量計画のための断面〉

　GTV の中心を通る CT 断面

〈線量計算〉

　不均質補正をしない線束軸の等線量分布データ

〈照射法〉

　遠隔 ⁶⁰Co γ 線治療．

　角度 0°と 180°による線束の重みづけをしない対向 2 門照射．

　SAD 法．

　照射野は 12 cm×10 cm（たて×よこ）．

　照射野の 2 箇所の隅はブロック遮蔽を行う．ウエッジフィルタは使用しない．

〈照合と線量測定〉

　位置決め X 線フィルム，リニアックグラフィ×2 回．入射線量測定×2 回．

〈報告のための線量表示〉

　1．投与線量基準点（ICRU 基準点）＝PTV の中心で入射線束の中間点（100％）

　2．治療計画によれば PTV に対する最大線量と最小線量（102〜95％）

　3．ホットスポット（PTV の外側）＝108％

【症例 2．乳癌】

　乳癌症例の治療計画を行った場合の記載方法の一例を図 7・56 とともに示す．

〈臨床所見〉

　左側乳房の外側 1/4 上側に可動性の腫瘤，堅く，2 cm×1.5 cm を呈する．皮膚または筋肉下に固定せず，触知できる．所属リンパ節の腫大はない．乳房撮影は悪性を疑われる腫瘤を示した．臨床診断は，T 1 N 0 M 0 の悪性腫瘍．切除生検は浸潤性腺管癌を示した．拡大局所切除と腋窩リンパ節切除．外科的クリップを再切除のと

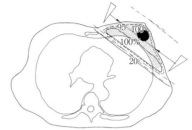

(a) 6 MV X 線の接線照射による線量分布例（PTV I は●の領域，PTV II は点の集合領域，投与線量基準点は PTV II の線束軸の中間におき，50 Gy を照射する）

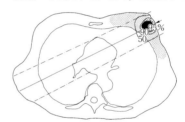

(b) 9 MeV 電子線の PTV I（●の領域）への追加照射による線量分布例（100％線量領域は PTV 中心近傍であり，14 Gy を投与する）

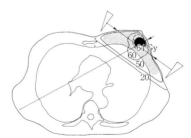

(c) 6 MV X 線と 9 MeV 電子線による合成した線量分布である．（PTV I（●の領域）＝64 Gy であり，照射は 6.5 w の 32 分割照射による変動範囲は 66〜60 Gy である．PTV II（点集合領域）＝50 Gy であり，照射は 5〜6.5 w の 25〜32 分割照射による変動範囲は 64〜50 Gy である．）

図 7・56　乳癌治療における線量分布例

きに腫瘍床においた．
〈治療方針〉
　根治的手術後の根治的照射．全身的治療ではない．
〈GTV〉
　明確ではない．
〈CTV〉
　CTV I：外科的クリップを使用するか，または使用しない局所的腫瘍床．
　CTV II：全乳房（CTV I の外側），触診や CT 画像による解剖学的にみて明確
　　　　　な範囲．
〈PTV〉
　CTV I：1 cm のマージンを呼吸による胸壁の動きや線束の再現性の変動を考え
　　　　　て加える．
　CTV II：1 cm のマージンを呼吸による胸壁の動きや線束の再現性の変動を考え
　　　　　て加える．
〈リスク臓器〉
　A：肺
　B：心筋層
　C：残存乳房
〈処方線量〉
　PTV I：64 Gy/3 Fr/6.5 w
　PTV II：50 Gy/25 Fr/5 w
〈リスク臓器の耐容線量〉
　A：30 Gy/200 cm^3
　B：30 Gy/30 cm^3
　C：＜5 Gy
〈照射法〉
　PTV I：6 MV X 線による接線対向 2 門照射に電子線を追加
　PTV II：6 MV X 線による接線対向 2 門照射
〈体位〉
　PTV I，PTV II：頭部を固定し，腕を挙上した仰臥位とし，胸骨を水平にして
ウエッジフィルタを使用．プラスチックキャストにより腕と足を固定する．
〈治療計画のための断面図〉
　PTV I，PTV II：切除腫瘍の位置を通る断面．
〈線量分布計算〉
　X 線の斜入補正と不均質補正を用いた一平面での線量分布計算．三次元での側
方散乱の不足による散乱補正はしない．電子線の線量分布計算は補正しない等線量
データを使用．
〈方法〉
　PTV I：a．PTV II で示された 6 MV X 線による接線照射
　　　　　b．9 MeV 電子線
　　　　　　　皮膚に垂直に入射

60°方向の線束
SSD 100 cm
照射野 4 cm×5 cm（たて×よこ）
最大線量（100％）

PTVⅡ：6 MVX 線
対向2門接線照射
線束の角度：305°と125°
SAD 法
照射野：19 cm×8 cm（たて×よこ）
ウエッジフィルタ角度：それぞれ15°
線束の重みづけ：なし

6 MVX 線の接線照射で PTV の両方に治療を開始し，PTV に電子線を追加照射する．

〈照合〉
位置決め写真，照合写真×1回/1 w．ダイオード線量計による入射線量の測定×2回

〈報告のための線量表示〉
PTVⅠ：1．PTV の中心（投与線量基準点1）
2．最大線量と最小線量
PTVⅡ：1．6 MVX 線照射のアイソセンター（投与線量基準点2），腫瘍床に一致した体積（PTVⅠ）の外側の全乳房内（PTVⅡ）の中心線量の表示．
2．最大線量と最小線量

【症例3．前立腺癌】

前立腺癌症例の治療計画を行った場合の記載方法の一例を図7・57とともに示す．

〈臨床所見〉
57歳，急性尿遺残あり，直腸診で拡張した堅い前立腺側葉が明らかに認められる．前立腺外側に触知可能な腫大はない．理学検査で他の異常は認められない．膀胱鏡で前立腺の左側葉の突出を認める．生検により前立腺の未分化腺癌と判明．腎盂造影，骨シンチ，胸部撮影，リン酸値はすべて正常である．骨盤の CT 検査は病期診断 T 2 に相当し，精管またはリンパ管の巻込みはない．

〈治療方針〉
前立腺と骨盤所属リンパ節に対する根治的照射を実施．

〈GTV〉
前立腺内の腫瘍

〈CTV〉
CTVⅠ：左側にマージンを含めた前立腺全体．CT 検査および触診で確定する．
CTVⅡ：閉鎖膜，内外腸骨リンパ節，前仙骨リンパ節，および両腸骨リンパ節における所属リンパ節

〈PTV〉

　線束の再現性を考慮したGTV I と GTV II．臓器の動きが少しあり．

〈リスク臓器〉

　A：小腸
　B：直腸～後壁
　C：大腿骨頭

〈線量配分〉

　PTV I：66 Gy/32 Fr
　PTV II：44 Gy/22 Fr

〈リスク臓器の耐容線量〉

　A：小腸に 44 Gy 以下
　B：最小限に抑えること
　C：35 Gy 以下

〈線束〉

　PTV I，PTV II：前後左右
　　　　　　　　4門照射
　PTV I：前方1門と後方斜
　　　　入2門を合わせた
　　　　3門照射

〈患者の体位と固定〉

　PTV I，PTV II：仰臥位で
　　　　　　　　胸上に手
　　　　　　　　を組み合
　　　　　　　　わせる．
　　　　　　　　固定なし．

〈治療計画のための断面図〉

　PTV I：PTV I の中心を通る主断面
　PTV II：PTV II の中心を通る主断面．他の断面は体積を明示するために用いる．

〈線量分布計算〉

　二次元の平面であり，中心軸外の線量計算はしない．斜入補正と組織の不均質補正を行う．

〈照射法〉

　PTV I，PTV II：8 MV X 線，前方・後方・左右側方による4門照射
　　　　　　　　　線束方向：0°，180°，90°，270°
　　　　　　　　　SAD 法
　　　　　　　　　照射野：前方・後方 16 cm×16 cm（たて×よこ），左右側方 16 cm×12 cm（たて×よこ）

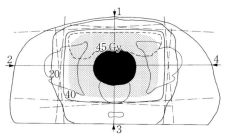

(a) 8 MV X 線でのボックス照射の線量分布（PTV I は ● の領域，PTV II は灰色領域であり，線束軸の交差点に 44 Gy 投与）

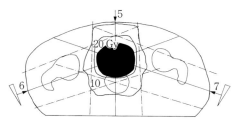

(b) 8 MV X 線での PTV I（● の領域）に対する追加照射（線束軸の交差点に 22 Gy 投与）

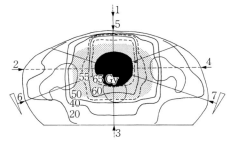

(c) 8 MV X 線での各照射法による合成線量分布（PTV I（● の領域：原発巣と前立腺）に対する7線束による線量＝66 Gy（69～66 Gy）照射分割は 32Fr/45d，PTV II（灰色領域：所属リンパ節）に対する線量＝65 Gy（68～52 Gy），照射分割は 22～32Fr/31～45 d）

図 7・57　前立腺癌における線量分布例

投与線量基準点の重みづけ：28%，28% および 22%，22%

　　PTV I：8 MV X 線，前方，左側および右側斜入線束

　　　　　線束方向：0°，250°，110°

　　　　　SAD 法

　　　　　照射野（9 cm×8 cm（たて×よこ），後方斜入 9 cm×7 cm（たて×よこ）

　　　　　後方斜入照射でウェッジフィルタ 15°使用

　　　　　線束の重みづけ：46%，27%，27%

　　　　　両方 PTV の治療を開始して PTV I の照射を行う

〈照合〉

　　位置決め写真，リニアックグラフィ×1 回/w

〈報告のための線量表示〉

　　PTV I：1．アイソセンター（投与線量基準点）

　　　　　2．最大線量と最小線量

　　PTV II：1．表示点は所属リンパ節を表示することを考慮して決定する．

　　　　　2．最小線量と最大線量

【症例 4．口腔底癌】

　口腔底癌症例の治療計画を行った場合の記載方法の一例を図 **7・58** とともに示す．

〈臨床所見〉

　58 歳，男性，左側口腔底に 4.5 cm×3.5 cm×4.0 cm の潰瘍性の腫瘍を認める．腫瘍は舌部に進展するが，正中線には浸潤していない．下顎部の唾液腺を巻き込まず，下顎骨の固定はみられない．所属リンパ節は触知せず，理学検査での異常は認めない．病期診断は T 4 N 0 M 0，生検において中分化型扁平上皮癌を認める．

〈治療方針〉

　根治的照射であり，手術はしない．また，全身的な治療ではない．

〈GTV〉

　口腔底癌として証明された腫瘍

〈CTV〉

　　CTV I：GTV＋局所的亜臨床学的進展部

　　CTV II：下顎領域，頚部，鎖骨上窩の同側所属リンパ節

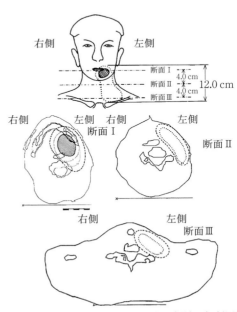

(a) 治療計画のための GTV，CTV と 3 領域の解剖図法による合成線量分布

図 7・58　口腔底癌における線量分布例

<PTV>

PTVにセットアップによる動きと変動を考慮し1cmのマージンをとる.

注意1：CTV I は，CTV II の内部にあり，外照射によるブースト照射を行わない．そのため特別なマージンを必要としない.

注意2：声帯の線量は，すべての方向でCTV周囲の同じマージンで許容できないから，処方線量を維持するために妥協されたマージンとなる．しかしながら，声帯に隣接する小さなマージンは容認できる．声帯に隣接する線束のチェックは十分に注意して照射を行わなければならない.

<リスク臓器>
　A：右側耳下腺
　B：脊髄腔

<線量配分>
　66 Gy/3 Fr/6.5 w

<リスク臓器の耐容線量>
　A：20 Gy
　B：46 Gy

<線束>
　2門

<患者の体位と固定>
独自のプラスチックキャストを用いた仰臥位，腕は体側の脇におく．上口腔にはマウスバイトを使用する.

<治療計画のための断面図>
1. GTV レベルの断面
2. 喉頭レベルの断面
3. 鎖骨上窩レベルの断面

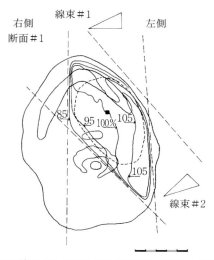

(b) 6 MV X 線による2門照射の線量分布（表示はGTVの#1レベルで85%，95%，100%，105%である．投与線量基準点はGTVの中心であり，66 Gyが投与される）

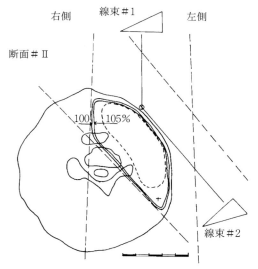

(c) 6 MV X 線による#IIレベルの2門照射の線量分布（断面は最大線量となる領域である）

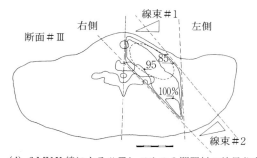

(d) 6 MV X 線による#IIIレベルの2門照射の線量分布

図 7・58 （つづき）

〈線量分布計算〉
　　ペンシルビームアルゴリズム法により三次元線量分布
〈照射法〉
　　6 MV X 線を用いた 2 門照射
　　　　照射角度：0°と140°
　　　　SAD 法，帯表面で中心軸が交差する．
　　　　照射野：14×7.4 cm（たて×よこ）
　　　　ウエッジフィルタの角度：＋30°と－30°
　　　　線束の重みづけ：なし
　　　　コリメータの回転角度：#Ⅰ　17°と#Ⅱ　0°
〈照合〉
　　位置決め写真，リニアックグラフィ×1回/w，ダイオードによる入射線量測定×2
〈報告のための線量表示〉
　1．断面#1における PTV の中心（投与線量基準点）
　2．PTV の最大線量と最小線量（それぞれ#Ⅰと#Ⅲでわかる）．最小線量は補償フィルタやビルドアップ効果を少なくするためにボーラスを断面#Ⅲに追加することで抑えることができる．
　　　最大線量＝108%（71 Gy），最小線量＝84%（55 Gy）
　3．さらに，PTV の次の線量パラメータが利用できる．
　　　平均値＝102%（標準偏差＝6.6），中間値＝101%
〈リスク臓器〉
　　脊髄腔：最大 50%＝33 Gy
　　右側唾液腺の線量：＜15%＝＜10 Gy

【症例5．大腿骨の脂肪肉腫】

　大腿骨の脂肪肉腫症例の治療計画を行った場合の記載方法の一例を図7・59に示す．

〈臨床所見〉
　38歳，男性，右後側大腿部に疼痛を伴わない腫瘤がある．臨床学的かつ放射線学的診断によって大腿二頭筋に脂肪肉腫を認め，針生検によって確認された．その後の手術によれば，腫瘍の側方部は筋肉からの突出が見られた．顕微鏡学的

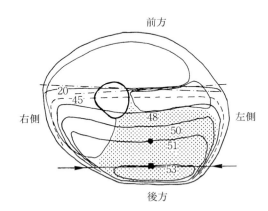

断面は PTV の中心部を示し，照射法は 90°と 270°による．大腿部の全領域の照射は避けており，線量分布の数値は絶対吸収線量を示す．PTV（●）の中心を通る線量＝51 Gy であり，この点は線束軸（■）の中心点よりも代表点として選ばれた．PTV の最大線量＝53 Gy，最小線量＝45 Gy

図 7・59　大腿骨の脂肪肉腫の 6 MV X 線による対向 2 門照射の線量分布

にグレードⅣの脂肪肉腫と診断され，外科的には根治的手術はできないと判定され，手術後に放射線治療が指示された．

〈治療方針〉
　局所再発を避けるための根治的照射
〈GTV〉
　手術後に摘出した腫瘍が認められないから，明示できない．
〈CTV〉
　右大腿部の後側断面
〈PTV〉
　セットアップによる変動を考慮し，臓器や器官の動きは無視する．
〈リスク臓器〉
　睾丸を注意して線束外に移動させる．
〈線量配分〉
　51 Gy/17 Fr/24 d
〈リスク臓器の耐容線量〉
　睾丸：最小限の線量に抑える．
〈線束〉
　側方対向2門照射，足の全断面の照射を避ける．
〈治療計画の断面図〉
　頭足方向の骨盤部から膝関節までのCTスライス55枚，大腿骨全長を通る側方断面図
〈線量分布計算〉
　三次元線量分布計算
〈照射法〉
　PTV：6 MVX線，対向2門照射
　　　　　90°と270°
　　　　　照射野：35 cm×14 cm（たて×よこ）
〈照合〉
　位置決め写真，リニアックグラフィ×1回/1 w
〈報告のための線量表示〉
　PTV：1．PTVの中心（投与線量基準点）
　　　　2．最大線量と最小線量

◎ ウェブサイト紹介

日本放射線腫瘍学会
　http://www.jastro.or.jp/
　　　主に医師の会員で構成され，放射線腫瘍学及びこれに関する研究の連絡提携及び促進をはかり，学術の発展に寄与することを目的としている．
国際放射線単位及び測定委員会（ICRU）
　http://www.icru.org/

1925年に確立された特定の主題について報告書を作成し，勧告を行っている．現在，約20の委員会があり，放射能の量と単位，放射線測定，物理的なデータ，技術的な方法などさまざまな報告書を勧告しており，国際的に貢献している．

◎ 参考図書

ICRU Report 29 : Dose specification for reporting external beam therapy with photons and electrons, International Commission on Radiation Units and Measurements, Washington, D. C, U. S. A（1978）

ICRU Report 50 : Prescribing Recording, and Reporting Photon Beam Therapy, International Commission on Radiation Units and Measurements, Washington, D. C, U. S. A（1994）

◎ 演習問題

問題 1　肉眼的腫瘍体積（GTV），臨床腫瘍体積（CTV），計画標的体積（PTV），治療体積（TV），照射体積（IV）についてそれぞれ説明せよ．

問題 2　肉眼的腫瘍体積（GTV），臨床腫瘍体積（CTV），計画標的体積（PTV），治療体積（TV），照射体積（IV）を小さい体積の順番に並べよ．

問題 3　1門照射，対向2門照射（均等照射），対向2門照射（重みづけ照射），ウエッジ直交2門照射，3門照射，ボックス照射，振子照射，回転照射における投与線量基準点（ICRU基準点）の位置はどこか，それぞれ図で示し，説明せよ．

7・3 線量計測

本節では，線量の定義と単位，空洞理論，患者への投与線量の決定に必要な深部線量百分率，組織最大線量などのビームデータの取得法などについて学ぶ．線量計測は患者に最適な吸収線量を投与するための基本となるため，確実に修得する必要がある．

7・3・1 線量の定義と単位[4),5)]

i) 吸収線量〔J/kg, Gy〕

放射線の通過した物質がその放射線からどの程度のエネルギーを吸収したかを表す単位であり，次式で表される．単位は J/kg, Gy である．

$$D = d\varepsilon/dm \tag{7・1}$$

ここで，$d\varepsilon$ は吸収した放射線のエネルギー，dm は質量である．

ii) カーマ〔J/kg, Gy〕

X・γ線（非荷電粒子）が物質の単位質量当たりに転移したエネルギーであり，次式で表される．単位は J/kg, Gy である．

$$K = dE_{tr}/dm \tag{7・2}$$

ここで，dE_{tr} は非荷電性放射線（X線，γ線，中性子線）によって生成された荷電粒子の，初期運動エネルギーの総和，dm は質量である．

iii) カーマと吸収線量の違い

放射線と物質の相互作用の結果，ある点でのエネルギー付与がカーマであり，二次電子の連続減速飛程に沿ったエネルギー損失が吸収線量である．吸収線量は制動放射線によるエネルギー損失は含まない．また，カーマと吸収線量は同じ位置では起こらない（**図 7・60**）．

$$D = (1-g)K = K \cdot \frac{\mu_{en}/\rho}{\mu_{tr}/\rho} \tag{7・3}$$

ここで，D は吸収線量，g は制動放射によって放出されるエネルギーの割合，μ_{en}/ρ は質量エネルギー吸収係数，μ_{tr}/ρ は質量エネルギー転移係数，ρ は密度である．

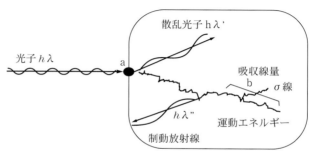

図 7・60 カーマと吸収線量
点 a でのエネルギー付与：カーマ，b に沿ったエネルギー付与：吸収線量

iv) シーマ〔J/kg, Gy〕

入射粒子が荷電粒子のとき，その入射荷電粒子エネルギーのうち，単位質量当たり衝突したエネルギー量であり，次式で表される．単位は J/kg, Gy である．

$$C = dE_c/dm \tag{7・4}$$

ここで，dE_c は二次次電子を除く，荷電粒子の単位質量当たり衝突したエネルギー量であり，dm は質量である．

カーマとシーマの違いは，カーマは外へ出ていく荷電粒子に付与されるエネルギーであり，シーマは入射荷電粒子によって起こる電子衝突で失われるエネルギーである．

v) 照射線量〔$C \cdot kg^{-1}$〕

X・γ線が空気中を通過する時に作る電気量であり，次式で表される．単位は $C \cdot kg^{-1}$ である．

$$X = dQ/dm \tag{7・5}$$

ここで，dQ は空気中の光子によって作られたすべての電子が，空気中で完全に停止するまでに作られるイオンの正または負のどちらか一方の全電荷，dm は質量である．

vi) フルエンス〔m^{-2}〕

放射線場のある点における単位面積を通過する粒子数であり，ラテン語の流れるに関係する言葉である．次式で表され，単位は m^{-2} である．

$$\Phi = dN/da \tag{7・6}$$

ここで，dN は粒子数，da は球の断面積である．

vii) エネルギーフルエンス〔Jm^{-2}〕

放射線場のある点における単位面積を通過する粒子のエネルギーであり，次式で表され，単位は Jm^{-2} である．

$$\Psi = dE/da \tag{7・7}$$

ここで，$d\Phi$ は粒子のエネルギー，dt は単位時間である．

viii) 阻止能〔cm^{-1}〕

線阻止能 S は荷電粒子が物質を通過するとき，その単位長さ（dl）当たりのエネルギー損失（$-dE$）をいい，次式で表される．エネルギーの損失に注目しており，単位は cm^{-1} である．

$$S = \frac{-dE}{dl} \tag{7・8}$$

阻止能は放射線の電荷の 2 乗，質量，物質の電子数密度に比例し，その速さの 2 乗に反比例する．

質量阻止能は，線阻止能を密度で割った量である．

ix) 線エネルギー付与（$L_Δ$）

放射線が物質の単位長さ（dl）あたりの局所的な部分に与えるエネルギーの量であり，荷電粒子の通路に沿った限定された容積内に付与されるエネルギー（$-dE$）である．

線エネルギー付与 $L_Δ$ は次式で表される．

$$\left[L_Δ = \frac{-dE}{dl}\right]_Δ \tag{7・9}$$

x) 質量エネルギー転移係数（$μ_{tr}/ρ$）

光子エネルギーのうち，荷電粒子の運動エネルギーに転移する割合を示す係数をいい，エネルギーフルエンスをカーマに関連づけるのに用いられる．

xi) 質量エネルギー吸収係数（$μ_{en}/ρ$）

荷電粒子の運動エネルギーに転換したすべてのエネルギーが，物質に吸収されるとは限らない．これは，荷電粒子エネルギーのうち，ある割合 g が光子エネルギーに変換（制動放射線）のためである．

質量エネルギー転移係数と質量エネルギー吸収係数の関係は次式で表される．

$$\frac{μ_{en}}{ρ} = \frac{μ_{tr}}{ρ}(1-g) \tag{7・10}$$

7・3・2 二次電子平衡

二次電子平衡には，前方二次電子平衡および側方二次電子平衡がある[6]．

前方二次電子平衡では，光子の場合，二次電子平衡とは一次放射線が物質内のある点で発生した二次電子の初期運動エネルギーとの点に付与された二次電子の初期運動エネルギーとが等しい場合をいう（**図7・61**）．

図7・61（a）では，光子の減弱はなく，同数の電子飛跡（100）がAからBまで移動すると仮定する．ここでDを調べると，A，B，C，Dのそれぞれで動き始めた100の飛跡からなる400の飛跡が通過している．Dでの電離を測定すると，それはAが起点となる飛跡によって生じる全電離と同じになる．吸収線量はそれぞれの正方形の箇所で生じる電離に比例する．表面から深さRまでの部分はビルドアップ領域とよばれる．また，それ以降の部分は，任意の容積内で動き出した電子と同数の電子がその容積内で静止する電子平行領域である．

図7・61（b）では，電子平衡が成立していない．ここでは，A-B，B-Cなどの同じ距離の区間で減少率5％で指数関数的に減弱されると仮定する．連続するA，B，Cなどの正方形の中で移動する電子数は，それぞれ100，95，90，86，82，78である．正方形Dの中での電離は，Aで発生した100個の電子飛跡，Bでの95などで構成される．Dでの電離はAを起点とする飛跡による全電離よりも少ない．ピークは吸収専用曲線上に生じ，この点の電子平衡は成立しているが，他の物質内のどの場所においても真の電子平衡は成立しない．カーマは連続的に減少するが，吸収線量はビルドアップを示すが，その後は光子ビームの減弱のために減少する．この平衡厚よりも十分深いところでは，吸収線量とカーマはともに指数関数的に減

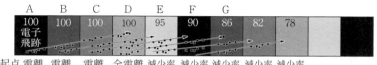

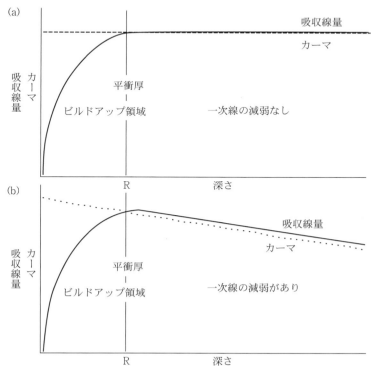

図 7・61 前方二次電子平衡

少する．制動放射線による損失を無視すると吸収線量はカーマ曲線よりも常に上側に位置する．

側方二次電子平衡では，図 7・62 において，光子の場合，点 A は十分にビーム内にあり，点のすべての方向から来る同数の電子飛跡を受け，二次電子平衡が成立する．点 B もまだビーム内にあるが，左側からは点 A と同じ電子飛跡にさらされるが，右側からは数個の飛跡を受ける．点 C は完全に光子ビーム外にあるがそれでもいくつかの電子飛跡を受けるが，二次電子平衡は成立せず，この現象は半影を増加させることになる．

7・3・3　ブラッグ-グレイの空洞理論

i）空洞理論

ブラッグ-グレイの空洞理論が成立する条件は次のとおりである[7],[8]．

・空洞がない場合は，荷電粒子平衡が成立する．
・荷電粒子のフルエンス，または，そのエネルギーと方向の分布に影響しない．
・空洞中で生成される荷電粒子は無視できるか，または，空洞の気体と質量が等し

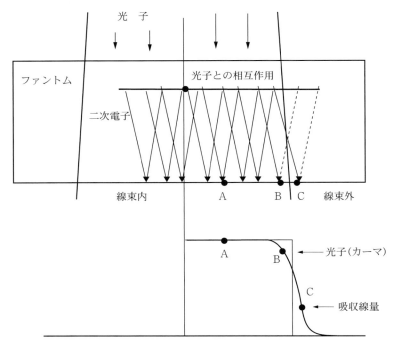

図7・62　側方二次電子平衡

い周囲の媒質中で生成される荷電粒子の量との差がない．
・質量阻止能比はエネルギーによって変化しない．
・二次荷電粒子は連続減速飛程，すなわち非常に小さなエネルギー損失事象を多数回行うことによってエネルギーを失う．
・電離箱の大きさに対して十分に大きな照射野で測定する必要がある．
・極小照射野（3 cm×3 cm 以下）では，二次電子平衡が成立しない．

　空洞理論は，媒質中のある点に微小空洞を考える．この空洞の大きさは媒質中に空洞を挿入したことによって二次電子数やその分布が変化を受けることはないと仮定している．そうすれば，空洞を通過するすべての二次電子は，周囲の媒質によって生成したものであると考えられる（**図7・63**）．

　吸収線量Dは次式で表される．

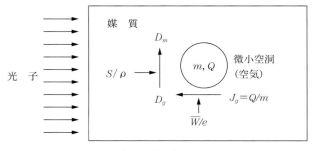

図7・63　ブラッグ-グレイの空洞理論

$$D_m = J_g \cdot \left(\frac{\overline{W}_g}{e}\right) \cdot \left(\frac{S}{\rho}\right)_{m,g} \quad (7 \cdot 11)$$

ここで,
D_m：媒質の吸収線量
J_g：空気中で1イオン対の運ぶ電気量
$\overline{W}_g/e$：空気中で1イオン対を作るのに必要な平均エネルギー
S/ρ：空気に対する媒質の衝突質量阻能比

ii) 空洞理論による吸収線量測定

吸収線量の決定では，空気の吸収線量を最初に求め，次に電離箱線量計の電離箱壁物質の吸収線量を決定し，最終的に物質中の吸収線量を算出する手順をとる．この計算過程では，質量阻止能比が深く関係をしている．例えば，**図7·64**においてファントム中の吸収線量は次式による．

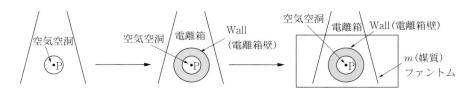

空気の吸収線量：D_g　　電離箱壁物質の吸収線量：D_{wall}　　ファントム中の吸収線量：D_m

図7·64　電離箱線計による吸収線量測定

空気の吸収線量は次式で表される．
$$D_g = J_g \cdot \left(\frac{\overline{W}_g}{e}\right) \quad (7 \cdot 12)$$

次に電離箱壁物質の吸収線量は次式で表される
$$D_g = J_g \cdot \left(\frac{W_g}{e}\right) \cdot \left(\frac{S}{\rho}\right)_{wall,g} = D_g \cdot \left(\frac{S}{\rho}\right)_{wall,g} \quad (7 \cdot 13)$$

最終的に，ファントム中の吸収線量は次式による．
$$D_g = J_g \cdot \left(\frac{W_g}{e}\right) \cdot \left(\frac{S}{\rho}\right)_{wall,g} \cdot \left(\frac{S}{\rho}\right)_{m,wall} = D_g \cdot \left(\frac{S}{\rho}\right)_{m,g} \quad (7 \cdot 14)$$

7·3·4　線量計

i) 放射線治療に用いられる線量計

線量計には，さまざまな種類と形状のものがある．**表7·2**に線量計の特徴を示す[9]．放射線治療において絶対測定や相対測定に用いられるのは，主に電離箱線量計とカロリメータである．電離箱線量計，フリッケ線量計，カロリメータは吸収線量の絶対測定が可能である．電離箱線量計は，測定精度は高く，測定は簡便に行え，円筒形電離箱や平行平板形電離箱が用いられている．カロリメータは，わが国においてカーボンカロリメータとして国家標準に用いられている．フリッケ線量計は，個々の施設の放射線治療線量の精度を評価するために郵送線量計として用いられていたが，この役目は，現在ではガラスバッジ線量計に取って代わられた．線量

第7章 外部照射治療技術

表 7・2 放射線治療で使用する線量計

線量計	絶対線量評価	線量分布評価	精度	特徴
電離箱	◎	△	高	測定は簡便
フリッケ線量計	◎	×	高	試薬管理
カロリメータ	◎	×	高	水標準線量の校正
フィルム	×	◎	中	現像機が必要
TLD・ガラス	△	○	中	校正必要
ガフクロミックフィルム	△	◎	中	高　価
半導体	△	△	中	In vivo
MOSFET	○	△	高	微小検出器
Bang gel	×	○	低	MRI が必要

分布の評価のために工業用フィルムやガフクロミックが用いられるが，測定精度は高くなく，製造ムラがあるなど問題も多い．ガラスバッチや半導体検出器は，射出線量などのインビボ線量測定に用いられることがあるが，線量校正を行って照射線量から吸収線量を求めなければならず問題も多い．その他の線量計は，現時点で臨床現場での線量測定には煩雑性や精度の観点から実用に不向きである．

ii) 電離箱線量計

絶対測定には空洞原理を利用した電離箱線量計が使用される．電離箱線量計には，平行平板形電離箱線量計（表面線量測定に有利）と円筒形電離箱線量計（ファーマ形）がある．照射精度を維持するために，国家標準線量計とのトレーサビリティを行う必要がある．トレーサビリティとは，「使用者の計測器がどういう経路で校正されたかがわかり，その経路がきちんと国家標準までたどれること」を指す．わが国では，臨床現場で用いるリファレンス線量計やフィールド線量計は，1年に1回以上の線量校正を実施するよう勧告されている[9]．

iii) 線量計の校正

臨床現場で用いる電離箱線量計は，必ず国家標準線量計と電離箱線量計の比較校正を行わなければならない．線量校正において，一次標準では $^{60}Co\gamma$ 線によるカロリメータを用いた水吸収線量測定を行い，次式により水吸収線量校正定数 $N_{D,X}$ を評価する[10]．

$$N_{D,X} = D/M \tag{7・15}$$

ここで，D：国家標準線量計（カロリメータ）の水吸収線量
　　　　M：電離箱の測定値

二次標準では，電離箱どうしの $^{60}Co\gamma$ 線による水吸収線量測定を行い，水吸収線量校正定数 $N_{D,X}$ を評価する（**図 7・65**）．

iv) 空洞電離箱線量計

放射線治療に用いられる円筒形電離箱線量計，平行平板形電離箱線量計，モニタ線量計などは空洞電離箱線量計である．診断用X線測定に用いられる 200 keV 以下のエネルギーのX線に対する開放型空気電離箱は全体が約 70×70 cm² の大きさ

で大型であり，X線エネルギーが高くなると二次電子の飛程も長くなる．したがって，高エネルギー放射線の測定では，線量計はさらに大きい電離容積を必要とするため実際上の測定は不可能である．また，開放型電離箱はファントム中の線量測定やいろいろな方向からのX線，γ線の測定にも不便である．このような欠点を補うために，線量計を小形にするために空気の一部だけを残して，その周りを原子組成が空気に近く，密度だけが大きい物質の壁で囲む空洞

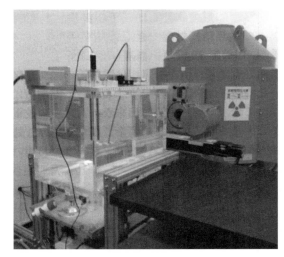

図7・65　二次標準二電離箱線量計の校正

電離箱が考えられた．そうではあるが，空洞電離箱では電子平衡を成立させるために，電離箱線量計にはある程度の平衡厚の壁が必要になる[8]．

a)　空洞空気壁電離箱の必要条件

空洞空気壁電離箱の必要条件は次の通りである．
- 壁物質などの質量エネルギー吸収係数，および阻止能がそのエネルギーについてわかっていること．
- 電離箱壁の厚さが二次電子平衡厚以上であること．
- 電離箱壁による1次線，γ線の補正ができること．
- 空洞内の電離電流が正確に測定できること．
- 空洞内の空気の気圧と温度が正確に測定できること．

b)　空洞電離箱線量計の特徴

空洞電離箱線量計の特徴は次のとおりである．
- 高エネルギー領域（3～30 MeV）の放射線の線量測定に対しても非常に小さく作ることができる．
- 固体の密度は空気の密度の1000倍であるから，固体物質中の二次電子の飛程が大気中の約1/1000になり，空洞には大きな空気容積を必要としない．
- いろいろな方向から放射線場を測定できる．
- 空気壁の材質の違いが吸収線量の決定に影響する．
- 光子，電子線，および中性子の線量測定のためにさまざまな設計製作が可能である．
- 気体空洞は，ファントム表面やいろいろな深さでの深部線量の変化を測定するために，電離容積を大変小さく，かつ薄くでき，円筒型や平板形に作製できる．
- 収集した電荷は，電離箱を電位計に接続することによってリアルタイムに測定できる．
- コンデンサ形電離箱であればケーブルを接続しないで使用できる．

c) 実用的な電離箱線量計

電離箱線量計の測定原理を簡単に述べる．放射線が電離箱線量計に入射すると入射電子は空気を電離して正イオンと負イオンを生じる．電場がないとすぐ再結合してイオン電流は流れない．電場があれば，正イオンは高圧電極へ移動し，負イオンは収集電極に移動して電離電流として捕らえられる．微小なイオン電流は高抵抗をもつ電位計，また優れたオペアンプで出力電圧を測定する．

実用的な電離箱線量計は次の特徴をもつ必要がある．
・絶対線量へ換算ができる．
・測定精度が高い．
・測定値の即時読み出しができる．
・放射線治療に用いる放射線の種類とエネルギーに適宜適用できる．
・積算線量および線量率の測定ができ，測定範囲が広い．
・電離箱の種類によって表面線量の線量評価ができる．
・電離箱の材質がファントム物質に一致している．
・電離箱の大きさが小さい．

v）電離箱線量計

円筒形電離箱線量計，平行平板形電離箱線量計，モニタ線量計の特徴は次のとおりである．円筒形電離箱線量計は指頭形電離箱線量計とも呼ばれる．電離箱線量計を構成する電位計と電離箱を図 7・66 に示す．

a）円筒形電離箱線量計

円筒形電離箱線量計は次の特徴がある．
・電離容積は 0.01〜1.0 cm³ であり，球形または指頭形である．
・円筒形電離箱線量計はステム軸による放射線の減弱がある．
・照射されるステムとケーブルの長さによる電荷の誘導（ステム効果）がある．
・通常，±200 V〜±500 V の高電圧が電離箱壁（高圧電極）に印加され，集電極は電位計に接続され接地電位に保たれている．
・電離箱壁と集電極は絶縁体で保護されている．
・高圧電極の絶縁体を通ってリークする電離電流はステム全体を通り接地された保護電極によって遮断される．

また，電離箱壁の厚さは，荷電粒子平衡が存在するために次の条件が必要になる．

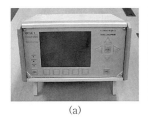
(a)
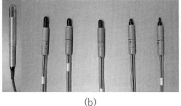
(b)
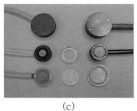
(c)

図 7・66　電離箱線量計
（a）電位計，（b）円筒形電離箱，（c）平行平板形電離箱

- 電離箱壁以外で発生する二次電子を空洞に入り込まないようにする．
- 電離箱壁物質と相互作用で生じた時に電子のフルエンスやスペクトルが空洞で平衡となるように十分な厚さにする．
- 電離箱壁の物質は空気等価物質が用いられ，空気と等しい原子番号（Z＝7.78）で作られ，壁材には，グラファイト，ポリスチレン，アクリルなどが用いられる．
- 電離箱の内壁は導電性でなければならず，誘電層として炭素のコロイド粒子が内面に塗布されている．

さらに，円筒形電離箱線量計の集電極は次の条件が必要である．

- 集電極は正電極の役目を行い，壁材と同一物質で作られるのが良い．
- 通常は，放射線の減弱を無視できるポリスチレン，ポリエチレン，ルサイト，ナイロン，ポリエステルフィルムなどが使用される．
- 絶縁物質の汚れや水分の付着はリークの原因となるので，清潔に保たなければならない．

b) 平行平板形電離箱線量計

平行平板形電離箱線量計は次の特徴を有する．

- 入射窓を薄膜で作製し，入射電子線やX線の窓による吸収と散乱を最小にしている．
- 空気層は 0.5 mm ぐらいに薄く作ることができるので，ビルドアップ領域や線量勾配の急激なところの線量測定に有用である．
- 電離箱は 0.01〜0.03 mm のポリエステルフィルム，ポリスチレン，雲母などの薄箔で作製される．
- 正負の印加電圧によって電位計に流れる電流は異なる（極性効果）から，真のイオン電流は正負の電極で測定したイオン電流を平均して求める．
- 非常に薄い空気電離層または保護リングを設けて放射線場の乱れ（擾乱効果）を小さくしている．
- 集電極は 0.1 mm 以下と非常に薄く，極性効果を小さくするため薄い絶縁層の上に密着させ，前壁と後壁はグラファイトのような単一物質からなる．

c) モニタ線量計

モニタ線量計は次の特徴がある．

- 医用電子加速器は，モニタ線量計と呼ばれる2系統の独立した透過型電離箱線量計を設けており，線量率，積算線量，平坦度，対称性を表示する．
- 最大利用ビームの断面での線量分布を監視するために隔たった2点以上の線量を検出でき，その指示値が極端に変化した場合に，自動的に照射を停止できる機構になっている．
- 開放型と密閉型があり，開放型では温度と気圧の補正が必要になる．
- パルスあたりの放射線場が高いときには，イオン再結合の損失が問題になる．

d) リファレンス（基準）線量計

リファレンス（基準）線量計の特徴は次のようである．フィールド線量計も同様である．

- 施設の基準線量計（MU校正値のチェック，比較校正などで使用する）である．

- 日常の線量測定はフィールド線量計を用いる．
- トレーサビリティを有する．
- 国家標準との比較校正は1年に1回行う．
- 国家標準との比較校正は電離箱，電位計，ケーブルの一連のシステムで1セットとする．
- 校正定数は電位計レンジごとに必要である．

vi) 電離箱線量計の使用上の注意

電離箱線量計は日常使用で衝撃などを加えないように注意して使用しなければならない．電離箱線量計を正常に動作させるためには，暗電流，ステム効果，後方散乱，方向依存性などにも気をつける必要がある．

- 暗電流とは，放射線を照射しない状態で外部から電流の流入・流出がある状態のことをいい，原因はコネクタの接続状態の悪さ，ケーブルへの物理的刺激によるものである．
- 電位計のリークとは，コンデンサに蓄えられた積算電荷が放電することである．
- ステム効果とは，放射線をステム部やケーブルに照射することにより，不必要な電流の流入や流出があることである．
- 後方散乱は，放射線の入射方向の違いによる感度の変化のことである．
- 方向依存性とは，入射放射線がファントムから電離箱に跳ねかえって入射する放射線のことである．

また，電離箱線量計は，使用する際に次のような確認が必要になる．

- 使用時に適切な印加電圧を選択する．高い印加電圧による絶縁破壊に注意が必要である．
- 大きな衝撃で指頭形の収電極が偏芯することがあり，集電極の変形や導電膜の剥離に注意が必要である．
- 電離箱を取り扱う際には，衝撃を与えないようにしなければならない
- 暗電流の影響となる高湿度や埃の影響を受けないように保管場所に注意する必要がある．
- 電離箱のコネクタ部は，外見上汚れたように見えても絶対に拭き取ってはいけない．

7・3・5 ファントム

i) ファントムとは

エネルギーフルエンスや吸収などのエネルギーと量がわかっている電離放射線を人体に照射した場合に，放射線は吸収，散乱され，その結果，エネルギーと量は変化する．人体内でのこれらの変化を直接測定することは困難であり，人体の代用としてファントムが用いられる[8),11)]．ファントムとは，組織等価物質で作られた人体模型のことである．組織等価物質とは電離放射線の吸収と散乱の相互作用が人体に類似した物質のことである．放射線治療における吸収線量測定では，ファントムには水が基準として使用される[9)]．

ii） 放射線治療用ファントム

測定用ファントムは，放射線と物質の相互作用が人体組織と同じでなければならない．そのためには，質量減弱係数，質量エネルギー吸収係数，質量阻止能，質量角散乱能，比重が組織に近似する必要がある．これらの物理量は実際に測定することは難しく，通常，ファントムの質量密度，電子密度，実効原子番号が水と等価であれば組織ファントムとみなされる．

放射線治療用の基準ファントムは水（基準媒質）であり，病巣線量は水吸収線量として評価する．水等価固体ファントムが用いられることがあるが，水中と同じ電子エネルギースペクトルを有し，水と固体ファントムの深さは等価深になるようにしなければならない．また，水と固体ファントムは電子フルエンスの絶対量の比が同じであり，質量衝突阻止能比が同じにならなければならない[8),11)]．

標準計測法12[12)]では，水等価固体ファントムは，電子線測定で用いられるが，その場合の条件は線量半価深 R_{50} が $4.3\,\mathrm{g/cm^2}$（10 MeV）未満で使用が可能である．図7・67に水ファントムと水等価ファントムを示し，表7・3に放射線治療に用いられるファントムの密度，実効原子番号，質量密度を示す．

iii） 水等価固体ファントムの補正

電子線測定において水等価固体ファントムを使用する場合には補正が必要である．その補正係数は，深さスケーリング係数 c_{pl} とフルエンススケーリング係数 h_{pl} である[6)]．

a） 深さスケーリング係数

水中の深さを d_w，水等価固体ファントム中の深さを d_{pl}，水の平均透過能を $Z_{av,w}$，水等価固体ファントム中の平均透過能を $Z_{av,pl}$ とする（図7・68）．換算した水中の深さは次式で求まる．

$$d_w = d_{pl} \cdot \frac{Z_{av,w}}{Z_{av,pl}} = d_{pl} \cdot c_{pl} \tag{7・16}$$

深さスケーリング係数（c_{pl}）は次式で表される．

$$c_{pl} = \frac{Z_{av,w}}{Z_{av,pl}} \tag{7・17}$$

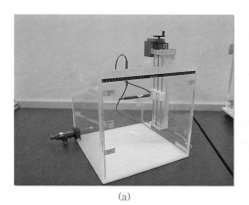 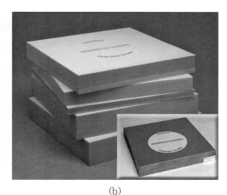

(a)　　　　　　　　　　　　　(b)

図7・67　代表的なファントム
(a) 水ファントム，(b) 水等価固体ファントム

表 7・3 さまざまなファントムの物理量

ファントム	密度 (kg/m³)	実効原子番号	電子密度 (×10²⁶ elec/kg)
（筋肉等価物質）			
筋肉	1040	7.64	3.312
水	1000	7.51	3.343
MixDP	1000	7.57	3.344
ポリスチレン	1044	5.74	3.238
アクリル	1180	6.56	3.248
タフウォータ	1010	7.96	3.252
RW-1	970	8.29	2.742
RW-2	1110	9.90	3.201
WT-1	1020	7.92	3.249
A-1 SO	1120	7.37	3.305
M 3	1050	7.67	3.341
MixD	990	7.55	3.401
マイラ	1400	6.71	3.134
ナイロン-6	1130	6.71	3.299
パラフィン	930	5.51	3.453
Temex	1010	7.93	3.291
Alderson muscle A	1000	7.86	3.272
（肺等価物質）			
タフラング	300	8.09	3.211
Aldesrson lung	320	8.95	3.177
LN 10/75	310	7.67	3.254
（皮質骨等価物質）			
皮質骨	1650	12.31	3.192
タフボーン BE-H	1500	12.42	3.154
S 85	1870	13.92	3.086
アルミニウム	2699	13.00	2.902
（他の組織等価物質）			
空気	1.293	7.78	3.006
脂肪	916	6.46	3.340

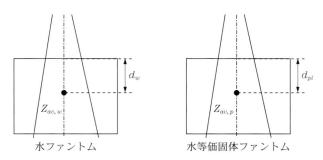

図 7・68 水ファントムと水等価固体ファントムの違い

b) フルエンススケーリング係数

水中の深さ d_w での電離箱の指示値を M_w，d_{pl} での電離箱の指示値を M_{pl} とすれば，フルエンススケーリング係数 h_{pl} は次式で表される．ただし，電離箱の指示値は最大電離深で測定した値である．フルエンスの相違は物質の散乱特性の相違に

表 7・4　水等価固体ファントムの構成組成およびパラメータ

	水	Solid water WT1	Solid water RMI-457	Plastic water	Virtual water	Tough water WE211	Poly styrene	PMMA	A-150	MixDP
				構成成分：重量比						
H	0.1119	0.081	0.0809	0.0925	0.0770	0.0821	0.0774	0.0805	0.1013	0.1277
C		0.672	0.6722	0.6282	0.6874	0.6633	0.9226	0.5998	0.7755	0.7682
N		0.024	0.0240	0.0100	0.0227	0.0221			0.0351	
O	0.8881	0.199	0.1984	0.1794	0.1886	0.2065		0.3196	0.0623	0.0511
F									0.0174	
Mg										0.0386
Cl		0.001	0.0013	0.0096	0.0013	0.0040				
Ca		0.023	0.0232	0.0795	0.0231	0.0220			0.0184	
Ti										0.0144
Br				0.0003						
				パラメータ						
密度[*1]	1.000	1.020	1.030	1.013	1.030	1.017	1.060	1.190	1.127	1.0
電子密度[*2]	3.34.E+23	3.25.E+23	3.25.E+23	3.28.E+23	3.24.E+23	3.25.E+23	3.24.E+23	3.25.E+23	3.31.E+23	3.38.E+23
電子濃度[*3]	3.34.E+23	3.31.E+23	3.35.E+23	3.32.E+23	3.33.E+23	3.31.E+23	3.43.E+23	3.87.E+23	3.73.E+23	3.38.E+23
Z_1[*4]	7.42	7.38	7.40	9.37	7.39	7.42	5.70	6.47	6.88	7.02
Z_1[*5]	6.60	5.95	5.96	6.69	5.97	5.97	5.85	6.86	5.49	5.38
c_{pl}	1.0	—	0.946	0.982	0.946	0.953	0.922	0.941	0.948	0.972[*6]
h_{pl}	1.0		1.008	0.998	1.014[*5]	1.019[*6]	1.026	1.009	—	1.037[*6]

[*1]　g/cm³　　　[*2]　電子数/e　　　[*3]　電子数/cm³　　　[*4]　光電効果に対する実効原子番号（係数 2.94）
[*5]　電子に対する平均電子番号　　　[*6]　斎藤ら[14]
c_{pl}：電子線に対する深さスケーリング係数[1)]　　h_{pl}：電子線に対するフルエンススケーリング係数[1)]

よるものである[12)].

$$h_{pl} = \frac{M_w}{M_{pl}} \quad (7 \cdot 18)$$

最終的には，水等価固体ファントムで測定した吸収線量は必ず水ファントムの吸収線量に変換しなければならない．

また水等価固体ファントムの構成組成およびパラメータを**表7・4**に示す．

7・3・6　深部線量比に関する用語

放射線治療において処方線量を計算するために必要な深部線量比に関する用語には，深部線量百分率，深部電離量百分率，組織空中線量比，組織ファントム線量比，組織最大線量比などさまざまなものがある[5),9)]．**表7・5**に深部線量比と略語の関係を示す．

7・3・7　線量計算に必要なビームデータ

i) 深部線量百分率（percentage depth-dose：PDD）

表面の照射野が A_0 のとき，ビーム軸上の深さ d の点における深部線量百分率 $PDD(d, A_0)$ は次式で求められる．PDDには表面の照射野 A_0 を用いる（**図7・69**）．

表 7・5 深部線量比に関する用語

深部線量百分率	—— PDD (percentage depth-dose)
深部電離量百分率	—— PDI (percentage depth-ionization)
組織空中線量比	—— TAR (tissue-air ratio)
組織最大線量比	—— TMR (tissue-maximum ratio)
組織ファントム線量比	—— TPR (tissue-phantom ratio)
軸外線量比	—— OAR (off-axis ratio, OCR (off-center ratio)
出力係数	—— OPF (output factor)
ウエッジ係数	—— WF (wedge factor)
散乱係数	—— SF (scatter factor)

$$\mathrm{PDD}(d, A_0) = 100 \cdot D(d, A_0)/D_r(A_0) \quad (7\cdot 19)$$

ただし，$D_r(A_0)$ は基準点 d_r の吸収線量，$D(d, A_0)$ は任意の深さ d における吸収線量である．

PDD は1門照射において，そのビーム軸上の深さに対する吸収線量（Gy）の違いにより得られる曲線をいう（**図 7・70, 7・71**）．測定は線源表面間距離（SSD）を一定にして行う．X線，γ線は，物質中でほぼ指数関数的に減弱し，高エネルギーほど深部に到達し，PDD が大きい．PDD は SSD 一定照射法での X 線，γ線の固定照射および電子線照射，そして表在 X 線照射時の線量計算に主に用いられる．

また，PDD は次の特徴がある．

① 線源表面間距離（SSD）を一定にして測定する．
② SSD が大きいほど大きくなる．
③ 線量率（出力）が変動しても変わらない．
④ X 線および電子線のエネルギーが高いほど大きくなる．

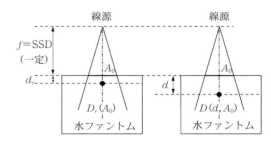

図 7・69 深部線量百分率

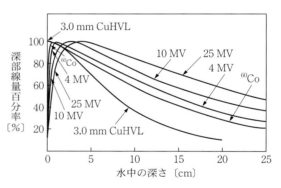

図 7・70 X 線の深部線量百分率

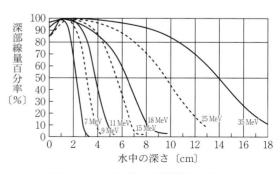

図 7・71 電子線の深部線量百分率

⑤ 照射野サイズが大きくなれば大きくなる．
⑥ 電子線の場合には，PDDは照射筒（アプリケータ）の材質，形状，長さによって変化する．
⑦ 同じエネルギーと照射野でも治療装置よって変わる
⑧ X線，γ線の水中の最大深は100 kV X線で0 cm（表面で最大），^{60}Co γ線で0.5 cm，4 MV X線で1.0 cm，6 MV X線で1.5 cm，8 MV X線で2.0 cm，10 MV X線で2.5 cmである．
⑨ 電子線の水中の最大深はエネルギーが大きくなると深くなる．
⑩ PDDの測定では，円筒形電離箱の中心は実効中心に合わせる．
⑪ 臨床現場ではPDDは必ず測定しなければならない．

ii) 深部電離量百分率（percentage depth-ionization：PDI）

表面の照射野がA_0のとき，ビーム軸上の深さdの点における深部電離量百分率PDD(d, A_0)は次式で求められる．PDIには表面の照射野A_0を用いる（図7・72）．

$$\text{PDI}(d, A_0) = 100 \cdot X(d, A_0)/X_r(A_0) \quad (7\cdot 20)$$

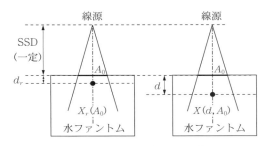

図7・72 深部電離量百分率

ただし，$X_r(A_0)$は基準点d_rの照射線量，$X(d, A_0)$は任意の深さdにおける照射線量〔C/kg〕である．PDDは1門照射において，そのビーム軸上の深さに対する照射線量〔C/kg〕の違いにより得られる曲線をいう．線源表面間距離（SSD）を一定にして測定する．

また，深部電離量百分率の特徴は深部線量百分率の場合と同じである．

iii) 組織空中線量比（tissue air ratio：TAR）

主として^{60}Co γ線，または数MV以下のX線に対して用いる．TARは次式で定義する．

$$\text{TAR}(d, A) = D(d, A)/D_{\Delta m}(A) \quad (7\cdot 21)$$

ただし，Dと$D_{\Delta m}$とはビーム軸上で線源からの距離が同じ点の値とする．$D_{\Delta m}$は自由空間内（空中）に置かれた質量Δmの中心での組織吸収線量をいう．$D(d, A)$は任意の深さdにおける吸収線量〔Gy〕である．TARは，深部での照射野Aを用いる（図7・73）．空気中での最大深の吸収線量の測定では，円筒形電離箱線

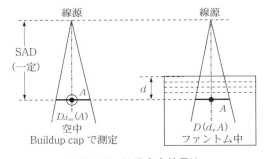

図7・73 組織空中線量比

量計にビルドアップキャップをかぶせる．
　また，TAR は次の特徴がある．
① X 線および γ 線の測定に用いられる．電子線の測定には用いない．
② 線源回転軸間距離（SAD）を一定にして測定する．
③ SAD が変化しても変わらない．
④ 線量率（出力）が変動しても変わらない．
⑤ 照射野サイズが大きくなれば大きくなる．
⑥ TAR の測定では，円筒形電離箱の中心は実効中心に合わせる．
⑦ 臨床現場では TAR は必ず測定しなければならない．

iv） 組織最大線量比（tissue-maximum ratio：TMR）

　TMR は SAD（または STD）を一定とした照射法で，X 線，γ 線の照射時の線量計算に主として用いられる．TMR は次式で定義する．
$$\mathrm{TMR}(d, A) = D(d, A)/D_{\max}(A) \tag{7・22}$$
ただし，$D_{\max}(A)$ は最大深 $d_{\max}$ の吸収線量，$D(d, A)$ は任意の深さ d における吸収線量である．$D(d, A)$ と $D_{\max}(A)$ とはビーム軸上で線源からの距離が同じ点の吸収線量とする．TMR には，深部での照射野 A を用いる．TMR は SAD を一定とし，測定点の位置は変わらず，ファントムを電離箱線量計の上に乗せ，深さを変えて測定する（**図 7・74**）．

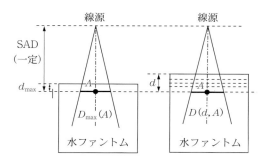

図 7・74　組織最大線量比

　また，TMR は次の特徴がある．
① X 線および γ 線の測定に用いられる．電子線の測定には用いない．
② 線源回転軸間距離（SAD）を一定にして測定する．
③ SAD が変化しても変わらない．
④ 線量率（出力）が変動しても変わらない．
⑤ X 線エネルギーが高いほど大きくなる．
⑥ 照射野サイズが大きくなれば大きくなる．
⑦ 同じエネルギーと照射野であっても治療装置よって変わる
⑧ TMR の測定では，円筒形電離箱線量計の中心は実効中心に合わせる．
⑨ 臨床現場では TMR は必ず測定しなければならない．

v） 組織ファントム線量比（tissue-phantom ratio：TPR）

　すべての照射条件を同じにしたとき，ファントム内のある深さの点の吸収線量とファントム内の同じ点での深さを基準深とした場合の吸収線量の比である．TPR は次式で定義する．
$$\mathrm{TPR}(d, A) = D(d, A)/D_r(A) \tag{7・23}$$

ただし，D と D_r とはビーム軸上で線源からの距離が同じ点の吸収線量とする．TPR では，基準点は任意に定める特定の深さであり，基準深が最大深の場合にはTPR は TMR と同じになる．

ただし，$D_r(A)$ は基準深 d_r の吸収線量，$D(d,A)$ は任意の深さ d における吸収線量である．$D(d,A)$ と $D_{\max}(A)$ とはビーム軸上で線源からの距離が同じ点の吸収線量とする．TPR は，深部での照射野 A を用いる．TMR は SAD を一定とし，測定点の位置は変わらず，ファントムを電離箱線量計の上に乗せ，深さを変えて測定する（**図7・75**）．

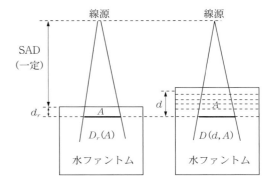

図7・75 組織ファントム線量比

通常，基準照射野 $10 \times 10\,\mathrm{cm}^2$ の線量最大深（最大深の吸収線量）でノーマライズする．また，その深さで各照射野の線量もノーマライズする．照射野ごとの線量最大深にこだわる必要がない．基準深として任意の深さを選択できる．例えば，校正深を基準深に設定できる．TPR の測定法は TMR と同じである．

また，TPR は次の特徴がある．
① X 線および γ 線の測定に用いられる．電子線の測定には用いない．
② 線源回転軸間距離（SAD）を一定にして測定する．
③ SAD が変化しても変わらない．
④ 線量率（出力）が変動しても変わらない．
⑤ X 線エネルギーが高いほど大きくなる．
⑥ 照射野サイズが大きくなれば大きくなる．
⑦ 同じエネルギーと照射野でも治療装置よって変わる
⑧ TPR の測定では，円筒形電離箱の中心は実効中心に合わせる．
⑨ 臨床現場では TPR は必ず測定しなければならない．

vi） 散乱係数（scatter factor：SF）

ビームがファントムに入射した場合，ビーム軸上の任意の点 d の散乱係数 $\mathrm{SF}(d,A)$ は，その点の全吸収線量 D を一次線のみによる吸収線量 D_{primary} で割った値である．ゼロ照射野とは，一次線だけのビームであり，散乱を含まない状態をいい，この場合の散乱係数 $\mathrm{SF}(d,A)$ は 1 となる（**図7・76**）．

$$\mathrm{SF}(d,A) = D/D_{\mathrm{primary}} \tag{7・24}$$

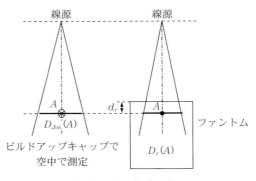

図7・76 散乱係数

散乱係数 $SF(d, A)$ は組織空中線量比から計算できる．
$$SF(d, A) = TAR(d, A)/TAR(d, 0) \qquad (7 \cdot 25)$$
ただし，$TAR(d, 0)$ はゼロ照射野の TAR である．

vii) 深部線量百分率から TPR への変換

PDD から TPR の換算は，次式で求める．
$$TPR(d, A_2) = \left(\frac{PDD(d, A_0, f)}{100}\right)\left(\frac{SF(A_1)}{SF(A_2)}\right)\left(\frac{f+d}{f+d_r}\right)^2 \qquad (7 \cdot 26)$$

RPR から PDD への換算は，次式で求める．
$$PDD(d, A_0, f) = 100 \cdot TPR(d, A_2) \frac{SF(A_1)}{SF(A_2)} \left(\frac{f+d}{f+d_r}\right)^2 \qquad (7 \cdot 27)$$

ただし，TPR は組織ファントム線量比，PDD は深部線量百分率，SF は散乱係数，A は照射野，f は線源表面間距離，d はファントム中の深さである．この式は線量最大深を超える深さで有効であるが，ビルドアップ領域では成り立たない．

viii) 軸外線量比（off-axis ratio：OAR，off-center ratio：OCR）

等線量分布曲線においてビームと垂直な断面でビーム軸と交差する水平上の深部線量分布をいう（**図7・77**）．OAR は，ある場所（X/L）の線量と同一深さのビーム軸上（$X/L = 0$）の深部線量の比であり，次式で表される．

$$OAR(d, A_0, X/L) = \frac{TMR(d, A_0, X/L)}{TMR(d, A_0, X/L = 0)} \qquad (7 \cdot 28)$$

$$OAR(d, A_0, X/L) = \frac{PDD(d, A_0, X/L)}{PDD(d, A_0, X/L = 0)} \qquad (7 \cdot 29)$$

また，OAR は次の特徴がある．
① エネルギーの違いで変化する．
② 測定する深さの違いで変化する．
③ コリメータの構造の違いで変化する．
④ 加速器の平坦化フィルタや散乱箔の違いで変化する．
⑤ 加速器のビーム偏向方向の違いで変化する．
⑥ 検出器の違いで変化する．

ix) 出力係数（output factor：OPF）

各照射野の線量と照射野 10 cm×10 cm の時の線量比である（**図7・78**）．出力係数は深さによって等面積の照射野でも異なる．通常は，基準点出力係数をいうが，最大深出力係数，空中出力係数をいう場合もある．OPF は照射野サイズによる散乱線量の変化を表し，治療装置の出力，および深部線量は照射野の大きさ，形により変化する．$OPF_r(A)$ は各照射野の線量と照射野 10 cm×10 cm の時の線量比と定義される

$$OPF_r(A) = D_r(A)/D_r(A = 10 \times 10) \qquad (7 \cdot 30)$$

ただし，$D_r(A)$ は照射野 A の場合の基準深 d_r の吸収線量，$D_r(A = 10 \times 10)$ は照射野 10 cm×10 cm の場合の基準深 d_r の吸収線量である．$D_r(A = 10 \times 10)$ と $D_r(A)$ とはビーム軸上で線源からの距離が同じ点の吸収線量とする．すなわち，

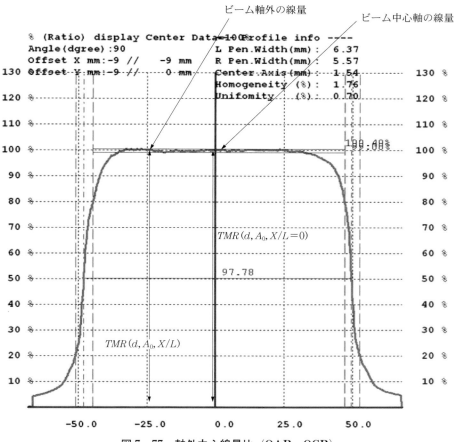

図 7・77 軸外中心線量比（OAR, OCR）

SAD を一定とし，測定値は最大の線量とし，照射野サイズを変えて測定する．

また，OPF は次の特徴がある．
① X線，γ線および電子線の測定に用いられる．
② X線，γ線の場合は線源回転軸間距離（SAD）を一定にして測定し，電子線の場合は，線源表面間距離（SSD）を一定にして測定する．
③ 基準深の吸収線量を用いる
④ 照射野サイズで変化し，照射野サイズが大きくなれば大きくなる．
⑤ OPF の測定では，円筒形電離箱線量計の中心は幾何学的中心に合わせる．
⑥ 臨床現場では OPF は必ず測定しなければならない．

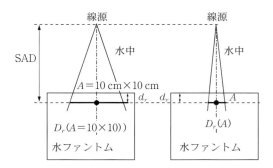

図 7・78 基準点出力係数 OPF_r

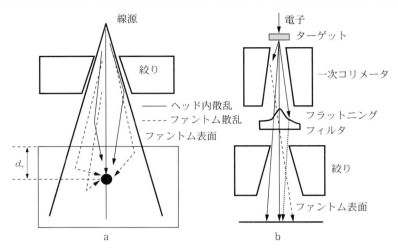

図7・79 加速器のヘッド内散乱（a）とファントム散乱（b）

x） 全散乱補正係数（total scatter correction factor：$S_{cp}(s)$）

　全散乱補正係数は出力係数のことである．加速器のX線出力は，コリメータの開口部の大きさに応じた変化する．全散乱補正係数は，出力に対して独立に寄与するコリメータ散乱係数とファントム散乱係数に分けられる（**図7・79**）．コリメータ散乱係数は，ヘッド散乱係数と呼ばれ，一次線に一次コリメータ，平坦化フィルタ，コリメータなどの照射ヘッド内からの散乱線が加わったすべてのヘッド内のX線である．ファントム散乱係数は照射される体積，深さ，X線エネルギーに関係する．ファントム散乱係数は電離箱線量計で直接測定することはできず，全散乱補正係数とコリメータ散乱係数を求めて次式から算出する．

$$S_{cp}(s) = S_c(s) \cdot S_p(s) \quad (7 \cdot 31)$$

ただし，$S_{cp}(s)$ は全散乱補正係数（出力係数），$S_p(s)$ はファントム散乱補正係数，$S_c(c)$ はヘッド散乱補正係数である．小文字の s は照射野サイズを表す．

一例として，**図7・80**にミニファントムで測定した $S_{cp}(s)$，$S_p(s)$，$S_c(s)$ を示す．

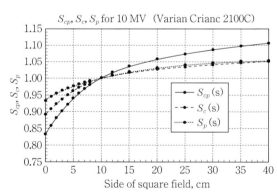

図7・80 線量最大深における S_{cp}，S_c，S_p

また，次の特徴がある．

① $S_{cp}(s)$ は，出力係数と同義語である．X線，γ線および電子線の測定に用いられる．
② $S_{cp}(s)$ は，ファントム散乱係数とコリメータ散乱係数に分けられる．
③ ファントム散乱係数は実測で求めることはできない．
④ $S_{cp}(s)$ は，ミニファントムを用いて測定する．

xi）ウエッジ係数 (wedge factor: WF)

ウエッジ係数は物理的ウエッジ，およびダイナミックウエッジ（エンハンスドウエッジ）で測定しなければならない．前者は，X線スペクトルが変化し，TMRやPDDが変化する．ダイナミックウエッジの場合にはX線スペクトルが変化しない．

ウエッジ係数は，くさび（ウエッジ）フィルタを装着しない場合（open）と装着した場合の線量比である（図7・81）．SAD＝一定で測定する．ウエッジ係数は深さ10 cmで測定し，最大深の値に換算する．ウエッジ係数は次式から算出する．

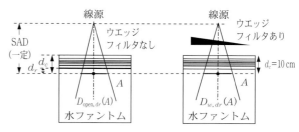

図7・81　ウエッジ係数

$$\begin{aligned}WF(A) &= D_{w,\max}(A)/D_{\text{open},\max}(A) \\ &= \{D_{w,d=10}(A)/\text{TMR}_{10}\}/\{(D_{\text{open},d=10}(A=10\times10)/\text{TMR}_{10}(A=10\times10))\}\end{aligned} \quad (7\cdot32)$$

ただし，$D_{w,\max}(A)$ はウエッジフィルタがある場合の基準点の吸収線量，$D_{\text{open},\max}(A)$ ウエッジフィルタがない場合の基準点の吸収線量である．

また，WFは次の特徴がある．
① X線，γ線の測定に用いられる．
② X線，γ線の場合は線源回転軸間距離（SAD）を一定にして測定する．
③ 深さ10 cmで測定し，最大深の値に換算する．
④ ウエッジ角度で変化する．
⑤ WFの測定では，円筒形電離箱線量計の中心は幾何学的中心に合わせる．
⑥ 臨床現場では，WFは必ず測定しなければならない．

xii）コリメータ反転効果 (collimator exchange effect)

コリメータ反転効果は，加速器の上段コリメータと下段コリメータを変化してタテ・ヨコの照射野を設定した場合に出力が変化することをいう．

7・3・8　水吸収線量の標準計測法（標準計測12）

標準計測の目的は，放射線治療施設の高エネルギーX線，ガンマ線，電子線，陽子線，炭素線による線量を国際的に統一された方法で測定することにより，わが国の放射線治療線量のトレーサビリティを確立し，放射線治療のQA/QCを確立することである．

i ）高エネルギーX線測定
① 標準計測法12の特徴
国際的な流れにそった水吸収線量を標準とする線量測定法の導入し，水吸収線量校正定数を用いた測定法を採用している．平均制限質量阻止能などの物理

第7章 外部照射治療技術

データを見直してユーザによる複雑な計算を避ける方法を確立している．特に，線量校正の国家線量標準器に，従来の電離箱線量計形から絶対測定が可能なカロリメータに変更したことに大きな特徴がある．

② 線質指標

吸収線量を決定する場合には，エネルギーを必ず測定しなければならない．エネルギーを評価する指標を線質指標という．わが国において，X線の指標は，照射野 10 cm×10 cm，水中の深さ 20 cm と 10 cm の TPR の比である $TPR_{20,10}$ が用いられる．$TPR_{20,10}$ は次式で表される．

$$TPR_{20,10} = D(100, 10\times10, 20) / D(100, 10\times10, 10) \quad (7\cdot33)$$

また，$TPR_{20,10}$ は次式（図 7・82）を用いて，治療装置の加速エネルギー λ〔MV〕に近似できる．

$$\lambda\text{〔MV〕} = -1818.9 + 8183\chi - 12284\chi^2 + 6172\chi^3 \quad (4\,\text{MV} \leq \lambda \leq 20\,\text{MV})$$

$$(7\cdot34)$$

ただし，λ は加速器のエネルギー，χ は $TPR_{20,10}$ の値であり，4〜20 MV の範囲で 0.3 MV の精度で近似できる．光子の線質指標 $TPR_{20,10}$ 測定の基準条件を**表 7・6** に示す．

③ 線質変換係数

電離箱線量計の校正に用いる基準線質 Q_0 と測定対象とする線質 Q に対する電離箱線量計の応答の違いを補正する係数である．$^{60}Co\gamma$ 線のエネルギーを基

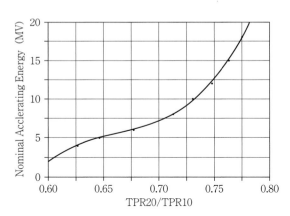

図 7・82 加速エネルギー〔MV〕と $TPR_{20,10}$ の関係

表 7・6 光子の線質指標 $TPR_{20,10}$ 測定の基準条件

項　目	基準値あるいは基準条件
ファントム材質	水
電離箱	円筒形または平行平板形
測定点	10 gcm^{-2} および 20 gcm^{-2}
電離箱の基準点	円筒形：電離空洞の幾何学的中心
	平行平板形：電離空洞内前面中心
電離箱の基準点の位置	円筒形，平行平板形電離箱とも測定深
SCD	100 cm
照射野	10 cm×10 cm

準線質（k_{Q_0}）といい，この ^{60}Coγ 線の基準線質をユーザービームの線質に置き換える係数でもあり，k_Q で表される．

④ **水吸収線量校正定数**

基準線質において水吸収線量を直接評価する校正定数（N_{D,w,Q_0}）である．基準線質とは ^{60}Coγ 線のことである．^{60}Coγ 線による水吸収線量標準の校正場において，国家標準測定器のカロリメータと使用する電離箱線量計との比較校正で求める．

⑤ **測定値**

電離箱線量計の電位計の指示値（読み値）M_{raw} に，温度気圧補正係数 k_{TP}，イオン再結合損失補正係数 k_{s}，極性効果補正係数 k_{pol}，電位計校正係数 k_{elec} を補正した値で，次式で表される．単位は C/kg である．

$$M = M_{\text{raw}}\, k_{\text{TP}}\, k_{\text{s}}\, k_{\text{pol}}\, k_{\text{elec}} \tag{7・35}$$

⑥ **温度気圧補正係数**

通気性のある電離箱について電離箱内空気の温度および気圧による質量変化を補正するための係数であり，次式で求める．

$$k_{TP} = \frac{273.2 + T}{273.2 + T_0} \cdot \frac{P_0}{P} \tag{7・36}$$

ただし，T は測定時の温度，P は測定時の気圧，T_0 は基準条件の温度 22.0℃，P_0 は基準条件の気圧 101.3 kPa である．

⑦ **イオン再結合損失補正係数**

照射によって電離箱内にできたイオン対が再結合によって失われることに対する補正係数である．この係数を求める方法には，Boag の理論式と 2 点電圧法がある．2 点電圧法は，任意 2 点電圧法および 1/2 電圧法がある．

また，この係数は印加電圧，電離箱の電極間隔，電離箱中に発生するパルスあたりの電離密度，線量率，繰り返し周波数，放射線の種類（パルス放射線，連続放射線）などが関係する．

⑧ **極性効果補正係数**

電離箱線量計に対する印加電圧の極性【＋，－】を変えることによって生じる電離箱線量計の応答の違いを補正する係数であり，次式で表される．

$$k_{pol} = \frac{|M_{raw}^+| + |M_{raw}^-|}{2|M_{raw}|} \tag{7・37}$$

M_{raw}^+，M_{raw}^- はそれぞれ＋，－の極性の違いによる電位形の指示値，M_{raw} は電離箱線量計を構成したときの印加電圧の極性【＋，－】による電位計の指示値である．

通常，臨床現場では測定では，電離箱線量計に対する印加電圧の極性【＋，－】を切り替え，その平均値を指示値として用いる．

X 線測定では，光子：コンプトン効果による電子の放出が原因とされ，集電極や絶縁体の体積に関係する．電子線測定では，入射電子が集電極または絶縁中で止められ，集電極またはその電気的結線系に運ばれるのが主な原因である．

⑨ 電位計校正係数

電離箱線量計の電離箱と電位計を個別に校正した場合に，電位計の指示値をクーロン〔C〕の真値に校正する定数である．q 電離箱の校正では，通常，電離箱線量計と電位計を一体として校正した場合には，$k_{elec}=1.0$ である．

⑩ 湿度補正

電離箱線量計の校正定数が乾燥空気について与えられている場合に，湿度の影響による電離箱線量計の応答性の違いを補正しなければならない．その係数を湿度補正係数という．22℃ で 1 気圧の相対湿度が 10% から 90% 変化した場合，25℃ で 1 気圧の相対湿度が 8.3% から 75% まで変化した場合，また，28℃ で 1 気圧の相対湿度が 7% から 63% まで変化した場合のいずれにおいて，湿度補正係数は 0.9967 から 0.9985 の範囲にあり，測定値の湿度補正は省略される．これによる使用者の電離箱校正時の線量誤差は 0.18% 以下である．

⑪ 放射線場の擾乱

ある空洞をもつ電離箱を水ファントム中に挿入すると，空洞気体の密度が水と異なるために，電離箱が無い状態に比べて放射線場が乱れる．これを全擾乱（補正）係数 P_Q といい，次式で表される．

$$P_Q = P_{cav} \cdot P_{dis} \cdot P_{cel} \cdot P_{wall} \tag{7・38}$$

ただし，

P_{cav}：水中に電離箱の空洞が存在することによる電子フルエンスの変化を補正する係数

P_{dis}：測定点を電離箱中心としたときの実効中心の補正係数

P_{cel}：中心電極による線量計の応答への影響を補正する係数

P_{wall}：電離箱壁，防水鞘の材質の水等価補正に係わる係数．

電子フルエンス係数 P_{cav} は，光子の場合，円筒形電離箱および平行平板形電離箱の両方とも 1.0 であり，電子線の場合は，円筒形電離箱は補正が必要であり，平行平板形電離箱は 1.0 である．したがって，電子線測定では，平行平板形電離箱を使用することが推奨されている．

⑫ 測定の実効中心

電離箱の電離空洞体積はある大きさをもっているので，ファントム中の測定において測定中心の位置を決めなければならない．円筒形電離箱線量計では，電離空洞内面が曲面であるので電離空洞内の線量勾配を補正するために測定の実効中心は電離箱空洞の幾何学中心から線源側に移動した位置にあると考えられている．これを半径変位法という．一方，平行平板形電離箱線量計では，電離箱空洞内前壁の位置を実効中心としているこれを前壁変位法と呼ぶ．円筒形電離箱線量計の実効中心は，X 線の場合は 0.6 r_{cyl}，電子線の場合は 0.5 r_{cyl} とする．ただし，r_{cyl} は電離箱空洞の半径である（図 7・83）．また，円筒形電離箱の幾何学的な中心は，そのまま幾何学的中心と呼ばれる．絶対線量と相対的線量の測定で電離箱の中心位置は幾何学的中心の位置にするか実効中心の位置にするかが問題になる．

円筒形電離箱を用いる場合には，校正深における出力測定などの絶対測定は幾何学的中心で行う．この理由は，吸収線量に変換するための線質係数 k_Q の

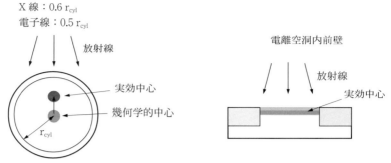

図7・83 電離箱線量計の実効中心

中に電子フルエンス擾乱補正 P_{dis} が含まれているからである．PDDやTMRなどの相対線量の測定は，実効中心の位置に電離箱を合わせて測定する．これはファントムと空洞気体の線阻止能の違いに起因する．

また，平行平板形電離箱を用いる場合には，幾何学的中心の概念がなく，すべて実効中心の電離空洞内前壁の位置に合わせる．

⑬ **線質 Q における校正深 d_c での水吸収線量 $D_w, Q(d_c)$ の測定**

図7・84，7・85のように，線質 Q における校正深 d_c での水吸収線量 $D_w, Q(d_c)$ は次式により求められる．

$$D_{w,Q}(d_c) = M_Q N_{D,w} k_Q \quad (7 \cdot 39)$$

ただし，M_Q は電離箱の測定値，$N_{D,w}$ は水吸収線量校正定数，k_Q は線質変換係数である．

光子の水吸収線量計測の基準条件を**表7・7**に示す．

⑭ **線質 Q における基準深 d_r での水吸収線量 $D_w, Q(d_r)$ の測定**

基準深の水吸収線量は**図7・86**に従う．まず，校正深における電離箱線量計の指示値を測定する．次に指示値にさまざま

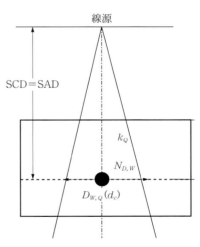

図7・84 水吸収線量評価

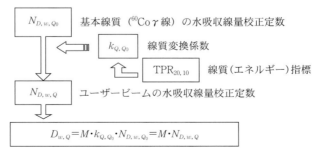

図7・85 水の吸収線量 $D_{w,Q}$ の評価

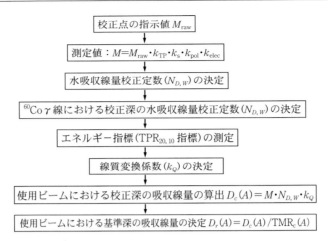

図7・86　X測定の基準点吸収線量の決定

な補正を行い，測定値〔C/kg〕を決定する．この測定に水吸収線量校正定数を乗じて校正深の吸収線量〔Gy〕を求める．この値は $^{60}Co\gamma$ 線に対する吸収線量である．使用ビームの線質指標 $TPR_{20,10}$ を決定し，線質変換係数を求める．

表7・7　光子の水吸収線量計測の基準条件

項　目	基準値あるいは基準条件
ファントム材質	水
電離箱	ファーマ形電離箱
校正深 d_c	$10\ gcm^{-2}$
電離箱の基準点	電離空洞の幾何学的中心
電離箱の基準点の位置	校正深 d_c
SCD/SSD	80 cm または 100 cm
照射野	10 cm×10 cm

$^{60}Co\gamma$ 線に対する吸収線量に線質変換係数を乗じて使用ビームにおける校正深の吸収線量を算出する．その後，TMR でその値を除して使用ビームにおける基準深の吸収線量を算出する．非常に複雑である．

ⅱ）高エネルギー電子線測定

① 線質指標

線質指標は深部量半価深 R_{50} で表される．線質指標は深部（吸収線）量半価深 R_{50} により電子線の線質を決定する．まず，深部電離量百分率を測定し，深部電離量半価深 I_{50} を求める．次に，深部電離量半価深 I_{50} の決定から深部量半価深 R_{50} を求める．

深部電離量半価深 I_{50} の評価は，水中の深部電離量百分率を測定して最大深の 50% の深さを求め，それを深部電離量半価深 I_{50} とする（**図7・87**）．測定には，水ファントムを用い，SSD=100 cm，照射野 $A_0=10\times10\ cm^2$ のビームで行う．電子線の線質指標の基準条件を**表7・8**に示す．

深部線量半価深 R_{50} は，次式より求める．

$$R_{50}=1.029I_{50}-0.06\quad(I_{50}\leq10\ g/cm^2)$$
$$R_{50}=1.059I_{50}-0.37\quad(I_{50}>10\ g/cm^2) \tag{7・40}$$

平均入射エネルギー $\overline{E_0}$ は，次式より求める

表 7・8　電子線の線質指標 R_{50} 測定の基準条件

項　目	基準値あるいは基準条件
ファントム材質	水（$R_{50} > 4\,\mathrm{gcm^{-2}}$） 水または水等価固体ファントム（$R_{50} < 4\,\mathrm{gcm^{-2}}$）
電離箱	平行平板形電離箱または円筒形（$R_{50} > 4\,\mathrm{gcm^{-2}}$） 平行平板形電離箱（$R_{50} < 4\,\mathrm{gcm^{-2}}$）
電離箱の基準点	平行平板形：電離空洞内前面中心 円筒形：電離箱空洞の幾何学的中心から 0.5_{cyl} 線源側
SSD	100 cm
照射野	10 cm×10 cm 以上（$R_{50} < 7\,\mathrm{gcm^{-2}}$） 20 cm×20 cm 以上（$R_{50} > 7\,\mathrm{gcm^{-2}}$）

$$\overline{E} = 2.33 R_{50} \quad (7 \cdot 41)$$

② **校正深 d_c の決定．**

校正深 d_c は，深部量半価深 R_{50} より次式により求める．

$$d_c = 0.6 R_{50} - 0.1\,g/cm^2 \quad (7 \cdot 42)$$

③ **校正深の水吸収線量の決定**

電子線の水吸収線量測定の基準条件を **表 7・9** に示す．

また，線質 Q における校正深 d_c の水吸収線量 $D_{w,Q}(d_c)$ は，次式により求められる．

$$D_{w,Q}(d_c) = M_Q N_{D,w} k_Q \quad (7 \cdot 43)$$

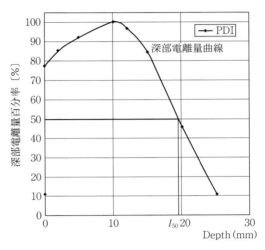

図 7・87　深部電離量曲線と電離量半価深

表 7・10 に外部放射線治療における吸収線量標準測定法 12 の要約を示す[9]．この要約は，外部放射線治療における水吸収線量の標準計測法（標準計測法 12）[12] でも同じである．

表 7・9　電子線の水吸収線量計測の基準条件

項　目	基準値あるいは基準条件
ファントム材質	水（$R_{50} > 4\,\mathrm{gcm^{-2}}$） 水または水等価固体ファントム（$R_{50} < 4\,\mathrm{gcm^{-2}}$）
電離箱	平行平板形またはファーマ形（$R_{50} > 4\,\mathrm{gcm^{-2}}$） 平行平板形（$R_{50} < 4\,\mathrm{gcm^{-2}}$）
校正深	$d_c = 0.6 R_{50} - 0.1\,g/cm$
電離箱の基準点	平行平板形：電離空洞内前面中心 ファーマ形：電離箱空洞の幾何学的中心から 0.5_{cyl} 線源側
SSD	100 cm
照射野（A_0）	10 cm×10 cm 以上（または，出力係数の基準とする照射野）

表 7・10　外部放射線治療における吸収線量測定法 12 の要点

項目		X 線	電子線	
エネルギー		^{60}Co〜50 MV	2〜10 MeV	10〜50 MeV
線量計の校正	リファレンス線量計	円筒形電離箱	平行平板形電離箱	平行平板形電離箱 円筒形電離箱
	校正場	^{60}Co（水中）またはリニアック X 線場	^{60}Co（水中）またはリニアック X 線場	^{60}Co（水中）またはリニアック X 線場
	照射野	$A=10\,\mathrm{cm}\times10\,\mathrm{cm}$	$A=10\,\mathrm{cm}\times10\,\mathrm{cm}$	$A=10\,\mathrm{cm}\times10\,\mathrm{cm}$
	電離箱の実効中心	電離箱幾何学中心	電離空洞内前壁の中心	電離空洞内前壁の中心 （平行平板形） 電離箱幾何学中心 （ファーマ形）
	水吸収線量校正定数	$N_{D,W}$	$N_{D,W}$	$N_{D,W}$
治療装置の校正	線質指標の決定	$TPR_{10,20}$	R_{50} $R_{50}=1.029I_{50}-0.06\,\mathrm{gcm}^{-2}$ $(I_{50}\leq10\,\mathrm{gcm}^{-2})$	R_{50} $R_{50}=1.029I_{50}-0.06\,\mathrm{gcm}^{-2}$ $(I_{50}\leq10\,\mathrm{gcm}^{-2})$ $R_{50}=1.059I_{50}-0.37\,\mathrm{gcm}^{-2}$ $(I_{50}>10\,\mathrm{gcm}^{-2})$
	ファントム 照射野 A, A_0 校正深 d_c 電離箱の基準深 d_r	水 $A=10\,\mathrm{cm}\times10\,\mathrm{cm}$ $10\,\mathrm{gcm}^{-2}$ 電離箱幾何学中心	水 $A_0=10\,\mathrm{cm}\times10\,\mathrm{cm}$ $d_c=0.6R_{50}-0.1$ 電離空洞内前壁の中心	水 $A_0=10\,\mathrm{cm}\times10\,\mathrm{cm}$ $d_c=0.6R_{50}-0.1$ 電離空洞内前壁の中心 （平行平板形） 電離箱幾何学中心 （ファーマ形）
	校正深吸収線量 D_c 線量変換係数 k_Q	$D_c=M\cdot N_{DW}\cdot k_Q$ 付表を参照	$D_c=M\cdot N_{DW}\cdot k_Q$ 付表を参照	$D_c=M\cdot N_{DW}\cdot k_Q$ 付表を参照
出力	基準深 照射野 基準深吸収線量 D_r	最大深 $A=10\,\mathrm{cm}\times10\,\mathrm{cm}$ $D_r=D_c/TMR_c$	最大深 $A_0=10\,\mathrm{cm}\times10\,\mathrm{cm}$ $D_r=100\cdot D_c/PDD_c$	最大深 $A_0=10\,\mathrm{cm}\times10\,\mathrm{cm}$ $D_r=100\cdot D_c/PDD_c$
吸収線量	任意の深さの吸収線量 D_d	$D_d=D_c\cdot OPF\cdot TMR_d$	$D_d=D_c\cdot OP\cdot PDD_d/100$	$D_d=D_c\cdot OPF\cdot PDD_d/100$
深部量比	線量計 電影箱実効中心 （変位法） 深部線量比（PDD, TMR）の計算	各種検出器 円筒形（$0.6\,r_{cyl}$ 前方） 平行平板形（空洞内前壁） 電離量比に同じ	各種検出器 電離量比に制限質量阻止能比を考慮	各種検出器 電離量比に制限質量阻止能比を考慮

◎ 演習問題

問題 1 標準測定法 01 における X 線および γ 線の吸収線量測定で正しいのはどれか．2 つ選べ．
1. ファーマ形電離箱を用いる．
2. 実効中心は $0.5\,r_{cyl}$ 前方である．
3. TMR 測定には実効中心（変位法）を用いる．
4. 校正点吸収線量測定には実効中心（変位法）を用いる．
5. リファレンス線量計の校正時には実効中心

問題 2 高エネルギー電子線の線量測定で正しいのはどれか．2 つ選べ．
1. 校正深は 10 cm である．
2. 指頭形電離箱は使用しない．
3. セットアップには SSD 法を使用する．
4. 線質指標として深部量半価深が用いられる．
5. 深部量百分率は深部電離量百分率に等しい．

問題 3 高エネルギー X 線で誤っているのはどれか．
1. PDD は SSD によって変わる．
2. PDD は照射野によって変わる．
3. TMR は SSD によって変わる．
4. TMR は照射野によって変わる．
5. TMR はエネルギーによって変わる．

問題 4 標準測定法 01 に基づく校正点吸収線量測定で正しいのはどれか．
1. 校正深に実効中心を一致させる．
2. X 線の照射野は 10 cm×10 cm である．
3. X 線の校正深はエネルギーに関わらず $5\,g/cm^2$ である．
4. 電子線の校正深はエネルギーに関わらず基準深である．
5. 10 MeV 以上の電子線では水等価ファントムを使用する．

問題 5 正しいのはどれか．2 つ選べ．
1. TPR の基準深は最大線量深である．
2. 散乱線量は照射野サイズに依存する．
3. 電子線の平均エネルギーは深さに依存する．
4. 媒質中の X 線透過率は一次線の透過率に等しい．
5. 電子線の表面近傍の線量勾配はエネルギーが高いほど急峻である．

問題 6 治療用電子線の吸収線量測定で正しいのはどれか．2 つ選べ．
1. 校正深は水中 10 cm である．
2. 基準照射野は 15 cm×15 cm である．
3. 電離箱にはビルドアップキャップを装着して測定する．
4. 10 MeV 以下の電子線に対しては平行平板形電離箱を使用する．
5. 深部量百分率の決定には水/空気平均制限衝突阻止能比が必要である．

問題 7 高エネルギー X 線の吸収線量の標準測定法で正しいのはどれか．2 つ選べ．
1. 線質指標は R_{50} である．
2. 校正深は加速エネルギーに依存する．

3. 測定にはファーマ形電離箱を用いる．
4. 線量測定時に気温および気圧を測定する．
5. 電離箱にはビルドアップキャップを装着する．

7・4 不整形照射およびモニタ単位数の計算[13),14)]

本節では，不整形照射野（照射野の中に鉛ブロックある場合）を等価正方形照射野に変換する方法，モニタ単位数の計算について学ぶ．

7・4・1 不整形照射野（照射野の中に鉛ブロックある場合）から等価正方形照射野への変換法

不整形照射野は等価正方形照射野の一辺の長さに換算する必要がある．

ⅰ） ルート A 法〔$\sqrt{A}$〕

不整形照射野からに等価照射野の一辺の長さを求める．コリメータで作製された $Area(col)$ からブロックされた照射野の面積 $Area(blk)$ を除き，次式により等価正方形照射野 $Root(S_c)$ から照射野の一辺の長さ c を求める（**図7・88**）．一辺の長さ c が決定できれば，MU 計算のために必要な TMR および OPT が求められる．

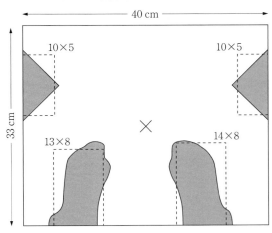

図7・88 不整形照射野

$$Root(S_c) = \sqrt{Area(col) - \sum(Area(blk))}$$
$$c = \sqrt{Root(S_c)}$$
(7・44)

ⅱ） $4A/P$（面積／周囲長）法

ある長方形照射野と同じ PDD を示す正方形を等価正方形という．正方形の面積と周囲長比が常に1辺の1/4になっていることから，矩形照射野における等価正方形が面積と周囲長の関係が近似できる（**図7・89**）．

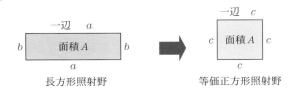

図7・89 長方形照射野から等価正方形照射野の一辺の長さに換算

等価正方形照射野の一辺の長さ c は次式で表される

$A/P = \dfrac{c^2}{4c}$ であるから，$c = 4A/P$ となる．

$A/P = \dfrac{c^2}{4c} = \dfrac{ab}{2(a+b)}$ である．したがって，

$$c = \frac{2ab}{a+b}$$
(7・45)

A/P の関係は不整形照射野，TAR，TMR，出力係数にも適用できる．各辺の

比率の大きい矩形照射野の場合には誤差を生じる．長方形照射野は，等面積の円形または等価正方形照射野より付加される散乱線量が少ないのでPDDは小さい．

iii) Day（デイ）法

評価点が照射野中心にない場合には，A/P法を適用できない．Day法では評価点を中心として照射を上下，左右に分割し，それぞれの照射野で各辺を2倍にして矩形照射野とし，それぞれの矩形照射野から等価正方形照射野を求める（図7・90）．それぞれの等価正方形照射野から，次式により照射野中心にない場合の評価点の線量は次式から求める．

$$D_{av} = \frac{D(d, 2a \times 2c) + D(d, 2b \times 2c) + D(d, 2d \times 2a) + D(d, 2b \times 2d)}{4}$$

(7・46)

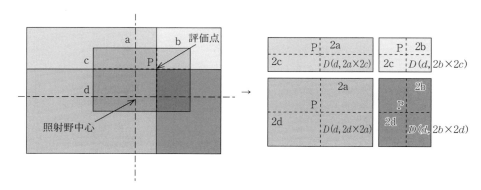

図7・90 Day法

iv) クラークソン法（散乱線量の計算法）

矩形照射野のTARは，クラークソンが初めて導入した扇形積分法によって円形照射野から求められる．不整形照射野の計算に用いられ，照射野を角度ごとに扇形に区分し，一次線と散乱線を分離して計算する（図7・91）．照射野0のときの一次線のTAR，散乱線のTARを求め，これらを加算 $SAR(d,A) = TAR(d,A) - TAR(d,0)$ して全TARを算出する．

$$TAR(d,0) = \exp[-\mu^{(d-d_0)}]$$

(7・47)

ただし

SAR：散乱空中線量比
TAR：組織空中線量比
D：深さ
d_0：ピーク深
μ：一次線に対する水の実効線吸収係数

任意の点Pの線量Dは次式で表される．

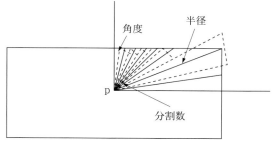

図7・91 クラークソン法

$$D = D_r \cdot \left[TAR(d, 0) + \sum_{i=1}^{n} SAR(d, r)/n \right] \quad (7 \cdot 48)$$

7・4・2　モニタ単位数（Monitor Unit：MU）計算

モニタ単位数は，計画標的体積のICRU基準点（投与線量基準点）に処方線量を投与するために必要である．モニタ単位数は，加速器のモニタ線量計が示すプリセットカウントである．固定照射法と運動照射法など各照射法に対するモニタ単位数の計算法は必ず修得しなければ，患者の放射線治療は実施できない．モニタ単位数の計算法は，高エネルギーX線と高エネルギー電子線があり，以下に両方のモニタ単位数の計算法について述べる．

i) 高エネルギーX線治療のモニタ単位数計算
① モニタ単位数の計算式

MUの計算式はつぎのとおりである．

$$MU = \frac{\text{Dose} \cdot 100[\text{cGy/Gy}] \cdot \text{ratio}}{DMU \cdot OPF \cdot TMR(s_e, d) \cdot WF \cdot TF \cdot (\text{other factors})} \quad (7 \cdot 49)$$

ただし

　Dose：一回あたりの総線量〔Gy〕
　100：GyからcGyへの変換
　ratio：各照射門の投与線量比率（重みづけ）
　DMU：モニタ線量計校正定数（ドーズモニタユニット：1 cGy/MU）
　$TMR(s_e, d)$：等価正方形照射野（辺 s_e），深さ d の組織最大線量比
　OPF：出力係数
　WF：くさび係数（深さと照射野に依存する場合がある）
　TF：トレー係数（深さと照射野に依存する場合がある）
　Other factors：その他照射法によって必要となる補正係数

また，上式は次のように表される．

$$\begin{aligned} MU &= \frac{\text{Dose} \cdot 100[\text{cGy/Gy}] \cdot \text{ratio}}{DMU \cdot S_{cp}(s_e) \cdot TMR(s_e, d) \cdot WF \cdot TF \cdot (\text{other factors})} \\ &= \frac{\text{Dose} \cdot 100[\text{cGy/Gy}] \cdot \text{ratio}}{DMU \cdot S_c(c_e) \cdot S_p(S_e) \cdot TMR(s_e, d) \cdot WF \cdot TF \cdot (\text{other factors})} \end{aligned}$$
$$(7 \cdot 50)$$

ただし，
　S_{cp}：全散乱補正係数（出力係数：OPT）
　S_p：ファントム散乱係数（上下絞り開度に対する等価照射野 c_e）
　S_c：コリメータ散乱係数（患者投影照射野に対する等価照射野 s_e）

② 1門照射法

脊椎転移に1門で照射する方法のMU値を求める．照射条件は，6 MVX線を用い，SADは100 cm一定とし，前方1門で2 Gy照射する．照射野は5 cm×5 cm，病巣深は5 cmとする（図7・92）．その場合のTMRは0.901，OPFは0.941である．DMUは1.00 cGy/muである．MU値は次式で求められる．

第7章　外部照射治療技術

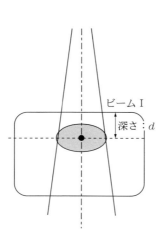

図7・92　1門照射法　　　図7・93　対向2門照射法

$$MU = \frac{2\,\text{Gy} \cdot 100\,[\text{cGy/Gy}]}{1.000\,cGy/mu \cdot 0.941 \cdot 0.901} = 236\,mu \qquad (7 \cdot 51)$$

③　対向2門照射法

食道癌の治療を対向2門照射を行う．照射条件は，10 MVX線を用い，SADは100 cm一定とし，病巣に2 Gy照射する．照射野は18 cm×9 cm，深さはそれぞれ8 cmとする（図7・93）．その場合のTMRは0.894，OPFは1.011である．また，DMUは1.00 cGy/muである．それぞれのビームIおよびIIのMU値は次式で求められる．

$$MU = \frac{2\,\text{Gy} \cdot 100\,[\text{cGy/Gy}] \times 1/2}{1.00\,cGy/mu \cdot 1.011 \cdot 0.894} = 111\,mu \qquad (7 \cdot 52)$$

④　ウエッジ直交2門照射法

上顎洞癌の治療をウエッジ直交2門照射法で行う．照射条件は，4 MVX線を用い，SADは80 cm一定とし，病巣に2 Gy照射する．照射野は9 cm×9 cm，深さはそれぞれ4 cmとする（図7・94）．その場合のTMRは0.929，OPFは0.984，くさび係数は0.535，トレイ係数は0.962である．また，DMUは1.00 cGy/muとする．それぞれのビームIおよびIIのMU値は次式で求められる．

$$MU = \frac{2\,\text{Gy} \cdot 100\,[\text{cGy/Gy}] \times 1/2}{1.00\,cGy/mu \cdot 0.984 \cdot 0.929 \cdot 0.535 \cdot 0.962} = 213\,mu \qquad (7 \cdot 53)$$

⑤　切線（接線）照射法

乳癌の治療を切線照射法で行う．照射条件は，4 MVX線を用い，SADは80 cm一定とし，病巣に2 Gy照射する．照射野は18 cm×6 cm，深さはそれぞれ5 cmとする（図7・95）．その場合のTMRは0.896，OPFは0.984である．また，DMUは1.00 cGy/muとする．それぞれのビームIおよびIIのMU値は次式で求められる．

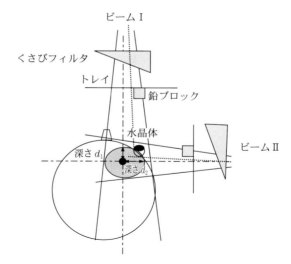

図7・94 ウエッジ直交2門照射法

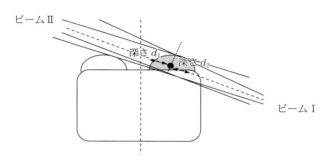

図7・95 切線（接線）照射法

$$MU = \frac{2\,\text{Gy} \cdot 100[\text{cGy/Gy}] \times 1/2}{1.00\,cGy/mu \cdot 0.984 \cdot 0.896 \cdot} = 113\,mu \qquad (7\cdot54)$$

⑥ 多門照射法

前立腺癌の治療を3門照射法（前方1門，右後方斜入1門，左後方斜入1門）で行う．照射条件は，10 MVX線を使用し，SADは100 cm一定とし，病巣に1.8 Gy照射する（**図7・96**）．

前方1門照射の場合，照射野は7 cm×5 cm，深さ8 cmする．その場合のTMRは0.876，OPFは0.969である．

右後方斜入1門照射の場合，照射野は7 cm×6 cm cm，深さ15 cmする．その場合のTMRは0.701，OPFは0.971である．

左後方斜入1門照射の場合，右後方斜入1門の場合と同様に照射野は7 cm×6 cm cm，深さ15 cmする．その場合のTMRは0.701，OPFは0.971である．また，DMUは1.00 cGy/muとする．それぞれのビームⅠ，Ⅱおよび ⅢのMU値は次式で求められる．

前方1門照射の場合のMU値：

第 7 章　外部照射治療技術

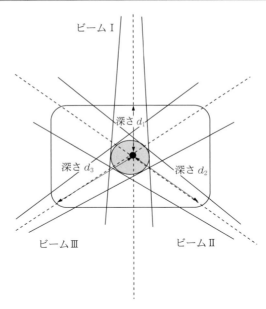

図 7・96　3 門照射法

$$MU = \frac{1.8\,\text{Gy}\cdot 100[\text{cGy/Gy}]\times 1/3}{1.00\,cGy/mu\cdot 0.969\cdot 0.876} = 71\,mu \qquad (7\cdot 55)$$

右後方斜入 1 門照射および左後方斜入 1 門照射の場合の MU 値：

$$MU = \frac{1.8\,\text{Gy}\cdot 100[\text{cGy/Gy}]\times 1/3}{1.00\,cGy/mu\cdot 0.971\cdot 0.701\cdot} = 88\,mu \qquad (7\cdot 56)$$

⑦　振子照射法

食道癌の治療を 300°の振子照射法で行う．照射条件は 10 MVX 線を使用し，SAD は 100 cm 一定とし，病巣に 2 Gy 照射する．照射野は 16 cm×5 cm，深さは角度 15 度ごとの厚さの平均 13 cm とする（**図 7・97**）．その場合の TMR は 0.760，OPF は 0.966 である．また，DMU は 1.00 cGy/mu とする．それぞれのビーム P の MU 値は次式で求められる．

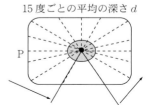

図 7・97　振子照射法

$$MU = \frac{2\,\text{Gy}\cdot 100[\text{cGy/Gy}]}{1.00\,cGy/mu\cdot 0.966\cdot 0.760} = 272\,mu \qquad (7\cdot 57)$$

⑧　回転照射法

食道癌の治療を 360 度の回転照射法で行う．照射条件は 10 MVX 線を使用し，SAD は 100 cm 一定とし，病巣に 2 Gy 照射する．照射野は 16 cm×5 cm，深さは角度 15 度ごとの厚さの平均 12 cm とする（**図 7・98**）．その場合の TMR は 0.770，OPF は 0.966 である．また，DMU は 1.00 cGy/mu とする．それぞれのビ

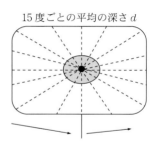

図 7・98　回転照射法

ームRのMU値は次式で求められる．

$$MU = \frac{2\,\text{Gy} \cdot 100\,[\text{cGy/Gy}]}{1.00\,cGy/mu \cdot 0.966 \cdot 0.770} = 269\,mu \tag{7・58}$$

ⅱ) 高エネルギー電子線治療のモニタ単位数計算
① モニタ単位数の計算式

MUの計算式はつぎのとおりである．

$$\begin{aligned} MU &= 100\% \times \frac{\text{Dose} \cdot 100\,[\text{cGy/Gy}]}{DMU \cdot OPF \cdot PDD(A, d_{\max})} \\ &= 100\% \times \frac{\text{Dose} \cdot 100\,[\text{cGy/Gy}]}{DMU \cdot OPF \cdot 100\%} \\ &= \frac{\text{Dose} \cdot 100\,[\text{cGy/Gy}]}{DMU \cdot OPF} \end{aligned} \tag{7・59}$$

ただし，

　　Dose：一回あたりの総線量〔Gy〕
　　100：Gyからc Gyへの変換
　　DMU：モニタ線量計校正定数（ドーズモニタユニット：1 cGy/mu）
　　$PDD(A, d_{\max})$：アプリケータの照射野サイズA，深さ$d_{\max}$（最大深）の深部線量百分率
　　OPF：出力係数

② 1門照射法

電子線照射の場合，投与基準点はビーム軸上の最大吸収線量の点とすること．すなわち，深部線量百分率の100％の点で評価する．電子線エネルギーは80％等線量分布曲線が計画標的体積を含むように選ぶ．

頸部リンパ節転移に電子線を1門で照射する場合のMU値を求める．照射条件は，12 MeV電子線を用い，SSDは100 cm一定とし，前方1門で2 Gy照射する．照射野は8 cm×4 cmとする（**図7・99**）．その

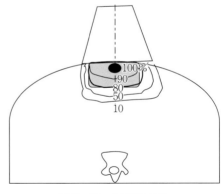

図7・99　回転照射法

場合のPDDは100％（最大吸収線量の点）であり，OPFは0.941とする．DMUは1.00 cGy/muである．MU値は次式で求められる．

$$MU = \frac{2\,\text{Gy} \cdot 100\,[\text{cGy/Gy}]}{1.00\,cGy/mu \cdot 0.941} = 212\,mu \tag{7・60}$$

◎ 演習問題

問題1　5 cm×15 cmの照射野の吸収線量と等価な正方形照射野はどれか．
　　　1．5 cm×5 cm

第7章 外部照射治療技術

2. 7.5 cm×7.5 cm
3. 10 cm×10 cm
4. 12.5 cm×12.5 cm
5. 15 cm×15 cm

問題2 ウエッジフィルタを使用した直交二門照射で病巣に2 Gyを照射するとき、1門当たりのモニタ単位〔MU〕はどれか。ただし、線量の重み付け1：1、TMR 0.92、ウエッジ係数0.70、出力係数0.95、モニタ校正値1.02 cGy/muとする。

1. 110
2. 160
3. 210
4. 265
5. 320

問題3 SADセットアップ、照射野サイズ10 cm×10 cmで100 MUを照射したときの準点吸収線量 $D(dr, 10\ cm \times 10\ cm)$ は101.0 cGyであった。この時、同じSADで100 MU照射し場合のビーム軸上の深さ d、照射野サイズ A での吸収線量〔cGy〕はどれか。ただし、$TMR(d, A) = 0.88$、$TMR(d, 10\ cm \times 10\ cm) = 0.90$、$OPF(dr, A) = 0.97$ とする。

1. 75.5
2. 79.0
3. 84.5
4. 86.0
5. 88.0

問題4 最深部3 cmの腫瘍に対し、9 MeV電子線を用いて照射野12 cm×12 cmで治療する。処方線量2 GyでのMU値はどれか。ただし、出力係数は1.02、DMUは1.0 cGy/mu、深度3 cmのPDDは82%、吸収線量最大深は2.0 cmとする。

1. 196
2. 200
3. 239
4. 244
5. 249

問題5 体厚16 cmのSTD 2門照射で前方と後方から線量比2：1で3 Gyを照射する場合、ICRU基準点でのモニタ単位数〔MU〕の組合せで正しいのはどれか。ただし、照射野10 cm×10 cm、$TMR(8, 10 \times 10) = 0.500$、DMUは1 cGy/muとする。

　　　前方　　後方
1. 500 —— 250
2. 400 —— 200
3. 300 —— 150
4. 200 —— 100
5. 100 —— 50

問題6 治療用X線に対して線量測定を行った。極性効果、イオン再結合は無視できる

こととし，算出時に使用すべきデータを表に示す．校正点水吸収線量〔Gy〕はどれか．

電離箱の水吸収線量校正定数 [mGy/nC]	50.0
水中 10 cm 深での電離箱の収集電荷 [nC]	20.0
水中 20 cm 深での電離箱の収集電荷 [nC]	12.0
測定時の温度 [℃]	22.0
測定時の気圧 [kPa]	101.3

線質：$TPR_{20,10}$	0.5	0.6	0.7	0.8
線質変換係数	1.004	1.000	0.988	0.962

1. 0.250
2. 0.600
3. 0.750
4. 1.000
5. 1.025

7・5 照射技術

　放射線治療では，癌病巣に最大の治療効果をもたらすように空間的線量分布と時間的線量分布を考慮したさまざまな照射法が工夫されている．本節では，空間的線量分布に関する固定照射法，運動照射法などの従来の照射法に加えて最新の照射法である強度変調照射法，ならびに時間的線量配分に関して単純分割照射法や多分割照射法などの特徴を学び，臨床応用につながる照射技術を学ぶ．

　照射技術には空間的線量分布に基づく照射方法と時間的線量配分に基づく線量分割法がある．照射方法とはX線シミュレータの透視像やCT画像情報を基に最適な空間的線量分布を作成する技術で，線量分割法は総投与線量とその分割方法により決定される．

　空間的線量分布はCT画像上で決定された**計画標的体積**（PTV）（**臨床標的体積**（CTV）に**インターナルマージン**（IM）と**セットアップマージン**（SM）を考慮した体積）を十分に含み，かつリスク臓器（organ at risk）に対しては安全な線量レベルとなることが求められ，一般的には三次元治療計画装置により照射野のエネルギー，方向，サイズ，形状，ビームの修飾（ウエッジ（楔）フィルタ，補償フィルタまたはボーラスなど）の有無などが決定される．患者体型の個人差，腫瘍の大きさや広がりが異なるため，症例ごとに最適な線量分布を求めることが必要となる．

　X線シミュレータが照射野の設定に用いられるが，この場合は二次元画像であり，線量分布の作成にはCT撮像の追加が必要となる．放射線治療計画でCT画像が利用されたのは1970年代であり，一般的となるのは1980年代半ばである．したがって，CT装置が普及するまでは治療計画はX線シミュレータが中心となり，線量分布はあらかじめ測定された線量分布のテンプレートを患者輪郭上に写すことで推測されていた．そのため，照射方法はシンプルな手法が多く複雑な照射方法を用いた治療計画は不可能であった．

　近年の照射技術の発展はCT画像からの輪郭取得と三次元治療計画装置によるところが大きい．仮想空間上で任意の角度からの線量分布作製が可能となり，CT値を用いた**電子密度**[7]により精度の高い線量分布が計算できるようになった．これにより空間的線量分布立案の自由度が飛躍的に向上した．一方，X線シミュレータは透視画像のため生理的動きが観察でき，照射野設定が比較的短時間で行えるといった利点を持つため，その利用価値は高い．

　時間的線量配分は時間軸での線量投与方法であり，総線量，分割数，照射間隔，また，手術や化学療法などとのタイミングで決定される．これらは腫瘍の**病理**（癌の種類）や**病期**（病気の広がり，ステージング），患者の全身状態などを考慮して決められる．

7・5・1　線種とエネルギーの選択

　一般的な医用電子加速器ではX線（光子線）と電子線の二つの線種を持ち，それぞれの線種において複数のエネルギーが選択できるタイプが多い．また複数台の治療装置を有する施設では，それぞれ異なるエネルギーを持つ加速器が使用されている場合もある．治療計画では，はじめに線種とエネルギーの選択が行われる．

解説 ⑦

electron density：単位質量，または単位体積あたりの電子数．高エネルギー光子の物質との相互作用はコンプトン効果が主体となるが，これは光子と物質内の自由電子との相互作用となるため，線量計算の不均質補正には密度ではなく電子密度が用いられる．

図 7・100 に X 線（4 MV, 10 MV）と電子線（6 MeV から 18 MeV の 5 本）の深部線量百分率曲線（PDD）を示す．線種やエネルギーに応じて深部線量分布が大きく異なっていることがわかる．X 線は電子線に比べ深部の線量比が高いため，頭頸部から体幹部，四肢と多くの部位で用いられている．また入射面から最大線量深（D_{max}）までの数 mm から数 cm にわたる**ビルドアップ領域**[8]は，低線量となる．X 線エネルギーに依存するが，表面線量は 30～

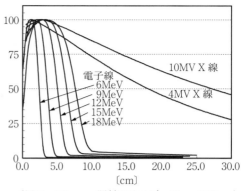

（SSD＝100 cm，照射野サイズ＝10 cm×10 cm）

図 7・100 X 線と電子線の深部量百分率曲線（PDD）例

80％ 程度となり，**皮膚線量**の低減につながっている．エネルギーが高くなるほど入射線量が低下し，ビルドアップ領域が広がり深部線量比が大きくなる．

電子線では，X 線と比較して急激に深部線量比が低下し，ある閾値（**実用飛程**[9]）で **X 線汚染成分**[10]（X-ray contamination）のみとなる．このような分布は深部の治療に向かないが，表在性の腫瘍のように浅い部分の治療で十分な場合や，放射線を照射したくないリスク臓器が背後にある場合などに用いられる．病巣の深さに応じたエネルギーを選択することで線量分布の調整が可能となる．なお，電子線はエネルギーが低いほど実用飛程も浅くなるが，表面線量も低下する．よって，皮膚表

解説⑧
buildup reasion：X 線では高エネルギーほど，表面線量が低く最大線量深が表面より深い位置に移動する．この表面線量から最大線量深までの領域をビルドアップ領域と呼ぶ．エネルギーが高いほど光子と物質との相互作用で発生する二次電子が飽和する深さは深くなり，Co-60，4 MV，6 MV，10 MV でそれぞれ 5 mm，10 mm，15 mm，25 mm 程度となる．

解説⑨
practical range：電子線の深部線量曲線において，直線的下降部の外挿直線と制動放射バックグラウンドの外挿直線との交点までの深さ（距離）．

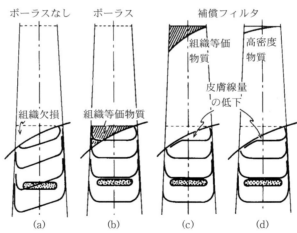

(a) ボーラスなし（体輪郭の傾斜により線量分布が傾いている）
(b) ボーラスあり（皮膚面にボーラスをおきビーム入射面を水平としたため，線量分布の傾きが補正されている）(c) 組織等価補償フィルタ（ボーラスと同じ密度のフィルタを皮膚面より離して挿入する）(d) 高密度補償フィルタ (c) と同様であるが，フィルタ密度が高いため厚さが薄くできる）

図 7・101 ボーラスと補償フィルタによる等線量分布の改善
（出典：ICRU Report 24 Fig. 6.1）

第7章　外部照射治療技術

解説⑩
加速器による電子線はヘッド内の散乱箔（スキャタリングホイル）により散乱され線束が広げられる．このときに制動放射線も発生し，電子線束の中にX線成分が混入することとなる．このX線成分含有率は電子線エネルギーが高くなるに従い増加する．6 MeV では約1%，18 MeV では5%程度で40 MeV では10%程度となる．

表 7・11　治療部位と X 線エネルギーの組み合わせ

エネルギー（MV）	^{60}Co	4	6	10	15	18
全脳						
頭部						
頸部・鎖骨上窩						
肺野						
縦郭・骨盤						
胸壁・乳房						
前立腺						
全身照射						
四肢						

面での線量が不足する場合も生じるため，慎重なエネルギーの選択が求められる．必要に応じて皮膚面に**ボーラス（Bolus）材**を置くことにより，線量分布をシフトさせ皮膚線量の増加と深部線量の減少を図ることができる（**図7・101**(b)）．

照射部位とエネルギー選択の組み合わせを**表7・11**に示すが，一般的な基準であり，臨床では症例において個別に判断されるべきである．

7・5・2　照射技術の選択

X線治療では，ガントリ角度を固定して1方向から照射（1門）する場合と複数の照射野（門）を組み合わせて最適な空間的線量分布を作成する方法がある．これを**固定照射（Fix technique または Static technique）** と呼び，複数門の場合が**多門照射法**となる．また照射中にガントリが回転する運動照射や三次元的にビームを入射させるノンコプラナー（non-coplanar）照射法などさまざまな種類があり，

表 7・12　照射方法の分類

固定照射法	1門照射 多門照射（対向2門，非対向2門，直交2門，3門，4門…etc.）
運動照射法	回転照射（rotation therapy） 振子照射（pendulim irradiation）（arc therapy） 原体照射（conformation therapy） 原体打ち抜き照射（conformational hollow out irradiation）
三次元照射法	ノン・コプラナー（non-coplanar）照射
特殊照射法	全身照射法（total body irradiation） 全身皮膚電子線照射法（total skin electron irradiation） 定位放射線治療（stereotactic radiotherapy ; SRT） 定位手術的照射（stereotactic radiosrgery ; SRS） 呼吸同期照射（respiratory gated irraddiation） 強度変調照射（intensity modurated radiotherapy ; IMRT） Field within a field 法
ビーム装飾	ウエッジ（楔）フィルタ（wedge filter） 補償フィルタ（compensating filter） ボーラス（bolus）
照射野の形状	定形ブロック（physical block） 不整形ブロック（irregularly shaped block, ceroben block） マルチリーフコリメータ（multileaf collimator ; MLC）

それらを組み合わせて最適な線量分布となる照射方法が決定される．以下では照射技術の分類とそれぞれの特徴を解説する（**表7・12**）．

なお，空間的線量分布の改善方法で，単純な1門照射や2門照射などではボーラスや**補償フィルタ**（**Compensating filter**）が用いられる場合がある（図7・101(c)(d)）．ボーラスは皮膚面におかれ皮膚線量の増加が生じるため，電子線では有効治療深度の調整に用いられ，高エネルギーX線ではほとんど使われない．X線において体内線量分布の改善を目的とする場合は，補償フィルタ（**図7・102**）が用いられる．

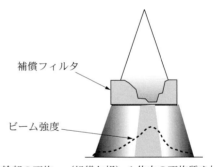

体輪郭の不均一（組織欠損）や体内の不均質を補償し，アイソセンター面での線量を均一にする．

図7・102　補償フィルタの概念図

i) 固定照射法

固定照射法は任意のガントリ角度で照射する方法で，1門照射（**図7・103**(a)）と複数の角度より照射する多門照射に分けられる．対向2門照射（図7・103(b)）は照射角度が対向する（180度）2門からなり，照射範囲内はほぼ均等な線量分布が得られる．照射領域が広範囲で，**リスク臓器**が含まれていない（またはリスク臓器の耐容線量が安全領域内である）場合に有効な照射方法である．**乳房温存術**後の

(a) 前方1門照射　(b) 前後対向2門照射　(c) 3門照射　(d) 4門照射

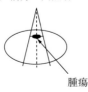
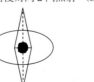
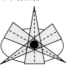
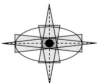

腫瘍

(e) 接線照射　　　(f) 直交2門照射　(g) 斜交2門照射　(h) 側方対向2門照射
　（乳房温存術後の　（楔フィルタ使用）（楔フィルタ使用）（楔フィルタ使用）
　　治療）

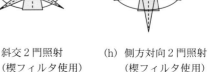
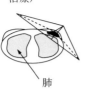

肺　　　　　　　　　　　楔フィルタ　　　　　　　　楔フィルタ

(i) 全回転照射　(j) 振子照射

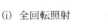

図7・103　照射方法の模式図

放射線治療では**接線照射**による非対向（斜交）2門照射（図7·103(e)）が用いられる．接線照射とは体輪郭に対してビーム軸が斜入射し，照射野の一部が体輪郭の外まで含まれる照射法である．また非対向2門照射とは，ビーム軸が正確に180度対向していない場合の2門照射のことである．温存乳房の治療では肺臓の線量が問題となり，一般に20 Gy以上照射される体積が20%以下でないと放射線肺臓炎の頻度が高くなる．したがって，ビームラインの広がりに合わせて対向角度を設定することにより胸腔内の不要な線束の広がりを減少させるために用いられる．なお，同じような線量分布は**ハーフビーム**による対向2門照射でも可能である．

ウエッジ**直交2門照射**（図7·103(f)）とはガントリ角度が90度で交差する2門照射である．体輪郭の外側にかかる照射野，例えば上顎洞の放射線治療では左右の片側のみを照射するため，AP方向（0度）と側方（90または270度）からの2門による場合が多い．直交照射の場合，照射体積内の線量分布を均一にするため楔角45度の楔フィルタを組み合わせる必要がある．斜交2門照射や対向2門照射でも入射面の体輪郭が不整形な場合，深部線量分布の修正に楔フィルタが用いられる場合もある（図7·103(g)(h)）．

3門，4門と門数を増やしていくと，それぞれの照射野が重なった領域に線量が集中するため，照射野外の線量を低減させることが可能となる（図7·103(c)(d)）．門数を増やすほどその効果は顕著となり，最終的には回転照射に近づく．

ⅱ）運動照射法

運動照射法（**moving field irradiation**）はガントリが回転しながら照射する方法で多門照射法の究極の分布となり，全（360度）回転の場合ほぼ同心円形の線量分布が得られ，線量は回転中心に集中する（図7·103(i)）．このような照射法を**回転照射**（**rotation irradiation**）と呼び，体輪郭の中央にあるターゲットの治療に有効で回転角度やアイソセンタ位置に応じて同心円の線量分布が変化する．また，**振子照射**（**pendulum irradiation**，**arc therapy**）は，ガントリ回転角度が180度未満となる回転照射である（図7·103(j)）．

ⅲ）原体照射

回転角度ごとに，ターゲットに一致した照射野形状となるMLC形状を計算し，ガントリ回転と同期してMLC形状を移動させる方法（**図7·104**）を**原体照射**（**conformation radiotherapy**）と呼び，1965年に名古屋大学の高橋により発表された．常にターゲットのみに集光して照射するた

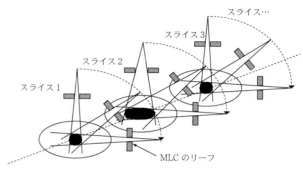

回転角度ごとにMLCの開度を制御し，常にターゲットに一致した照射野を維持して回転照射を行う．

図7·104　原体照射法

め正常組織の保護に有利となり，全回転の場合病巣の形状に90％等線量領域が一致する．腫瘍の位置が体軸中心から偏位している場合や照射範囲内のリスク臓器保護のためには，全回転でなく振子原体照射が行われる．また腫瘍に近接するリスク臓器の線量を減少させるために2軸原体照射や**打ち抜き照射**（**conformational hollow out irradiation**）[11]により凹型の線量分布を作成することも可能である．

解説⑪
原体照射において照射野内に脊髄や水晶体が含まれる場合，その線量を減らすために高原子番号（タングステンなど）の吸収体（打ち抜き体）をガントリに装着して保護する技術である．凹型の線量分布が作成できるが，打ち抜き体の位置や大きさなどで線量分布が変化する．

iv） 術前，術中，術後照射

外科療法と放射線療法のタイミングによる区別である．手術前の前処置として照射が行われるのが術前照射であり，照射により腫瘍の縮小を行い，切除範囲の縮小を目的とする．

術中照射（**intraoperative irradiation**）（図7・105）は，手術中に患者を放射線治療室に搬送し，開腹した局所に大線量を1回照射する方法である．膵臓癌などはよい適用となり，通常8～20 MeVの電子線を用いて腫瘍，または切除後の腫瘍床に対して25～33 Gyを照射する．局所を目視しながら照射でき，消化管を外すことが可能となる．

術後照射は切除後も腫瘍が残存したり，細胞レベルでの残存が疑われたりしている場合や，リンパ節転移しやすい症例などにおいて実施される．外科療法とのタイミングは腫瘍の病期や性質，患者の年齢など，さまざまな要因より臨床的に判断されている．

v） 全身照射

白血病や悪性リンパ腫の骨髄移植による治療の前処置として，X線による**全身照射**（total body irradiation）が行われる（図7・106）．これは全身に分布する白血病細胞を放射線により根絶すること及び免疫能力抑制を目的とし，8～12 Gyを数回に分割して照射するものである．全身を含める大照射野が必要となり，**Long SSD法**[12]による側方照射が一般的であるが，十分な距離がとれない場合は照射中に治療ベッドを往復移動させる方法もある（図7・107(c)）．また，電子線による全

(a) 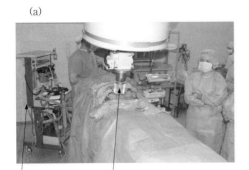　(b)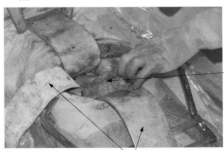

麻酔器　　照射筒　　　　　　　　　　　　　　鉛板の遮蔽板　　照射する部位

(a) 術中照射の全景．円形電子線アプリケータ（直径10 cmφ）を腹部に挿入している．傍らに全身麻酔器も見える．(b) 照射部位．膵体部癌で15 MeV電子線で20 Gyの照射を行った．

図 7・105　電子線による術中照射（I.O.R.T.）

第7章 外部照射治療技術

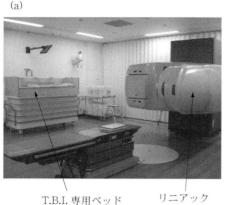
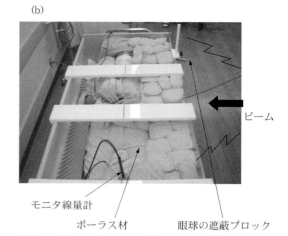

T.B.I. 専用ベッド　リニアック　モニタ線量計　ボーラス材　眼球の遮蔽ブロック

(a) T.B.I. の治療風景．側方ビーム，SSD＝415 cm の位置に専用ベッドをおき，線源から患者体軸中心までは450 cmである．ベッドの向きを変えて側方対向2門照射とする．(b) 体輪郭の不均一を補正するためにボーラス材を使用する．なお，ボーラスではなく補償フィルタを用いて補正する方法もある．大腿部に線量評価のためのモニタ線量計が見える．

図 7・106　X線による全身照射（T.B.I.）

> **解説⑫**
> Long SSD method：SSD 法は線源と皮膚面間距離を一定（定格治療距離（NTD））としたセットアップ方法で，アイソセントリックな回転は行えない（電子線はすべて SSD 法である）．幾何学的に照射野の拡大が必要な場合やNTDでは患者と装置が干渉する場合，NTDを延長してセットアップを行う．これが延長SSD法である．SSDが変化すれば線量計算に用いるPDDや出力係数も異なるため，延長SSD距離ごとにビームデータを取得しなくてはならない．

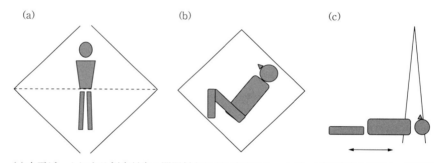

(a) 水平ビームによる側方対向2門照射（LR, RL 方向のセットアップは患者を移動して行う）．
(b) 側方対向2門照射で十分な照射野が得られない場合，膝を曲げた座位にて行う．
(c) 側方ビームで十分な距離が確保できない場合，スリット形状の照射野を持つ垂直ビームとし，患者を頭尾方向に移動させて全身をカバーする．

図 7・107　X線全身照射法の模式図

身照射も菌状息肉腫に対して行われ，この場合も延長SSD法となる（**図7・108**）．6 MeV 以下の低エネルギー電子線が用いられ，線量分布改善のため複数の体位（立位で）をとりながら4〜8門で照射が行われる場合が多い（**図7・109**）．

vi）呼吸同期照射

治療計画は患者が静止した状態で立案されるが，実際の治療では生理的な動きや体動などによりCTVは常に移動している．とくに呼吸移動による変動量は周期的で10 mm以上あるため，インターナルマージン（IM）にその移動量を含めると大きな照射野が必要となる．この不必要な領域への照射を極力低減させるため，呼吸の位相に合わせたタイミングで照射する方法が**呼吸同期照射法**（respiratory gating irradiation）である．呼吸位相の検出には呼吸流量や胸郭移動量などを観察

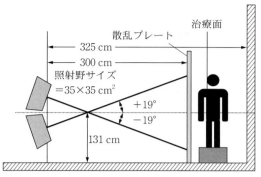
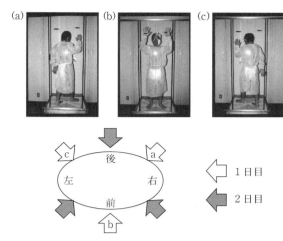

Long SSD法とし，全身が含まれるよう上下半身2分割の照射となる．このときのガントリ角度は合成された患者入射面の線量分布が平坦となる最適角度を実測により求める．また，壁や床からの散乱線寄与を減少させるために患者との間隔を空けている．散乱プレートは電子線の低エネルギー成分の増加を目的として設置している．

全身が照射されるように6方向（体位）より治療を行うが，1日3体位として2日で1サイクルとなる．写真は1日目の体位を示す．

図7・108 全身皮膚電子照射（T.S.E.I.）のジオメトリー

図7・109 全体表面電子線照射の体位（隔日3門照射）

し，その信号に合わせて加速器のビームを制御する場合と，呼吸停止下で照射する方法がある．

vii) 三次元原体照射

CTVは通常不整形であるためPTVも同様の不整形となる．しかし，加速器の照射野は矩形であるため治療体積（PV）はPTVに外接した直方体となり，不必要な正常組織が含まれることとなる．この場合，低融点鉛ブロックやMLCを用いて照射野の不要部分を遮蔽し治療体積がPTVに一致するよう計画される．さらにノンコプラナーなビーム配置により多門照射とすることにより標的の立体的な形状に一致した等線量分布が得られる．このような方法を**三次元原体照射**（3-dimentional conformal radiotherapy：3D CRT）と呼ぶ．正常組織への高線量照射領域の減少に優れているが，総照射体積は多くなるため線量体積ヒストグラム（dose-volume histogram：DVH）による線量分布の検討が重要となる．前述した原体照射（conformation radiotherapy）も3D CRTに含まれる．

viii) 定位放射線照射

小照射野で高精度に位置決めした標的に対して線量を集中的に照射する方法で，固定多門照射，または**集光照射**（**convergent irradiation**）が用いられ，いずれもノンコプラナー（non-coplanar）照射である（図7・110）．

(a) 4アークの集光照射　(b) 11アークの集光照射　(c) ダイナミック回転照射　(d) 歳差集光照射

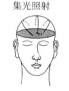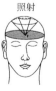

図7・110 定位放射線照射法（STI）のビーム軌跡パターン
（出典：AAPM Report No. 54, Figure 2, pp. 9を一部改変）

(a) 直線加速器による頭部STS治療   (b) SRSにおけるヘッドリングによる頭部固定

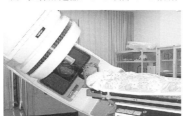 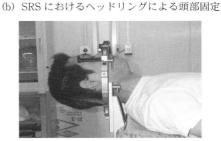

(c) SRTにおけるシェルによる頭部固定   (d) 体幹部の定位照射用ボディフレーム

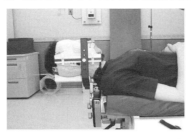 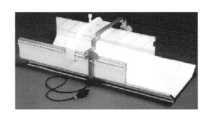

図7・111　定位放射線照射法（STI）

定位放射線照射（stereotactic irradiation：STI）は**定位手術的照射**（stereotactic radiosurgery：**SRS**）と**定位放射線治療**（stereotactic radiotherapy：**SRT**）があり，頭蓋内の小さな腫瘍（動静脈奇形，転移性脳腫瘍，聴神経腫瘍，髄膜腫など）に対して実施されていたが，近年は体幹部の腫瘍（肺癌，肝臓癌など）に対しても適用が広がっている．

定位放射線治療では装置や固定精度は2mm以内が求められ，治療期間中も同様の固定精度が要求される．SRSでは頭蓋内腫瘍では**ヘッドリング**を頭蓋骨に固定し，そのリングの座標でターゲットを定位して手術同様一回の照射で高線量を投与する．一方，SRTは分割照射で行われ，ヘッドリングに代わり非侵襲的で着脱可能なフレームやシェルによる固定方法となる．体幹部はすべてSRTで行われ，**ボディーフレーム**などにより患者固定とターゲットの定位がなされ，5mm以下の位置精度が要求されている（**図7・111**）．頭部領域と異なり，呼吸性移動や固定再現性などの問題がある．

iv) ノンコプラナー（non-coplanar）照射法

コプラナー（coplanar）とは数学用語で，「同一平面の」といった意味である．放射線治療では加速器のガントリ回転面と患者のアクシャル面が一致した状態で位置決めされ，通常の照射はこの面に平行なビーム軸で行われる．ここで治療寝台を左右に振ると加速器のガントリ回転面と患者のアクシャル面が振り角度だけ交差しコプラナーなジオメトリーが崩れることとなる．このような状態で照射する方法を**ノンコプラナー照射法**と呼ぶ．特に多門照射法において有効で，コンプラナー状態で生じるビーム相互の重なりを避けることができる．定位放射線治療（STI）はノンコプラナー照射である．

x） 強度変調照射法

強度変調放射線治療とは，その名のとおり照射野内の線量強度（intensity）分布を変化させたビームを複数組み合わせた照射法で，もっとも新しい照射技術のひとつである．通常の多門照射はCTVの形状に一致した照射野を複数方向から重ね合わせた結果（加算）により線量の集中化を実現したが，くびれた凹型のCTV形状には対応できない．**強度変調照射法**（intensity modulated radiation therapy：IMRT）では個々の照射野の線量強度分布を制御し，それらの組み合わせにより複雑な形状のCTVにも対応した線量分布（減算が可能）が実現できる（図7・112）．これにより正常組織への線量投与をより限定できるため，有害事象の低減が計られる．また正常組織への線量投与量を従来と同量とすると，腫瘍への投与線量を増加させることが可能となり，局所制御率の向上も期待できる．

IMRTを実現する技術は大きく二つあり，そのひとつが**インバースプラン**（inverse plan）である．通常の治療計画は**フォワードプラン**（forward plan）と呼ばれ，複数の治療計画を立案して比較しながら理想の分布に近づけていく．再帰的に治療計画の試行錯誤を続けた先に最適な線量分布が得られるため，フォワードプランと呼ばれる．一方，インバースプランでは，はじめに理想的な線量分布を設計し，その実現に向け治療計画装置がプランを立案する方法である．第二の技術は，インバースプランにより作られた照射野の**強度分布**（intensity map）を実現するための技術で，**ステップアンドシュート**（Step and shoot）**法**，**スライディングウィンドウ**（Sliding window）**法**，**フィジカルフィルタ**（Physical filter）**法**などがある．前二者はいずれもMLCを用いた手法で，ステップアンドシュート（Step and shoot）法は照射野の強度分布を等高線状に分割し，個々の等高線形状をMLCで作成し，足し合わせることで1門が作られる．スライディングウィンドウ（Sliding window）法は，照射野の強度分布を分割するのは同様であるが，等高線ではなくMLCの走査と線量率の制御により実現される．Physical filter法は金属製のフィルタを照射野内に挿入することで照射野内の強度分布を変調させる方

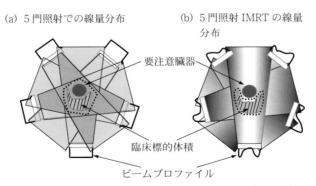

90％等線量分布曲線を点線で示す．IMRTでは1門ごとに照射野内のビーム強度分布が変調され，CTVに一致した線量分布が可能となっている．またこの例ではリスク臓器の保護も可能となっている．

図7・112　コンベンショナル5門照射とIMRT5門照射の概念図

法である．

　IMRTの主な治療対象疾患は前立腺癌，頭頸部癌などで，いずれもリスク臓器と腫瘍が近接していたり複雑な位置関係にあったりするため，従来の照射法では最適な線量分布が計画しにくかった領域である．前立腺では直腸，膀胱線量の低減が計られ，頭頸部では脊髄，唾液腺，視神経，眼球，脳幹部などへの線量低減が計られるため，リスク臓器の温存と高線量投与との両立が可能となった．一方，IMRTはCTVとPTVが近接し線量分布が急峻となるため，セットアップでの空間的座標の精度，再現性が重要となる．また患者のプランごとの照合（線量，線量分布）が重要でMLCのQAも必要であり，通常の放射線治療以上の品質管理が求められている．

7・5・3　時間的線量配分

　放射線の生物学的効果は総線量だけではなく，1回の分割線量と分割間隔により異なる．一般的な放射線治療は1日2 Gy，週5回，総線量60 Gyが標準であるが，総線量が同じでも分割回数が多く，総治療期間は長くなるほど生物学的な効果は少なくなる．この生物学的効果とは正常組織の急性有害事象や晩気反応性有害事象，腫瘍制御率などであり，細胞の放射線感受性，放射線障害からの回復能力，細胞の再増殖などに起因する．生物学的効果を考慮した**線量-時間モデル**には**TDF**（Time, Dose and Fractionation Factor）や**LQ**（Linear Quadratic）モデルが代表的で，これらを有効に利用して治療可能比（therapeutic gain factor）を高めるための方法が時間的線量配分である．

ⅰ）　単純分割照射法

　放射線治療の標準的分割照射法は，1日1回，1.8 Gyから2 Gyを週5回繰り返し，腫瘍に応じた総線量50～70 Gyを照射する方法である．これを基準とし，以下に述べる様々な分割方法により時間的線量配分が決定される（図7・113(a)）．

ⅱ）　小分割照射法

　1回の線量を3～6 Gyと多くする代わりに，週あたりの照射回数を1～3回に減らす方法である．総線量は単純分割とほぼ同じとなるが，照射回数は少ない（図7・113(b)）．

ⅲ）　1回大線量照射法

　骨転移による疼痛軽減のための姑息的治療では，痛みが強すぎて複数回の照射に耐えられない場合や，通院の問題などさまざまな事情で複数回の照射が受けられない症例がある．この場合，1回で8 Gyを照射する**1回大線量照射法**が用いられる．これは標準的分割照射の3 Gyを10回で総線量30 Gyと同等の効果が得られる．また，術中照射のように照射の機会が1回しかない場合では20～30 Gyを1回で照射する（図7・113(c)）．

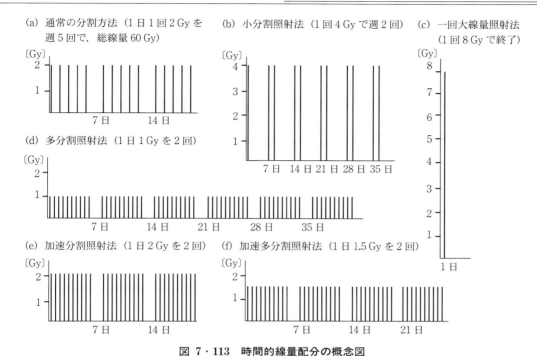

図 7・113　時間的線量配分の概念図

iv) 多分割照射法（hyperfractionation）

1日に2〜3回の照射を4〜6時間の間隔をあけて照射する方法で，1回の線量は1 Gy前後と少なくする．総治療期間は標準分割法と同じであるが，総線量を1〜2割増やせる．通常の診療時間では1日2回，6〜7時間間隔で行われる場合が多い．**晩期有害事象**[13]の減少が計られるが，**急性期有害事象**[14]が強く出る場合が多い（図7・113(d)）．

v) 加速分割照射法（accelerated fractionation）

総線量は標準分割法と同じで，治療期間を短縮するために1回線量2 Gyを一日に2回照射する方法である．細胞増殖が速いと予測できる腫瘍に対して有効であるが，早期有害事象が多分割照射法より強く発生する（図7・113(e)）．

vi) 加速多分割照射法

加速多分割照射法（accelerated hyperfractionation）の早期有害事象を緩和するために，1回線量を1.5〜1.6 Gyに減らし総線量は標準分割照射と同じとする．これにより総治療期間が短縮できるが，途中1〜2週間の休止期間を置くと総治療期間は標準分割法と等しくなる（図7・113(f)）．

vii) スプリットコース

治療の一時休止のことである．計画的に休止期間を設ける場合もあるが，粘膜炎などの急性期有害事象により休止する場合もある．

解説⑬

放射線治療に伴う有害事象（障害）のうち，晩発性障害を晩期有害事象という．通常頻度は低いが，難治性で重篤な症状を呈し，患者のQOLに大きな影響を及ぼす．臨床症状としては骨壊死，脊髄炎，消化管の瘻孔，狭窄，癒着，放射線肺炎，放射線誘発癌，成長障害などがあり，1回線量と総線量に関係する．

第 7 章　外部照射治療技術

解説⑭

放射線治療に伴う有害事象（障害）のうち，急性期有害事象という．通常一過性でかつ可逆的であるため，治療の休止や終了により症状は回復する．臨床症状としては放射線宿酔，粘膜炎，消化管炎，膀胱炎，味覚の低下，脱毛などがあり，それぞれ閾値線量が存在する．

viii）シュリンキングフィールド（shrinking field）法

放射線治療により腫瘍が縮小した場合，その縮小程度に応じた小照射野を設定し照射範囲を暫時縮小させて照射する方法である．不必要な正常組織への照射を避けることができる（**図7・114**(a)）．

ix）フィールド ウィズ イン ア フィールド（field within a field）法

照射野内に腫瘍に限局したもうひとつの小照射野を設定し，1 回の治療で二つの照射野を続けて治療する方法である．shrinking field 法の複数の照射野を 1 回の治療で完了するため，照射期間の短縮が図れる．また，照射期間を同じとすれば，局所に高線量の投与が可能となる（図7・114(b)）．

(a) GTV に対して亜臨床病巣や微視的な癌細胞の広がりを加えた広い領域を CTV として設定する（照射野Ⅰ）．GTV の縮小に合わせて一回り小さな照射野に縮小する（照射野Ⅱ）．残存腫瘍のみに絞って追加照射を行う（照射野Ⅲ）．

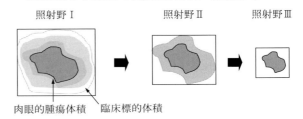

(b) (a) における照射野Ⅰと照射野Ⅱを続けて照射する．必要であれば後に残存腫瘍のみに絞って追加照射を行う（照射野Ⅲ）

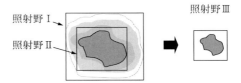

図 7・114　shrinking field 法と field within a field 法の概念図

7・5・4　重粒子線治療

ⅰ）重粒子線とは

重粒子線治療は，1946 年に米国の Wilson ががん治療への応用を提唱し，1954 年に米国のローレンス・バークレイ研究所で陽子線治療が開始された．わが国では，1979 年に放射線医学総合研究所において陽子線治療が開始され，現在，陽子線治療と炭素線治療が行われている．

重粒子とは，電子より重い質量をもつ原子であり，中性子，重荷電粒子（陽子，重陽子，ヘリウム，炭素などの重イオン）がある．わが国では，重粒子線治療に中性子線と重イオンの陽子線と炭素線が用いられており，相対質量は，電子を 1 とすれば，陽子で 1,836 倍，中性子で 1,839 倍，炭素で 21,874,149 倍となる（**図7・115**，**表7・13**）．世界的に見て，がん治療に用いられるその他の重粒子イオンには，ヘリウム，ネオン，シリコン，アルゴンなどのイオンがある．

表 7・13　原子と相対質量比

原子	質量〔kg〕	相対比
電子	9.109×10^{-13}	1
陽子	1.673×10^{-27}	1,836
中性子	1.675×10^{-27}	1,839
炭素	1.993×10^{-23}	21,874,149
アルゴン	6.636×10^{-23}	72,846,866

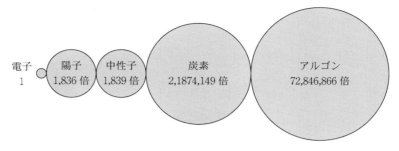

図 7・115 原子の大きさ

ii) 重粒子線装置

a) 陽子線治療装置

陽子線は線形加速器，サイクロトロン，シンクロトロンなどの加速器で加速することでき，陽子の出射エネルギーによって使用する加速器を使い分ける．エネルギーは 150〜250 MeV が用いられる．**図 7・116** に陽子エネルギーと水中の飛程の関係を示す[15]．照射は，ブラッグピークを拡大するために，ワブラーや二重散乱帯を用いたブロードビーム法やスポットスキャニング法がある．ブロードビーム法にはボーラスやコリメータが用いられるが，スポットスキャニング法はそれが不要である．また，サイクロトロンを用いた陽子線治療では，陽子線治療室内に，任意の駆動が可能な寝台，自走式

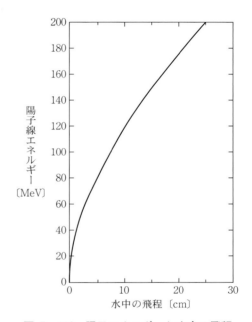

図 7・116 陽子エネルギーと水中の飛程

X 線 CT 装置，フラットパネル検出器を用いた透視装置をもち，腫瘍の位置を正確に同定して照射が行える治療システムを導入している施設もある[16]．

b) 炭素線治療装置

炭素線の加速には重粒子線加速装置が用いられる．重粒子加速装置の構成は，前段加速の線形加速器とそれに続く直径 20 m のシンクロトロンが使用される．加速される炭素イオンはメタンから作られる．例えば，炭素イオンを最大 400 meV/μ のエネルギーで高速の約 70% に加速し，ブロードビームとして最大 15 cm×15 cm の照射野で照射される．治療室では，ビームが水平ビームや斜め 45° 方向から取り出され，照射ヘッド部が回転して照射することはできない．そのため，治療に際して患者の体位を変換して照射が行われる．シンクロトロンとその構成図を**図 7・117，7・118** に示す．シンクロトロンでは，グラッグピークのビームを拡大して治療に用いる．ワブラー法では，まず互いに磁場の方向が直交するワブラー電磁石によりビームを回転させて広げ，その下流のスキャッターでのビームを散乱させ

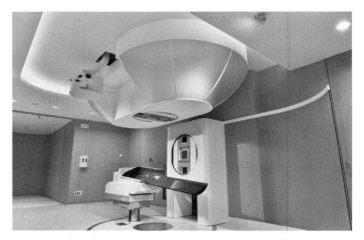

図 7・117　重粒子線治療装置（九州国際重粒子線がんセンター）

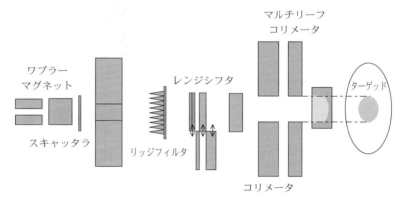

図 7・118　シンクロトロンの照射法と照射野形成

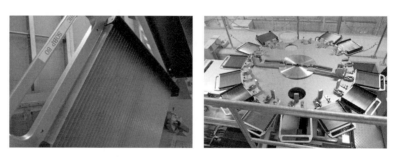

図 7・119　シンクロトロンのリッジフィルタ（九州国際重粒子線がんセンター）

る．リッジフィルタ（図7・119）によって拡大ブラッグピーク（SOBP）を形成し，レンジシフタ（図7・120）でビームの飛程を調整する．その後，マルチリーフコリメータを用いてビームを照射野の形状に絞り，ボーラスとよばれる補償フィルターで病巣の線量分布の歪を補償し，病巣の形に合わせて均等な線量を照射する．

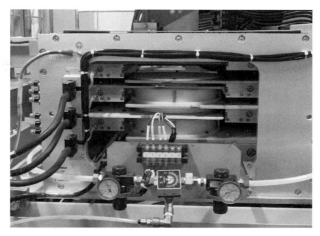

図7・120 シンクロトロンのレンジシフタ（九州国際重粒子線がんセンター）

iii） 重粒子線治療の特徴

陽子線は，X線，電子などと同じようにRBEは概ね1.0であるが，飛程の終端でブラッグピーク（電離ピーク）をもつ線量分布を示す（図7・121）．この作用を用いて，病巣に放射線を可能な限り照射でき，正常組織に照射される線量を低く抑えることが可能になる．陽子線の線量分布に関係する因子には，陽子線エネルギーに依存する水の阻止能，陽子が同じ深さで局所的に失うエネルギーの大きさの相違，水構成元素原子核との間で行われ

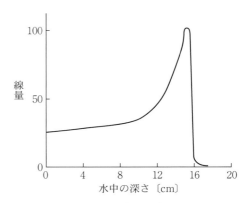

図7・121 ブラッグピーク

る多重クーロン散乱によるそれぞれの陽子の進行方向の変化，弾性散乱を含む陽子と水構成元素原子核との間の相互作用による大角散乱，核反応に基づく異粒子生成がある．これらの相互作用によってブラッグピークが形成されることになる．炭素線は，ブラックピークのある線量分布をもつことは陽子線と同じである．

炭素線の拡大ブラッグピークでは物理線量は深部でより小さくなる．RBEはガンマ線の約3倍，OERは約2倍の治療効果があり，組織内酸素濃度の影響を受けにくいため，細胞致死性が高く，抵抗性の強いがんにも効果がある．しかし，重粒子線治療装置は建設費や治療費が高額であり，診療費が高いことが欠点である．

iv） 適応疾患

陽子線治療も炭素線治療も同じような悪性腫瘍の治療に用いられる．一般的には，悪性黒色腫や骨肉腫など従来のX線などの放射線治療で効果の少ない癌に適応さえるといわれているが，疾患では，頭頸癌，頭蓋底の癌，肺癌，肝臓癌，前立

腺癌，骨肉腫，軟部組織腫瘍，直腸癌の骨盤内再発に適応されている．組織型では，通常のX線が効きにくいとされている腺癌系や肉腫形腫瘍に対して有効である．照射法は，前立腺癌で12回/3週，頭頸部腫瘍や骨?軟部腫瘍では16回/4週などで行われ，通常のX線治療に比べて照射期間の短縮が可能である．

しかしながら，重粒子線治療といえども治療可能比からみて完全な照射法ではなく，投与線量に限界があり，これを無視して照射するようなことになれば，生活の質に影響をもたらす有害事象が患者に発生することは否定できない．

7・5・5　ホウ素中性子捕捉療法（BNCT）

ⅰ）ホウ素中性子捕捉療法（BNCT）[17),18)]

わが国では，昭和50年から平成6年まで放射線医学総合研究所で速中性子線を用いた放射線治療が行われた．速中性子は，X線や電子線と比較してRBEやOERが高く，抵抗性悪性腫瘍に効果的であるとされてきたが，体外から照射される深部線量分布は非常に悪く，正常組織への有害事象が発生し，現在では，この速中性子線治療は行われていない．

ホウ素中性子捕捉療法（Boronneutron Capture Therapy：BNCT）は，1932年にChadwickが中性子を発見した4年後の1936年にLocherによってその原理が提唱された．最初の臨床研究は1950年代に米国において開始されたが，成果を得ることができなかった．わが国では，1968年に畠中らがホウ素化合物（$Na_2B_{12}H_{11}SF$）を用いて悪性脳腫瘍の患者にホウ素中性子捕捉療法が行われた．1975年に京大炉（KUR）の重水設備において医療用中性子照射が開発され，1976頃に武蔵工大炉（MulTR）が医療用に改造され，治療が行われた．この研究用原子炉では，熱中性子ビームは深部への到達性に制約があっため脳腫瘍への照射は開頭手術下で行われた．

現在は，エネルギーの高い熱外中性子を用いており，開頭手術は不要である．熱外中性子は生体内でエネルギーを失い熱中性子に変わるため，表面での熱中性子数はピークの約1/3であり，表面線量が多いほど低減される．

わが国で現在行われている中性子源には原子炉と加速器があり，原子炉は京大炉，加速器はサイクロトロンが用いられている．

ⅱ）原理

ホウ素中性子捕捉療法の原理は，腫瘍細胞内にホウ素を取り込ませ，外部からエネルギーの低い熱中性子を照射する．結果的に，ホウ素原子核は中性子を捕獲し核分裂$^{10}B(n,\alpha)^{7}Li$を生じる（図7・122）．

$$^{10}B+n \rightarrow {}^{7}Li+{}^{4}He$$

^{10}Bは中性子捕捉断面積が

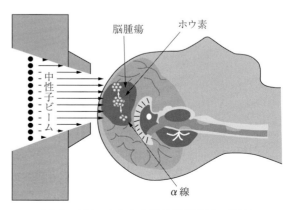

図7・122　ホウ素中性子捕捉療法の原理

他の同位体の核種に比べて高く，また，核分裂により発生する^{7}Liや^{4}Heは数ナノメートルしか進まないために，周辺組織に及ぼす影響は低い．したがって，腫瘍内のがん細胞に^{10}Bを取り込ませ，中性子照射を行えば，がん細胞だけを選択的に損傷することができる．中性子と物質との相互作用において弾性散乱反応（n, n），非弾性散乱反応（n, n'），中性子捕獲反応（n, γ），核変換反応（n, X）が生じる．BNCTの熱外中性子エネルギーは0.5〜40 keVである．

患者には，発生中性子由来の速中性子線と熱中性子線だけでなく，^{1}H(n, γ)によるガンマ線も照射される．その他にも，^{10}B由来のα線と^{7}Liによる放射線が加わり，患者に照射されることになる．また，BNCTで最も重要な反応は^{10}B(n, α)^{7}Liであり，これ以外の反応に^{14}N(n, p)^{14}Cがある．^{14}N(n, α)^{14}Cでは，細胞殺傷力の大きい0.58 MeVの陽子線を発生させる．

また，近年，加速器を用いて大強度の中性子を発生させる技術が発達し，小型の中性子発生装置で中性子を発生させて治療を行う加速器ベースBNCTによる臨床治験が開発されている．この装置の中性子発生の原理は，リニアックで8 MeVまで加速した陽子ビームをベンディングマグネットによって90°に曲げられ，照射室内でさらに90°曲げて，ビームを20 cm×20 cm程度の大きさに拡大してベリリウム標的装置に入射させ，中性子を発生させる．

iii) 特徴と照射の実際

BNCTの^{10}B(n, α)^{7}Liや^{14}N(n, p)^{14}Cで放出されるα粒子や陽子線の飛程は短く，単位長さあたりに失うエネルギーは多く，放射線抵抗性の高い悪性腫瘍に効果があるといわれている．ホウ素が無い部位には中性子照射による核分裂反応は生じることがない．したがって，正常細胞にホウ素がとりこまえていなければ，この正常細胞は放射線による損傷を受けることはない．

BNCTを効果的にするためには，ホウ素化合物を腫瘍部のみに限って集積させることが必要である．通常，脳には血液脳関門があり，脳に物質が滲入することを監視している．この関所によって正常脳に物質が入り込むことを阻止するが，悪性脳腫瘍ではこの機能が破られており，ホウ素化合物はこの機能の破綻に乗じて脳腫瘍に入り込む．脳腫瘍にのみホウ素化合物が取り込まれれば，熱中性子によって選択的細胞照射が可能になる．実施の中性子の照射は，ホウ素化合物の投与の3時間目に行い，照射時間は照射開始直前の^{10}B濃度に基づいて決定される．

iv) 適応疾患

BNCT療法は，さまざまな悪性腫瘍の治療に応用されつつある．臨床試験例として，悪性黒色腫，脳腫瘍，悪性神経膠腫，再発頭頸癌，再発口腔癌，転移性肝臓癌，悪性中皮腫，小児軟部肉腫などがある．

◎参考図書

真崎規江，森　嘉信，澤田昭三：放射線治療学・放射線生物学（診療放射線技術学体系　専門技術学系12），通商産業研究社（1992）

第7章　外部照射治療技術

日本放射線技術学会専門委員会放射線学術用語集の改定検討班編：放射線技術学用語集，日本放射線技術学会（1994）

阿部光幸編：放射線腫瘍学，国際医療出版（1997）

渡部洋一，金森勇雄，津坂昌利，大野晶子：放射線治療技術の基礎，医療科学社（1996）

日本医学物理学会編：定位放射照射のための線量標準測定法，通商産業研究社（2001）

(社)日本放射線技術学会放射線治療分科会：放射線治療技術マニュアル，日本放射線技術学会（1998）

日本医学放射線物理学会　医学物理データブック委員会編：医学物理データブック，日本医学物理学会（1994）

(社)日本放射線技術学会：放射線治療における誤照射事故防止指針（2003）

日本放射線治療技師認定機構編：放射線治療における安全確保に関するガイドライン，日本放射線技師会出版会（2005）

熊谷孝三編著：医療安全のための放射線治療手順マニュアル，日本放射線技師会出版会（2005）

◎ 演習問題

問題1　炭素線や陽子線の拡大ブラッグピーク（SOBP）で誤っているのはどれか．
1. リッジフィルタはSOBPの形成に用いる．
2. SOBPの形成はエネルギー変調の一種である．
3. 狭いSOBPはスキャニング照射で用いられる．
4. 炭素線のSOBPでは物理線量は深部でより大きくなる．
5. 陽子線では物理線量が平坦になるようにSOBPを形成する．

問題2　正しい組合せはどれか．2つ選べ．
1. 術中照射　――――――――――　電子線
2. 全身照射　――――――――――　中性子線
3. 組織内照射　―――――――――　X線
4. 拡大ブラッグピーク（SOBP）　――　重粒子線
5. 強度変調放射線治療（IMRT）　――　β線

問題3　炭素線で正しいのはどれか．2つ選べ．
1. 半影が大きい．
2. 酸素増感比が高い．
3. 生物学的効果比が高い．
4. ブラッグピークを有する．
5. 線エネルギー付与が小さい．

問題4　陽子線治療で拡大ブラッグピークに関係あるものはどれか．2つ選べ．
1. ワブラー法
2. レンジシフタ
3. リッジフィルタ
4. ウエッジフィルタ
5. マルチリーフコリメータ

問題5　重粒子線や陽子線治療で用いる加速器について誤っているのはどれか．
1. 陽子線治療にサイクロトロンが用いられる．

2. AVF サイクロトロンは強収束の原理を用いる．
3. シンクロトロンの偏向電磁石の磁場は一定である．
4. サイクロトロンの高周波電圧の周波数は一定である．
5. シンクロトロンの入射器として線形加速器を用いる．

問題 6　線量分布には優れていないが生物学的効果に優れているのはどれか．
1. 炭素線
2. 陽子線
3. 速中性子線
4. コバルト γ 線
5. 高エネルギー X 線

問題 7　ホウ素中性子捕捉療法で正しいのはどれか．
1. ホウ酸を投与する．
2. 速中性子線が必要である．
3. $^{10}B(n, \alpha)^{7}Li$ 反応を利用する．
4. シンクロトロンが必要である．
5. ^{252}Cf からの中性子が用いられる．

7・6 治療計画

7・6・1 治療計画

　一般的に放射線治療で一回に照射する線量は診断領域の線量に比べて非常に大きく，照射範囲や入射角度を含めて再照射は絶対に許されない．そこで綿密な**治療計画**を事前に立案し，確認するためにさまざまな装置，器具や手法が用いられてきた．代表的なシミュレーション装置にはX線シミュレータとCTシミュレータがある．両装置にはさまざまな特徴（表7・17）があるが，最近のコンピュータ技術によりそれぞれの短所が補われつつある．ここではこれらの装置を使って線量分布を確認するまでの患者の整位，固定から照射野設定，画像取得について，主に医師，診療放射線技師がかかわる過程についていくつか例をあげて概説する．

ⅰ） X線シミュレータによる治療計画

　X線シミュレータ（図7・123）は現在までもっとも放射線治療計画に使われてきた装置のひとつである．装置は一般のX線撮影と透視ができるもので，寝台は平板形である．実際の治療で使用する放射線治療装置と同じ幾何学的配置に設定することができ，線源一架台回転中心間距離，寝台の昇降や回転駆動，照射野を決定するための絞りとその回転，照射野中心を示す十字ワイヤ，アイソセンタレベルでのスケール，距離計やレーザポインタ（図7・124）が備えられている．通常のX線透視装置ではX線管や寝台などの幾何学的配置の違いや絞りの駆動，レーザーポインタ等の装備で性能に違いがあるため代用することは困難である．

　X線シミュレータは標的を透視で確認できる利点がある．とくに照射中における標的の生理的移動や形状の変化（嚥下，呼吸性移動，消化管の蠕動運動，膀胱の

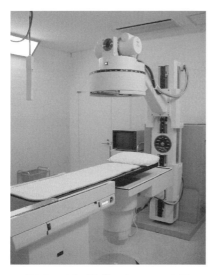

図7・123　X線シミュレータ例

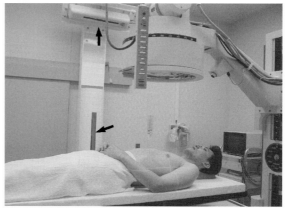

図7・124　X線シミュレータ室の可動式レーザポインタ（矢印）［大阪医科大学附属病院提供］

蓄尿など）を加味して照射範囲を設定できる．また，照射野情報を患者の体表面に投影でき，容易に撮影した X 線写真を照合に用いることができる点が長所である．しかし，X 線シミュレータの画像のみでは腫瘍の形状や所属リンパ節の情報を取得しにくいことがあるため，治療計画に携わる医師や診療放射線技師は事前に他のモダリティからの情報を把握しておく必要がある．実際の照射野は X 線透視下，もしくは撮影した X 線写真上で解剖学的に病巣を把握して決定する．

　X 線シミュレータによる治療計画では，患者の体位の修正を容易に行うことができるが，X 線テレビに用いられるイメージインテンシファイヤ（image intensifier : I. I.）には地磁気の影響やモニタ画像の歪があるため，歪補正をモニタ画像に施さなければ直接 MLC やブロック形状を重ね合わせることが困難である．したがって X 線フィルムによる撮影を行い照射野形状をフィルム上で確認することが多い．最近では X 線写真をコンピュータに取り込み絞りを重ねるもの，X 線テレビの静止画をデジタル的に歪補正の後 MLC をモニタ上で操作して照射野を整形できるもの，MLC による照射野をレーザで人体に投影できるもの，リニアックによる照合写真とシミュレーション画像を重ねて表示できるもの（図 7・125），さらには受光系にフラットパネルディテクタ⑮（flat panel detector : FPD）が応用されつつある．撮像できる範囲は受像系受光面の大きさの制限されたビームズアイビュー（beam's eye view : BEV）であるため，受光系の装置が移動できなければ大き

解説 ⑮
放射線を 2 次元の検出器群で受光し，画像化する装置．アモルファスセレン層で電子正孔対を作る直接変換方式と CsI などの蛍光体を使った間接変換方式がある．

(a) X 線シミュレータによる透視画像

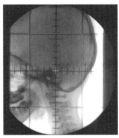

(b) リニアックによる照合写真

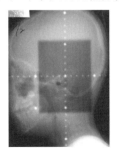

(c) ディジタル的補正後のフュージョン画像

(blend 表示)

(d) ディジタル的補正後のフュージョン画像

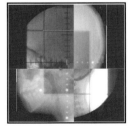

(1・3 象限はリニアックの照合写真，2・4 象限は透視画像を強調した表示)

図 7・125 X 線シミュレータによる透視画像とリニアックによる照合写真のフュージョン例［近畿大学医学部附属病院提供］

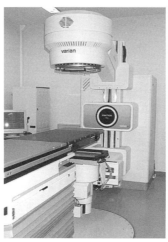
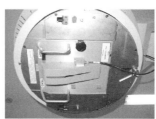
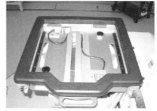

図 7・126　X 線シミュレータによる断層画像の取得装置例
［近畿大学医学部附属病院提供］

な照射野の治療計画は手間がかかる．CT画像から作るルームビュー（room view）のような画像は取得できないため，放射線の線束と決定臓器との位置を多方向から観察することは時間を要し，困難である．

　画像の情報は二次元で表示されるため，標的や線量評価点の深度情報は距離の表示の計測しかできないため，架台を回転させて横断断層撮影を行ったり，X線CT撮影を追加したりすることで精度が向上する．X線シミュレータの中にはX線束をスリットにして数十秒かけてCT画像を取得できるもの（図7・126）もある．X線シミュレータは通常のコプラナー[⑯]（coplanar）な治療計画はほぼ対応できるが，対向板[⑰]のない治療装置のノンコプラナー（non-coplanar）な照射には一部対応できないものもあり，治療計画に使えないことがある．

　X線画像の撮影条件は実際の放射線治療を考慮して決定する．治療中の動きの少ない頭頸部などでは，短い撮影時間で鮮明な画像を取得できる条件が求められるが，体幹部などで移動性の高い臓器の治療を自由呼吸下で行う場合，撮影時間は一呼吸周期をカバーすることが理想的である．頸胸部のバリウム造影剤による食道造影に代表されるような場合は，治療部位で造影剤の通過のタイミングを考慮したX線写真が求められる．撮影したX線画像は実際の治療の照合にも使われる．高エネルギー放射線での照合画像と比較して，X線吸収の高い骨から気管に代表される低吸収な領域まで分解能の高い画像が求められる．

　実際のX線シミュレータは治療前や計画を変更するときに使われてきたが，最近では治療室に併設して，日々の治療精度を向上させる目的でも同一寝台で併用できるように設置されることがある．また，それぞれの短所を補えるように，シミュレータ室にX線シミュレータとCTシミュレータを同一寝台で設置されている施設もある．X線シミュレータはCTシミュレータと比較して安価であるが，最近の放射線治療を行っている施設のなかにはCTシミュレータ，もしくは診断用CT装置による情報で治療計画を行い，X線シミュレータのない施設もある．

解説 ⑯
放射線治療では中心線束が一平面（通常XZ平面）のみからの照射法を指す．

解説 ⑰
放射線が治療室外に漏洩しにくくするために架台に取り付けられた金属製の遮蔽板．

ii) CTシミュレータによる治療計画

　CTシミュレータとは，通常の診断用CT寝台のように湾曲した寝台ではなく，放射線治療室の寝台と同様に平坦なものが使われる．診断用のCTを治療計画に用いる場合は寝台が平坦になるような工夫（図7・127）が必要である．寝台の幅は上肢が体幹部から離れても安定するよう50 cm程度は必要である．放射線治療中の体位には両腕を挙上させたり，上体を起こしたりする場合もあるため，ガントリ開口部は放射線治療の自由度を向上させることができるように大きなもの（図7・128）が好まれる．フィールドオブビュー（field of view：FOV）も同様に成人男性の肩幅を包含できるよう直径50 cm程度までのものが必要である．患者設置の

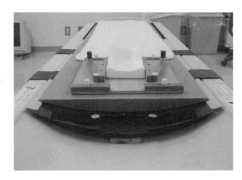

図7・127　放射線治療に使用するときのCT寝台を平坦にするためのスペーサ

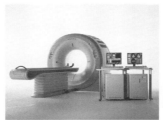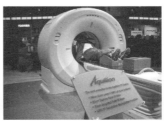

ガントリ内径90 cm，FOV70 cm，半座位で治療計画が立てられる

図7・128　放射線治療計画用CT例

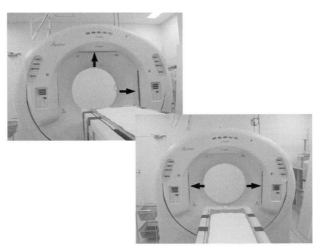

図7・129　CTシミュレータ室の可動式レーザーポインタ（矢印）例

第7章　外部照射治療技術

ためのレーザポインタの精度は治療室と同様で，通常X線管球焦点の回転中心にそれぞれが一致していることが前提である．CTのコンソール上で治療計画を立案してアイソセンタ（isocenter）位置を変更できるシステムではレーザの位置を可動できるもの（図7・129）もある．

シミュレータ装置にCTを使う最大の利点は，画像の高いコントラスト分解能と各ボクセル（voxel）のCT値から実際の治療に使う高エネルギー放射線の特性を同定できるところにある．精度よくシミュレーションするためには，標的と決定臓器の位置を正確に入力することと，実際に撮影する条件でCT値と**相対電子密度**[18]の関係（図7・130）を把握しておかなければならない．実際に使用する固定具やボーラス材等が線源と患者間に存在する場合，それらの器材を同時に撮影して，治療用補助具による減弱を線量計算に反映させることも必要である．

X線シミュレータと比べて，実際の治療計画時には体位の変更には労力を要するため患者への説明と綿密な設定を心掛けなければならない．また，撮影する診療放射線技師は病巣の伸展，臓器の移動や照射方向を考慮した範囲を十分に含む撮影範囲の設定を行い，体幹部の生理的な臓器の移動や形状の変化に対応できるよう撮影時間を見据えて，撮影前の呼吸管理，排尿・排便等の打ち合わせを医師とともに検討しておかなければならない．とくに呼吸による周期的な臓器の大きな移動は標的の位置と大きさの同定に影響するため，撮影技術上も装置の機能を十分発揮できるようそれらの特徴を十分把握するとともに，いくつかの選択肢が可能なように用意できなければならない．たとえば，自由呼吸下での治療では一断面の撮影時間を一呼吸周期（通常では4秒程度）で撮影する手法（long time scan method）やヘリカルピッチ（helical pitch）を下げて撮影するする手法（寝台移動速度を下げる方法）を用いることがある．

実際のCTシミュレータによる検査では造影剤を使用することがある．造影剤は血管内のCTを一時的に増加させる．実際の治療時には存在しないため，造影検査前に線量分布作成用のプレイン（plain）画像の取得が望まれる．

1cmのMLCが国内で普及し画像のスライス厚は5mm程度が一般的であるが，最近の5mmのMLCやマイクロマルチリーフ（図7・131）に対応するためにはさらに画像の厚みを薄くする方向にシフトし，今後照合用のDRRを高画質化するた

> **解説⑱**
> 治療計画では物質中の放射線の振る舞いを同定するために相互作用の大半を担う電子の密度が必要で，水の電子密度で正規化したもの．

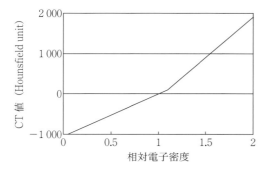

図7・130　管電圧120 kVのCT値と相対電子密度の関係を示した模式図

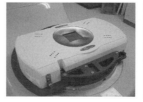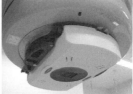

リニアックのヘッドに装着した状態

図7・131　マイクロマルチリーフ
［近畿大学医学部附属病院提供］

めにも同傾向は加速するものと考えられる．

　最近のCT装置はコーン角の広いMDCTが市販されるようになってきた．今までの画像再構成アルゴリズムでは，同一断面の画像上でも実際の厚みの情報はFOVの辺縁で厚くなり，治療計画上問題を含む場合（図7・132）も考えられる．これらの新しい機器を治療計画に使用する場合，コーン角を考慮したフェルドカンプ法（feldkampf method）などの再構成アルゴリズムを選択した検収は欠かせな

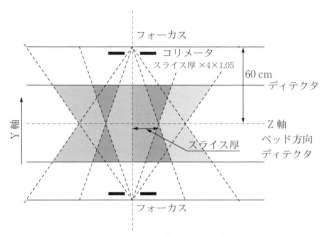

4列MD-CTで撮影したときの各検出器が画像にするガントリ内の領域

図 7・132　CTがガントリ内でスキャンする領域

(a) PET/CT装置

(b) 転移巣のある乳癌 XCT画像

(c) XCT画像にPET画像をフュージョンさせた画像

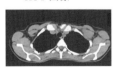
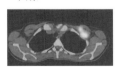
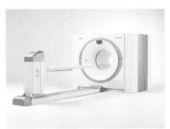

(d) (c)画像のMIP像

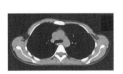
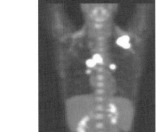

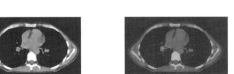

図 7・133　PET/CTとフュージョン画像例

い．さらに 2000 年タウンセンド（Townsend）が開発した PET/CT は一回の検査で X 線 CT と PET による両検査を短時間で行うことによって吸収補正された集積位置の精度の高い PET 画像（機能・代謝画像）と CT 画像（形態画像）のフュージョン（fusion）を可能にした．PET/CT は位置決め用のポインタを設置して国内でも放射線治療計画用シミュレータに応用されつつある（**図 7・133**）．

iii) MR 画像の利用

当初の **MR 画像**はその取得法と磁場精度の影響を受けて歪むことから放射線治療計画に利用するには問題があった．しかし CT 画像で描出されにくい病変や標的の範囲が明瞭でないものでも描出能に優れた MR 画像は放射線治療計画上での利用価値が高いため，MR 画像単独で治療計画を立案することは少ないが，同一部位の CT 画像に重ねて表示するなどの標的の輪郭入力を支援する手法で利用されていることが一般的である．最近では CT と MR の画像の重ね合わせも画像処理や放射線治療計画装置のワークステーション（workstation）上で短時間に自動処理されるようになってきているため，MR 画像を実際の臨床に利用している施設も増加している．特に臨床では CT で標的辺縁の明瞭でない頭蓋内の定位照射では MR 画像のフュージョン（fusion）が行われている（**図 7・134**）．また X 線 CT で明瞭に部位のわからない骨転移の治療部位の同定には RI 画像とともに MR 画像が治療計画に利用される．

その他，治療計画において MR 画像の利用はフリッケ線量計[19]を応用して三次元的に線量分布を画像で解析できるものがあり，高価であるが，一部には市販品があり実用化されている．

治療計画で MR 画像を利用するには，撮像時間が長い場合があるため患者の呼吸管理を含めた事前の打ち合わせが必要である．また患者の体位や患部の固定に磁性体を使った固定具は使えない．さらに MR のガントリは奥行きが長く，特に高磁場の装置ではガントリ内壁に身体が触れないように，その空間に収まる体位と固定具を選択する．また，両手を体幹部上で組み，肘を外側に張った体位や頭上で組む体位などは体幹部と上肢（下肢の場合も）にループをつくるため，MR 検査では危険である．通常の MR 検査と同様に心臓ペースメーカーや脳動脈瘤クリップ，ステント挿入者には禁忌であることはいうまでもなく，治療範囲以外の金属や点滴の支柱台，酸素ボンベ，車椅子を装置に近づけないよう検査にあたる技師が注意を払わなければならない．

> **解説⑲**
> 化学線量計の一種．硫酸鉄溶液に放射線を照射したときの化学反応と吸収線量が比例する原理を利用したもの．特殊な装置を必要とせず，線量率依存性が少ない．感度は低いがファントム中の放射線場を乱さない．

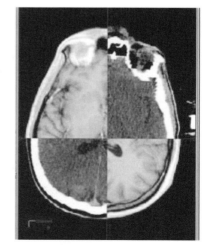

CT 画像：第 1, 3 象限　MR 画像：第 2, 4 象限

図 7・134 CT 画像と MR 画像のフュージョン［近畿大学医学部附属病院提供］

iv) 補助具の利用

シミュレータ装置や治療計画装置以外に治療計画に用いる**補助具**は，患者にできるだけ苦痛がなく，治療部位が再現性よく保持できるようにするものと座標，角度や線量評価点までの深度等の情報を取得するものに分けられる．治療計画時の体位は治療期間中に毎回繰り返し同じ体位を取るため，できるだけ苦痛が少ない状態が望まれる．固定に必要な補助具は，酸素吸入が一般的な使用法以外に呼吸抑制や呼吸停止時間の延長等，呼吸管理の補助として使われることもある．

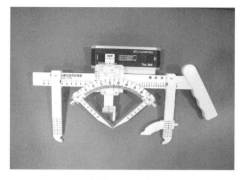

図7・135　接線照射治療計画用計測器（タイセイメディカル CADO-TF Ⅲ型）

照射時間や MU の決定には線量評価基準点を決め，画像上もしくは実測で位置を測定する必要がある．シミュレータで基準位置を鉛ヒューズ，カテーテルや皮膚インクを使って画像上で深度情報を取得するか，もしくは角度計，水準器，体厚計やピンアンドアーク[20]（pin and ark）を使って実測する．頭部や体幹部の定位照射では体軸方向の位置と固定具の位置を確認するため Z 型のスケールを使って画像上で確認することがある．またイメージガイド療法（image guided radiotherapy）では体内の標的に金マーカを埋め込むこともある．その他に放射線を利用せずに治療計画が行えるような道具（図7・135）も開発されている．

解説⑳
患者設置のための機械的照準器．治療装置の絞り付近に取り付け架台角や線源－皮膚面間距離を計測する道具で，最近ではレーザポインタ，光学式距離計，ディジタル角度計に置き換わってきている．

v) 患者の整位と固定

患者の整位と固定は照射の精度を左右し，診療放射線技師の業務の中で大きな役

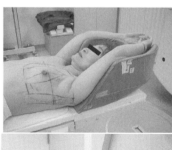
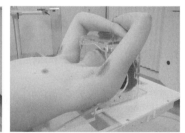
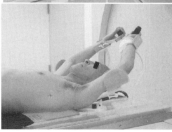
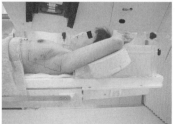

図7・136　上肢を挙上させるための固定具と使用例

第7章　外部照射治療技術

割を占める．しかし，患者の整位にこだわり過ぎて保持することが困難な体位は避けるべきである．

医師，診療放射線技師は患者の整位と固定の重要性について事前にインフォームドコンセントを行い，患者が精神的かつ肉体的にストレスが少なくなるように治療中，治療期間中の体位を保持できるようにするために専用の固定具を選択する．固定具には治療部位の固定はもちろんのこと，治療部位以外の固定も重要であり，患者間で共用できるものと患者ごとに作製する二種類のものがある．前者では，経済的であり，市販されているもの以外に臨床で自作された固定具も多数ある（図7・136）．使用する固定具は衛生面の注意を怠ってはならない．また，治療期間中に性能が劣化するものがある．たとえば，細かな発泡スチロール球が詰まった袋を脱気することによって体位保持を行うもの（図7・137(a)）では治療期間中，定期的な脱気が必要なものもあるので固定具の保守も臨床では必要である．後者はシェル（図7・137(b)）に代表されるもので，使用部位を限定して診療保健点数の適応を受けられる．これらの固定具は頭頸部で用いられることが大半であるが，最近では体幹部でも治療精度を高めるため使用されていることがある（図7・137(c)）．

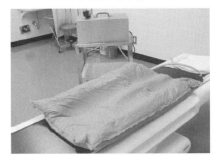

(a) 脱気式固定具

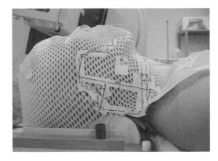

(b) 頭頸部用シェル

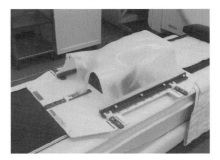

(c) 体幹部用シェル

図 7・137　各種固定器具

表 7・14　固定具シェルの特徴

長　　所	短　　所
●容易に作成できる	●皮膚線量（反応）が増加する
●固定精度が向上できる	●制作にあたって熟練が必要である
●セッティング時間が短縮できる	●照射方向の制限を受ける
●皮膚に印をつけずに済む	●作成後縮む
●簡単に作成できる	●表情がわからない
●精度・再現性がよい	●皮膚病変が見えない
●無意識の動きが抑制できる	●診察時に治療部位がわからない
●患者ごとに対応できる	●保管場所に困る
●位置のずれを確認できる	●固定後体位の微調ができない
●呼吸抑制ができる	
●補強ができる	

固定具の選択にあたっては患者の容態，標的の位置と放射線の入射方向を考慮した材質，さらには治療に求められる精度と治療に要する所要時間などの固定具の特徴を把握しておかなければならない．例としてシェルの特徴を**表7・14**に示す．

患者の整位と固定には再照射や隣接する部分での照射を想定して体軸と上下肢の高さにも注意を払わなければならないことがある．

7・6・2　治療計画装置による線量分布計算

治療計画を立案する上で重要な因子は，治療装置の特性と患者情報をいかに正確に取り込んでシミュレーションできるかにある．治療計画装置はこれらの情報を効率よく正確に取り込み，コミッショニング[21]（commissioning）を行ったうえで初めてさまざまな機能が利用できる．治療計画装置の機能のなかでも**線量分布計算**はもっとも重要な機能のひとつである．治療計画では照射する放射線が体内でどのように相互作用し，分布するかは計画を採用する上で重要な選択条件のひとつである．治療計画装置は不均質な人体の内部でその挙動を計算するために主としてそれぞれの座標における CT 値を利用する．その他，放射線の入射角度，照射野，1回あたりの線量等のパラメータをもとに計算アルゴリズムに従い，高速で演算処理され計算結果を出力する．最近の計算アルゴリズムでの計算結果は精度が高まり信頼性が増加してきた．しかし，市販されている治療計画装置では線量計算アルゴリズムの詳細がブラックボックスであるため，自分たちが臨床で使うエネルギー，照射野や深さごとの線量分布について把握するとともに，代表的な照射法と計算結果のパターンを認識しつつ，それらの計算アルゴリズムの特徴や計算手法を習熟することは治療計画装置を操作するものとしては重要である．ここでは最近の商用治療計画装置が線量分布計算に利用している計算アルゴリズムと計算結果，さらには入力ビームデータの取得と検証を中心に述べる．

ⅰ）　線量計算アルゴリズム

線量計算アルゴリズムは大きく2種類に分けられる．ひとつは体内の線量分布を計算するアルゴリズムであり，二つ目は線量を評価する位置に照射するための照射時間や MU を計算するアルゴリズムである．後者に関しては他章で扱われているため，ここでいう線量計算アルゴリズムは線量分布を計算するためのアルゴリズムを指すことにする．

線量計算アルゴリズムを述べる前に患者の輪郭（密度）情報の取り扱いとその計算の形態による分類を述べる．治療計画装置で利用する患者の情報は通常 X 線 CT 画像から得られるものである．この画像情報の取り扱いで二次元，三次元，場合によってはその中間の線量計算を分類することができる．二次元の線量計算は取り扱う画像が1種類しか存在しないため，どの位置も同一形状として計算を行うのに対して，三次元の線量計算は体軸方向にもそれぞれの位置での画像を対応させた計算ができ，それぞれのボクセル（voxel）を対象に計算することができる．二次元と三次元の中間の線量計算は，それぞれの位置での画像に仮想線源を想定して，計算面とそれ以外の面を分離し，計算面以外から計算点への影響を考慮する方式である．ここでの次元は線量分布を計算する手法であって表示形態で分類したもので

解説㉑
受入れ試験の後，治療方針や治療法に応じた精度が保証できるように行う装置の調整．計画装置では線量計算にかかわるビームデータの登録及び検証と画像やパラメータ表示に関して，結果をあらかじめ用意した基準データを比較して治療前に管理限界に収める行為．

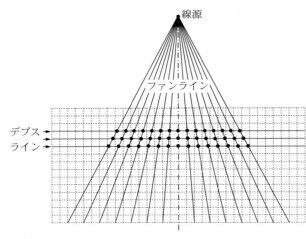
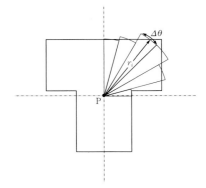

図 7・138 治療計画装置での計算マトリクス

図 7・139 クラークソン（Clarkson）法における T 字照射野，点 P の SAR を求めるための扇形セクタ i（$\Delta\theta$）と半径 r_i

はない．したがって，三次元的に線量分布が出力されていてもその計算における次元はさまざまである．しかし，現在臨床に利用されている市販の放射線治療計画装置のおよそ半分は三次元の計画装置で，今後さらにリプレイス（replace）されていくことが予測できる．

体内の各点は XYZ 軸の直行座標から点線源による線量分布計算に都合がよいようにファンライン（fan line）とデプスライン（depth line）の座標（**図 7・138**）に置き換えられることにより処理スピードを稼ぎ，計算結果を出力する時に直交座標に変換される．ファンライン（fan line）は照射野とビーム軸からの距離の関数として取り扱うものもある．

不整形照射野における線量計算としては一次線と散乱線を分離して，散乱線に関して線量評価点から多数の扇形のセクタに分け，円形照射野の散乱成分を積分するクラークソン（Clarkson）法が有名である．円形照射野の半径と散乱空中線量比（scatter air ratio；SAR）を用いて，線量計算する点から $\Delta\theta$ の扇形のセクタ（**図 7・139**）を積分する手法である．照射野外の点に関しても照射野内部の部分だけの差分を積分することで求めることができる．

ii） 人体の不均質を補正する方法

人体の不均質を補正する方法としてはバルク（bulk）法とピクセルバイピクセル（pixel by pixel）法がある．Bulk 法は指定した範囲を任意の均一な密度として取り扱うのに対して，CT 画像での pixel ごとの密度を取り扱う手法を pixel by pixel 法としている．さらに光子による外部治療計画の場合，不均質部分の線量分布を補正する手法として計算アルゴリズムには大きく第 1 世代から第 4 世代に分類（**表 7・15**）される．これらのアルゴリズムは実際の治療計画装置ごとに改良されているため，それぞれの世代で正確に分類できない部分が生じている．第 1 世代は一次線の進行方向に沿った部分の密度変化の補正のみに対応し，第 2 世代は散乱線の影響を考慮するが，不均質媒体の位置や形状の補正は行っていない．第 2 世代に加

表 7・15　光子による外照射で不均質部線量分布計算アルゴリズムの分類

世代	計算アルゴリズム	特　徴
1	実効減弱法 組織空中線量比法 実効 SSD 法 等線量移動法	・一次線補正 ・散乱線未対応
2	TAR べき乗法 拡張 Batho 法	・一次線対応 ・散乱線対応, 位置, 形状未対応
3	等価 TAR 法 d-SAR 法 Delta-Volume 法	・一次線対応 ・散乱線対応, 位置, 形状対応 ・非電子平衡領域未対応
4	Convolution 法 Superposition 法 Monte Carlo 法	・一次線対応 ・散乱線対応, 位置, 形状対応 ・非電子平衡領域対応

えて第3世代は不均質媒体の位置と形状が考慮され，第4世代では非電子平衡領域を考慮し，高い次元で計算できる．現在の臨床の現場で使われている治療計画装置のおよそ半分は三次元的に線量分布計算ができるもので，第3世代の計算アルゴリズムを使える環境にある施設が増加している．究極のアルゴリズムとされるモンテカルロ法は最近，市販の治療計画装置に乗せることができるようになりつつある．しかし実際の臨床で利用されているアルゴリズムは，これまで用いてきた計算アルゴリズムによる治療計画の結果と臨床経験，さらにはこれまでの多くの実証により，最新のアルゴリズムが利用されているとは限らない．

　これらの線量計算アルゴリズムには第1～3世代を中心とした，実測データをもとに線量計算用のデータを登録した実測ベースのものと，第4世代以降の放射線物理特性を計算の手順に取り込んで線量計算を行うモデルベースのものがある．実測ベースのアルゴリズムは放射線の線量を実測する場合に用いる線量計の特性や物理的な限界の影響を受けるのに対して，モデルベースのアルゴリズムは物質と放射線の物理的相互作用を理論的に計算するため，電子平衡が成立していない部分や不均質の境界における線量分布計算にも実測ベースのアルゴリズムより優れている．

a)　第1～第3世代のアルゴリズム

　第1世代のアルゴリズムは，X線CTが治療計画に応用される前から使われていたアルゴリズムであり，不均質の位置や形状を考慮せずに一次線の進行方向に沿った部分の密度変化の補正に限定して対応している．したがって軸外の不均質には対応できず，単純に軸外線量比を考慮しているだけである．計算に使われているデータは放射線のエネルギーと照射野，深さに対応したビーム軸における深部量比と軸外線量比である．計算結果は，二次電子平衡が成立している部分において後方，側方散乱を考慮していないため，急激な不均質が存在する部分では10%程度の計算誤差が生じることがある．第1世代のアルゴリズムは6 MV X線までしか通用できないとする報告もあり，現在では積極的に臨床では使われていない．第2世代の計算アルゴリズムは散乱線の影響を考慮するが，不均質の位置や形状は考慮してい

ない．Equivalent TAR法に代表される第3世代のアルゴリズムは，不均質体の密度と容積の積が等しければ同じ相対位置での線量は等しくなるという理論（密度尺度理論）やSARもしくは深部量比のゼロ照射野の値を利用し，不均質媒体の位置や形状を考慮できる．計算精度は5%程度を期待できるが，非電子平衡領域，不均質の境界，小照射野ではこの精度を保持できない．

ここまでの実測ベースのアルゴリズムでは入力した実測値が計算処理に使われている．しかし，単純なモデルでも入力データと同じ結果を出力しないことがある．特に二次電子平衡が成立しない部分や照射野辺縁では注意を要する．

b) 第4世代以降のアルゴリズム

第4世代以降，モデルベースのアルゴリズムが登場する．これはこれまでの測定データに基づいたアルゴリズムから半経験的な近似パラメータを考慮した物理理論ベースによるものであり，不均質媒体の影響や照射野内の組織欠損に対する補正に対しても精度を確保できるようになっている．最近の市販の治療計画装置で使えるコンボリューション（convolution）法やスーパポジション（superposition）法と呼ばれるものがそれにあたる．モンテカルロ法は究極の計算アルゴリズムとしてよく耳にする．これらの計算アルゴリズムはモデルベースのため基本的に実測データを必要としないが，ビームを合わせこむ作業が必要であり，結局は実測データをもとに検証することになる．これまで線量分布の計算アルゴリズムが不得意としてきた電子平衡が成立しない部分や不均質境界の精度を確保することができ，そのためそれらの部分を検証するためにさらなる実測データが必要になる．Convolution, superposition法の計算原理は，治療装置から放出される放射線のエネルギースペクトルを用いて，エネルギーフルエンスや散乱モデルから各計算点での吸収線量を計算する手法である．これらのアルゴリズムは，計算過程でモンテカルロシミュレーションを利用したモデルを多用することになる．実際にはターマ（Total energy released per unit mass：TERMA）とカーネル（kernel）の重畳積分がそれにあたる．TERMAは一次線の相互作用によって放出される単位質量当たりの総エネルギーを意味し，線源からの距離によるエネルギーフルエンスと質量源弱係数の積で与えられる．Kernelはモンテカルロシミュレーションによって計算されたエネルギー付与の空間配分の関数である．このkernelはconvolution法では水中における散乱をモデル化して利用するのに対して，superposition法では密度補正されたkernelを利用する．TERMAを計算するための治療装置の連続スペクトルは実測することはできないため，モンテカルロシミュレーションで導き出したスペクトルを用いたコミッショニング（commissioning）を行う．Kernelも同様にモンテカルロシミュレーションで導き出した涙滴状のエネルギー散乱分布を利用する．Kernelにはフィルタなどによるハードニングやその角度と混入電子[22]の影響によって線量分布に誤差を生じる．実際にはウエッジフィルタやシャドウトレイによるビームハードニングの影響やkernelが対応していない高密度領域（人体では骨やエナメル組織さらにはそれらの代用金属）の計算には弱点がある．Convolution法では散乱kernelを水によるシミュレーションで見積もるため，治療計画時の体輪郭入力を怠ると線量分布計算に影響が出ることもあるため注意が必要である．しかし，これらの計算アルゴリズムはおおむね2, 3%の精度で計算できる能

解説㉒
この場合，光子の放射線場に電子が混入することで，通常のリニアックによる外照射装置では架台のヘッド部分から発生する電子線が混入する．一般に光子よりエネルギーが低く飛程が短い．

力を有している．これまでのアルゴリズムとは異なり，ICRU 24 で示された「放射線治療の不確定度[23]を 5 %」にするための治療計画装置の計算精度をかなりの自由度で満たすものと考えられる．

c) モンテカルロ法

モンテカルロ法は乱数を発生させ確率論的に目的解を求める手法の総称である．この手法は実験系で再現できない場合や実験結果の検証法として有用な手法である．この手法を確率密度関数と乱数により放射線の輸送計算を行うことによって治療計画に応用するものであり，放射線と物質との相互作用を多数回統計確率モデルで追跡するため乱数の質，確率モデルと計算回数により計算結果が影響される．とくにこれらモデルベースのアルゴリズムでの計算処理には時間を要するためコンピュータ演算処理技術の高速化，低価格化と物理モデル，確率モデルとその処理に関するソフトウェアの改良による高速化なしには臨床でのストレスは解消されない．

これまでのさまざまなアルゴリズムにはそれぞれの特長がある．照射方法，不均質媒体やその辺縁，非電子平衡領域，計算精度や計算処理時間を加味し，精度を含めて実際の線量計算に用いるアルゴリズムを選択すべきである．

iii) フォワードプランとインバースプラン

これまでの放射線治療計画の最適化作業は，計画装置の操作者の経験に基づき予想される結果に対して線量計算結果が近づくように計算を繰り返すことで成立していた．この方法では，操作者個人の能力や経験に結果が大きく影響を受ける．これに対して計画標的体積に投与する最小線量とリスク臓器ごとの最大線量や各重要度等の**目的関数**を設定し，目標とされる制限された条件を満たす結果に近づくように最適化プログラムのアルゴリズムにより演算処理を繰り返し，解を求める手法を**インバースプラン**（図 7・140(b)）と呼び，従来の計画方法を**フォワードプラン**（図 7・140(a)）として区別する．インバースプランの最適化プログラムは X 線 CT の画像再構成法におけるバックプロジェクション（back projection）法の発想を応

> **解説 [23]**
> 不確かさを数値で表したもの．数値として捉らえにくい未知の誤差を指し，許容範囲を決定するために必要．

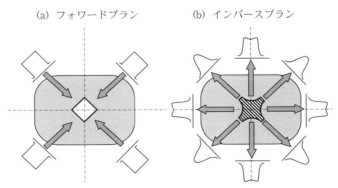

図 7・140 フォワードプランとインバースプラン

(a) フォワードプラン
白色領域は 4 門照射設定後の等線量領域
灰色領域に外部照射でそれぞれのプロファイルを持つビームを照射する治療計画

(b) インバースプラン
斜線領域はあらかじめ設定した標的

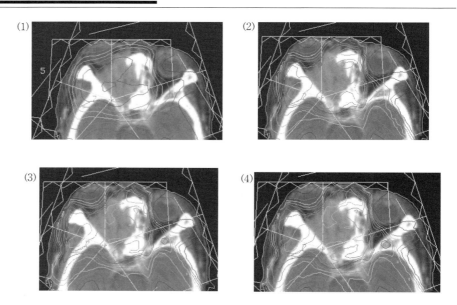

勾配法の計算回数と線量分布の最適化　繰り返し計算回数 (1)：100回 (2)：300回 (3)：500回 (4)：700回

図7・141　上顎腫瘍に対するインバースプラン例
［近畿大学医学部附属病院提供］

解説㉔
LQモデル (linear quadratic model) を使って標的に照射した吸収線量から照射後の細胞数を計算して腫瘍制御の確率を計算する．標的の線量均一性や腫瘍細胞の再増殖の補正が必要．

解説㉕
正常組織の障害発生モデルを使って照射された線量と耐容線量，照射体積，時間配分から計算する確率．TCPと同様に線量と確率の関係はシグモイド曲線を示す．

解説㉖
Niemiekoが1997年に提唱したもので，PTV内の不均一な線量を放射線生物学的に等価な均一線量として表したもの．

用したものであり，最近のコンピュータ技術，線量計算アルゴリズムの精度やネットワーク技術の進歩によるところが大きい．インバースプランの最適化計算アルゴリズムには現在，線形プログラミング法 (linear programming method)，疑似的な焼き戻し法 (simulated annealing method)，勾配法 (gradient search method, **図7・141**) などが使われているが，それぞれ臨床の要求に十分応えるものではなく改良の余地を残している．

治療計画の最適化において目的関数は線量などの物理量が利用しやすい環境にあったが，体内の臓器の反応を評価するには限界がある．そこで今後は目的関数を**腫瘍制御率**[㉔] (tumor control probability : **TCP**) や**正常組織障害発生率**[㉕] (normal tissue complication probability : **NTCP**) などの生物学的な尺度を加味して評価する方向にある．物理量としての目的関数は主として dose volume histogram (**DVH**) で解析されている．DVHを解析する手法として**等価均一線量**[㉖] (equivalent uniform dose : **EUD**) も今後注目される因子である．インバースプランは，線量計算精度が向上し不整形な標的の辺縁にまで均一に線量を照射する技術が発達し，IMRTに代表される高精度放射線治療に不可欠な手法として開発され臨床応用された．これまでの治療計画以上に標的の輪郭と決定臓器の正確な形状入力，さらにはそれぞれの最小線量，最大線量，優先度と計算回数 (図7・141) 等が必要になってきた．今後，治療計画の最適化の手法として，操作者の主観に左右されにくい手法としてフォワードプランと長所を分かち合い共存していくものと考えられる．

iv) 代表的な線量分布例

線量分布とは投与線量基準点に設定された線量を照射する計画を立てる場合，通常，治療計画装置では基準点を100%とした等線量分布図等で出力されることが一般的である．標的線量は基準点線量のプラス7%からマイナス5%の領域に収まることが理想的である．線量分布は標的を代表する点を基準にするか，最大線量を基準にするか，標的の平均線量を基準にするか，任意の点を基準にするか，それとも絶対値表示するかで一見異なったものに見える．線量分布を比較，評価，伝達するうえでたいへん重要なポイントである．線量分布は標的内に高線量領域や低線量領域のない治療計画を立てるうえで欠かせない．

これまでのフォワードプランでは操作者の経験と知識によって最適化された治療計画が異なってきた．選択する放射線の種類，エネルギー，門数，入射角，ビーム修飾，線量配分，投与線量基準点，決定臓器の位置と耐容線量[27]（folerance dose）と多数の因子を操るためには基本的な照射法の線量分布の特徴を把握していなければならない．ここではいくつかの固定照射，運動照射における線量分布と特徴を述べる．

a) 1門照射

一般に用いられる高エネルギー放射線で**1門照射**の適応になるのは標的が皮膚もしくは数cm以内に限局している場合に限られる．それぞれの放射線における深部線量比から深さ方向の減衰を考慮してエネルギーを選択するが，標的体積より深部に放射線ができるだけ及ばないことを考慮しなければならない．非電子平衡領域の浅い部分も重要であり，線量分布と標的の位置から**ボーラス**[28]を用いることもある．電子線による治療は一般的にこの方法で行われ，光子による治療は比較的に低エネルギーのものが選択される．

光子による線量分布は^{60}Coなどの放射性同位元素によるもの以外は照射野の半影[29]が少なく（**図7・142**），一門照射の治療は電子線に比べて計画しやすい．照射野を分割して広範囲に照射することも可能である．多門照射の場合に比べて標的体

解説㉗
放射線を照射することによって正常組織の機能を損ねる障害を引き起こす最小の線量．一般にTD5/5と記した場合，5年間に5%の頻度で障害をきたす最小の線量を指し，それぞれの器官の構造と照射される容積によっても異なる．

解説㉘
一般に水等価な物質で人体表面に固定する．体表の歪みビルドアップによる線量不均一を相殺するために用い，標的線量の均一性を高める照射器具．

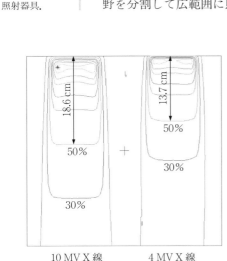

図7・142 X線における1門照射の線量分布

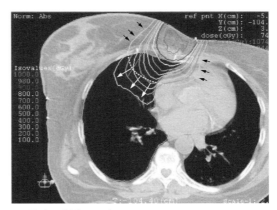

・黒矢印：側方への広がり
・白矢印：不均質媒体での線量分布の変化（破線から実線）

図7・143 電子線1門照射における線量分布

第7章 外部照射治療技術

解説㉙ 主として線源が面積を持っているために生じる照射野端の切れの悪さで、絞りの機構、幾何学的条件や放射線の線質による側方散乱の程度によっても異なる。半影部分は同位元素による外照射装置よりリニアックやマイクロトロンでは少ない。

積内の深さ方向に均一性が低いため、その方向への生理的な臓器の移動には注意を要する。

電子線による治療では公称エネルギーと深部線量比の関係を把握しておくと臨床上、役立つ。電子の側方散乱によって低線量域が外側に張り出す傾向（**図7・143**黒矢印）があるため、照射野範囲を認識しづらく照射野を接合させる場合には注意を要する。電子線は深部で急激に減衰するが、肺や空気を含む管状臓器が存在するときはその考えは通用できない（図7・143白矢印）ため、考慮する必要がある。

b） 対向2門照射

対向2門照射はSTD法による固定照射法としてもっとも利用される方法のひとつである。一般的には標的体積までの距離がもっとも短い方向から計画を行うが、決定臓器を避けるためにその限りでない場合もあり得る。深部に存在する標的体積の治療に使われ、1門照射とは異なり**図7・144**のように相対する照射野で挟み込まれた領域を等線量で照射できる方法である。ただし、使用する放射線のエネルギーと体厚によっては浅い部分と深部に**ホットスポット**や**コールドスポット**を生じるため水中での半価深㉚（図7・142）等を治療の判断材料としてその分布を把握しておくとよい。一例として10 MV X線での対向2門照射を想定して深部線量比を重ねた体厚と線束軸上の線量プロファイルを**図7・145**に示す。厚みが増すにつれて高線量領域が出現する。非電子平衡領域にも反対側の射出線が付加されるので1門照射と比較して浅い部分の相対線量は低下しない。近年ではCTシミュレータの普及にともない標的位置を正確に同定できるため、基準点が変位することによって相対する照射のエネルギーや線量配分も均等でない計画が必要とな

解説㉚ 物質中で線量の深部量比が半分になる深さ。放射線の種類や線質に依存する。

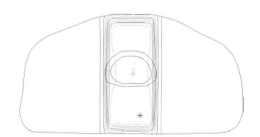

図7・144 体幹部の深部に標的がある場合の前後対向2門照射の線量分布図（10 MV X線）

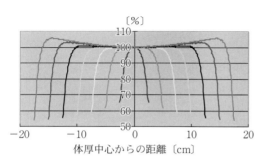

図7・145 10 MV X線を体厚中心に基準点を設定したときの対向2門照射時の体厚と中心軸上の線量プロファイル

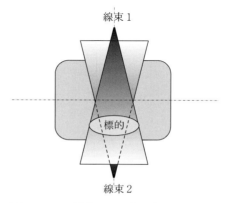

図7・146 対向2門照射で体厚の1/2に定格治療距離を設定した場合の偏在する標的と照射領域

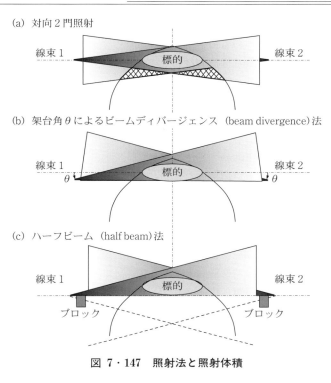

図 7・147　照射法と照射体積

り，照射野の形状もおのずと同じものを対向させることが少なくなる傾向にある．たとえば，同一照射野で基準点を体厚の 1/2 に設定した場合，標的の中心から基準点の距離が離れると標的辺縁が照射容積から逸脱する恐れがあるため**ビームズアイビュー（beam's eye view）**で両照射野と標的の位置を確認しなければならない．**図 7・146** は線束 1 で偏在する標的を照射野に含めた治療計画を立てたが，対向する線束 2 では架台の回転軸と標的に距離があるため標的辺縁に低線量域を作ってしまう例である．

　放射線治療に用いる線束は点線源からのファンビーム（fan beam）であるため対向 2 門照射では辺縁の領域に一方の線束からのみしか照射されない部分（**図 7・147**(a) 格子模様部分）ができてしまう．照射体積を減らしたい決定臓器が近接している場合は，対向 2 門照射の架台角度を 180 度から照射野の幅を考慮して図 7・147(b) のようにやや斜入（hinge angle, divergence angle）するビームダイバージェンス（beam divergence）法や図 7・147(c) のようにハーフビーム（half beam）法を使う．照射野に標的を含めた臓器が満たされていないような乳腺の接線照射や脊髄に近接する部分の半影と照射体積を最小限にするためにこの方法を利用することがある．前者ではウエッジフィルタを利用して等線量域を整えることが多々ある．

c）ウエッジ直交 2 門照射

　ウエッジフィルタを用いる直交 2 門照射では主として標的体積が体軸から左右に偏位した場合（**図 7・148**(a)）に適用となる．体表付近に標的体積が存在する場合や標的体積透過後の線量を抑えたい場合は低エネルギーの放射線が選択される．ウ

エッジフィルタによって照射体積のもっとも線源から離れた深部の線量を向上すること（図7・148(b)三本の黒矢印）ができる．対向2門照射と比較して直交する照射法により照射体積が増える欠点がある．照射体積は直交3門照射や4門照射と同等である．

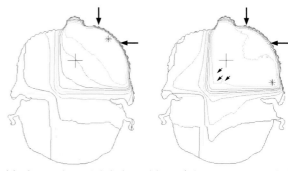

(a) ウエッジフィルタ(-) 　(b) 45度ウエッジフィルタ(+)
等線量分布曲線は100％から10％刻み

図7・148　4 MV X線で直交2門照射を行うときの45度ウエッジが線量分布に及ぼす効果

d) 3門照射

標的体積の偏位や周辺の決定臓器を避けるために**3門照射**ではエネルギーの選択や入射角度に工夫を凝らす必要がある．とくに入射角度によって標的体積の線量分布とその周辺への線量分布の拡がりが異なる．入射角を120度の等角度に割り振った場合（**図7・149**）と直交させた場合（**図7・150**）の線量分布図を示す．直交3門照射では対向する2門以外の入射線束側に線量分布が偏るため，対向2門照射の線束にウエッジフィルタを付加して標的体積内の均一性をあげる工夫をすることがある．高エネルギー放射線による治療計画ほど標的体積の線量集中性が高まり，周辺の線量を抑えることができる．

e) 4門照射

照射門数が増えるにつれ，線量集中性が高まる．**4門照射**では決定臓器を避けるため直交4門（**図7・151**(a)）を前後左右以外に45度傾けた十字架照射（cross fire）（図7・151(b)）や二対の対向2門の角度に変化をつけることもある．通過長の長い方向からは高エネルギーを選択したり線量配分に変化をつけて標的の線量集中性と正常組織への線量を抑える工夫が必要である．

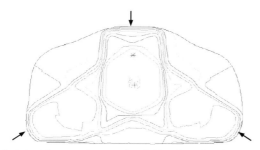

架台角0度，120度，240度，線量の重みづけ（weight）はそれぞれ7：4：4，等線量分布曲線は100％から10％刻み

図7・149　10 MV X線による3門照射

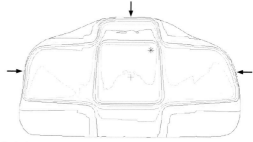

架台角0度，90度，270度，線量の重みづけ（weight）はそれぞれ2：1：1，架台角90度，270度に30度ウエッジフィルタを使用．等線量分布曲線は100％から10％刻み

図7・150　10 MV X線による直交3門照射

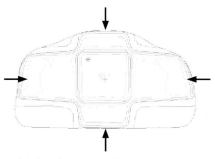
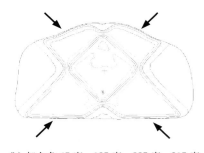

(a) 架台角 0 度，90 度，180 度，270 度　　(b) 架台角 45 度，135 度，225 度，315 度
線量の重みづけ（weight）は等配分，等線量分布曲線は 100％から 10％刻み

図 7・151　10 MV X 線による 4 門照射

f）振子照射

振子照射は**運動照射**[31]の一部で架台を回転しながら照射する方法である．回転角が 360 度に満たないもの（図 7・152(a)，(b)）で**回転照射**と対比され，入射角の方向に線量分布が偏位する．複数の振子照射を組み合わせること（図 7・152(c)）によっても線量分布に変化をつけることができる．

運動照射の治療計画は設定された治療開始の角度から終了角度を任意の等角度で固定照射を重ねた形で計算されるため，低線量領域にその影響が現れることがある（図 7・152(c) は 10 度ごとの計算結果）．

g）回転照射

回転照射は振子照射と同様に運動照射の一部で架台回転角が 360 度（もしくはおおむね 360 度）のものを指す．矩形照射野で照射すると高線量領域は円筒形になる．図 7・153 のように等速度で 360 度回転することによって線量の集中性は非常に高まるが，全照射容積も最大に達する．また，治療中の治療装置の出力と架台速度が一定であるため体厚の影響を受けて線量分布は円形から歪むことが多い．さらに線量分布は患者が寝ている寝台や固定具を透過する角度が必ず存在するための影響

> **解説 ㉛**
> 一般に放射線線束を照射中移動させ標的に線量を集中させる照射法．回転照射や振子照射などがこれに当たる．

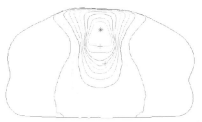

(a) 架台角 310 ～ 50 度の 100 度の振子照射
　　（4 MV X 線）

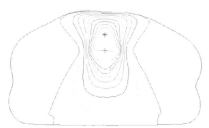

(b) 架台角 310 ～ 50 度の 100 度の振子照射
　　（10 MV X 線）

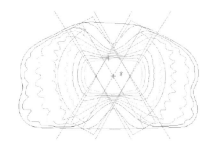

(c) 架台角 210 度～ 330 度，架台角 30 度～ 150
　　度の対向した 120 度振子照射（10 MV X 線）

図 7・152　振子照射の線量分布

を受ける．これらに吸収の高い材質があれば，透過する部分に線量分布が治療計画装置のものと異なることがあることを把握している必要がある．これらの素材は基本的に線量分布に影響を及ぼしにくい低吸収のものが選択されている傾向にある．

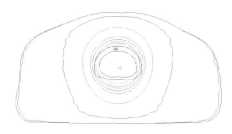

図7・153　10 MV X線による回転照射の線量分布

h）原体照射

原体照射は運動照射時に架台を回転しながら標的の輪郭に沿ってMLCを連続的に駆動させる方法である．**コンフォーマルラジオセラピ**（conformal radiotherapy）ともいわれる．矩形照射野の回転照射では円筒形の線量分布を得ることができたが，実際の標的には円筒形だけでは対応できない．原体照射では不規則な標的の形状に対応できるようにCT画像の各断面における標的輪郭入力が必須である．三次元的に標的を均一に照射でき，周辺の正常組織への照射を極力低減できる方法であるが，凹型の線量分布を作ることは困難である．決定臓器を取り巻く標的では**打ち抜き照射**[32]を併用することによって凹型の線量分布を作り出すことができる．また，原体照射の線量分布は回転照射と同様に線束が線量基準点までに透過する距離の影響を受ける．治療計画装置では回転照射や振子照射と同様に微小角の固定多門を合成する手法で線量分布を計算する．治療装置のMLC制御と連動の取れたものでなくてはならない．

i）定位的放射線治療（定位照射）

定位照射は高精度で標的位置を照準でき，小さな標的に多方向から集中的に放射線を照射する治療である．当初は頭頸部の治療が大半であったが，体幹部に関して

解説 ㉜
運動照射時に絞りの開口部に金属の吸収体を取り付け，連続的に正常組織を遮蔽する照射方法．最近ではMLCを使って同様の線量分布を得られるようになった．

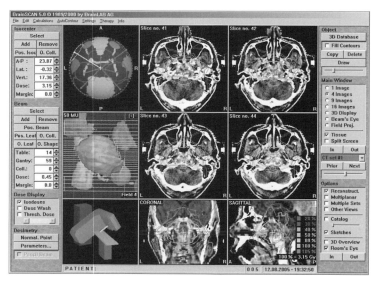

図7・154　6 MV X線による上咽頭腫瘍の定位照射の線量分布例
［大阪府立成人病センター提供］

も実施されるようになってきた．通常の照射と違い一回大線量を短期間に照射することが多い．多方向からの照射には固定多門，原体照射，ノンコプラナー（non-coplanar）な照射を三次元的に治療計画する．高いエネルギーを選択して深部での集中性を高めるよりもプロファイルがよく，再ビルドアップやビルドダウンの少ない低いエネルギーが選択される傾向にある．信頼性の高い小照射野のビームデータが入力されていなければならない．

図7・154は上咽頭腫瘍に対するマイクロMLCを用いた固定7門照射，6 MV X線による照射の線量分布を示す．周辺の正常組織に線束がかからない方向から計画されている．

j) ノンコプラナー（non-coplanar）照射法

図7・154の定位照射で示したように放射線の中心線束がXZ平面から外れて決定臓器を避けた角度で照射する方法である．通常の治療装置では寝台の回転角を利用する．治療計画に用いるCT画像は放射線が透過する部位を網羅する範囲が必要であり，三次元的に計算できるものでなくてはならない．寝台や架台角の組み合わせによっては設定が不可能な場合がある．寝台や固定具はできるだけ吸収の少ないものにして，通過する距離が長い場合には線量分布上考慮しなければならない．

k) 強度変調照射（IMRT）

強度変調照射では図7・140(b)で示したように一入射角度ごとのプロファイルが平坦でない線束を利用する．MLCを連続的に駆動させるダイナミック（dynamic）MLC（DMLC-IMRT）による方法，いくつかの照射野を重ね合わせるスタティック（static）MLC（SMLC-IMRT）による方法，補償フィルタを使う方法などさまざまである．治療計画装置がどの照射法に対応しているかを把握していることが必要である．決定臓器と標的の輪郭入力はもちろん，それらが近接するときには注意しなければならない．

IMRTでは標的や決定臓器周辺に急峻な線量勾配を意図的に作る．本来，治療計画装置は線量勾配のある部分の計算が苦手なため，その評価は慎重に行うべきである．線量分布は三次元的にルームビュー（room view）やMPRを駆使したりDVH等で評価する．

IMRTはさまざまに変化する小照射野の集合体であるため，通常の治療に比べて照射時間がかかる．照射時間が長くなればMLCのリーフ間の漏れや先端が切れるタンアンドグローブ[33]（tongue and groove）による影響が無視できなく，適切に線量分布計算ができる装置の開発が待たれる．

v) 入力ビームデータの取得と検証

治療計画装置は購入後の受入れ試験を終えても実際の放射線治療には使えない．使用する放射線治療装置のビームデータが入力され，許容される範囲に計算結果が収束するように調整するコミッショニング（commissioning）を経て，その後に患者個々のデータが入力されて初めて臨床に使える状態になる．したがって個々の放射線治療装置の特性を示すビームデータを取得して入力し，検証する一連の過程を踏まなければならない．放射線治療計画装置にとってビームデータの測定精度は非常に重要である．ビームデータの取得は線量計算アルゴリズムで直接利用する場合

解説 [33]
MLCはリーフ間の漏れ線量を押さえるため側面が平面ではなく入り組んだ形状になっている．このため本来，定格治療距離で示すMLCの幅より若干プロファイルが大きくなったり小さくなったりする現象．

第7章 外部照射治療技術

と計算結果を検証する場合があり，現在のところすべての市販の治療計画装置で入力することが必須である．

治療計画装置に必要なデータは装置自体の設定，いわゆる測定を必要としない（non dosimetric）データ（公称エネルギー，最大照射野，SAD，ガントリの回転制限等）以外にエネルギーや照射野等をパラメータとした線量測定に関する（dosimetric）深部線量比，軸外線量比などの膨大なビームデータを用いる．深部線量比や軸外線量比の測定にはフィルムや電離箱線量計が用いられてきたが，コンピュータ制御の**三次元水ファントムシステム**を利用して線量計を遠隔操作するのが測定の効率上便利である．三次元水ファントムは線量計の駆動軸が一体化されているため，慎重に設置しなければ正確なビームデータを取得できない．また小照射野から大照射野の測定を網羅するようにファントムの水槽は大きく水を張ることによってかなりの重量になるため取り扱いには注意を要する．線量計の駆動方式や移動方向によって測定値の再現性がない場合がある．さらに，測定は長時間にわたるため水位や温度変化を定期的に確認する必要がある．必要なビームデータと測定法は治療計画装置や実施する治療法によって若干異なるため測定前に取り扱い説明書を確認する必要がある．

治療計画装置の計算結果を保証するためには，正確なビームデータが登録されていることが前提条件である．登録データ量が膨大であるために，効率的に検証し，その精度を保証しなければならない．登録されたビームデータを効率よく検証するにはいくつかの方法が必要である．たとえば，ビームデータをグラフ化して特異なデータを発見しやすくする方法である．さらに，同じデータでも表示するパラメータを入れ替えてみると新たなミスを発見できることもある．治療計画装置にはビームデータをグラフで表示する機能が備わっているものがある．この機能を利用するか，もしくはデータを外部出力して独立した系での検証データが，正確性に役立つ．図7・155は治療計画装置に格納されたビームデータを外部出力してパーソナルコンピュータの表計算ソフトで検証したものである．図は10 cm深を基準としたTPRのビームデータを異なったX軸Y軸のパラメータで表した．それぞれのグラフはパラメータごとにパターン認識できるようにすると都合がよい．

最終的にビームデータを検証する場合には，治療計画の計算結果が入力したビームデータと一致するかを検証する必要がある．実測ベースのアルゴリズムでも計算

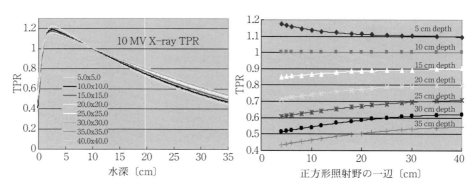

図7・155　ビームデータを検証するためのグラフ化（表示パラメータを変えてある）

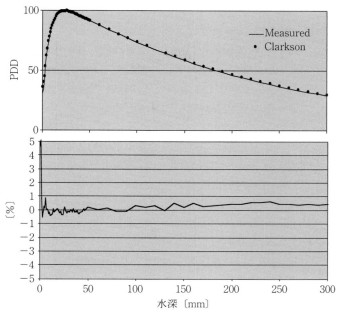

10 MV X 線，照射野 10 cm×10 cm，SSD100 cm
上図の実線は指頭形電離箱線量計による実測値（ビームデータ），
点はクラーソン法による計算結果をプロットしたもの
下図はそれぞれの水深で両者の差分を表したもの

図 7・156　深部線量比の入力ビームデータとクラークソン法による水中での PDD 比較

過程には座標の変更，データの補間，外挿など作業実務者が把握できない処理を行っているためすべてのビームデータが必ず一致することはない．10 MV X 線，照射野 10 cm×10 cm，SSD 100 cm における PDD の実測値と水中の Clarkson 法における計算結果を図 7・156 で比較する．検証には，測定誤差を含めた管理限界を設定して望まなければならない．

7・6・3　治療計画の実際

ⅰ）　治療目的の決定

　放射線治療計画を行う場合に重要なことが治療目的の決定である．治療計画立案の初段階でその方針を決定することが第一義的に重要であり，目的に応じて照射範囲，照射方法，一回線量，分割回数などが決定される．放射線治療における治療目的とは一部の例外を除き照射部位の局所制御にある．一般的に治療方針の決定で治療目的は大きく二つに分けられる．ひとつは**根治的治療**（radical or curative radiation therapy），もうひとつは**姑息的治療**（palliative radiation therapy）である．他に予防照射などがあり，放射線治療が患者の QOL（quality of life）向上のために集学的治療の枠組みでいかに生命の質を向上できるかを検討し，治療方針を決定することが重要である．

　根治的治療は局所の治癒を目的とした治療で，転移の有無にかかわらず照射部位

解説 ㉞
臓器から流れ出るリンパ流の経路で，解剖学的に臓器ごとのリンパ節が取り決められている．病期を決定する際や放射線治療計画時のCTVの決定に重要である．

は原発巣に所属リンパ節㉞領域を含むことが多い．しかし，手術によって原発の腫瘍が取り除かれている場合や明らかにリンパ節への転移がない場合はこの限りではない．放射線治療の適応は病巣の進行度，もしくは大きさ，播種と転移，腫瘍の放射線感受性と周辺の重要臓器の位置と感受性，患者の全身状態（performance status）を考慮して決定される．形態や機能を温存できるため優先的に選択されることがある．投与線量に関しても腫瘍の病理診断による組織型，病期，大きさ，部位によって，現在までに蓄積された過去の科学的根拠に基づいて治癒に導きうると考えられる吸収線量を照射する．根治的治療を目的として放射線治療を実施しても線量の過不足や照射野の設定が不十分であれば根治的治療とはいえない．

姑息的治療は腫瘍の進展が広範囲に及ぶ場合や進展速度が速い場合の一時的抑制や疼痛などの症状を緩和する目的で行われる．患者の年齢，全身状態や合併症の有無に依存するが，根治的治療に比べると照射野，線量，分割回数，照射期間を一般的に少なく設定する一方，一回線量を高めに設定する．しかし，十分な予後を見込める場合はこの限りではない．姑息的治療は具体的に骨転移の疼痛や骨折防止，脳転移や脊髄圧迫といった神経症状，上大静脈症候群㉟（superior vena cava syndrome：SVC症候群）や食道の通過障害の改善，もしくは緊急的な照射を指す．

解説 ㉟
上大静脈が腫瘍に圧迫されることによって生じる頭頸部や上腕の浮腫，呼吸困難などの症状をきたす．

ii）治療計画

放射線治療における**治療計画**は病歴，既往治療歴，病期の判定に代表される治療前の評価，治療目的と治療法の選択後に行われる．狭義では標的体積とリスク臓器の決定から線量計算とその評価を指し，広義では治療目的の決定から治療前のシミュレーションに関わる作業である．また治療中の標的の反応やリスク臓器の耐容線量の評価によって再計画を行うことがある．照射法や使用装置が異なれば治療計画の過程や順序が替わることもあるが，おおむね**表7・16**の通りである．治療計画を事前に立案，確認する装置としてはX線シミュレータ，CTシミュレータが代表的である．**表7・17**に示すようにシミュレータ装置の特徴を把握しておく必要がある．最近ではこれらの画像にPET（図7・133）やMRI画像（図7・134）を重ねて標的体積を決定することがある．標的体積とリスク臓器の決定では，**図7・157**の通りにそれぞれの位置と体積を決定する．マージン（Safety margin）の設定は臓器の移動範囲や放射線線束のプロファイルを考慮しなければならない．

シミュレータ室では患者設置のためのポインタを体表面にマーキングする．治療部位

表 7・16 外照射における治療計画の過程

① 治療目的の選択
② 治療方法の選択
③ リスク臓器の耐容線量の時間因子の決定
④ 固定具，ボーラス等の治療機材と治療体位の選択
⑤ 位置決めもしくは照射部位の画像データ取得（内部臓器の移動量の把握，線量評価点の決定）
⑥ 体輪郭の取得
⑦ 腫瘍の病変範囲と進展経路の確定
⑧ 標的体積とリスク臓器の確認
⑨ 線量評価点の決定
⑩ 放射線のエネルギー，線束の入射方向，照射野形状，補償フィルタ等の決定
⑪ 線量計算と評価
⑫ データ転送と計算のダブルチェック
⑬ 記録
⑭ 治療中の再評価

表 7・17　X線シミュレータとCTシミュレータの特徴

	X線シミュレータ	CTシミュレータ
照射位置確認	X線写真	DRR
標的の抽出	X線透視	CTとDRR
照射野設定	輪郭ワイヤの動き	CT，DRR上での入力
不整形照射野入力	film上でのペン描画 MLCソフトの利用	MLC自動設定
照射野投光	可	不可（3点のみ）
照射野照合	X線写真	DRR
患者位置修正	容易	困難
呼吸性移動の観察	可	不可
image fusion	不可	可
3-D画像	不可	可
照射野接合	容易	困難
線量計算	別途必要	同時に計算
RTPへの転送	困難	可
価格	比較的安価	高価

出典：内山幸男他編：外部放射線治療における保守管理マニュアル，日本放射線技術学会出版委員会（2003）
平岡真寛他編：放射線治療マニュアル，中外医学社（2001）

や患者の体型によってはこの際のマーキングと治療室のポインタを合わせにくくなることを経験する．患者にはできるだけ自然な体位で無理なく保持できる姿勢を心がけていただき，寝台への休み方や皮膚の張りに至るまで注意し，少なくとも3方向からできるだけ長く印を描くことで治療室で正確に設置を再現できる．体幹部を自由呼吸下で治療を行う場合は，一般的に呼気時の位相が長いため，このタイミングでマーキングを行う．シミュレータの駆動範囲やFOVの制限等で実際のアイソセンタ位置で印を書けないことがある．ポインタのマーキングはできるだけアイソセンタに近い位置か，複数の位置でマーキングを行うことによって再現性のよい設置ができる．

わが国において放射線治療に携わるスタッフは医師，診療放射線技師，看護師であたる場合が大半である．それぞれの職種が専門的役割を担当して治療計画の作業にあたる．個々の責任範囲の確認や十分なコミュニケーション，正確な作業記録を適宜残すことが重要である．また，放射線治療の精度はこの時点で計画が十分吟味されていないと低下する．治療

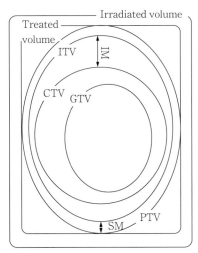

肉眼的腫瘍体積　Gross tumor volume：GTV，
臨床標的体積　Clinical target volume，CTV，
計画標的体積　Planning target volume：PTV，
治療体積　Treated volume，
照射体積　Irradiated volume，internal margin：IM，Setup margin：SM

図 7・157　各標的体積とマージン
［ICRU report 62］

前，治療中に限らず，広い視野に立って各職種間で治療計画を評価する場を設けて議論することが重要である．さらに治療計画に関わるハードウェア，ソフトウェアは医療安全学の観点からも十分吟味されたシステムを構築することが重要な課題である．

iii） 照準写真の作成

照準写真は治療計画による照射部位を実際の治療時に照合するための基準となるものである．照準写真は治療装置の高エネルギー放射線線束との照合を行うため患者の幾何学的配置が同一になるようにX線シミュレータまたはCTシミュレータの画像から取得する．写真は線源からの同一距離におけるX線投影像であり，X線シミュレータではX線写真（図7・158(a)），CTシミュレータでは横断面像からの再構成画像（digitally reconstructed radiograph：DRR）（図7・158(b)）をいう．DRRに関しては治療計画装置から出力することも可能である．照射位置を照合するためには，照準写真に拡大率（定格治療距離で）のあったスケール（図7・158矢印）が写し込まれている（**superimpose**）必要がある．照準写真の撮影時には標的の位置を正確に把握するため造影剤を用いることがある．標的によっては照準写真で位置を確認することが困難な場合や周期的な動きがある場合があるため，隣接する骨格や気道との位置関係で照合することがある．したがって，これら周辺の画像も鮮明に描出されている必要がある．自由呼吸下で治療を行う場合，特に体幹部治療で呼吸による臓器の移動がある場合，動きを考慮した画像を撮影するために撮影時間をあえて長く設定することもある．X線シミュレータであればその動きの周期を把握できるため非常に有用である．

iv） 照射手順

治療計画で決定した各種の治療装置のパラメータは計画を行った操作者以外の者によって再確認され，治療装置に入力もしくは転送されることが望ましい．患者は

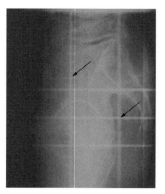
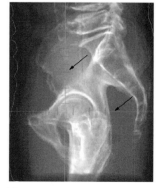

(a) X線シミュレータによる画像（CR）　　(b) CTシミュレータによるDRR

図7・158　骨盤部側面のX線シミュレータとCTシミュレータによる照準写真（矢印はアイソセンター面でのY，Zスケール）

シミュレーション時に用いた固定具を使って同じ体位，方向で寝台に休む．架台の照射角度によっては寝台のフレームを線束が通過するため，放射線の吸収の少ないものに置き換える必要がある．シミュレーション時に体表面につけたマーキングを治療室のポインタの投影位置に合わせる．アイソセンタ位置以外に書かれたマーキングは実際のアイソセンタ位置までのXYZ軸の距離を事前に計算しておき，シミュレータ室か，あるいは治療室で指定された距離を移動させる．初回もしくは新しい治療計画後の治療は照射位置や形状の照合に始まる．実際の門数に応じた照準写真を用意し，それぞれの治療装置で撮影した照合写真を比較してずれがないことを確認すれば，光照射野で投影される皮膚もしくは固定具の照射野を正確に専用インクでトレースする．患者にトレースしにくい斜入時の場合には区切りのよい架台角0，90，270度の印を併用することがある．また，運動照射時には直交した照準写真を2方向以上作成してアイソセンタの設置位置を確認する．治療室での患者設置には光学式距離計（range finder），寝台のスケールやピンアンドアーク（pin and ark）を利用することもある．

実際の照射では患者への十分な説明を行い，納得してもらうことが必要である．治療中は患者が寝台から転落しないように固定し，常に監視するように心掛ける．治療室での作業は2名以上の診療放射線技師が担当することが望ましい．

v） 患者のセットアップ

大多数の放射線治療では分割照射が採用される．このため毎回の照射位置を正確に再現することは非常に重要である．日々の放射線治療で再現性よく患者をセットアップすることは，診療放射線技師の重要な業務のひとつである．本来であれば直接的に標的に照準を合わせることができないために，一般的なセットアップは，治療室のポインタと患者の皮膚や固定具に示した照射野とアイソセンターなどを示す印を一致させる方法が採られる．当然，皮膚等の印と標的体積の位置は一致しにくいことがある．とくに皮膚に書かれた印は初回の状態に保ち，緊張や不必要な張りのないように心掛ける．固定具を用いているときは患者と固定具の位置関係に再現性を維持できる工夫が必要である．治療期間中には腫瘍の縮小，体重の変化やうっ血の改善等でセットアップに問題をきたすことがあれば，照合写真を撮影して医師と相談の上，再計画をたてることも必要である．複数の治療計画を同一部位に行った場合，患者に重複した印があることになる．したがって，最新の治療中の印がどれであるかがわかるようにして誤照射を防止する工夫が必要である．

自由呼吸下の治療計画を行った場合，一般に呼気相で停止時間が長いためセットアップもこのタイミングに合わせ込むことが多い．呼吸を抑制したり，モニタリングして治療する場合はその移動量とセットアップのタイミングの取り決めが必要になる．最近の高精度放射線治療におけるIGRT（image guided radiation therapy）では，標的位置を視覚的に捕らえて治療を行うため再現性がよく，正常組織への不要な被曝を極力減らせることができる．

vi） 患者の固定

患者の固定には，寝台から落下を防止するため，治療部位以外を保持するため，

治療部位に再現性よく照射ができるようにするためのものや治療中の動きを抑制する目的のものがある．治療中や治療期間中を問わず事故防止を心掛け，標的への正確かつ再現性のよい治療を行うためには専用の固定具がすべての患者に不可欠である．治療期間中の固定方法や固定具は同じものを使う．とくに患者ごとに作るシェルなどの専用固定具は，その数が増えれば取り違えないように注意が必要である．固定精度の高いものは緊急時に患者自身が取り外せないものが多いため，治療中のモニタによる監視は欠かせない．

vii） 照射野のつなぎ合わせ

治療する標的の部位によっては照射野の大きさ，照射方法の制限や正常組織を避けるために照射野をつなぎ合わせることがある．治療期間中の正常組織への耐容線量の超過を防ぐためにも照射野をつなぎ合わせることがある．また照射範囲が最大照射野を超える場合にもつなぎ合わせの技術が必要である．照射野をつなぎ合わせる場合，つなぎ目の部分には標的が存在するため線量の過不足はその制御率を損ねる．X線治療の場合の照射野のつなぎ合わせには治療装置の絞りやブロックを使うことが一般的である．Photon jaws㊱とMLCではその駆動方式や形状によって先端部分と側面で半影が異なる．ブロックに関してもテーパ㊲のついていないものやファンビーム（fan beam）を考慮されていないものはつなぎ合わせの条件が限られる．治療装置の絞り機構を使ってつなぎ合わせる場合はその機械的精度を事前に確認しておく必要がある．つなぎ合わせる部分の線量プロファイルはその深さによって異なる．とくに浅い部分に標的が存在する場合には注意が必要である．電子線と光子をつなぎ合わせる場合は「7.6.2 iv) 代表的な線量分布例」を参照して実際に利用する電子線の照射野外への線量分布の広がりを考慮して入射角度や距離を決定しなければならない．

照射野の分割面から最大照射野の1/2に満たない場合のつなぎ合わせには，照射野中心で照射野を分割するhalf beamを利用する場合がある．治療装置の特性上，そのつなぎ目に線量の過不足がある場合は治療期間中にそのつなぎ目を数回移動して過不足を分散させるのがよい．

viii） 照合写真

治療計画で立てた照射が幾何学的に標的を捉えているかを実際の治療前に確認する必要がある．治療計画で立てた照射はX線シミュレータであればX線画像，CTシミュレータであればDRRで照射位置を点線源からの投影像で事前に確認することができる．実際の治療装置による照射野は線源からの高エネルギー放射線の投影像で押さえることができるため，両者を照合することによって**図7・159**のように実際の治療が幾何学的に再現できていることを確認できる．このときの治療装置による実照射野を確認するには照合写真が必要である．高エネルギー放射線による照合写真は，図7・159(b)のように通常の診断領域の放射線による画像に比べて非常にコントラストが低い．照合写真を撮影するにはフィルムや増感紙に特殊な材質を使うことがある．最近ではCRやEPID㊳（electric portal imaging device）を使い，デジタル的に画像処理を加えたりリアルタイムで観察できるようになってき

解説㊱
光子による外照射で矩形照射野を形成するための絞り機構．鉛やタングステン等の金属でできた二対の平行に配置されたブロックで電気的に駆動させることができるもの．

解説㊲
放射線の線束に沿って角度をつけることで，照射野中心から離れることによってその角度を増す．

解説㊳
照射部位から射出された放射線を平面の検出器を使って電気的に即時に画像化するシステムで，蛍光体，液体イオンチェンバやFPDが検出器として用いられる．照射野の確認や治療中の動きを監視できる．

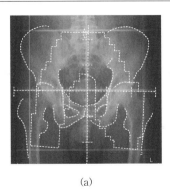 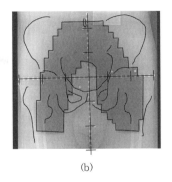

図 7・159 骨盤部の CR による照準写真（a）と 4 MV X 線による照合写真（b）照射野，スケールと骨構造をトレースし位置照合を行っているところ

た．治療装置による照合写真は照射範囲を変えて二重曝射で撮影する．治療部位のみの照射野では解剖学的にその位置を同定しづらいためである．照準写真と同様に定格治療距離で距離を確認できるように撮影時にはスケールを入れる．

　治療計画によって線束の入射角度が斜入している場合（架台角が X, Z 軸に垂直でない場合）やノンコプラナー（non-coplanar）照射法では照準写真と照合写真にずれを生じた場合に治療用寝台の駆動方向での修正はしづらい．また，照合画像上の修正距離を一方向の画像だけで決定できない．複雑な照射では X, Z 軸に垂直な 2 方向の照準写真があると効率的に照合作業を行える．

ix） 治療録と治療のための記述

　放射線治療に携わる医師や診療放射線技師にとって，患者情報を把握していることは重要な業務のひとつである．放射線治療前後を通して患者の背景，病態，治療歴はそれぞれの職種間で情報を互いに共有しなければならない．放射線治療によって診療録に記載されていなければならない項目や様式は国内外で指針（**表 7・18**）が発表されている．

　放射線治療は原則的に同一患者の同一部位に二度治療することはできない．このため治療計画と実際の治療が幾何学的にどのように設定され，いつどれだけの線量で治療を受けたかを治療録（照射録）として一定期間保管しなければならない．さらに診療録を含めた治療の記録は将来の EBM[39]（Evidence based medicine）のためや過去の実態（PCS[40]: pattern of care study）を研究，把握するために重要な価値がある．またこれら個々の記録が共有できるデータベースの構築が必要である．

　治療録は，放射線治療を再現しうる情報を法令に則った形でテキストデータのみならず治療計画や照合に使用した画像も含めて重要な資料となる．これらの治療録はリスクマネージメントの分析を行う上でも治療計画，照合，転送，照射等の各過程でそれぞれに携わった従事者の記録を残し保管する必要がある．

解説 ㊴
過去に示された医学的科学的な根拠に基づいて行う医療の意．

解説 ㊵
国全体の医療の実態を短期間に遡及的に調べ，その傾向を分析する研究のこと．医療の実態を構造，過程，結果の三要素で評価する．

第7章　外部照射治療技術

表7・18　治療録の例（日本放射線腫瘍学会ガイドラインより）

(a) 診療録の例

カルテ番号		氏名		性別	
生年月日		初診時年齢		初診年月日	
住所					
本籍地					
担当医師名		紹介元			
診断名・診断コード					
進行期　TNM分類　病期					
取扱規約分類　病期					
病理診断・病理診断コード					
現病歴　新鮮例・再発例					
既往歴					
	家族歴				
	悪性腫瘍の有無				
	その他の家族歴				
多重癌の有無					
喫煙の有無（本数×年数）					
飲酒の有無（量×年数）					
放射線治療歴					

(b) 照射録の例

放射線治療照射記録 I.（照射パラメータ）記録様式例

カルテ番号		患者名		生年月日		年齢		性別		登録年月日	
部位 No.		照射部位		担当医師名		記載技師名		確認者名			
パラメータ	ポート No.	No. 1		No. 2		No. 3		No. 4			
機種名											
線質・エネルギー											
照射法											
SAD・SSD											
架台角度（運動照射では開始，停止角度）											
コリメータ角度											
照射野寸法											
不整形照射野形状											
照射野係数・トレイ補正係数											
深さ（表面－標準点距離）											
不均質組織名と厚さ・補正係数											
TPR・TAR・PDD											
ウェッジフィルタ角度又は No.											
補償フィルタ・ボーラス有無，No.											
線量率											
モニタ単位／角度又は回転数／分											
標準的基準点線量											
リスク臓器評価点線量											
線量モニタ単位・タイマ・ポート											
その他（治療寝台位置等）											

治療体位		位置決め方法（シミュレータ，CT等）	
患者固定具		線量計画横断面	
補助具（枕・補助台等）		計画標的基準点総線量	
［照射パラメータ変更歴］		計画照射回数／週及び回数／日	
		リスク臓器評価点限界線量	
		照射法変更事項	
		［特記事項］	

（注）　記録に用いる年号は西暦に統一する

◎ウェブサイト紹介

日本放射線腫瘍学会

http://jastro.or.jp/

放射線治療関連のガイドラインを発刊．放射線治療計画ガイドライン，news letter，会誌を発行したり，教育講演スライドの閲覧が可能．

日本放射線技術学会　放射線治療分科会

http://rt.jsrt.or.jp

放射線治療関連のマニュアルや事故防止指針関連の書籍を発刊．年二回の分科会誌の閲覧可能．

放射線医学総合研究所

http://www.nirs.go.jp/

国立がんセンター

http://www.ncc.go.jp/jp/index.html

京都大学医学部附属病院　放射線科

http://www.kuhp.kyoto-u.ac.jp/~rad_onc/Public/department_info/mission.htm

放射線治療かたろう会

http://www.katarou-kai.com

1982年設立，関西を中心とした百数十施設の放射線治療に携わる診療放射線技師で構成されている研究会．年一回会誌発行．年4回の研究会開催の情報，Q&A，掲示板が充実している．

ICRP（International Commission on Radiological Protection）

http://www.icrp.org

publication関連の教育用スライド閲覧可能．放射線治療事故関連の資料がある．

ワシントン大学

http://radium.wustl.edu/CERR/about.php

教育，研究用オープンソースの放射線治療計画ソフトCERRがある．

IEC（International Electrotechnical Commission）

http://www.iec.ch/

国内の放射線治療や測定に関する規格の一部はこの国際機関がまとめたものが使われている．

ASTRO（American Society for Therapeutic Radiology and Oncology）

http://www.astro.org/

米国の放射線腫瘍学，物理学に関する情報がある．

AAPM（The American Association of Physicists in Medicine）

http://www.aapm.org/

医学物理関連の情報，資料が豊富にある．放射線治療関連の資料も充実している．

日本工業標準調査会（JISC）

http://www.jisc.go.jp/index.html

放射線治療関連の規格も閲覧できる．

◎ 参考図書

西臺武弘：放射線治療物理学　第3版，文光堂（2011）
日本放射線腫瘍学会編集：放射線治療計画ガイドライン2012年版，金原出版（2012）
熊谷孝三編集：放射線治療における誤照射事故防止指針，日本放射線技術学会出版委員会（2003）
内山幸男他編集：外部放射線治療における保守管理マニュアル，日本放射線技術学会出版委員会（2003）
遠藤哲吾編集：図解診療放射線技術実践ガイド，文光堂（2014）
平岡真寛，他編集：放射線治療マニュアル　改訂第2版，中外医学社（2006）
渡部洋一，他：改訂　放射線治療科学概論，医療科学社（2008）
（社）日本放射線技術学会放射線治療分科会編：放射線治療技術マニュアル，（社）日本放射線技術学会出版委員会（1998）
日本医学放射線物理学会医学物理データブック委員会編：医学物理データブック，日本医学放射線物理学会（1994）
稲邑清也：放射線治療計画システム，篠原出版（1992）

◎ 演習問題

問題1　体幹部の治療計画を立てるうえで使用する装置や固定具を列挙し，注意しなければならない項目をあげよ．

問題2　診断用X線CTを放射線治療計画に使用する場合，注意しなければならない点をあげよ．

問題3　治療計画装置で線量分布を計算するアルゴリズムの特徴と画像の利用法について述べよ．

問題4　CTシミュレータを治療計画に使用した場合の不均質補正の方法について述べよ．

問題5　IMRTにおける治療計画の特徴と手法を述べよ．

問題6　治療計画装置のコミッショニングを行う時期と保証しなければならない項目について述べよ．

問題7　次にあげる疾患の照射方法とその問題点について述べよ．
・頸部から胸部にまたがる標的
・乳腺組織の術後照射
・全脊椎照射

第8章
放射線治療装置の品質保証・品質管理

8・1 医療機器
8・2 放射線治療装置の品質管理の重要性
8・3 品質保証・品質管理
8・4 医用電子直線加速装置の品質保証・品質管理
8・5 遠隔操作式腔内・組織内照射装置の品質管理
8・6 密封小線源の品質管理

第8章
放射線治療装置の品質保証・品質管理

本章で何を学ぶか

本章では，放射線治療において良質な医療の提供および医療安全の確保に必要な外部放射線治療装置，腔内照射装置，および組織内照射装置の品質保証・品質管理について学ぶ．

8・1 医療機器

8・1・1 医療機器の定義

薬機法（医薬品，医療機器等の品質，有効性及び安全性の確保等に関する法律）において医療機器とは「人もしくは動物の疾病の診断，治療もしくは予防に使用されること，または人もしくは動物の身体の構造もしくは機能に影響を及ぼすことが目的とされている機械器具等（再生医療等製品を除く）であって政令で定めるもの[①]」をいう．具体的には，医療機械，機械器具，歯科材料，医療用品および衛生用品，動物用医療機器がある．また，医療機器はリスクの程度に応じて一般医療機器，管理医療機器，高度管理医療機器の3つに分類されている．一般医療機器は副作用または機能の障害が生じた場合に，人の生命および健康に影響を与えるおそれがほとんどないものである．ピンセット，メス，X線フィルム，めがねなどがこれに相当する．管理医療機器は副作用または機能の障害が生じた場合に人の生命および健康に影響を与えるおそれがものであり，CT，MRIなどの画像診断器，血圧計，消化管チューブなどをいう．高度管理医療機器は生命および健康に重大な影響を与えるおそれがあるものであり，ペースメーカ，ステント，コンタクトレンズ，人工呼吸器，輸液ポンプなどである．医用電子加速装置は高度管理医療機器に含まれている[1)2)]．

> **解説①**
> 薬機法第2条4参照．

8・1・2 中古医療機器

中古医療機器とは，使用された医療機器を他に販売し，授与し，または賃貸する場合の流通段階にある医療機器である．その対象範囲は，耐久性があり，繰り返して使用され，再使用が禁じられていない医療機器である．その中には一次流通を経た医療機器，定期的な保守点検と修理によって本来持つ医療機器の品質，有効性および安全性を確保できる医療機器，家庭用医療機器も含まれる[1)]．

8・1・3 医療機器の保守点検

保守点検とは，清掃，キャリブレーション[②]，消耗品の交換などをいう[1)]．しかしながら，この点検は故障にかかわらず解体して劣化部品の交換するオーバーホールは含まれない．保守点検の方法には，使用者が独自に行う方法と製造業者に委託

> **解説②**
> 校正のことである．

して行わせる方法がある．医療法では，医療機器の保守点検等，安全使用の確保に関する業務を行う責任者，「**医療機器安全管理責任者**」を配置するように規定され，医療機器安全管理責任者は，医療機器に関する十分な知識を有する常勤職員であり，医師，歯科医師，薬剤師，看護師，歯科衛生士，臨床検査技師，診療放射線技師，または臨床工学技士のいずれかの資格を有していることと定められている[3]．

8・1・4 医療機器の修理

修理とは，医療機器の故障，破損，劣化等の箇所を本来の状態・機能に復帰させることであり，当該箇所の交換が含まれる．オーバーホールは含まれるが，保守点検は含まない[③]．医療機器の仕様の変更のような改造は修理の範囲を超えるものであり，修理として取り扱うことはできない[4]．

解説③
平成17年3月31日薬食機発第0331004号．

8・1・5 医療機器の寿命と耐用年数

医療機器は，臨床使用に際してその有効性がないと見なされた場合や機器が陳腐化して寿命がきたと判断された場合には，廃棄され，買い換えられる．また，医療機器が新しい診断や治療の目的に対応できなかった場合，および機器の機能や性能が向上した新製品が開発された場合にも寿命が尽きたと考えられ，同様な更新措置がとられる．また，医療機器の寿命は使用実績や医療機器の経済的側面から決まることもある．通常，医療機器の有効性・安全性は使用時間の経過とともに低下し，逆に維持費は増加していく傾向にある．この両者の均衡が崩れた場合に，使用者は医療機器の廃棄や更新を考える．さらに，医療機器の有効性や安全性，維持費の均衡が崩れても，その装置の使用を継続すべきかどうかという問題が持ち上がるが，その場合には患者の安全性を優先すべきである．医療機器の寿命にはバラツキがある．バラツキの原因には，使用頻度，使用環境，使用方法などの条件が影響する．医療機器の耐用年数とは使用開始してから寿命の平均までの標準的な使用期間のことであり，おおむね8～10年と考えられている（**図8・1**）[5]．

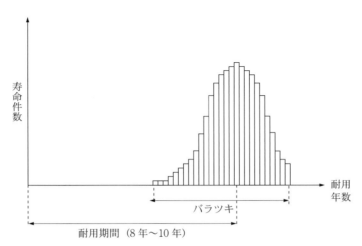

図8・1 医療機器の寿命と耐用年数

8・2 放射線治療装置の品質管理の重要性

　放射線治療装置には，さまざまな外部放射線治療装置，腔内・組織内照射装置，密封小線源がある．テレコバルト装置はすでに使用されなくなったが，外部放射線治療装置の主力機は**医用電子直線加速装置**（リニアック）であり，約750施設でX線，電子線が使用されている．特に，リニアックの進歩はめざましく，小照射野を用いる定位放射線治療装置，マルチリーフコリメータ（MLC）を駆動させる強度変調放射線治療（IMRT），電子ポータル画像照合装置（EPID）を利用する画像誘導照射法（IGRT）が開発された．その他に照射精度を向上させるためにさまざまな附属機器が製品化され，呼吸同期照射法，動体追尾照射法，最適化照射法による高精度な照射が可能になった．しかしながら，がん患者への照射精度を維持するためにはリニアックの品質保証・品質管理が重要になる．わが国の放射線治療施設には，施設規模，放射線治療装置の台数，患者数，スタッフ数などに大きな違いがあり，そのためそれぞれの施設の施設構造，人的構造，設備構造に合わせた品質保証・品質管理の方法とそのプログラムを開発し，定期的に実施していくことが必要である．同様に，遠隔操作式腔内・組織内照射装置の品質管理や密封小線源の管理も重要である．

8・3 品質保証・品質管理

8・3・1 品質保証・品質管理の定義

　医療施設での**品質保証**とは，「医療従事者が用いる医療機器の精度を維持することや医療安全を確保するための活動」をいう[5]．なぜなら，医療施設は患者が望む良質な医療を提供していくことが重要であるからである．リニアックの場合，使用者が導入した装置の性能や動作が仕様書の通りであるかを確認するための受入れ試験やコミッショニング[④]がそれに相当する．

　品質管理（quality control：QC）とは，「患者の要求が満足されるように一定の医療水準を維持することを目標にして行う保守点検」をいう．リニアックの品質管理では，導入した装置の運転性能の恒常性を定期的に測定して評価していくことになる．

> 解説 ④
> 試運転のことである．

8・3・2 品質保証・品質管理の目的

　医用機器の品質保証・品質管理の目的は，施設に導入された装置の性能を維持し，安全かつ許容される範囲で高水準の医療を提供し，患者の生活の質に貢献することである[5]．また，適切な品質保証・品質管理を行えば，次の利点を得ることができる．

1) 医療機器の性能が維持できる．
2) 安全かつ許容される範囲内で高水準の医療を提供できる．
3) 患者の生活の質に貢献できる．
4) 医療機器のダウンタイムが減少できる．

5) 医療事故を予防できる．
6) 医療水準を揃えられる．

8・3・3　医療機器の品質管理と責任のあり方

医療機器の品質保証・品質管理は，装置の導入時や運転時の性能や安全性を評価することであり，製造販売業者が行う**受渡し試験**，使用者が行う**受入れ試験，コミッショニング，始業点検，定期点検**がある．保守点検の不具合によって過失が発生した場合には，保守点検を行う者（保守点検者）の責任が問われる．したがって，使用者が医療機器を導入する場合には，品質補償プログラムの内容と保守点検者の責任を入札仕様書などに明記しなければならない．これ以外にも，使用者と製造販売業者は保守管理の責任に関する契約書を締結し，試験結果は必ず記録し，保管しなければならない[5]．

i）　受渡し試験

製造販売業者は医療機器を設置した場合に，その性能が設計どおりの仕様であるかどうかを確認するために試験を行う．これが受渡し試験である．試験結果は製造販売業者が提示し，使用者がそれを確認する．責任は製造販売業者が持つことになる．

ii）　受入れ試験

医用電子加速装置の受入れ時に装置の性能が IEC，JIS などの標準規格の仕様や安全性を満たしていることを，ユーザが確認するものである．これは，メーカとユーザが協議の上で受渡し試験と受入試験の項目を検討し，同時に行ってもよい．または，それぞれが独自に行ってもよい．責任の所在は使用者側にある．しかしながら，受渡し試験と受入れ試験は，使用者と製造販売業者によって同時に実施される場合は，責任は両者が負わなければならない．

iii）　コミッショニング

医用電子加速装置の受入試験後に行う患者の治療前の試運転をいい，治療に必要な線束データの測定などの試験を含む．患者の治療を開始する前に行う試運転をいう．責任は使用者側にある．

iv）　始業点検

使用者が，毎日，医療機器の電源を投入してから治療開始前までに始業点検表に基づいて行う保守点検である．責任の所在は使用者側にある．

v）　定期点検

使用者が，定期的に品質管理プログラムに基づいて行う点検である．責任の所在は使用者側にある．

8・3・4　日常の品質管理サイクルと実用的な方法

　医療機器の品質保証は受入れ試験に基づき行われ，臨床現場で使用者が性能を評価する．医療機器は，製造業者が示す性能が維持されているかどうかは，受入れ試験を行わなければ評価できない．受入れ試験は，高精度の試験が要求され，かつ長時間にわたり実施される．測定データはその後の日常点検や定期点検の基準値となる．したがって，医療機器の受入れ試験は必ず行わなければ，導入装置は使用してはならない．一方，医療機器の品質管理は，合理的かつ短時間の方法で行うことが望まれる．例えば，始業点検はできるだけ短時間で終了させ，患者診療に支障が出ないようにしなければならない．そのためには，品質管理のあり方として専用測定ツールを用いて行い，相対的な測定データの変動を確認していくのが良い．しかしながら，日常の保守点検の結果は，受入れ試験の場合ほどの厳密な許容値は要求されていない．また，医療機器の品質管理は，**PDCAサイクル**によって改善していくことが重要である（図8・2）．

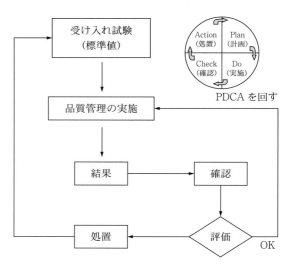

図8・2　医療機器の保守管理サイクル

8・4　医用電子直線加速装置の品質保証・品質管理

8・4・1　物理・技術的品質保証と臨床的品質保証

　医用電子直線加速装置の品質保証は診療放射線技師が行う物理・技術的品質保証とともに，医師が担う**臨床的品質保証**がある．物理・技術的品質保証には，吸収線量の統一と評価，モニタ線量計の校正，治療装置・関連機器の性能と精度，治療装置・関連機器の保守管理，照射パラメータの設定と照合・記録，治療計画の実施と照合，患者固定法・補助具に関する項目があり，臨床的品質保証には，治療前の評価，治療方針の決

物理・技術的QA	臨床的QA
1）吸収線量の統一と評価	1）治療前の評価
2）モニタ線量計の校正	2）治療方針の決定
3）治療装置・関連機器の性能と精度	3）インフォームド・コンセント
4）治療装置・関連機器の保守管理	4）治療計画
5）照射パラメタの設定と照合・記録	5）治療中の評価
6）治療計画の実施と照合	6）治療後の評価
7）患者固定法・補助具	7）診療録等記録の整備

図8・3　物理・技術的品質保証と臨床的品質保証

定，インフォームド・コンセント，治療計画，治療中の評価，治療後の評価，診療録等記録の整備などの項目がある．両方が定期的に行われてこそ，装置や機器の適正な運用，放射線治療技術水準や医療事故防止の確保が可能になる（図 8・3）[6]．

8・4・2　投与線量の不確定度

解説 ⑤
誤差の伝搬の式で求める．

医用電子直線加速装置の品質保証において患者への投与線量の**不確定度**を図 8・4 に示す[7]．その全不確定度⑤ は±5% であり，これは臨床的に容認でき，かつ技術的にも達成できる誤差の見積もりである．全不確定度±5% は，ファントム内の出力線量の不確定度±2.5% と治療計画による患者への投与線量計算の不確定±4.3% を合わせたものである．また，治療計画による患者への投与線量計算の不確定±4.3% は，標的の取得などの不確定度±5%，不均質補正を除いた線量分布計算の不確定度±3%，ブロック，くさびフィルタや補償フィルタの中心軸線量係数の不確定度±2% を考慮している．

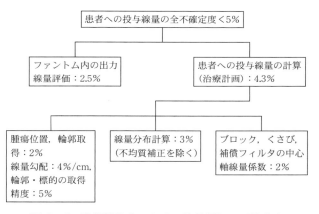

図 8・4　放射線治療における線量評価の不確定度

8・4・3　空間位置の不確定度

患者の動き，呼吸による影響，治療装置の幾何学的な精度に関係する計画標的体積の空間的な不確定度を図 8・5 に示す[7]．患者の動きおよび装置の精度による空間

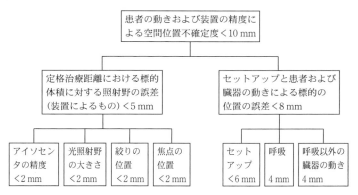

図 8・5　放射線治療における空間位置の不確定度

位置の不確定度は＜10 mm である．これには，装置の定格治療距離における標的体積に対する照射野の誤差＜5 mm，およびセットアップと患者および臓器の動きによる標的の位置の誤差＜8 mm が含まれる．定格治療距離における標的体積に対する照射野の誤差は，アイソセンタの精度＜2 mm，光照射野の精度＜2 mm，絞りの位置精度＜2 mm，焦点の位置精度＜2 mm であり，セットアップと患者および臓器の動きによる標的の位置の誤差＜8 mm は，セットアップの精度＜6 mm，呼吸によるズレ 4 mm，呼吸以外の臓器の動き 4 mm が関係する．

8・4・4 医用電子直線加速装置の品質管理の方法

放射線治療の品質管理では，安全な放射線治療を効率よく実施するために治療装置の性能およびビームデータの精度などを評価し，それらの許容誤差が一定の基準値を満たさなければならない．そのため治療装置や測定器自体の特性を理解し，装置の導入から放射線照射までにかかる過程で一定の品質を保持するための方法を具体的に示すことが重要になる．さらに，品質管理の方法はそのマニュアルを作成し，誰でも同一条件で行えるようにすることが重要である．**図 8・6 に品質管理業務**の流れを示す[8]．品質管理の基本は，流れの中での試験や点検などの記録と分析により，安全で効率的なシステムを構築し，一定の水準を保持することである．医用電子加速装置の使用の不具合や故障が発生した場合には，メーカの専門保守員による修理が行われるが，その修理完了後にも装置の動作特性や安全性に支障をきたしていないことを確認しなければならない．また，停電において医用電子加速装置による照射が中断された場合にも，電源復帰後に装置を再稼働してモニタリングシス

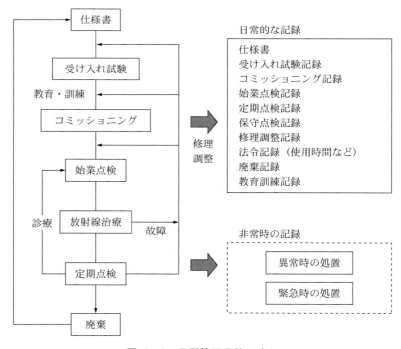

図 8・6　品質管理業務の流れ

テムやインタロックシステムなどの制御を試験し，装置の正常運転を確認する．また，装置を廃棄し，新たな医用電子加速装置を導入する場合は，また品質管理のサイクルが繰り返される．

i） 受入れ試験

医用電子直線加速装置の導入の際に，製造販売業者による受渡し試験が終了した後に使用者が行う試験である．治療装置の設計性能の基準仕様が満たされているかどうかを評価する試験であり，非常に重要である．この時には，幾何学的品質管理項目，線量管理項目とともに，処方線量の計算に必要な TMR, PDD, OPF などのビームデータの取得を合わせて行う必要がある[2]．受入れ試験時の三次元水ファントム装置を用いた線量測定を図8・7に示す．

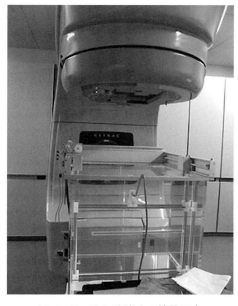

図 8・7　受入試験時の線量測定

ii） 始業点検

医用電子直線加速装置は，電源を投入してから治療開始前に必ず始業点検を行わなければならない．始業点検では点検項目を絞り込み，医用電子直線加速装置が許容値の範囲内で正常に稼働していることがわかればよい．そのため，始業点検は適した品質管理用器具を使用して時間の節約を図るなどの工夫が必要である．例えば，冷却系の弁・水量・水温等，導波管のガス圧，加速管の真空度，真空ポンプ，モニタ線量計の電圧等決められた各項目のチェックを行う．また，ガントリー，コリメータ，MLC，寝台などの駆動系の動作状態，スイッチおよびペンダントの動作具合などの確認を行い，治療を行う上で支障がないことを確認する．装置の各駆動部を実際に動かして表示や駆動の確認，レーザポインター，照射野表示などの確認を行う．次に，リニアックの電源投入から十分なウォームアップ時間の後，モーニングチェック項目に従ってビームを照射する．その際，単にビームを照射するだけでなく，線量モニタシステムの確認および調整，X線照射野の数値と表示の一致，距離計による定格治療距離の確認，X線アイソセンタ指示器の確認などの点検を行う．また，毎日の出力測定は，毎月の校正に使用される電離箱線量計に比べて精度の低い二次元検出器を用いて実施されることが多く，臨床的にみて±5％の不確定度のレベルを維持すればよいとされている（図8・8）．継続的な測定結果は，経時的な変動を記録して残し，評価しなければならない．モニター線量計の校正において，この±5％の不確定度を超過した場合には，放射線機器安全管理責任者に連絡して問題点の検討を行う必要がある．出力誤差が±3〜5％の範囲であれば，放射線機器安全管理責任者に連絡をする必要があるが，治療は継続してもよい．ま

第8章 放射線治療装置の品質保証・品質管理

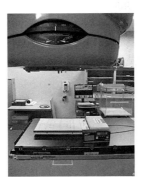
(a) 測定

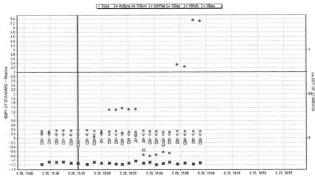
(b) 毎日の記録

図 8・8 始業点検時のモニタ線量校正（2次元検出器）

た，これらの結果は，専用の帳簿に記録しなければならない．しかしながら，すべての患者の放射線治療が終了した後にその原因を明らかにしなければならない．始業点検は，通常，装置からビームが照射できるように立ち上がってからおおむね30〜40分ぐらい終えるのが望ましい．始業点検によって不具合や故障が発見されれば，当然ながら調整や修理が必要となる[2]．

iii) 定期点検
a) 1月点検

1月点検は，毎日点検に比べて高い精度が要求される．例えば，出力測定では，校正された電離箱線量計が使用され，許容誤差が±2% と厳密になる（図8・9）．また，保守点検のための時間も確保する必要があり，時間外の実施が困難な場合には，1か月に1日を保守点検日にあてることを勧める[2]．

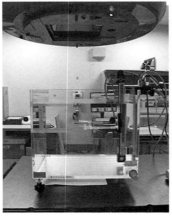
(a) 水ファントム

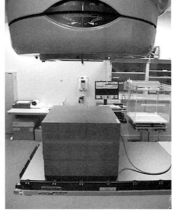
(b) 水等価固体ファントム

図 8・9 定期点検（1週間）によるモニタ線量校正

表 8・1　品質管理プログラム

頻度	管理項目	試験	許容誤差
始業前			
D 1	線量管理	モニタ線量計出力測確認（X 線）	±3%
D 2		モニタ線量計出力確認（電子線）	±4%
D 3	幾何学的管理	数値—光照射野サイズ確認	±2 mm
D 4		距離計確認	±2 mm
D 5		各アイソセンタ指示点確認	±2 mm
毎週			
W 1	線量管理	モニタ線量計出力測定（X 線）	±2%
W 2		モニタ線量計出力測定（電子線）	±3%（2 mm）
毎月			
M 1	線量管理	電子線深部線量または校正深との線量比	±3%
M 2		平坦度・対称性（簡単な点検）—X 線	±1.03
M 3		平坦度・対称性（簡単な点検）—電子線	±1.05
M 4	幾何学的管理	X 線照射野：数値—光表示の一致	±2 mm
M 5		電子照射野：数値—光表示の一致	±2 mm
M 6		ビーム軸の指示（入射点—射出点）	±2 mm（3 mm）
M 7		アイソセンタからの指示点の変位	±2 mm
M 8		線源—アイソセンタ距離	±2 mm
M 9		治療台の垂直上下	±2 mm
M 10		治療台のアイソセントリック回転	±2 mm
6ヶ月			
H 1	線量管理	モニタ線量計再現性・直線性（X 線）	±0.5%, 2%
H 2		モニタ線量計再現性・直線性（電子線）	±0.5%, 3%
H 3		1 日の安定性（X 線）	±2%
H 4		1 日の安定性（電子線）	±3%
H 5		X 線深部線量または校正比との線量比	±2%（2 mm）
H 6		平坦度・対称性（精密な点検）—X 線	±1.06
H 7		平坦度・対称性（精密な点検）—電子線	15 mm
H 8		アイソセンタからのビーム軸の変位	±2 mm
毎年			
A 1	幾何学的管理	モニタ線量計架台角依存性—X 線	±3%
A 2		モニタ線量計架台角依存性—電子線	±3%
A 3		モニタ線量計運動照射中の安定性	±2%
A 4	線量管理	モニタ線量計運動照射の終了位置	±5%（3 度）
A 5		架台角度による深部線量安定性	±2 mm
A 6		出力係数	±2%
A 7		照射野限定システム—平行・垂直性	±0.5 度
A 8		架台回転—目盛のゼロ位置	±0.1 度
A 9		放射線ヘッドの横揺れ・縦揺れ	±0.1 度
A 10	幾何学的管理	照射野限定システムの目盛ゼロ位置	±0.5 度
A 11		治療台アイソセントリックゼロ位置	±0.5 度
A 12		治療台天板の目盛ゼロ位置	±0.5 度
A 13		治療台天板の横揺れ・縦揺れ	0.5 度
A 14		治療台天板の縦方向の剛性	5 mm

b）1年点検

1年点検は，点検項目が多く，1日ですべての点検項目を実行することは不可能である．したがって，点検内容を複数のグループ項目に分け，1月点検の際に行うのが合理的である[2]．

品質管理プログラムの点検項目と頻度を**表8・1**に示す．また，代表的な点検項目と頻度は次のとおりである．

（項目）	（点検頻度）
・インターロックの確認	常時
・出力線量の測定（DMUの確認）	1週間
・アイソセンタの指示位置精度	1か月（±2 mm）
・電子線の深部線量百分率測定	1か月
・リファレンス線量計の校正	1年
・線源回転中心間距離	1か月
・照射野サイズ	1か月
・X線ビームの平坦度，深部線量	6か月
・モニタ線量計の応答の直線性，再現性	6か月

8・4・5　MLCの品質管理

放射線治療の目的を達成するために医用電子加速装置の新たな照射法が開発されており，**強度変調放射線治療**（intensity modulated radiation therapy：IMRT）のような高精度の放射線治療が行えるようになった．このような照射法は，コンピュータ技術および**マルチリーフコリメータ**（multileaf collimator：MLC）の発達によって可能になった．高精度放射線治療を正確に実施するためには，リニアック本とともにMLCの品質保証・品質管理が要求される．

ⅰ）MLC

がん病巣に放射線を選択的に集中させ，周囲の正常組織やリスク臓器にできるだけ少ない線量を投与するためには，標的体積（計画標的体積）の形状に合わせた不整形の範囲に放射線を照射する必要がある．MLCが出現する前は，計画標的体積の形状にくり抜いて加工した遮蔽金属ブロックをガントリヘッドに固定して治療を行っていた．最近ではリニアックにMLCが標準装備され，計画標的体積の形状に合わせた不整形照射野を作成することができるようになった．臨床現場ではMLCを用いた不整形照射が行われている[8]．MLCの特長は，さまざまな計画標的体積に合わせた照射野形状を容易に作製でき，作業効率が良く，安全性が高い．また，これを受けて複雑な照射が可能である[9]．

MLCには，照射ヘッド部の配置，駆動方式，リーフ幅，リーフ対数，リーフ移動速度等，さまざまなタイプがある[10)～13)]．**図8・10**にMLCの概観を示す．照射ヘッド内のMLCの設置位置は，下段のモノブロックコリメータに置き換わっているもの，および下段モノブロックコリメータの直下に位置するものの二通りがある．いわゆる主絞り型と補助絞り型に分けられている．駆動方式は，直線駆動方式と円弧駆動方式があり，直線駆動では照射野の大きさによる半影の違いを最小にするた

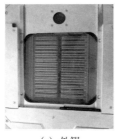
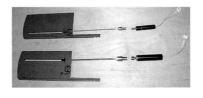

(a) 外観　　　　　　　　　(b) リーフ

図 8・10　MLC の概観

めにリーフ先端部分がラウンド形状となっている．円弧駆動ではテーパ形状が用いられている．リーフ幅は，10 mm，5 mm のものがあり，最近では 3 mm 幅のものも作製されている．MLC の形状は，隣接するリーフ間の放射線漏洩を低減するためにリーフ側面が直面ではなく，入れ子（タン　アンド　グローブ）構造となっている．この

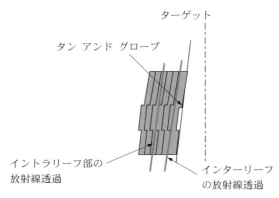

図 8・11　タン　アンド　グローブ効果

ため，放射線がリーフ側面の凸部を通過した際に線量の低下が見られ，凸部に入射していない部分と線量の差を生じる．これを入れ子効果（タン　アンド　グローブ効果）という（**図 8・11**）[2]．

ii）　MLC の品質管理試験

　MLC の品質保証のための試験項目には，幾何学的試験，放射線試験，MLC 試験およびインターロック試験がある．MLC の品質保証のための試験項目には，幾何学的試験，放射線試験，およびログファイル試験がある．**表 8・2** に MLC の品質管理プログラムを示し，**表 8・3** に MLC における保守管理の点検項目と試験頻度を示す[13]．

　一例として，品質管理試験のリーフ位置精度（**図 8・12**）とピケットフェンス（Picket Fence，杭垣）試験（**図 8・13**）を示す．リーフ位置精度試験では，リーフの停止位置が明らかな配置パターンを使用する．各々のリーフの実位置は，MLC の情報を制御するコンピュータの表示と ±1 mm 以内で一致することをメジャーで測定して確認をする．この確認は，リーフ位置が，5 cm，10 cm，15 cm（off central axis at 100 cm SSD（source to surface distance：線源表面間距離））のそれぞれで実施する．ピケットフェンス（Picket Fence，杭垣）試験はリーフ位置精度とキャリッジ動作精度の保証試験である．MLC を一定距離移動させ，その精度と一致する線の強度が均一でまっすぐであることを確認するものである．

第8章 放射線治療装置の品質保証・品質管理

表 8・2　MLCの品質保証プログラム

A．幾何学的精度試験
　1．メカニカルアイソセンターの変動
　　(1) コリメータ回転精度
　　(2) ガントリ回転精度
　　(3) クロスヘアー
　2．光学距離計の校正
　3．リーフ位置精度（ATP file pattern）
　4．リーフ移動時間および移動範囲
　5．リーフ位置再現性
　6．Interdigitation（交互嵌合）
　7．コリメータバックドライブテスト
B．放射線試験
　8．コリメータスポークショット
　9．ガントリスポークショット
　10．光照射とX線照射野の一致
　11．リーフ位置精度
　12．リーフ透過率

C．DMLC試験
　13．Picket Fence
　14．Synchronized Segmented Stripes
　15．Nonsynchronized Segmented
　16．Stripes
　17．X Wedges
　18．Y Wedges
　19．Pyramids（ピラミッド）
　20．Complex Field A
　21．Complex Field B
　22．Continuous Stripes
D．インタロック
　23．Not in Treat Mode
　24．Carrige Box Exposed or
　25．leaf Tail Exposed
　26．Collimator Rotation
　27．Leaf in Field

表 8・3　MLCにおける保守管理の点検項目と試験頻度

項目	頻度	許容誤差
リーフの位置	毎月	1 mm
リーフの位置再現性	毎月	1 mm
光照射野とX線照射野の一致	毎月	2 mm
実照射野と数値表示の一致	毎月	2 mm
コリメータ回転	6か月〜毎年	2 mmϕ
リーフの移動範囲	6か月〜毎年	メーカ規定値
リーフの移動時間	6か月〜毎年	メーカ規定値
リーフの干渉	6か月〜毎年	なし
コリメータバックドライブテスト	6か月〜毎年	3分間変位なし
リーフ透過率	6か月〜毎年	メーカ規定値

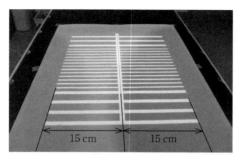　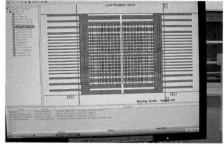

(a) 天板上のMLCの投影　　　(b) モニタ上のMLCの配置パターン）

図 8・12　リーフ位置精度

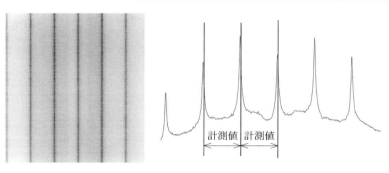

図 8・13　ピケットフェンス試験

8・4・6　EPID の品質管理

ⅰ）EPID の原理と構造

EPID は，患者の適切なポジショニングおよびセットアップの精度を確認するために，キロボルト〔kV〕とメガボルト〔MV〕のどちらかが用いられる．この装置は患者の標的体積の位置を二次元画像で確認するための画像取得システムであり，電子ポータル画像装置という．X 線を受光するフラットパネルディテクタ（FPD）と画像構成用ソフトウエアから成る（**図 8・14**）．FPD は X 線を電気信号に変換し，X 線受光方向側から，金属プレート，発光体，アモルファス―シリコンプレート，フォトダイオード，TFT 受光器，支持プレートなどの順で構成されている[13]．

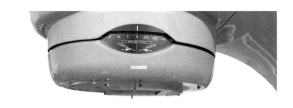
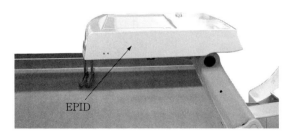

図 8・14　EPID の概観図

ⅱ）EPID の品質保証・品質管理

EPID の品質管理は，EPID 自体の性能を評価する物理的な品質管理と EPID を用いて行う医用電子加速装置の品質管理があり，EPID の品質管理プログラムを**表 8・4**に示す．EPID 自体の品質管理では，動作の安全性とともに，解像度，コントラスト，信号ノイズ比などの画像の性能を評価していかなければならない[15]．**図 8・15**に画像評価のためのラスベガスファントムを示し，**図 8・16**に日常の EPID 品質管理のワークシート例を示す[16]．

また，特筆すべきことは，EPID のポータルドジメトリを用いて医用電子直線加速装置の線量管理項目および幾何学的管理項目の評価が行える．EPID を用いれ

表 8・4　EPID を用いた医用電子加速装置の QA・QC

EPID 自体の物理的な品質管理	EPID を用いた品質管理
1) インターロックの動作と安全性 2) 画像の性能 　　a) コントラスト 　　b) 信号ノイズ比 　　　・量子ノイズ 　　　・量子効率 　　　・他のノイズ	1) 照射野のチェック 2) ガントリの回転中心精度 3) コリメータの回転精度 4) 線束の平坦度・対称性 5) モニタ線量計の精度チェック 6) EPID の積算線量安定性 7) EPID の線量率安定性 8) ダイナミックウエッジの安定性 9) MLC のピケットフェンス 10) 電子線エネルギーの確認 11) 射出線量測定 12) IMRT の計算値とポータルヴィジョンの比較

ば，日常点検のモニタ線量計の出力線量，平坦度・対称性の評価が容易に行える（図 8・17）．例えば，受入れ試験後に，照射野を 20 cm×20 cm，線量率 200 mu/MU，EPID の位置を SSD 100 cm に設定し，100 MU 照射して PV reading 値を 100 CU に合わせる．この設定した EPID 線量 1 CU/mu は電離箱の出力校正定数 1 cG/mu に相当する．EPID で評価した線量プロファイルである．EPID を用いた線量校正係数

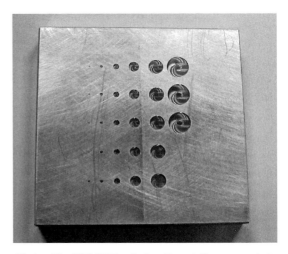

図 8・15　画像評価のためのラスベガスファントム

は 1.00691 CU/mu（＝100.691 CU/100 mu）であり，継続的な相対的な出力線量の評価が可能である．

8・5　遠隔操作式腔内・組織内照射装置の品質管理

遠隔操作式腔内・組織内用線源には，高線量率の ^{192}Ir，^{60}Co などが用いられる．品質管理では線源の校正（線源強度の測定）と体内に挿入するアプリケータ内での線源位置の確認が重要になる．線源強度はあらかじめ線源仕様書にその値が明記されているが，**サンドイッチ測定法**または**逆サンドイッチ測定法**で実測して確認しなければならない（図 8・18）[17]．ウェル形電離箱線量計を用いて線源強度を測定する方法もある．サンドイッチ法による線源強度の計算は以下のとおりである．

$$\dot{X} at\, 1m = \dot{M} N_x d^2 k_{TP} k_g k_s = \frac{2M_2 - M_1}{2t} N_x d^2 k_{TP} k_g k_s$$

8・5 遠隔操作式腔内・組織内照射装置の品質管理

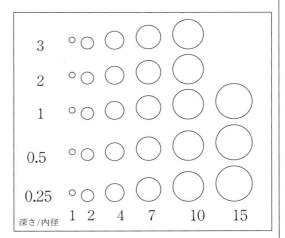

衝突インターロック動作確認	
上段アーム：パネル左側	□アラーム音
上段アーム：パネル右側	□アラーム音
衝突バー	□アラーム音
カセットヘッド：中央と4方向	□アラーム音

ポータル照合

EPID を SID=130 cm（P2）まで移動させ（カセッテ表面で 127.0 cm）下記の情報を記録する．

	光学距離計 の指示値	光照射野の 十字線
測定値		
校正値	137.0	0 mm
誤差		
許容値	±1 mm	±2 mm

画質

1. EPID を SID=130 cm（P2）の位置まで移動，カセッテ上に，ラスベガスファントムを置く．十字を合わせる．
2. ファントムの端までジョーを絞り込む．
3. 日常 QA を行うために，1週間で1日の点検日を設定する．
4. ファントムの画像を撮影する．
5. 明確に穴が見えるように画像のレベルとウインドウを調節する．
6. 右図に視覚的に見える画像に×印をつける．
7. 画像を記録し，次の情報を記録する．

エネルギー ：6 MV
線量率 ：80 mu/min
取得ガゾウモード：最適画質
特記 ：並んでいる〇は任意のエネルギーで見ることが可能である

日常のプログラム記録

問題	問題点の解説
右側アームの移動	
右側アームの吸い戻し	
インターロック	
画質	
ソフトウエア	
その他	

図 8・16 日常の EPID の QA ワークシート例

ここで，X は照射線量，M_1 はタイマのセット時間 t での読み値，M_2 はタイマのセット時間 $2t$ での読み値，N_X，は線量計のコバルト校正定数，d は線源線量計間距離，k_{TP} は，温度気圧補正係数，k_g は線量勾配に対する補正係数，k_s はイオン再結合損失補正係数である．

また，始業点検では，装置本体にアプリケータを装着して線源送戻の安全確認，線源停止位置や移動距離の精度（**図 8・19**），エリアモニタやインターロックの確認を行い，正常な運転動作が可能であることを確認しなければならない．定期的に保

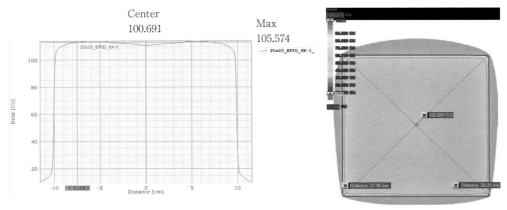

(a) 平坦度等の確認　　　　(b) モニタ線量計の出力線量の評価

図 8・17　EPID を用いた品質管理

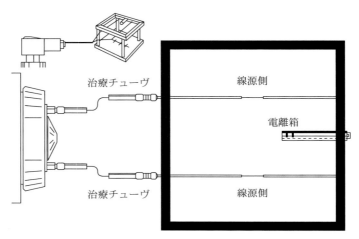

図 8・18　逆サンドイッチ測定器

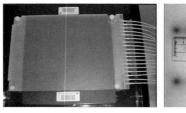 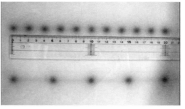

(a) 線源停留位置確認・検証用 QA ホルダー　　(b) 線源の停止位置のラジオグラフィ

図 8・19　線源の照射停止位置および移動位置の確認

守管理は術者の被ばくと患者の過剰照射を未然に防止することに有用である．遠隔操作式腔内・組織内照射装置の品質管理プログラムを**表 8・5** に示す．

表 8・5 遠隔操作式高線量率腔内照射装置の品質管理
（増田康治編：放射線治療技術学　改訂 4 版，pp 162，南山堂，2002）

項目		許容誤差	点検頻度
線源	出力の校正	±2%	導入時，1年
	均一性	±1 mm	導入時，1年
装置本体	線源の格納位置	±1 mm	1年
	タイマの校正	±0.5 秒	1年
	タイマの端効果	±5%	6月
	線源の照射位置	±0.5 mm	6月
	線源移動時間	±5%	6月
	線源の移動距離	±0.5 mm	6月
	模擬線源と本線源の一致	±0.5 mm	6月
	各種インターロック	適否	使用前
インターロック	ドア	適否	使用前
	監視モニタ	適否	使用前
	インターホン	適否	使用前
アプリケータ	材質・形状・強度の目視確認	適否	使用前
	接続チューブの目視確認	適否	使用前
治療計画システム	線源データの精度		6月
	計算アルゴリズムの精度		6月
	最適化計算アルゴリズムの有用性		6月
	線源位置取得システムの精度	±0.2 mm	6月
	本体への計算結果の転送	適否	6月

8・6　密封小線源の品質管理

　低線量率密封小線源には ^{192}Ir，^{137}Cs，^{198}Au，^{125}I などが腔内照射および組織内照射に用いられる．術者は放射線防護の三原則（遮へい，距離，時間）を考慮して被ばくを最小限にしなければならない．また，線源の紛失や線源の破損はあってはならない．患者の治療では，これらの事故を防止できる設備機器を備え，操作手順書にもとづいて安全管理を徹底しなければならない．線源は線源強度の線量校正が必要である．線源強度は線源購入時に添付される仕様書の値をそのまま信頼せずにキューリメータで測定し，確認しなければならない．キューリメータは使用に際してエネルギーの違いによって感度が変化するので，核種に応じたエネルギー校正が必要になる[17]．キューリメータによる線源強度の計算は以下のとおりである．線源の強度は基準距離における出力で表され，出力は標準線源との比較により求める．

$$S_m = \frac{M_m}{M_s k_n} S_s$$

ここで，M_m は被測定線源の読み値，M_s は標準線源の読み値，S_s は標準線源の校正値，k_n は標準線源の壊変補正係数である．

　また，線源の破損の確認は，ピンセットで摘んだ綿球で線源表面を拭き取り，これを液体シンチレーションカウンターで計測する拭き取り試験（スミヤ法）が有用である．購入した線源は，線源の名称，形式，製造業者，製造年月日，購入年月日，購入責任者，核種，線源強度，数量・本数，保管場所，保管方法を記録し，線

第8章 放射線治療装置の品質保証・品質管理

表 8・6 密封小線源の品質管理
(増田康治編：放射線治療技術学　改訂4版, pp 164, 南山堂, 2002)

	項目	許容誤差	点検頻度
線源	標準線源の校正	適否	1～2年
	出力の校正	±5%	導入時，1年
	本線源の形状・本数など目視検査	適否	1月
	線源の均一性	適否	1年
	線源の漏洩検査（スミヤ法）	適否	1年
安全性	防護衝立の確認	適否	使用前
	鉛運搬容器の確認	適否	使用前
	貯蔵箱の施錠	適否	1月
	サーベーメータによる確認	適否	使用後
	監視モニタ	適否	使用前
	インターホン	適否	使用前
記帳	管理帳簿の確認	適否	1月
	使用帳簿の確認	適否	使用のつど
	空間漏洩線量率の測定	適否	1月

源を破棄する場合には，廃棄年月日，数量・本数，廃棄理由などを線源台帳に記録し，保管しなければならない．密封小線源の品質管理プログラムを表8・6に示す．

8・7　放射線治療の誤照射事故防止と品質管理

品質管理は放射線治療における誤照射事故の防止のために重要である．医療事故はさまざまな原因によって起こる[5]．過去の事例から，治療計画装置に登録するウエッジ係数や照射野係数の間違いによるものが多い．治療計画装置のコミッショニングのミスが起因している．その他にも，線量測定のミス，照射野の設定ミス，オーバホール後の点検ミス，密封小線源の事故，装置導入時のメーカの据付け時の事故が発生している．医療事故の予防には始業点検が有用である．

◎ 演習問題

問題1　放射線治療機器の品質保証と品質管理で正しいのはどれか．
1. 引渡試験はユーザーが行う．
2. すべての品質管理項目は毎日行う．
3. 品質管理は専任の職員のみが行う．
4. コミッショニングはメーカーが行う．
5. 精度管理の基準はガイドラインを参考に施設ごとに決める．

問題2　外部放射線治療装置の保守管理プログラムの試験項目と点検頻度の組合せで誤っているのはどれか．
1. X線照射野の確認　――　1月ごと
2. X線深部線量曲線測定　――　1年ごと
3. 治療台天板の高さ確認　――　1月ごと
4. 線量モニタシステムの校正　――　1年ごと

5. リファレンス線量計の校正 —— 1年ごと

問題3　放射線治療の品質管理で正しいのはどれか．2つ選べ．
1. X線照射野は月1回点検する．
2. コミッショニングは納入業者が行う．
3. リファレンス線量計は年1回校正を受ける．
4. モニタ線量計の校正には固体ファントムを使用する．
5. 投与線量で許容される不確かさは処方線量の±10％以内である．

問題4　加速器および関連システムにおいて6か月点検項目に含まれるのはどれか．2つ選べ．
1. DMUの簡易確認
2. X線ビームの平坦度
3. アイソセンタの指示位置精度
4. ドア・インターロックの機能
5. モニタ線量計の応答の直線性

# 第9章
腔内・組織内照射治療技術

- 9・1 密封小線源治療の歴史
- 9・2 線　源
- 9・3 放射線治療機器と周辺機器
- 9・4 線源配置・線量計算・線量評価
- 9・5 治療計画の実際
- 9・6 線源管理と被ばく防止

第9章
腔内・組織内照射治療技術

本章で何を学ぶか

　密封小線源治療は，外部照射と比べるとかなり適応範囲は限られるが，腫瘍部に直接線源を装着または刺入することにより大線量を集中させることができる．そのため，腫瘍部の局所制御が可能となるだけでなく，正常組織への線量を抑えることができる点が優れている．また，この密封小線源を用いた照射法には，組織内刺入照射・腔内照射・表在照射（貼付照射）に大別され，さらに線量率①によって低線量率および高線量率照射に分けられる．これらの治療は外照射と比較すると侵襲的・観血的な治療法であるが，照射機器の技術的向上と臨床的有用性から高線量率照射法の急速な普及が進んでいる．本章では，小線源の種類・照射方法，治療手順，線源の安全取扱いと管理などについて学ぶ．

解説 ①
線量率による分類としてICRU 38では婦人科領域の子宮癌の腔内照射において，高線量率（High dose rate: HDR）は12 Gy/h以上，中線量率（Middle dose rate: MDR）は2～12 Gy/h以上，低線量率（Low dose rate: LDR）は2 Gy/h以下に分類されている[11]．

9・1　密封小線源治療の歴史

　1898年に ^{226}Ra が発見され1901年頃から皮膚疾患の治療に使われ始めた．その後 ^{226}Ra 小線源を用いた放射線治療は，1919年リガード（C. Regaud）によって実用化の基礎が作られ，1932年にパターソン（R. Paterson）によってその手技と線量評価がシステム化された．さらに，^{226}Ra 線源の生産量が増加したことにより急速に普及した．その後，1950年代になり高エネルギー外部照射装置等の開発が進み，外部照射による治療の比率が増したために小線源の治療の適応は相対的に減少した．しかし，腫瘍の局所制御率においては他の方法よりも優れていることに加えて，術者（医師，看護師等）の被ばくをできる限り低減することを目的として高線量率の後充填法が開発された．1962年ワルスタム（Walstam）による連結Ra管の**低線量率リモートアフタローダ**②から，ヘンシュケ（Henschke）らにより線源移動（連続あるいはステップ）機構をもつ高線量率リモートアフタローダ，1980年後半より**高線量率リモートアフタローダ**へと開発が進んだ．現在では ^{192}Ir，^{60}Co 線源の微小化とステップ移動での停留時間の高精度制御，線量分布の最適化が可能となり，臨床での適応が拡大している．

　最近では，高線量率照射が一般的となり，腔内照射のみならず組織内照射でも使用されつつある．しかし，すべて高線量率照射で治療されるのではなく，舌や前立腺等の低線量率照射も依然として有効な照射法である[10]．

9・2　線　源

　密封線源には，テレコバルト装置など外部照射で用いられる密封大線源と腔内及び組織内照射として用いる**密封小線源**がある．密封小線源は現在，^{192}Ir，^{137}Cs，^{60}Co，^{198}Au，^{125}I 等の γ 線源が主に使用されており，その物理的特性を**表9・1**に示す[6]．

表 9・1　密封小線源の物理特性[6]

線源	半減期	平均エネルギー〔MeV〕	形　状	備考	わが国での使用
^{226}Ra	1600 年	0.83	針・管（白金製）		
^{137}Cs	30 年	0.662	針・管（白金製）		○
^{60}Co	5.26 年	1.25	針・管（ステンレス製）	RALS	○
永久刺入用線源					
^{222}Rn	3.82 日	0.83	シード（金管封入）		
^{198}Au	2.7 日	0.416	グレイン（白金メッキ）		○
^{125}I	60 日	28.5 keV	シード（チタニウム管に封入）		○
^{103}Pd	17 日	20.7 keV			
ワイヤー状線源					
^{192}Ir	74.2 日	0.38	ワイヤ（メッキ） ピン，ペレット，シード（白金被覆）	RALS	○
^{182}Ta	115 日	0.67	ワイヤ（メッキ）		
眼科領域で使用					
^{90}Sr–^{90}Y	29.9 年	β：0.54, 2.27	円板状アプリケータ		○
^{60}Co	5.26 年	1.25			
^{106}Ru–^{106}Rh	367 日	β：3.55			○

RALS：後装填遠隔操作用

解説②
アフタローディング（afterloading）法：後装填法のことで，アプリケータを体腔内あるいは腫瘍に装着した後，密封小線源を装填して照射する方式．術者が直接手で線源を挿入する手操作式後充填法と遠隔操作で線源を挿入する遠隔操作式後充填法（remote afterloading）がある．一般的に高線量率のRALS（remote afterloading system）として用いられる．

9・2・1　密封小線源

密封小線源の構造と仕様を図 9・1 に示す．また，その線源の概略を以下に述べる．

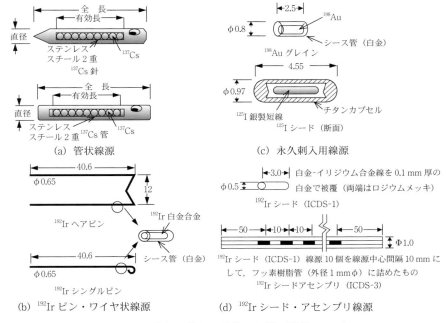

図 9・1　密封小線源の構造と仕様（単位：mm）

ⅰ) ^{226}Ra 線源

ウラン系列の6番目の自然放射性同位元素であり，硫酸塩の形で白金イリジウムなどの2重容器に密封されている．^{226}Ra の半減期は約1600年と長く，α崩壊で ^{222}Rn を生成する．この ^{222}Rn は不活性ガス状となり，密封容器内の圧力を上昇するため密封容器が破損した場合には汚染事故の危険が高くなる．このため ICRP Publ. 38（1984年）により他の核種で代用することが勧告されている．また，^{222}Rn シードも現在では使用されていない．

ⅱ) ^{192}Ir 線源

白金-イリジウム合金線が原料で，^{192}Ir からのβ線を減弱するため白金管で被覆してある．密封小線源の形状は，ワイヤ，ヘアピン，シングルピン，シードタイプがあり，ワイヤ等は柔軟であり，一般によく使用されている線源である．^{192}Ir のγ線エネルギーは平均 0.35 MeV と低く，遮蔽が比較的容易であるため，^{226}Ra 針の代わりに口腔癌に用いられる．さらに，高線量率 RALS 用線源（図 9·5 参照）として，腔内照射だけでなく組織内照射用として使用される．

ⅲ) ^{137}Cs 線源

半減期は30年であり，その出力の減衰補正を行わなければならないが，長期間（約10年程度）線源を交換する必要がない．^{137}Cs のエネルギーは ^{226}Ra γ線平均エネルギー 0.78 MeV よりも低く遮蔽，防護が容易であり，一時刺入時用の密封小線源治療に適している．^{137}Cs 線源は比放射能が低いために線源の形が大きくなるため，主に低・中線量率線源として用いられる．

ⅳ) ^{60}Co 線源

γ線のエネルギーが高いため，遮蔽の点で問題であるが半減期が ^{192}Ir に比べて長い点で有利である．低線量率照射用としてはエネルギーが高いために使用されないが，高線量率照射用としては組織内照射としても使用可能である．最近 ^{60}Co-RALS 線源として 370 GBq (10 Ci) 程度の小線源の供給が再開されている．

ⅴ) ^{198}Au 線源

グレイン（粒状），シードとして使用されている．金（Au）は生体内で化学的に安定であり，永久刺入線源として使用されている．エネルギーは 0.412 MeV の単一エネルギー放出核種であり，半減期が 2.7 日と短いため放射線防護の点では有利である．

ⅵ) ^{125}I 線源

シード線源として用いられ，その半減期は比較的長く約60日，エネルギーは 0.027 MeV と低いことから放射線防護の点では有利である．主に前立腺の永久刺入線源として使用される．

vii) ^{90}Sr 線源

　β 線を放出する β^- 壊変核種である．半減期は 28.7 年であり，壊変後 ^{90}Y が β 線エネルギー 0.546 MeV を放出する．線源は銀または不酸化鉄の照射容器に密封され，扁平線源や凹面鏡の形状をした容器の表面に 0.1 mm 厚窓で被われている．主に眼窩用線源として使用される．

9・2・2　線源の使用法

ⅰ）組織内照射

　組織内照射は，腫瘍内およびその周辺の正常組織に密封小線源の針，ワイヤ，シード線源を直接埋め込む方法で，一時刺入線源と永久刺入線源に分けられる（表 9・2）．

a) 一時刺入線源

　一時刺入は線源を直接病巣部に刺入する場合とアプリケータを用いて刺入する場合がある．線源は術者の被ばくを避け，その遮蔽，防護が容易であるためには，γ 線エネルギーが低く，減衰による線量補正および長半減期の核種が理想的である．

b) 永久刺入線源

　永久刺入は組織内照射で線源を刺入したまま抜去しない方法である．そのため，環境汚染および公衆の被ばくを考えると，短半減期の核種で γ 線のエネルギーが低いことが望まれる．主に ^{198}Au グレインや ^{125}I シード線源が永久挿入として用いられる．^{103}Pd は半減期が 17 日と短く，γ 線エネルギーは 20.7 keV と低いことから欧米では使用されているが，わが国では使用できない．

ⅱ）腔内照射

　密封小線源を外部から到達可能な体腔（子宮，膣，鼻腔等）内に線源を挿入して照射する方法である．比較的浅い粘膜へ ^{192}Ir，^{60}Co，^{137}Cs 線源の γ 線が使用され，低線量率照射が普及していたが最近では高線量率照射を導入する施設が増加している．もっとも普及しているのが子宮頸癌であるが，そのほかにも食道癌，上顎洞癌等に用いる．

ⅲ）表面照射

　表面照射は比較的浅い粘膜あるいは皮膚などの表在性の腫瘍に用いる．主に可塑性の物質（歯科用モデリングコンパウンド，プラスター等）を利用してモールドを

表 9・2　小線源の装着期間と使用法の分類[4]

期間	線源	線量率	使用法
一時装着用	^{192}Ir	高・低線量率	組織内照射，腔内照射，表面照射
	^{137}Cs	低線量率	組織内照射，腔内照射，表面照射
	^{60}Co	高線量率	組織内照射，腔内照射
永久刺入	^{198}Au	低線量率	組織内照射
	^{125}I	低線量率	組織内照射

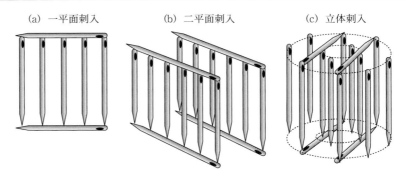

図 9・2 組織内照射線源配置図（Paterson-Parker 法）この配列に従うと，線源に囲まれる範囲の線量分布は均一になる[13]

つくり，モールドの表面あるいは内部に線源を腫瘍の大きさに合わせて線源を配置する．その他，β 線を放出する ^{90}Sr 線源を用いた眼窩用線源などがある．

9・2・3　線源配置

腫瘍に十分な線量を投与するために放射線治療計画において線源配置を決定する必要がある．過去 ^{226}Ra の線量分布計算として用いられていた代表的な**線源配置法**を以下に示す．

ⅰ）パターソン-パーカ（Paterson-Parker）法・マンチェスタ（Manchester）法

組織内照射およびモールド照射は，線源の配列規則にしたがって標的内の線量分布が均等になるように密封小線源を配置する方法である（**図 9・2**）．

ⅱ）クインビ（Quinby）法・メモリアル（memorial）法

等強度の線源を等間隔で配列する方法であるため，腫瘍の中心線量は高くなり，辺縁線量は低下する．実際の計算においては，線状線源周囲の線量率を計算した表を使用することで，任意に線源を配列した場合でも，各線源からの値を合計することで線量分布が求められる．これに対し，メモリアル法は主にシード線源の組織内照射法に用いるために開発された．

ⅲ）パリ（Paris）法

^{192}Ir 等のワイヤ状線源の組織内照射としてピエリクイン（Pierquin）らにより確立された方法である．平面，多平面およびヘアピン線源の線源配分の原則を具体的に示した方法であり，その原則は，線源は互いに平行にまっすぐ刺入し，等間隔および直線的に配置し，線源の中点を結ぶ線あるいは面は各線源軸に垂直とするなど，治療体積と線源配置の取り決めがなされたものである．

この線源配列では，線源に囲まれる範囲の線量分布は均一になる[13]．

9・3 放射線治療機器と周辺機器

9・3・1 遠隔操作式後充填装置（RALS）

ラルス（RALS）は，カプセルに充填されたマイクロ線源を遠隔操作によりガイドチューブ内を介して，組織内あるいは腔内に設置されたアプリケータに一定時間停留し，小線源から放出される主に γ 線を用いて照射する装置である．このRALSは，治療ユニット，制御装置，導入管，アプリケータ等で構成される．実際に治療を実施する際には，このほかに放射線治療計画機器としてX線撮影装置および放射線治療計画装置等が必要である（図9・3）．

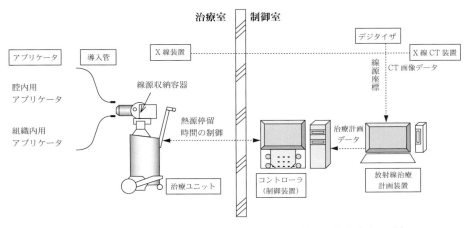

図 9・3 RALS の概観（左側は治療室内，右側は制御室内を示す）

i) RALS の構成

遠隔操作式密封小線源治療装置であるRALSは，線源の強度によって低・中・高線量率の三つに分けられるが，現在，密封小線源を使用した高線量率RALSが普及している．

RALSの構成は治療ユニットおよび制御装置，アプリケータ，案内管（ガイドチューブ）等で構成される（図9・4）．治療ユニットは密封小線源，線源収納容器，線源送戻装置からなる．密封小線源は ^{192}Ir あるいは ^{60}Co 線源をワイヤの先端に溶接し，このワイヤをステッピングモータで送戻する方式でその線源設定精度は1mm程度である．この線源は遠隔操作によってあらかじめ計画された位置に配置され，そ

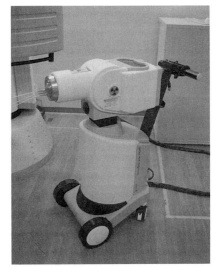

図 9・4 治療ユニット（^{192}Ir 線源 370 GBq）

の位置と時間は制御装置によって動作する．線源は治療ユニット上部の線源収納容器に収納されており，使用時に線源収納容器からアプリケータを通って患者の目的部位に機械的に移動する．アプリケータは病変部に装着し，照射時に線源を導入する容器であり，金属，ポリエチレン等でできており，その先端部は密封されている．導入管は線源収納容器からアプリケータまでを接続し，線源および移動用ワイヤを導くものである．線源送戻装置はワイヤの駆動と巻取り機構，線源の移動距離検出部からなり，本線源以外に模擬線源（チェックケーブル）を備えている装置もあり，あらかじめ導入管とアプリケータが正しく接続されていることを事前に確認することができる．

このほか，RALSに求められる機能としては，線源強度が37～370 GBqであり，放射線照射装置と同様に遮蔽およびドアインターロック，室内の空中線量を表示する放射線エリアモニタ等の安全装置が必要である．これらの安全装置は，突然ドアが開かれた場合や緊急停止ボタンが押された場合には，警告音として線源が収納容器から出ていることを知らせるとともに，線源が自動で格納されるシステムとなっている必要がある．

ii） RALS用線源

高線量率照射で使用される放射性線源は，^{192}Irあるいは^{60}Co線源の小型化された線源であることからマイクロ線源とも呼ばれる．従来から行われる食道，婦人科領域はもとより，これまで治療が難しいとされる細くて急に湾曲する部位，たとえば気管・気管支，胆管等の腔内および頭頸部，前立腺等の組織内における治療が可能となる．^{192}Ir線源自身のサイズは，直径がわずか0.6 mmで長さが3.5 mmである．これがステンレスのカプセルに入った状態で直径0.9 mm，長さ4.5 mmになる（図9・5）．この小線源がワイヤの先端部に溶接されており，機械操作によって指定された病巣位置（停留位置）まで運ばれ，指定された秒数だけ留まる．そのプログラムはコンピュータによって最適になるように制御され，任意の線量分布の作成が可能となる．

iii） アプリケータ

アプリケータ（applicator）は後充填法において線源を導入するための器具として使用され，体腔内照射時に線源の位置を適切に保持・固定するための線源支持器とともに用いられる．材質はポリエチレンチューブ，アクリル樹脂および金属など

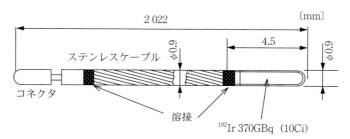

図 9・5 ^{192}Ir アフターローディング式治療装置用密封小線源

で作られ，気密構造で線源や装置にあった寸法を有する．また，組織内照射として用いる場合，舌癌のイリジウムヘアピン，シングルピン刺入の際に用いられるガイドピンがある．このほか，アプリケータを前立腺や肛門癌等で使用する場合には，線源配列を正確に行うために照射用アプリケータとテンプレートを使用し刺入する（図 9・6）．

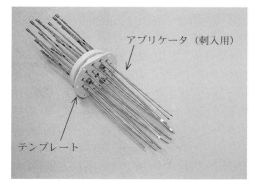

図 9・6 高線量率照射で使用される前立腺組織内照射用アプリケータとテンプレート

アプリケータを用いることの利点は，模擬線源をアプリケータ内に入れた状態において X 線撮影装置で予定線源配列の位置確認を行う．これにより計画どおりであることを線源配列から線量分布計算で確認できる．また，アプリケータを装着した状態で X 線 CT 撮影を行い，腫瘍と正常組織の線量分布の計算及び DVH の計算が可能となり精度の高い治療が可能となる．この場合，できるだけアーチファクトの少ないアプリケータの材質が望ましい．

a）　子宮腔内用アプリケータ

子宮頸癌の腔内照射方法は，ストックホルム法，パリ法，マンチェスター法があるが，その線源配置は，解剖学的構造から子宮腔内線源と 2 個の腟腔内線源からなる．タンデムは子宮腔

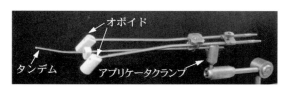

図 9・7 高線量率子宮腔内用アプリケータとアプリケータクランプ（アプリケータ固定用治具）

の長径のほとんど全長とし，オボイドは左右の腟内円蓋部をできるだけ離すように配置し，タンデムに対して左右のオボイドはできるだけ垂直に配置する．この配置は規格化されており高線量率用では，フレッチャー（Fletcher-Williamson）アプリケータ（図 9・7）が使用される．

b）　食道用アプリケータ（図 9・8）

経口的にバルーン付きアプリケータを食道に挿入し，予定された治療部位を X 線透視下で確認する．このとき，アプリケータ内にリボン状の模擬線源を入れ，治療位置が一致していることを確認後，あらかじめ決められた水量を内外のバルーン内に注入して固定する．水の代わりにヨード造影剤を注入すると位置情報が容易に確認できる．

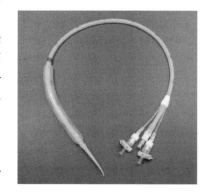

図 9・8 食道用アプリケータ（土器屋式）（先端部が二重構造のバルーンとなっており，水で充満させることによって食道粘膜および癌表面から一定の距離が保持できる）

c) 気管支アプリケータ（図9・9）

経鼻的に気管支鏡の吸引チャンネルを使用して，線源移送チューブを病巣部位に挿入する．その後，気管支アプリケータを線源移送チューブに被せるようにして外挿し，2つの鍔の間に病巣部がくるように先端部を広げて固定する．模擬線源を挿入し，その位置確認後アプリケータを固定する．その後，模擬線源を本線源に交換して治療する．

9・3・2　放射線治療計画機器

従来の放射線治療においては，**X線シミュレータ**を用いてX線透視画像をもとに解剖学的構造を目安に照射範囲を設定していた．そのため低線量率照射では線源配置により線量分布が決まっているため，幾何学的精度には限界がある．しかし，**X線CT装置**や超音波装置を用いることにより精度の高い治療が可能となる．

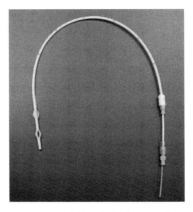

図9・9　気管・気管支用アプリケータ（不破式）（先端部を気管・気管支の病変部に配置し，鍔の先端部を広げて固定するとともに粘膜面との距離を一定にする）

i) 治療計画機器

a) X線シミュレータ

X線装置はX線管装置，絞り装置，フィルムカセッテ，透視用I.I.，撮影寝台，制御装置などで構成されている．この装置には線源の幾何学的な配置が必要であるため，拡大率を明確にする必要がある．そのため，X線シミュレータでは回転支持アームの一方にX線管と絞り装置，他方には撮影用フィルムカセッテと透視用I. I. システムが取り付けられて，線源回転中心間距離SADが一定であることが望ましい．

密封小線源治療に用いるX線シミュレータは直交2方向撮影により線源配列を確認するとともに，標的容積を確認する．X線シミュレータでは，線源の拡大率が必要となるため照射野絞り装置に治療ビームの照射野を示すワイヤ及び拡大率を示す細い鉛線を埋め込んだ目盛り板を備えた装置，あるいは拡大率を明確にできる専用の治具を用いて撮影する．

b) X線CT装置

X線CT装置を用いることにより，アプリケータ内に模擬線源を挿入した状態でCT横断画像を得る．この画像では，模擬線源と腫瘍および正常組織の3次元的な位置関係が明確となり，より高精度の治療計画が可能となる．特にHDR治療では，この位置的および時間的精度は数mm及び数十秒単位で数Gyの線量が変化するため，CT装置の果たす役割は大きくなる．

c) 超音波診断装置

超音波診断装置を用いた前立腺の組織内刺入では，経直腸エコー（TRUS：transrectal ultrasound）を直腸内に挿入して前立腺の3D画像から刺入位置を決

める場合に使用する．このとき，テンプレートと呼ばれる外套管の挿入器具を用いて，前立腺組織に一定間隔でシード線源を刺入する．ただし，超音波装置は密度情報をもっていないことから，主に線源配列を確認する目的で用いる．

d) 放射線治療計画装置

密封小線源の治療計画は，X線シミュレータでの2枚の直交画像からデジタイザで線源座標を取得する．この場合，線量投与基準点は座標上から決めることができるが正常組織の位置関係は不明である．これに対し，X線CT装置を用いることにより，線源座標と正確な患者体内の腫瘍と正常組織の線量分布が三次元で作成できる．治療計画装置は，線源の放射能あるいは照射線量率及び照射線量率定数あるいは空気カーマ率定数，さらに線源の形状から線量計算により分布を作成する．

9・4 線源配置・線量計算・線量評価

9・4・1 線源配置

i) 食道癌・胆道癌

腔内照射では線源から離れると急峻に線量が低下し，逆に線源近傍は大線量となるため，病変の深さに応じたアプリケータが必要となる．食道ではバルーン付きの専用アプリケータを挿入して治療を行う．アプリケータの径が小さいほど線量評価点と食道粘膜面の線量の差が大きくなるため，バルーンを用いることにより線源は食道内腔の中央に位置させ，食道粘膜に線量評価点の2倍以上の線量が照射されないようにする（図9・10）．

胆道癌では，胆道内にあらかじめ留置された経皮的経肝的胆道ドレナージ（percutaneous transhepatic cholangiodrainage：PTCD）内を通して管腔内照射を行う．胆道の分岐部での治療の場合には，左右からそれぞれアプリケータを挿入する場合，線源の重なりによる過線量に注意する．たとえばHDR（high dose rate）の場合には最適化プログラムにより正常組織の過剰線量をさけることができる[3]．

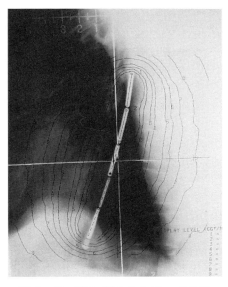

図9・10　^{137}Cs管を5本用いて食道癌腔内に照射した症例．食道用アプリケータを用い，粘膜下5 mmで線量を評価．写真は胸部の下部食道の側面像を示す．

第9章 腔内・組織内照射治療技術

ii) 子宮癌

a) 子宮頸癌

子宮頸癌の腔内照射では，マンチェスター方式の線源配置として，密封小線源を子宮腔内に縦に置くタンデム線源と膣腔内左右に配置するオボイド線源がある（図9・11）．近年，普及した高線量率照射の線源配置は低線量率照射に準じて行われ，点線源による照射でもタンデム線源を子宮腔内の複数点に停止させて照射すると同時に，オボイド線源を左右の膣円蓋部に設置した楕円形のアプリケータ内に挿入して照射する．このとき，オボイド線源は直腸線量を減らすためにできるだけ線源間隔を開けることが望ましい．この高線量率照射の線量分布を図9・12（口絵参照）に示す．

腔内照射の線量評価はA点線量とB点線量により評価する．A点線量は原発巣の治療の線量および膀胱障害，直腸障害の指標に使い，B点線量はリンパ節転移の治癒指標に使用する．

実際の治療では，病期に応じて中央遮蔽の全骨盤外部照射で20〜30 Gy 照射後に中央遮蔽と腔内照射を開始する．腔内照射は一週間ごとに1回実施し，腔内照射の治療日は外照射をしないのが一般的である．また，腔内照射のA点線量は，病期に応じて高線量率治療[3] 4〜5分割で計15〜30 Gy，低線量率治療2〜4分割で計25〜50 Gy を投与する．子宮頸癌に対する手術と放射線治療との併用療法の場合には，術後照射が行われ中央遮蔽なしの全骨盤照射が行われる[11]．

b) 子宮体癌

子宮体癌の腔内照射では欧米では子宮腔内にできるだけたくさんの線源を挿入するハイマン（Heyman）法が施行されてきた．同様の方法を従来の ^{60}Co 密封小線

解説 ③
線量率効果：線量率が0.04〜2 Gy/h を低線量率，2〜12 Gy/h を中線量率，0.2 Gy/min（12 Gy/h）以上を高線量率と分類している．この線量率が高くなると腫瘍および正常組織の線量率効果が大きくなるため，高線量率治療では1回の照射線量を減らし分割回数を増やすことでその効果を補っている．

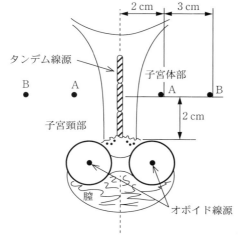
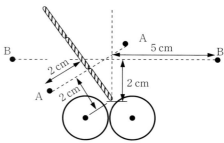

マンチェスター方式の線源配置を示す．この基準点は側腔内蓋の高さにあるタンデム線源下端をとっているが，日本の子宮頸癌治療基準では外子宮口を基準としている．A点は外子宮口より上方へ2cmで，子宮頸管中心軸より2cmが外側の点であり，腫瘍線量を示すと同時に膀胱直腸線量の指標でもある．B点は外子宮口より2cm上方の点を通る水平線上でA点と同じ高さで，中心点から5cmの点を骨盤壁付近の線量の目安とし，骨盤壁線量を表す．

図 9・11 子宮頸癌腔内照射時の線量評価点[5]

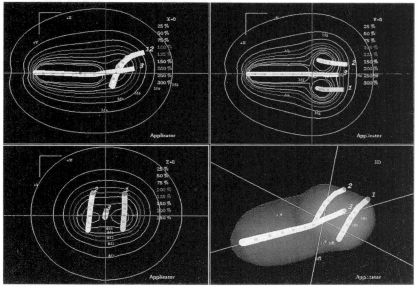

アプリケータ内に模擬線源を入れて，線源の停留位置および時間の設定を行った線量分布である．この治療計画にてA点線量を設定するとともに，直腸線量及び膀胱線量を確認する．

図 9・12 ^{192}Ir 密封小線源高線量率治療における子宮頸癌腔内照射時の線量分布（口絵参照）

源RALSで行うためには太いガイドチューブを複数挿入する必要があるが，狭い子宮頸部の頸管を通して挿入することは患者にとって苦痛である．このため，最近ではマイクロ線源を用いた ^{192}Ir や ^{60}Co などの高線量率照射装置が利用されている．

iii) 前立腺癌

前立腺癌の治療は手術が主であったが，放射線による外部照射および内部照射が実施されるようになってきた．限局病巣には，外部照射で前後2門，多門，運動照射で 60～70 Gy の外部照射が行われる．内部照射では早期症例に ^{125}I シード線源を用いた永久刺入が行われる．

iv) 口腔癌

口腔癌では，舌癌，口腔底癌，頬粘膜癌などに，密封小線源を用いた組織内照射あるいはモールド照射が行われる．また，密封小線源の有効な照射範囲は線源から 5 mm 程度であるため，組織内照射では ^{137}Cs，^{192}Ir などの線状線源を 8～10 mm 間隔で刺入する（**図9・13**）．腫瘍の厚みが 10 mm 以下では1平面刺入，10 mm では2平面刺入，20 mm 以上なら立体刺入を採用する．このほか，^{192}Ir 線源では先にガイドピンを刺入し，X線装置で位置を確認したあと ^{192}Ir 線源と置き換える．また，2 cm 以下の厚みをもつ薄い腫瘍では ^{198}Au グレインの永久刺入が行われる（**図9・14**）．

(a) 正面像　　　　　　(b) 側面像

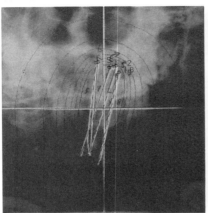
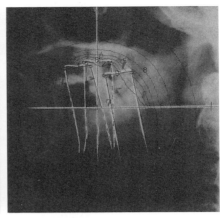

図 9・13　舌癌の ^{192}Ir ヘアピン刺入症例

9・4・2　線量計算

歴史的に密封小線源の強度は物理的量および単位のさまざまな量を使用して記述している．その放射能強度は，線源のカプセル内に存在する放射能と線源からある距離における放射能量（照射線量率・空気カーマ率）の二通りの計算がある．たとえば，^{137}Cs 及び ^{192}Ir のように ^{226}Ra に置き換えて利用する線源は，ラジウムの等価質量〔mg Ra eq〕の単位で記述している．一方，^{125}I 及び ^{198}Au は見かけの放射能または実効放射能で示される．最近では，各種の単位から吸収線量〔Gy〕への変換の整合性を確保し，SI 単位である空気カーマ強度で示される．

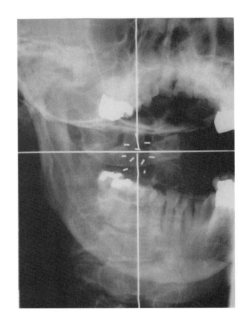

図 9・14　舌癌に対する ^{198}Au グレイン永久刺入例

i）　密封小線源の校正

　a）　**放射能**（activity, A〔Bq, mCi〕）

　放射能 A は $A=dN/dt$ で表され，dN は単位時間 dt 内で起こった放射性核種の自然核変換の数である．放射能を示す Bq は SI 単位であり，特別な単位 Ci との関係は 1 Ci$=3.7 \times 10^{10}$Bq である．

　b）　**照射線量率**（exposure rate, $\dot{X}$〔C/kg s〕）

　γ 放射強度は線源から距離 d（通常，1 m）での**照射線量率**を直接測定する．この測定方法では，空気中において線源の大きさが無視できる距離において照射線量

率 $\dot{X}$ を測定する．この点線源から距離 d 離れた点の照射線量率 $\dot{X}$ は次式で表される．

$$\dot{X} = A \cdot \varGamma_\delta / d^2 \qquad (9 \cdot 1)$$

$\varGamma_\delta$ は照射線量率定数〔$Cm^2/kg\,s\,Bq$〕である．δ は考慮する光子エネルギーの下限を示す．

c) 見かけの放射能（Apparent activity, A_{app}〔Bq, mCi〕）

もし線源が距離 1 m において照射線量率 $\dot{X}_s$ で校正されているとき，その強度は**見かけの放射能**として表される．ある線源の見かけの放射能は，その線源と同一核種で等しい強度の点線源の放射能として定義される．放射能 A の 1 m で測定される照射線量率 $\dot{X}_s$〔C/kg s〕をそれと同一核種の照射線量率定数 $\varGamma_\delta$ で除したものである．

$$A_{app} = \dot{X}_s \cdot d^2 / \varGamma_\delta \qquad (9 \cdot 2)$$

ここで，放射能 A の容器壁の厚さ t，μ は容器の実効線減弱係数とすると

$$A e^{-\mu t} = \dot{X}_s \cdot d^2 / \varGamma_\delta \qquad (9 \cdot 3)$$

d) 空気カーマ強度 Sk（air kerma strength）

特定点での照射線量率は空気カーマ量によって置き換えられ，密封小線源の線源強度は**空気カーマ強度**で示される．その空気カーマ強度の定義は，線源を二等分する中心から線源軸に直交する自由空間中の校正点における空気カーマ率と校正点までの距離 l の 2 乗の積によって定義される．

$$Sk = \dot{K}_l \cdot l^2 \qquad (9 \cdot 4)$$

この空気カーマ強度の単位は，

$$1\,U = 1\,\mu Gy\,m^2/h \qquad (9 \cdot 5)$$
$$= 1\,cGy\,cm^2/h \qquad (9 \cdot 6)$$

e) 空気カーマ率定数 $(\varGamma_\delta)_x$

密封小線源の表現方法には，**見かけの放射能**と**空気カーマ率定数** $(\varGamma_\delta)_x$ の組合せも用いられる．最近の仕様では $\mu Gy\,m^2/h\,MBq = \lbrack cGy\,m^2/h\,MBq\rbrack$ で表される．

ii) 線量分布の計算

密封小線源の照射線量率分布は 1921 年シーベルト（Sievert）によりシーベルト積分として導入された．これは，ある点 $P(r, \theta)$ に与える照射線量率は，微小長さ dx からの線量率を合成したものと考える．その照射線量率は距離の逆 2 乗則と容器壁の減弱補正を行い積分する．

a) 点状線源

密封小線源からの照射線量率 $\dot{X}$ の計算を示す．線源の放射能を A〔Bq〕，照射線量率定数を $\varGamma$〔$Cm^2/kg\,s\,Bq$〕とすると，ある点の照射線量率 $\dot{X}$〔C/kg s〕はそれぞれ線源形状について次のように計算される．

点線源から距離 d 離れた点の照射線量率 $\dot{X}$〔C/kg s〕は次式で表される．

$$\dot{X} = \frac{A \cdot \varGamma}{d^2} \qquad (9 \cdot 7)$$

b) 線状線源

P 点における長さ L の**線状線源**の照射線量率 $\dot{X}$〔C/kg s〕は次式で表される

(図 9・15).

$$\dot{X} = \frac{A \cdot \Gamma (\theta_2 - \theta_1)}{L \cdot h} \quad (9 \cdot 8)$$

ここで，線源 L の中心から P 点までの距離を r とすると

$$\theta_2 = \tan^{-1}\{(r \sin \theta + L/2)/h\}$$
$$\theta_1 = \tan^{-1}\{(r \sin \theta - L/2)/h\}$$

P 点での照射線量率を Sievert 積分を用いて求めると

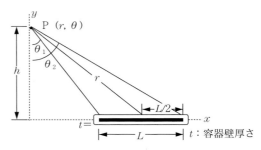

図 9・15 線状密封小線源の容器壁による減弱補正[2],[17]

$$\dot{X} = \frac{A \cdot \Gamma}{L \cdot h} \int_{\theta_1}^{\theta_2} e^{-\mu' \cdot t \cdot \sec\theta} d\theta \quad (9 \cdot 9)$$

$$\dot{X} = \frac{A \cdot \Gamma}{L \cdot h} \{F(\theta_2, \mu' \cdot t) - F(\theta_1, \mu' \cdot t)\} \quad (9 \cdot 10)$$

ここで，μ' は容器壁の実効線減弱係数である．

この式は，線源の長さ L に対して十分離れた特定点での距離 $s(s \gg L)$ での照射線量率 $\dot{X}_s$ として記述したとき，照射線量率 $\dot{X}$ （距離 1 m）は次の式で表すことができる．

$$\dot{X} = \frac{\dot{X}_s \cdot s^2}{L \cdot h} \cdot e^{\mu' \cdot t} \int_{\theta_1}^{\theta_2} e^{-\mu' \cdot t \cdot \sec\theta} d\theta \quad (9 \cdot 11)$$

ここで，線源強度をカーマ強度 Sk として記述すると

$$\dot{X} = \frac{\text{Sk}}{L \cdot h \left(\frac{\overline{W}}{e}\right)_{\text{air}}} \cdot e^{\mu' \cdot t} \int_{\theta_1}^{\theta_2} e^{-\mu' \cdot t \cdot \sec\theta} d\theta \quad (9 \cdot 12)$$

$\left(\frac{\overline{W}}{e}\right)_{\text{air}}$ は空気中で 1 イオン対を作るのに必要な平均エネルギー〔J/C〕であり，X 線照射時に空気中で発生する 2 次電子の値として，33.97〔J/C〕が与えられている．

iii) 密封小線源の吸収線量率

小線源からの線量率は，点線源からの線量率を積分したものと考えられる．点線源からの吸収線量率 $\dot{D}(r)$ は，次式で表される．

$$\dot{D}(r) = \frac{\dot{X} \cdot \text{WAR} \cdot f_{\text{med}} \cdot \exp(-\mu_{\text{eff}} \cdot t) \cdot h(t)}{r^2} \quad (9 \cdot 13)$$

$\dot{X}$：基準距離において点線源の正味の空気中の照射線量率
WAR：水中と空気中の照射線量比
f_{med}：吸収線量変換係数
r：点線源から求めたい点までの距離
t：r の直線距離上にある容器とペレットを通過する距離
μ_{eff}：その線源の容器に対する実効線減弱係数
$h(t)$：そのほか必要とされる補正係数

a) 水中と空気中の照射線量比（WAR）

線源が組織中に埋め込まれた場合，線源からある距離 r だけ離れた点での組織中での照射線量率は，一次線の組織中での減弱と組織周辺からの散乱線が加わる．その組織（水中）による吸収と散乱の補正係数が WAR である．この WAR の近似式としてマイスバーガー（Meisberger）(1968) やクレフェンス（Van Kleffens）(1979) があり，多くの治療計画装置にも利用されている．また，コルネルソン（Kornelsen）とユング（Young）(1981)[14] はモンテカルロシミュレーションによる結果と測定から得られた近似式より，各線源の WAR を求めている．その WAR は次式で定義される．

$$\text{WAR} = \frac{\text{組織中（水中）における照射線量率}}{\text{空中における照射線量率}} \quad (9 \cdot 14)$$

B_r を線源から距離 r の点でのビルドアップ係数とすると

$$\text{WAR} = B_r e^{(-\mu \cdot r)} \quad (9 \cdot 15)$$
$$B_r = 1 + k_a (\mu \cdot r)^{k_b} \quad (9 \cdot 16)$$

μ は線減弱係数，k_a と k_b は定数[15]であり，**表9・3**にその値を示す．この値を 1 cm で正規化して用い，r は cm 単位である（**図9・16**）．

b) 吸収線量変換係数（f_med）

吸収線量変換係数は，組織中の照射線量を媒質中の吸収線量に変換する係数である．たとえば水中の吸収線量は，照射線量率に吸収線量変換係数 f_med を乗じ，荷電粒子平衡が成立している領域の吸収線量率を求める（**表9・4**）．

【例題】 放射能が 3.7×10^{-11} Bq の ^{60}Co 点線源で2分間照射したとき，線源より 3 cm の距離における組織の吸収線量を求めよ．ただし，放射能は容器厚を考慮した値で，補正係数 $h(t)$ は 1 とする[1]．

表 9・3 モンテカルロシミュレーションを用いて決定された k_a と k_b [14]

核種	μ (cm²/g)	k_a	k_b
^{60}Co	0.0632	0.896	1.063
^{226}Ra	0.0811	1.17	1.19
^{137}Cs	0.0858	1.14	1.20
^{198}Au	0.105	1.48	1.32
^{192}Ir	0.113	1.59	1.36

表 9・4 ^{60}Co・^{137}Cs・^{192}Ir および ^{198}Au γ 線源の吸収線量変換係数 f_med

| 媒質 | f_med | |
	R → cGy	C/kg → Gy
水	0.974	37.8
筋肉	0.966	37.4

（放射線治療における小線源の吸収線量の標準測定法）

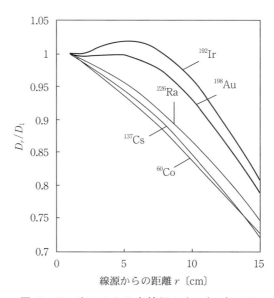

図 9・16 表9・3より点線源から r (cm) の距離における組織中の WAR. D_r / D_1 は 1 cm で正規化した値

^{60}Co の実効線量率定数（空気衝突カーマ率定数）は 0.306〔μGy m^2/MBq h〕である（アイソトープ手帳第 10 版 2002 年）．

【解】 吸収線量率は照射線量率として表されているため，空気衝突カーマ率定数を照射線量率定数へ置き換える．

照射線量率定数 Γ_δ〔Cm^2/kg s Bq〕$= 0.306 \times 10^{-6}$〔Gy m^2/MBq h〕$/(33.97 \times 3\,600 \times 10^6)$

$\Gamma_\delta = 2.50 \times 10^{-18}$〔Cm^2/kg s Bq〕

$f_{\text{med}} = 37.8$ とする（表 9・4）

WAR は式 (9・15) を用いて

WAR $= (1 + 0.896 \times (0.0632 \times 3)^{1.063}) e^{(-0.0632 \times 3)} /$
$\qquad (1 + 0.896 \times 0.0632^{1.063}) e^{(-0.0632)})$
$\quad = 0.954 / 0.983 = 0.970$

D は式 (9・2) と式 (9・13) を用いて

$D = \Gamma_\delta \times A_{\text{app}} \times \text{WAR} \times f_{\text{med}} / r^2$

$D = 2.50 \times 10^{-18} \times (3.7 \times 10^{10}) \times (2 \times 60) \times \text{WAR} \times 37.8 / (0.03)^2$

$\quad = 2.50 \times 3.7 \times (100/3)^2 \times 120 \times 37.8 \times 10^{-8} \times \text{WAR}$

$\quad = 0.466 \times 0.970 = 0.452 \text{ Gy}$

9・4・3 線量評価

DVH は横軸に線量，縦軸に体積としてヒストグラムで表したもので，線量という物理的単位に基づいた計画評価手段のひとつである．DVH には積分 DVH と微分 DVH があり，通常は積分 DVH を用いるが密封小線源治療では微分 DVH も用いられる．DVH を用いることにより三次元線量分布で得られた容積線量分布を評価しやすい形式に変換し，ターゲットボリューム内の線量均一性や病巣周囲の正常組織容積または決定臓器容積内の線量分布など三次元線量分布の定量的な要素が得られる．主に，腫瘍の容積線量と放射線感受性臓器の治療計画を評価するために用いる．

9・5 治療計画の実際

放射線治療における治療プロセスの流れについての概略を図 **9・17** に示す．放射線の臨床利用は，医師，診療放射線技師，看護師等のお互いが関連した諸作業の中での複合的な過程である．

治療計画
(1) 治療目的の決定
(2) 治療計画
　　治療パラメータの決定
(3) 照準写真の作成（線源位置同定法）
　　線量計算と線量分布計算

治　療
(4) 患者のセットアップ
(5) 照射手順
(6) 患者監視
(7) 線源配置の確認と治療時の注意

治療終了後
(8) 照射録と治療のための記述

図 9・17 小線源治療のフローチャート（密封小線源治療における治療計画，治療，治療終了後の一般的な流れを示す[8]）

9・5・1 治療目的及び方針の決定

まず，医師による初診時の患者診察と腫瘍の評価である．これには放射線治療の目的を明確にするために，診断情報から治療方針を具体的に整理する必要がある．一般的な項目については以下に述べる．

① 治療前の評価（患者の病歴，初診時の理学所見等）
② 密封小線源治療単独あるいは外部照射との併用治療
③ 腫瘍の病理組織学的評価と病期の判定（TNM分類）
④ 治療目的の選択（根治治療か姑息治療）
⑤ 治療法の選択（放射線の適応の判断と線質及び放射線源，照射法と分割法，線量等）
⑥ 治療体積の決定，腫瘍の病変範囲（GTV）と進展経路（CTV）の確定，及び関心臓器の確認

また，治療が患者に有益か否かの判断，各診療科の担当医師，患者及び患者家族あるいは代理人との対話がなされる．一方，患者カンファレンスにより個々の患者に対して処方線量，重要臓器の線量，患者体位，照射方法あるいは技術的な問題などについて具体的に検討される[4),6)]．

9・5・2 治療計画

治療計画の目標は，画像診断から正常組織と腫瘍の位置と広がりを確定し，正常組織の耐容線量を超えない範囲で標的体積を治療できる線量分布を作成する．現在の治療計画は，画像診断・治療計画及び線量計算が可能であり，腫瘍の体積と吸収線量を決定すれば線量計算機により必要な線源の照射時間が算出される[16)]．以下に治療計画に必要な項目について述べる．

① 腫瘍または照射範囲は肉眼的腫瘍体積（GTV），臨床標的体積（CTV）を決定
② 線源の選択（線源の種類，線源強度，線源の本数）
③ アプリケータなどの照射器具の選択
④ 線源配置と基準点の設定
⑤ 投与線量，照射時間，線量率の選択

この過程の中で医師は腫瘍の治療線量と関心臓器の線量限度を決定する．

9・5・3 照準写真の作成（線源位置同定法）

照準写真の作成の手順は，図 9・18 のように実施される．患者の目的とする部位にアプリケータを挿入して固定した後，アプリケータ内に模擬線源を挿入する．X線位置決め装置によりアプリケータと模擬線源位置の確認を行う．アプリケータ及び模擬線源の位置が不適当であれば，再挿入などの修正を行う．それらの位置が適切であれば，模擬線源位置を同定するために直角二方向撮影やステレオ撮影などのX線撮影を行い，正確な線源座標を決定する．その座標から治療計画装置を用いて線量評価点，最適な線量分布計算及び照射時間などを求める．模擬線源を抜去し，後充填法でアプリケータ内に本線源を挿入して治療を開始する．ここでは，線

量計算に必要な線源座標の取得について述べる．

ⅰ） 線源座標

密封小線源の線量分布あるいは線量評価点の計算を行う際，それぞれの線源の空間座標が必要となる．線源の三次元での幾何学的配置は，直交あるいはステレオによる2枚のX線写真で取得する．

この**線源座標**の注意点としては，線源からの距離に大きく依存して変化する．つまり，距離 r の逆二乗で線量分布が変化するため，r の位置精度が線量率にもたらす影響は大きい．また，線源座標取得用X線写真に求められる条件としては，

① X線写真上で個々の線源像が同定できること
② 線源像の拡大率を求めることができること
③ 線源像と標的座標軸が近い位置で撮影されていること
④ 線源配列と体内組織・臓器の関係が把握できること．たとえば，膀胱にフォーリーカテーテルを挿入し，バルーンに造影剤を充満させて膀胱線量の評価する場合に用いる
⑤ 複数回のX線撮影の間に患者及び線源が動かないこと

などが整わないと正確な計算ができない．

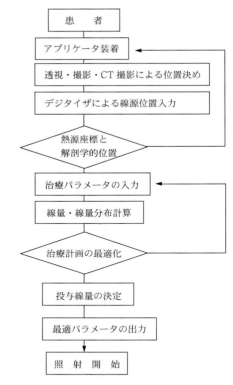

図 9・18　腔内照射法の照射手順
（文献 19 を一部改変）

ⅱ） 直角二方向撮影法

直角二方向撮影法はもっとも多く採用されている方法である．互いに直交するビーム軸で，正面像と側面像を取得する．その撮影時の条件としては，

① 正側のX線画像は直交で撮影されていること
② ビーム軸に対してフィルムは垂直に配置されていること
③ 線源部分はビーム軸交点近くに位置していること

この3つの条件を満たすため，専用のX線透視撮影装置あるいはCアームを用いて二方向から撮影できることが必要である．

撮影されたフィルムには拡大率を示すオーリング（O-ring）と呼ばれる直径1 cmϕ のX線不透過リング，あるいは患者の前後，左右の四面にマーカの入った四面一体の治具を置いて撮影することが望ましい．

図 9・19 に直角二方向撮影の模式図を示す．二平面の原点 (0, 0, 0) での拡大率を M_1，M_2 とする．また，X線束軸上の焦点線源間距離を F，焦点フィルム間距離を

それぞれ f_1, f_2 とする．線源位置を $P(X, Y, Z)$ とする．

$$f_1 = FM_1 \quad (9 \cdot 17)$$
$$f_2 = FM_2 \quad (9 \cdot 18)$$

点 $P(X, Y, Z)$ は，フィルム1から

$$x_1 = X(FM_1/F - Z) \quad (9 \cdot 19)$$
$$y_2 = Y(FM_1/F - Z) \quad (9 \cdot 20)$$

同様に，フィルム2から

$$x_2 = X(FM_2/F - Y) \quad (9 \cdot 21)$$
$$z_2 = Z(FM_2/F - Y) \quad (9 \cdot 22)$$

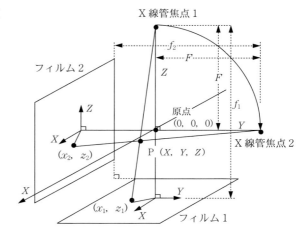

図 9・19　直角二方向撮影法

となる．したがって，X, Y, Z の座標は

$$X = Fx_1x_2/(FM_2x_1 + x_2y_1) \quad (9 \cdot 23)$$
$$Y = Fx_2y_1/(FM_2x_1 + x_2y_1) \quad (9 \cdot 24)$$
$$Z = Fx_1z_2/(FM_2x_1 + x_2y_1) \quad (9 \cdot 25)$$

で求められる．

上記の場合に焦点から原点までの距離 F が一定とした二方向撮影をすることにより，スケール板の拡大率を使用して f が不要となる方法も用いることができる．

iii) ステレオ撮影法

ステレオ撮影法は，X線管または患者のいずれかを一定距離移動させ，移動前後に2回の撮影をする方法である．**図 9・20** にステレオ撮影法を示す．X線管焦点とフィルム間距離 F を 1 m 程度とすると，X線管の移動距離 d は 0.3～0.4 m 程度が適当である．この撮影法では移動前後の F と d を正確に保持する必要がある．

X線管焦点とフィルム間距離 F，焦点移動距離 d として撮影されたとすると，三次元での線源位置 $P(X, Y, Z)$ は2枚のフィルム上にそれぞれCとDの点として投影される．

y_1：最初の撮影で投影される点Pと点Oの距離．

y_2：2回目の撮影で投影される点Gと点Dの距離．

s：原点Oを中心としてX線管が移動することによるフィルム上での投影された距離．

f：テーブルとフィルム間距離．

ここで，X線管が移動する方向とフ

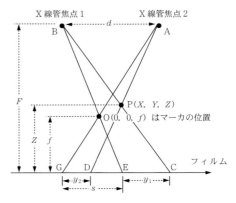

図 9・20　ステレオ撮影法

ィルムの移動する方向が平行であるとき，∠AOB と ∠EOG の角度は同じであるから

$$d/s = (F-f)/f \tag{9・26}$$

∠APB と ∠CPB の角度もまた同じであるから

$$d/(y_1+s-y_2) = (F-Z)/Z \tag{9・27}$$

上式から，P 点からフィルムまでの距離 Z は

$$Z = F\{(F-f)(y_2-y_1) - d\cdot f\}/\{(F-f)(y_2-y_1) - d\cdot F\} \tag{9・28}$$

となる．ステレオ撮影法は，y 座標の計測誤差は小さいが Z 軸の計算誤差が大きくなるため，三次元再構成座標の精度に及ぼす影響が大きくなる．しかしながら，X 線写真上において永久刺入線源などで多くの線源が存在する場合や人工骨頭・歯等の高吸収物質が線源と重なる場合にはステレオ撮影が有用である．

9・5・4　照射手順

前項の手順にて線源位置同定写真と線源位置の読取りを行う．この場合，線源位置は 2 枚以上のフィルムからデジタイザを用いて線源座標を取得する．

低線量率照射では，線量分布は線源強度と線源配列により決まるが，高線量率照射ではテンプレートによりアプリケータを挿入した後，線源の停留時間あるいは位置を変化させることにより線量分布の最適化が可能である．たとえば，低線量率では線源を刺入あるいは挿入する前に腫瘍サイズに応じて線量配置を決めた後，線量計算を行う．そのため組織内照射においては施設ごとに，① 保有している核種と種類の確認，② 線源配置の確認，③ 治療容積（PTV）の確認，④ 線量率の確認，⑤ 線量評価点の確認した後，線源の刺入となる[9]．

これに対し後充填法や高線量率照射法では，模擬線源にて線源座標を取得した後，線量分布を作成する．この線量分布の計算結果から，治療容積（PTV）と線量評価点を確認後に線源を挿入することができる．

9・5・5　患者のセットアップ

密封小線源治療では，患者の前処置として手術室の確保と麻酔の準備などが行われる．たとえば，子宮頸癌の前処置として頸管拡張を実施しアプリケータを子宮内へ挿入を容易にする．あるいは食道癌の場合にはあらかじめ内視鏡で病変を確認後，クリッピングを行いチューブの挿入位置の確認が容易にできる処置などがある．

密封小線源の撮影目的としては，患者の解剖学的位置と線源配列を基準とした撮影法がある．たとえば，子宮腔内の治療で用いる骨盤撮影では，左右の寛骨臼上縁の高さを一定として患者の解剖学的な位置を基準とした撮影が行われる．これに対し，舌の組織内刺入では，刺入面の線源配列を基準として直交撮影を行う撮影法が選択される．また，事前に治療患者の位置・体位や X 線装置の幾何学的配置などの準備が必要である．

9・5・6　患者監視

治療患者には，治療に関する事前説明はもちろん，線源紛失のリスクがあることを説明する．また，線源を刺入あるいは挿入した患者は，患者自身が線源とみなさ

れるため，放射線管理区域内の治療病室へ隔離入院させる．さらに，当該患者以外の医師やその他の診療従事者，一般公衆に対して放射線障害の防止措置を施すことがあげられる．この一般公衆への影響を考慮し患者の退出基準としては，一般公衆の被ばく線量限度である1年間につき1 mSv，介護者及び患者を訪問する子どもについて制御すべき線量である1行為当たりそれぞれ5 mSv及び1 mSvを確保する必要がある．そのため永久刺入の患者の退出基準については，線源の減衰と線源脱落の危険回避のため，^{198}Auは3日，^{125}Iは1日間の入院がそれぞれ勧告されている．

9・5・7　線源配置の確認と治療時の注意

放射線防護は線源からの距離をとり，線源との間に遮蔽物を置き，被ばく時間を短くする防護の三原則を適宜組み合わせて用いる．また，密封小線源を取り扱う場合には，術者の被ばくを低減し，線源の破損，脱落及び汚染を防止する必要がある．

患者への照射が終了したときは，線源の数の確認を目視やサーベイメータで測定するなど，徹底した線源管理を行う．過去，線源紛失の原因を調査した結果において，約3/4が線源の抜去時と治療病室入院中に発生している．さらに，線源の使用や測定結果は使用記録簿や測定記録簿へ記録するとともに，管理組織図を作成し，責任体制を明確に定める必要がある．

9・5・8　照射録と治療のための記述

治療中及び治療後には，診療録（カルテ）・照射録・線源使用記録簿などの記載が必要である．

照射録[④]は，① 照射を受けた者の氏名，性別及び年齢，② 照射の年月日，③ 照射の方法（具体的かつ精細に記載すること），④ 指示を受けた医師または歯科医師の氏名及びその指示の診療行為に対する照射録の一般的な内容がある．また，放射性同位元素を使用する場合[⑤]には使用，保管，運搬，廃棄の記帳として，① 放射性同位元素の種類及び数量，② 放射性同位元素の使用の年月日，目的，方法及び場所，③ 放射性同位元素の使用に従事する者の氏名等が必要である．このほか使用時間，入出庫時間等の項目を付け加えることが線源を管理するうえで重要である．

また，小線源治療の実施後は，文書による線量レポートを患者カルテに綴じこみ，治療記録を保存する必要がある．その内容としては，① 線源についての記載（校正方法を含める），② 治療技術の方法及び線源配列パターン，③ 線源の照射時間，④ 空気カーマ強度の合計，⑤ 線量の記載として基準点あるいは評価点の投与線量，最小標的線量，平均中心線量，高線量及び低線量体積，線量率あるいは総線量，⑥ その他，DVHあるいは微分DVHやクオリティ指標など線量評価に必要な項目を記載する．

9・6　線源管理と被ばく防止

現在，密封小線源は幅広く医療現場で利用されるようになり，密封された放射性

解説 ④
診療放射線技師法施行規則第16条に照射録の記載項目がある．

解説 ⑤
放射線障害防止法第25条記帳義務，同施行規則第24条記帳および保存，課長通知（昭和63年）第40条では使用，保管，運搬，廃棄の記帳．

同位元素を安全に，かつ有効に利用するためには，適切な施設・設備に加えて，これらが適切に管理されなければならない．この線源管理については，関係する法令の知識と線源の管理が必要である．また，被ばく防止は，被ばく及び線源紛失を考慮した安全対策が必要である．

9・6・1 密封小線源の定義

医療現場で用いる密封小線源の定義は，おもに障害防止法「放射性同位元素等による放射線障害防止に関する法律」と医療法施行規則，電離放射線障害防止規則等[⑥]により定められている（**表9・5**）．密封小線源の対象となる治療設備は，放射線照射装置・放射線照射器具・校正用線源に分類される．放射線照射装置は中線量率 ^{137}Cs (37 GBq) 装置と高線量率 ^{192}Ir・^{60}CoRALS (370 GBq) がこれらに該当する．放射線照射器具は ^{192}Ir ワイヤ (370, 740 MBq)，^{137}Cs 針（55〜333 MBq）・^{137}Cs 管（463〜2 313 MBq），このほか永久刺入線源 ^{198}Au (185 MBq/個) グレイン，^{125}I シード（10 MBq/個以上）線源などが含まれる．放射性物質を装備している機器には，骨塩定量分析装置，ガスクロマトグラフ装置用 ECD，輸血用血液照射装置が指定されている．校正用線源としては ^{241}Am（α 線源），^{90}Sr（β 線源）等がある．

9・6・2 密封小線源の安全取扱い

密封小線源である放射線器具や校正用線源の取扱いでは，身近で線源の操作をすることになるため外部被ばくが問題となる．そのため放射線防護の三原則を適宜組み合わせて取り扱う必要がある．

① 線源と人体の間に遮蔽物を置く．
② 線源と人体の距離を大きくとる．
③ 放射線を受ける時間を短くする．

まず，①の遮蔽物では，鉄や鉛板を用いて外部被ばくを防護し，②の距離の逆二乗則で線量率を下げる努力を行い，それでも無理な場合には，③作業時間を短縮す

解説 ⑥
関係法令の改正：放射線に関係する法令は，それぞれの領域から安全の確保と放射線障害の防止を図ることを主な目的として制定されている．しかし，時代とともに規制対象の増加，利用形態の多様化に応じて規制の改正が行われると同時に，国際放射線防護委員会（ICRP）により出される勧告をもとに，国内の法律にも反映される．そのため現在の放射線に関係する法令は，おもに ICRP 1990 年勧告をもとに関係法令の改定がなされている．

表 9・5 密封された放射性同位元素に関する法令と規制

	放射線障害防止法	医療法施行規則	電離放射線障害防止規則
放射線照射装置	（密封された放射性同位元素）密封された放射性同位元素で 3.7 GBq を超えるもの	（診療用放射性照射装置）放射性同位元素で密封されたものを装備している診療の用に供する照射機器でその装備する放射性同位元素の数量が 3.7 GBq を超えるもの	（放射性物質を装備している機器）
放射線照射器具	（密封された放射性同位元素）密封された放射性同位元素で 3.7 GBq 以下で 3.7 MBq を超えるもの	（診療用放射性照射器具）放射性同位元素で密封されたものを装備している診療の用に供する照射機器でその装備する放射性同位元素の数量が 3.7 GBq 以下で 3.7 MBq を超えるもの	（放射性物質を装備している機器）

ることである．さらに，線量を合理的に達成できる限り低く ALARA (as low as reasonably achievable) の原則を守り，線源を取り扱う前に事前の準備をすることが大切である．そのため，あらかじめ作成した小線源取扱いマニュアルなどに基づいて操作手順を確実かつ迅速に行う必要がある．実際に線源を取扱う場合は，直接手で触らず，必ず鉗子，ピンセット，トングなどを使用し，できるだけ遮蔽衝立や鉛ガラスを利用する．また，被ばくのリスクは，取扱う核種，放射能強度，取扱い方法，設備の状況等により大きく変わるため，核種・放射能強度によって色違いの糸をつけて区別し，効率よく線源を運用できるように工夫する．さらに，個人被ばく測定器以外にアラームを付属したサーベイメータを常に準備しておく．また，密封小線源を使用する際は，患者氏名，線源の種類，数量，使用場所，取出し日時，返却日時，使用者などを使用記録簿に記帳しなければならない．

9・6・3　線源の貯蔵と保管

線源の貯蔵施設及び保管については，貯蔵施設の構造や耐火性などの基準及び貯蔵箱等は，1 m の距離における実効線量が $100\ \mu\mathrm{Sv/h}$ 以下に遮蔽することができるなど，法令の基準に準拠して行われなければならない（医療法施行規則第30条の9）．また，密封小線源の貯蔵には，容器に所定の標識を付けた貯蔵箱が用いられる．この貯蔵箱は，鉄枠に鉛を充填して必要な遮蔽を施し，耐火性の構造であり，施錠ができる扉あるいは蓋がついていること．貯蔵箱の内部は，核種・線源の種類で分類し，線源ごとに引出し式，回転式などのホルダーに収納される．この内部の収納状況が外部から確認できるように，貯蔵されている線源の配置図を記載し，使用時の線源が確認できるようにすると出入庫管理が容易となる．この他，診療用照射装置（3.7 GBq を超える線源）の収納容器は，照射口が閉鎖されているときにおいて，1 m の距離における空気カーマ率が $70\ \mu\mathrm{Gy/h}$ 以下になるように遮蔽されていることなど貯蔵状況の確認が必要である（医療法施行規則第30条の3）．

9・6・4　線源の管理

新たに線源を購入する際には，放射線障害防止法や医療法などに従った使用許可および届出が必要である．また，線源を購入後は，線源台帳に線源の名称，形式，製造業者，製造年月日，購入年月日，購入責任者，購入業者，核種及び強度，数量及び本数，保管場所，保管方法，廃棄年月日，廃棄時の数量及び本数，廃棄の理由等を記録しなければならない[18]．線源管理では，半減期の短い $^{192}\mathrm{Ir}$ では約3ヵ月ごとに購入しなければならないため，貯蔵能力に注意しなければならない．また，$^{198}\mathrm{Au}$ グレインは半減期2.8日であるため，使用ごとに注文して購入しなければならない管理上の煩雑さがある．さらに，$^{192}\mathrm{Ir}$ ワイヤ，$^{198}\mathrm{Au}$ グレイン，$^{125}\mathrm{I}$ シードは放射線照射器具として取扱われるため，放射線障害防止法と医療法により規制される．購入した線源がすべて患者に使用されれば問題ないが，未使用の線源は放射線障害防止法が適応されるため，貯蔵施設に保管後販売業者等に譲渡を依頼する．また，患者に挿入後は放射線障害防止法の管理の適応は受けないが，医療法での取扱いの対象となるため十分な注意が必要である．

9・6・5　線源の安全性

　線源の汚染検査は線源が密封されていることを定期的に確認する必要がある．まず，障害防止法の"密封"の定義は，"① 正常な使用状態においては，開封または破壊されるおそれのないこと，② 密封された放射性同位元素が漏洩，浸透等により散逸して汚染するおそれがないこと"と規定している．①については，特殊な環境における使用，火災，爆発，腐食などの異常な条件下は考慮すべきではない．また，$\alpha \cdot \beta$線源などのように線源の窓が薄い場合には，ふき取り試験で漏洩を確認する．②については，日本工業規格（JIS）において製造業者が線源の密封性能を温度・圧力・衝撃・振動・パンク試験を行い，この試験の合否を漏出試験のいずれかによって漏出の有無を測定し，検出限度以下であることを確認する．しかし，線源は密封性能が十分であっても長期間使用する間に漏れや破損の可能性を考慮する必要があり，定期的な管理が必要である．

　この管理の方法としては，まず線源の目視検査により線源の異常を確認するとともに，漏出試験の一般的な方法として，ふき取り試験（スミア法），浸せき試験等で確認する．この浸せき試験には，温水，煮沸，液体シンチレータなどによる浸せき試験等があり，線源により試験方法が選択される（JIS Z 4821参照）．

9・6・6　線源の在庫管理と紛失事故防止

　線源の在庫管理の目的は，施設が所有する全線源の所在場所を把握し，線源紛失事故を防止することである．そのため，定期的に所有する全線源の数を確認し，台帳や線源使用時の記録簿への記載を周知徹底することである．過去，線源紛失事故は起こりうるものとして安全対策，紛失防止の対策を立てる．とくに治療患者には，小線源治療について説明するとともに，線源装着中は病室外へ出ないことなどを説明する．

　医療従事者についても，線源使用時と抜去時の使用簿への記載とともに，線源の種類と数を確認し洗浄後貯蔵庫へ格納するときに再確認する．治療終了後は線源を貯蔵庫に収納するとともに，記録簿への記載を行う．

　また，照射器具の紛失防止策として，患者及び使用した器具，リネン類から塵箱まで測定器でサーベイする．さらに，管理区域から持ち出すものはすべて測定を行う必要がある．この他，高線量率を取り扱うRALS装置では，監視カメラによる線源格納を目視確認とエリアモニタによる確認を実施する．

9・6・7　被ばく防止

　被ばく防止には，放射線の取扱いに関する被ばく防止と事故にともなう被ばく防止があり，ともにALARAの原則を基本に考える必要がある．前者は被ばくには大きく分けて職業被ばく・医療被ばく・公衆被ばくに分類されるが，被ばく防止も法律を遵守したうえで実施される．職業被ばく・公衆被ばくについては，それぞれ被ばく線量に対する限度が設けられている．しかし，医療被ばくは患者が医療行為により受ける被ばくであり制限が設けられているわけではないが，不必要な透視時間を減らすことは常に配慮されるべきである．また，場所の測定では，管理区域の

定期的な線量測定とエリアモニタを活用し常に被ばく防止に努める．

　後者の被ばく防止では事故防止対策を事前に策定することが重要である．その主な点は，①個人，組織，組織間の連絡体制，②放射性線源の管理体制の見直し，③基本的ルールの徹底，④マニュアルの見直し，⑤教育訓練，⑥コミュニケーション，⑦装置の quality control（QC）・quality assurance（QA）などがある．これらは過去の事故事例から学び，人的及び物的要因からの安全対策を施し，安全な医療へのシステムを構築することである．

◎ ウェブサイト紹介

Medical physics（米国医学物理学会）
　http://scitation.aip.org/medphys/
　　　医学物理に関する最新論文が検索できる．

原子力百科事典（放射線防護等）
　http://www.rist.or.jp/atomica/
　　　日本と世界の原子力に関する最新のデータと情報をていねいに解説したデータベース．図や表が多くわかりやすい．

医療放射線防護連絡協議会事務局
　http://www.fujita-hu.ac.jp/~ssuzuki/bougo/bougo_index.html
　　　放射線防護に関する最新情報を詳しく解説している．

放射線医学総合研究所
　http://www.nirs.go.jp/index.htm
　　　放射線の基礎から最新の放射線治療について詳しく解説している．

◎ 参考図書

西臺武弘：放射線治療物理学　第3版，文光堂（2011）
増田康治編集：放射線治療技術　改訂4版，南山堂（2002）
遠藤啓吾編集：図解　診療放射線技術実践ガイド，文光堂（2014）
日本医学物理学会（編）：放射線治療における小線源の吸収線量の標準測定法：通商産業研究社（2000）
真崎規江，森嘉信，澤田昭三編：診療放射線技術学大系—専門技術学系12，放射線治療学・放射線生物学，日本放射線技術学会編，通商産業研究社（1992）
松本政典，東田善治，高田卓雄編：診療放射線技術学大系—専門技術学系14，放射線管理学，日本放射線技術学会編，通商産業研究社（1995）
F. M. Khan：The Physics of Radiation Therapy, Second edition, A Wolters Kluwer company（1994）

◎ 演習問題

問題1　小線源リモートアフタローディング腔内照射について誤っているのはどれか．
　　　1．模擬線源カプセルの直角二方向撮影により位置を確認する．
　　　2．直角二方向撮影写真をもとにして線量・時間を決定する．

3. 通常4〜5回の分割照射が行われる．
4. 通院での治療が可能である．
5. 腔内に線源を挿入した後で線量分布を計画する．

問題2 密封小線源治療について正しいのはどれか．
a． 外部照射と比較して線量率が大きい．
b． ^{198}Auグレインの治療効果は主としてα線によるものである．
c． 子宮頸癌治療において，A点は骨盤壁，B点は原発巣に対するそれぞれの線量の指標となる位置をいう．
d． ^{137}Csは半減期が^{60}Coよりも長く，γ線エネルギーが^{226}Raより低い点で密封小線源治療に適している．
1． a, c, dのみ　　2． a, bのみ　　3． b, cのみ　　4． dのみ
5． a〜dのすべて

問題3 子宮頸癌の腔内照射について誤っているものはどれか．
1． A点は外子宮口より子宮長軸上2 cmで，頸管より外側2 cmの点をいう．
2． B点はA点の前方3 cmの点をいう．
3． 線源の配置には，Paris法，Manchester法などがある．
4． アフターローディング法を用いると術者の被曝を大幅に減少できる．
5． 遠隔照射と併用する場合が多い．

問題4 密封小線源治療について正しいのはどれか．
a． 病巣に限局して高線量を与え得る利点がある．
b． ^{137}Csは^{226}Raよりエネルギーが低く防護がしやすい．
c． ^{192}Irの組織内照射が有効なのはそのβ線を利用しているからである．
d． ^{198}Auの半減期は^{125}Iよりも長い．
e． 中性子を発生する密封小線源もある．
1． a, b, c　　2． a, b, e　　3． a, d, e　　4． b, c, d　　5． c, d, e

問題5 正しいのはどれか．
a． ^{125}Iはエネルギーが低く放射線防護の点では有利である．
b． ^{198}Auグレインは永久刺入の線源として用いられる．
c． 組織内照射にはアフターローディング法は使えない．
d． ^{192}Irの照射線量率定数は^{226}Raのものより大きい．
1． a, c, dのみ　　2． a, bのみ　　3． b, cのみ　　4． dのみ
5． a〜dのすべて

問題6 密封小線源治療について正しいのはどれか．
a． 線量分布は外部照射のそれと同じになる．
b． 任意の線量率が選択できる利点がある．
c． 外部照射よりも全身的影響が強い欠点がある．
d． 治療期間が外部照射よりも短くてすむ．
1． a, c, dのみ　　2． a, bのみ　　3． b, cのみ　　4． dのみ
5． a〜dのすべて

第10章
放射線治療患者の管理

10・1 外部照射治療
10・2 腔内照射・組織内照射治療

第10章
放射線治療患者の管理

本章で何を学ぶか

本章では，外部照射治療及び腔内・組織内照射治療のすべての治療期間を通して，患者が安心して治療を受けられるために診療放射線技師として果たさなければならない役割について概説する．

放射線治療を受ける患者の管理は，治療前，治療中，治療後とそれぞれの段階で必要な対応がある．具体的には，放射線治療の対象となる患者の疾病の知識を持つこと，放射線治療時の有害事象に対処する知識を持つこと，放射線の作用や放射線治療の効果について，また，放射線治療の流れについてなど患者に十分な説明ができることが必要であり，それらを理解する．

10・1　外部照射治療

外部照射は，放射線を患者の体外から病巣に照射する方法であり，光子線（X線・γ線），電子線，粒子線（陽子線・重陽子線・中性子線など）がある．放射線治療装置には，コバルト遠隔治療装置，リニアック治療装置，マイクロトロン治療装置，表在X線治療装置，粒子線治療システムなどがある．

外部照射の開始までの手順として，患者データの取得，ターゲット設定，照射方法の設定，線量分布作成，セットアップのためのマーキング，治療開始前の線量確認・測定，位置照合写真による確認が必要である．患者が安心して放射線治療を受けられるためには，医師が**インフォームド・コンセント**[①]を行い，診断結果とこれから予測される病状の変化，治療の方法と目的がどのようなものであるか患者が理解できることを確認しながら説明する．とくに予定回数，照射に要する時間，全治療期間など患者が納得して治療に取り組めるように説明する[1),2)]．

図 **10・1** に放射線治療に関する患者用パンフレット（外部照射治療）の例を示す．

外部照射治療は，同じ患者と接する期間が1ヵ月から2ヵ月にも及ぶため，ややもすると治療スタッフの当初の気持が薄れ，しだいに行動が日常化し，機械的となり，事務的な行動を取ることがある．そのため，医療スタッフの日常の患者に対する態度や言葉遣いなどに注意を払い，最適な診療を行うよう心掛けることが必要である．また，治療が長期にわたることやいつどのように治療効果が現れるのかなど患者はいつも考えており，このような患者に対し，医療スタッフが正しくわかりやすい説明を行うことにより**コミュニケーション**が深まり，信頼関係が形作られていくものである[3)]．

10・1・1　放射線治療を受ける患者に対する心構え

放射線治療を受ける患者のほとんどが，がんという病いをもつためさまざまな悩みがあるということを認識しておく必要がある．医療従事者として，がん患者が味わう孤独感を理解するとともに，自分の病気を本人がどのように受け止めているの

解説 ①

病名の告知，病状の説明，他の治療法，放射線治療の目的，有害事象，予定変更の可能性，治療後の経過観察などについて医師が患者に説明と同意を行う．

10・1 外部照射治療

```
放射線治療を受けられる方へ  ～外部照射患者用～

　この小冊子はこれから放射線治療を受けられる方へ治療の目的、方法、副作用などについてご理解いただくためのものです。必要なこと、わかりにくい点、ご質問などがありましたら治療スタッフまでご遠慮なくご質問下さい。十分に納得された上で治療をお受け下さい。
放射線治療とは
　あなたの病気を治すのに効果的な、放射線を使った治療です。放射線は目に見えず、身体にあたっても何も感じません。病気の細胞は放射線にあたると徐々に死滅します。病巣だけ局所して放射線が当たるように、放射線の種類を選択します。
　ですから、放射線を使えば、身体をほとんど傷つけずに、そして正常な機能を損なわずに治療することができます。
　ただ、放射線治療は予定された一定期間行わないと効果がありませんので、途中でやめないようにして下さい。
治療の進め方
①診察（治療前）
　治療を始める前に放射線治療医があなたを診察し、いろいろな検査結果とあわせて、あなたの病気にとって最も良い治療方法を決めます。手術やクスリと併用することあるいは放射線だけのこともあります。すべてあなたの病気の種類や身体の状態などを考慮して決めます。
②治療計画
　病巣が身体のどの深さにあるかやその周囲の正常な部位などを把握するためにX線シミュレータやCTシミュレータを使用して正確な位置を求めます。さらに治療計画装置を使用してどのようにしたら副作用が少なく治療効果がより上がるかを検討し、照射部位や照射方法を決めます。放射線のあてかたが決まると、間違いがないかの位置確認撮影をします。毎回容易にそして正確に治療が出来るように、治療するところや関係するところの皮膚に印（マーキング）を付けます。そのため最初だけは３０分から１時間前後かかります。
③毎回の治療
　治療計画と全く同じ姿勢で、治療寝台にあがっていただき、すでに付けてある皮膚の印に従って、身体の外から放射線をあてます。治療は数分で終わります。
＊　皮膚の印は、正確に治療するために必要です。消したり、自分で書き足したりしないで下さい。
　　印が消えると治療計画のやり直しになります。
＊　衣類は、治療部位（印の付いている皮膚）を出しやすいものにして下さい。
＊　治療室内では、あなた一人になりますが、治療中の様子は見ていますから、心配しないで下さい。
　　何か具合の悪いところがありましたら合図をして知らせて下さい。
＊　治療中は動かないで下さい。治療中に身体を動かしますと、目的とする部位に放射線があたらず
　　効果がなかったり、周囲の正常な部位に悪い影響を及ぼす可能性があります。
④診察（治療期間中）
　治療期間中、専門の担当医があなたを必要に応じて診察し、治療効果の判断や副作用が出ていないかチェックします。
副作用
　放射線によって皮膚がかゆくなったり、食欲がなくなったり、吐き気などの副作用が出ることがあります。どんな症状が出るかは身体のどこを治療するかによって違います。また人によって出やすい人と出にくい人があります。症状が出ても一般的には一時的ですから心配はいりません。また副作用が出てもクスリなどで軽くすますこともできます。治療中にはなかった不快感や症状があれば我慢せずにすぐに放射線治療医や看護師にご相談下さい。自分の判断で処置をしないで下さい。放射線治療の効果は、治療期間中にあらわれることもありますが、終わってしばらくしてあらわれることもあります。それと同じように副作用も終わってしばらくしてあらわれる場合があります。その時はすぐに放射線治療医にご連絡下さい。
　放射線治療を受けるにあたって注意しなければならないことがおわかりいただけたでしょうか。
　あなたの病気を治すために放射線治療医、放射線治療技師、看護師が共同して全力を尽くしますから治療にご協力下さい。
　何かわからないこと、心配なことがありましたらいつでも何でもお尋ね下さい。
```

図 10・1　放射線治療に関する患者用パンフレット例（外部照射治療）

かを考え，放射線治療の目的は治癒だけでなく QOL を改善し，加えて，その肉体的・精神的なさまざまな苦悩をできるだけ取り除くように努めることが必要である．良い診療には，患者に不安や不快感を与えないきびきびとした心地よい礼儀と細かな心遣いも必要である．また，優れた医療技術を修得し，それを患者に提供できることに加え，「患者の悩み・苦しみ・痛みに共感する心」，「患者にいたわりの手が自然に出る心」，「患者に親切で優しく接する心」を持ち，患者やその家族とのコミュニケーションにまで力を発揮できることが診療放射線技師に必要である[1]~[4]．

10・1・2　放射線治療を受ける患者の管理（治療前）

ⅰ）位置決めとセットアップ

　放射線治療を開始する前に，X 線シミュレータ，CT シミュレータを使い，患者

は照射時と同じ体位で位置決めする．必要であれば位置決めを正確に行うための固定具を準備する．また，照射時の姿勢を一定に保つため，疼痛予防や咳止めなど投薬の処置が行われる場合もある．口腔内への照射には，線量分布を改善するため入れ歯を外すことがある．重要なことは，これらの準備が放射線治療の効果の向上につながることを患者が理解する十分な説明が必要である．

治療のセットアップ時においては，室内灯が消灯すること，レーザ投光器や光学距離計が点灯すること，また，照射中の治療装置からの騒音が出ることなどをあらかじめ説明しておくことが必要である[1]．

ii）固定具

患者の固定は，照射の精度を向上させるため患者の動きを抑制したり，照射位置の再現性に重要な要素であり，照射部位に応じたポジショニングと固定方法を採用し，頭頸部では専用枕とシェルやバイトブロック，乳房切線照射では専用固定具などを使用することをあらかじめ説明しておく．これらの固定具の使用に際しては，同じものを複数の患者に使用するため，患者一人ごとにカバーシートを交換したり，消毒液で清拭することなど常に不快感をなくす努力が必要である．

一般的に癌の患者は高齢者が多く身体の自由が利かないことがあるので，治療室の入退出時の歩行や治療寝台への昇降の際は，転倒して傷害を受けないように手をたずさえることや目を離さないことなどが必要である．また，治療寝台に寝かせたとき，脊椎の湾曲や膝の屈曲のため苦痛にならないようなポジショニングや照射の妨げにならないようなポジショニングをとり，頭部には高い枕や膝下にはスポンジ製の固定具などを使用し，さらに転落のおそれのある場合は固定ベルトなどで固定しておく配慮も必要である[1),3)]．

10・1・3　放射線治療を受ける患者の管理（治療中）

i）照射中の観察

治療計画に従って照射が開始される時は，患者がもっとも緊張している時期でもあり，全身のあらゆる状態の変化に気を配り，不安解消に努めることが必要である．

照射中は，治療室内に一人きりで数分ないし十数分を過ごさなければならず，治療中の患者の状態は常に注意深く観察されていることをよく説明しておくことが必要である．さらに，治療室内外で対話ができること，何かあれば手を挙げて合図するか，声を出して知らせることなどあらかじめ説明しておくことが必要である．

また，照射中の状況を外来者や他の患者に見えないようにする必要がある．この意味で室内の観察は，操作室の監視モニターの設置場所や向きに注意しなければならない[3)]．

ii）有害事象

放射線治療中には，がん疾患そのものからくる症状以外にも治療による**有害事象**[②]，精神的な負担からくる症状などを区別する必要があり，症状の観察とその対応は大切である．治療による有害事象は，治療部位によって一定の線量で生じる

解説 ②
放射線治療に伴う副作用のことを有害事象（または有害反応）と呼ぶ．この有害事象は，大きく分けて照射開始から3ヵ月までに生じる早期反応と，治療開始から数ヵ月から数年経過して生じる遅延性反応とがある．

が，個人差がありすべての人に一様に起こるわけではないことをあらかじめ説明する必要がある．治療中の経過を観察するなかで，起こり得る有害事象を想定し，いち早く患者の状態を把握し，その苦痛に対して適切な対応を取ることが大切である．また，有害事象に対して漠然とした不安を抱えている患者に，さまざまな説明や日常生活上の指導を加えていくことも大切である．患者はたとえ説明を受けていても新たな体調の変化に不安になり，治療への意欲を失うおそれがある．治療を継続させるうえで，有害事象がある程度予測でき，それに応じた対処ができることを患者に理解させて不安を和らげることが重要である．また，患者を十分に観察し，治療スタッフ間で情報を交換し合うことが大切である[4)~6)]．

iii) 治療室の環境

治療の際には，患部を露出して照射するので，室温は患者に合わせて決定しなければならない．治療スタッフに適した温度では，患者にとっては低すぎることが多い．また，夏期は湿度が高くならないように，冬期は室内が乾燥しすぎないように換気に留意し，年間を通して常に適切な室温・湿度が保てるような空調設備が必要である．

また，治療室の照明や清掃，治療補助具の整理整頓，治療寝台のシーツや枕カバー，タオル等の頻回な交換などいつでも明るく清潔な治療環境作りが必要である．

10・2 腔内照射・組織内照射治療

10・2・1 腔内照射治療の実際

腔内照射は，**密封小線源**を用い，子宮および子宮頸部，胆道，肺，食道などが適用部位である．近年では，^{192}Ir 線源を用いた高線量率照射（HDR）の RALS が多く普及している．

たとえば子宮腔内および子宮頸部の腔内照射の開始までの手順として，頸管拡張の処置，アプリケータの挿入，アプリケータ位置確認のための X 線撮影，線量分布作成，治療開始前の線量確認が実施される．患者が安心して放射線治療を受けられるためには，外部照射治療と同様に，放射線治療医が，インフォームド・コンセントを行い，診断結果とこれから予測される病状の変化，治療の方法と目的がどのようなものであるか患者が理解できることを確認しながら説明する．とくに予定回数，照射に要する時間，全治療期間など患者が納得して治療に取り組めるように説明する．

図 10・2 に放射線治療に関する患者用パンフレット（腔内照射治療）の例を示す．
とくに子宮及び子宮頸部の腔内照射において患者は，治療に対する恐怖心に加え羞恥心も強く，また多少の痛みを伴う場合もある．すべての治療手技は，これらの不安を少しでも解消できるよう，治療前のオリエンテーションや治療時のきびきびとした迅速な対応が必要であり，医師，診療放射線技師，看護師が一体となった細かな役割と連携が大切である[1)]．

婦人科ラルス治療を受けられる方へ

　この治療は外からかける放射線治療と併用して行う大切な治療です。子宮と膣の中に小さな器具を入れて、病気の部分に直接に放射線を照射する効果的な治療方法です。決められた治療を最後まで受けていただくために、次のことをよく理解し、守って下さい。

あなたの治療は

月	日	月	日
月	日	月	日
月	日	月	日
月	日	月	日
月	日	月	日

に行う予定ですが、多少変更する場合があります。時間は前日までにお知らせします。
この治療がある日は、外からの放射線治療はお休みします。

〈治療の手順〉
* 治療の前日あるいは当日の治療前に、病棟で子宮の入り口を広げるための処置があります。
* 治療の30分から1時間くらい前に、痛み止めを使用します。（内服薬や坐薬や注射など、内容は個人によって違いますが、主治医の指示で行われます。）
* 治療は、アフターローディング室で行います。時間は、約1時間前後を要します。治療室では、ラジオや音楽を聴きながら治療を受けられます。ご自分で好きなCDやテープなどをご持参されてもかまいません。
* 治療前に必ず排尿をすませてお越し下さい。まず、検査着に着替えていただきます。
* 治療の姿勢は、婦人科の診察と同じです。子宮の入り口を広げるための処置を行い、治療用の器具を入れます。次に器具を正しい位置に固定し、放射線の周囲への影響を少なくするために、綿を入れていきます。これらの処置のときに痛みを感じることがあります。痛みがあったり、辛いことがあれば我慢せずにお知らせ下さい。
* 器具の位置確認のために、Ｘ線写真を撮ります。器具の位置がずれないように、お尻を動かさないようにして下さい。
* 治療（照射）時間は、約10分程度です。治療中（照射中）は一人になりますが、外からＴＶカメラで見ていますし、お話も出来ます。何かあれば手を挙げて合図するか、声を出してお知らせ下さい。
* 治療後、器具と綿を取り外し、ガーゼを入れます。ガーゼを抜く時間は、そのとき放射線治療医師より指示があります。（ガーゼを入れない場合もあります。）
* 治療後に少量の出血をすることがありますが、一時的なものでしだいに止まります。
* 治療当日の入浴は、シャワー程度にして下さい。出血がなければ、翌日から湯船に入られてもかまいません。
* 治療期間中に外陰部の異常や排便・排尿などに際して何か変わったことがありましたら、早めにいつでもお知らせ下さい。

　　　何かわからないことや困ったことがありましたら
　　　気軽に治療スタッフにご相談下さい

図 10・2　放射線治療に関する患者用パンフレット例（腔内照射治療）

10・2・2　組織内照射治療の実際

組織内照射は、密封小線源を用い、舌、口唇、皮膚、外陰、前立腺、軟部腫瘍などが適用部位となる。たとえば舌癌の治療は、^{137}Cs 針や ^{192}Ir のピンを刺入する組織内照射が有効である。舌に ^{137}Cs 針を直接に刺入して数日間連続して治療する低線量率照射（LDR）と腫瘍内に細いチューブを留置して遠隔操作で ^{192}Ir などの線源で治療する高線量率照射（HDR）がある。

この治療は、局所または全身麻酔のもとで、病巣に観血的に細いチューブを挿入する手技や流動食のため胃管の挿入が伴う。そして数日間、細いチューブは舌に固定されたままの生活になるので、舌が動かしにくく、話しづらいことがある。食べ物の味がわかりにくくなる、口の中が痛む、ひりひりする、ねばねばするなどの症状が出たりすることをあらかじめ説明し、理解させておくことが大切である。ま

た，これらの症状は多くの場合一時的なもので，治療が終了し，しばらくするとしだいに軽減してくるので，我慢したりせずにすぐに医師や看護師に知らせるよう説明することも大切である．

口腔内における有害事象は，患者の不快感をとりわけ強くすることが多く見られ，不要な刺激を避けること，口腔内の清潔を保持することなど治療期間中や治療後の生活について，注意深い観察と適切な指導が必要である[1]．

◎ウェブサイト紹介

国立がん研究センター

http://www.ncc.go.jp

癌に関する基礎知識の情報，一般向け癌情報として，「がんとは」「各種がんの解説」「検診・診断」「治療」「薬に関する情報」「看護・支持療法」「がん情報に関するQ&A」についての解説がある．医療従事者向けとして，医療従事者や行政機関の保健担当者を対象にした各種癌の解説，検診・診断，看護・支持医療，インフォームドコンセントなどの情報がある．

日本放射線腫瘍学会

http://www.jastro.or.jp/

会員向けとして，放射線治療を実施するためのガイドラインや勧告，学術大会やセミナーの開催，放射線治療認定医や認定技師及び認定放射線治療施設などの認定制度についての情報，放射線治療についての参考資料の紹介がある．一般向けとして，患者さんのための放射線治療についての解説や，放射線Q&Aなどがある．

UMIN (University hospital Medical Information Network)

http://www.umin.ac.jp/

UMIN（大学病院医療情報ネットワーク）は，国立大学附属病院長会議のもとで運用されているネットワークサービスで，東京大学医学附属病院内にセンターがある．大学病院業務及び医学・生物学研究者の研究教育活動の支援を目的としてサービスを行っている．このため，医学・医療・生物学系の研究者・専門家及び大学病院の教職員・学生を対象としている．

放射線医学総合研究所

http://www.nirs.go.jp

独立行政法人放射線医学総合研究所（放医研）は，放射線と人々の健康に関わる総合的な研究開発に取り組む国内で唯一の機関として，放射線医学に関する科学技術水準の向上を目指してさまざまな分野の専門家が協力して研究開発業務を遂行している．放射線のリスクに関する情報や，重粒子線・核医学検査・緊急被曝医療関係についての放射線Q&Aなどがある．

放射線影響協会

http://www.rea.or.jp

放射線影響協会は，原子力や放射線の利用を促進するため，生物及び環境に及ぼす影響に関する知識の普及，調査研究及び調査研究の助成事業を行っている．「放射線の影響がわかる本」は，人体への影響，癌との関係，放射線と遺伝，妊娠と出産，被曝事故，放射線のリスクに関する情報や，放射線Q&Aなどがある．

市民のためのがん治療の会
http://www.com-info.org

癌患者個人にとって，最適な癌治療を考えよう，という団体．セカンドオピニオンを受け付けており，患者の立場に立った癌治療の情報を提供している．がん治療に関する相談コーナーや，講演会等の案内などがある．

◎ 参考図書

大川智彦他：癌・放射線治療 2002，篠原出版新社（2002）
辻井博彦監修：がん放射線治療とケア・マニュアル，医学芸術社（2003）
マリリン・ドット：がん治療の副作用対策，照林社（2003）
田村和夫他：癌治療ハンドブック第 2 版，文光堂（2003）
菊池雄三他：診療放射線技師のための臨床実践ハンドブック，文光堂（2005）

◎ 演習問題

問題 1　放射線治療を受ける患者に対する心がまえで大切なことを述べよ．

問題 2　放射線治療を受ける患者に固定具を使用する際の留意点について述べよ．

問題 3　放射線治療を受ける患者に対する照射中の観察で大切なことを述べよ．

問題 4　婦人科系の腔内照射治療を受ける患者に対する心がまえで大切なことを述べよ．

第11章
放射線治療における
ネットワークシステムの構築

11・1 放射線治療とデータ通信
11・2 ネットワークインフラ
11・3 システム構築

第11章
放射線治療におけるネットワークシステムの構築

本章で何を学ぶか

現在，放射線分野においては，電子カルテシステム，放射線画像情報システム，オーダリングシステムなどのネットワークシステムが構築され，さまざまな診療情報の提供が可能となっている．放射線治療分野でも例外ではなく，それぞれの放射線治療機器などを機能的に結びつけ，放射線治療のための患者情報の取得，治療計画，照射データの転送，患者の照射，照射情報の管理など一連の作業が行われる．放射線治療に関するネットワークのインフラは治療施設の根幹であるので，本章では，放射線治療分野で構築するネットワークシステムについて学ぶ．

11・1 放射線治療とデータ通信

多くの病院では，**医事システム，オーダリングシステム，電子カルテシステム，PACS**（Picture Archival and Communication System）等がいろいろな形で稼働している．診療録の電子化は，いろいろな形で今後ますます進むことが予想される．このため，治療施設でも治療部門内の情報システムだけではなく，病院全体や放射線部門との情報交換を前提にしたシステムや通信インフラ①を考えておく必要がある．

放射治療に使用する装置間の**データ通信**は，治療計画に関する情報の通信や照射パラメータの通信など毎日の治療に欠くことのできない機能であり，このため，通信に関するインフラは治療施設の生命線といえる．現在，多くの治療施設は，**図11・1**に示すような機器がネットワーク接続され，相互に情報通信を行いながら業務を行っている．情報は以下のように分けることができる．

11・1・1 治療装置

照射するため治療装置を制御するデータとしては，MU値，ガントリー角度，

解説 ①
通信基盤の意味で使用される．ここでは，装置間の情報通信に使用するケーブルや配線，ネットワーク機器を含めたネットワークシステムの意味で使用する．

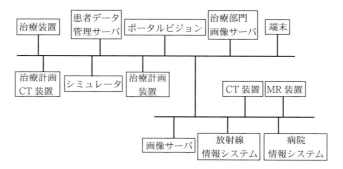

図 11・1 治療室での情報通信

コリメータ角度，コリメータ開度（X，Yのコリメータが各々非対称に駆動），各種付属装置のチェックフラッグ，治療寝台駆動のパラメータ，MLC装着装置では，40対または60対の各門ごとの位置情報など多くのデータが必要になる．これらのデータは，患者データの管理用サーバで管理し，照射のつど治療装置に送ってセットアップ，照合を行い，治療終了後は照射したデータをデータベースに保存している．このため，治療装置のこれらのシステムはサーバと数台のクライアント，治療装置の制御用コンピュータがオンラインで接続されている．

11・1・2　治療計画用 CT 装置等

治療計画は CT 画像を使用して行うが，撮影した CT 画像は部内の画像サーバに保存したり，治療計画装置に送る必要がある．これらの画像通信は **DICOM 3.0 規格**に対応し，オンラインで行う必要がある．最近は CT 撮影を 2～3 mm の間隔で撮影して詳細な領域設定を行ったり，MR 画像やその他の画像を同時に治療計画に使用する方法も進んできており，これらの通信もオンラインで行う必要がある．また，CT 装置は通常放射線情報システムと接続して，患者データの送受信やオーダ情報の処理等を行っていることが多い．

11・1・3　治療計画装置

治療計画装置は CT 装置等との画像情報の通信，治療装置かあるいは治療情報管理のサーバとの間で計画した照射パラメータの通信，線量測定器等と QA のための情報通信等の通信を行う必要がある．画像情報の通信は DICOM 3.0 規格での通信，治療情報は **DICOM-RT** での通信が望ましい．

11・1・4　画像システム

治療部門での画像発生は，CT・MR 等の治療計画用画像，照射位置照合のためのポータルイメージの画像や X 線照合装置の画像，治療計画の線量計算結果の画像などがある．これらの画像は電子的に保存して参照できることが必要であり，また，PACS などを通じて院内に配信できることが必要である．治療部門内で診察や治療計画のために院内の画像情報を参照するためには，画像表示端末や**病院情報システム**[2]の端末も必要になる．

11・1・5　放射線情報システム（RIS）・病院情報システム（HIS）

現在，多くの病院では**病院情報システム**（Hospital Information System：HIS）を利用して診療を行っている．放射線治療も同様に診療の情報として HIS 端末を利用した情報の共有化は避けては通れない．また，放射線部内の業務を行うための**放射線情報システム**（Radiology Information System：RIS）もオーダ情報の管理，画像情報の管理等と同様に必要である．HIS，RIS，PACS 等の病院情報システムや電子カルテと放射線治療情報の間で，どのように情報交換して業務を行うかの検討が必要である．

解説②
病院情報システムはさまざまなシステムから構成されていることが多く，決まった定義は難しい．システムは，医療会計システム，オーダリングシステム，予約システム，電子カルテシステム，患者看護システム，画像情報システム，物流システム，その他さまざまな部門システム等から構成されている．その内容や構成等は病院ごとで大きく異なっているのが現状である．

11・1・6 その他

情報通信の技術的な進歩は早く，また，通信の情報量は飛躍的に増えている．このため，情報システムでは，通信方法やデータ構造，データベース，通信インフラなどは，規格化と汎用性を重視して検討することが重要である．

11・2 ネットワークインフラ

放射線治療部門内の10～20台の装置間通信を行う場合は，レイヤ3スイッチを設置して，各装置を1000 BASE-TXで接続することで問題なく接続が可能となる．しかし，装置の移動や更新に伴う配線変え，端末数の増加，ネットワーク障害への対応等を考慮すると，サーバ室やネットワーク室を設けて機器を設置し，固定配線をして装置の設置場所にRJ 45といった接続口を設ける方法がよい．**図11・2**にネットワーク通信のプロトコル，通信のデータ形式を示すが，通信に関する内容について基本的な知識が必要となる．

また，治療部門から放射線部内のシステムへの接続や病院情報システムとの接続は，担当者と協議して，IP等の割付，通信の設定，セキュリティに関する設定などを考慮する必要がある．治療部内で使用する端末などはセキュリティに甘いことが多く，接続にあたってはウイルスなどが入り込まないように配慮して，運用方法について決めておくことが必要である．業務に使用するネットワークをインターネ

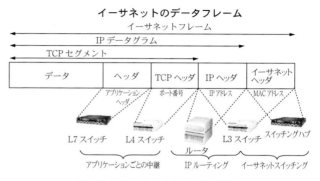

図 11・2 ネットワーク配線例

ットに接続することは，さまざまな面で危険を伴うため，接続しないほうが賢明である．これは電話回線などを経由したリモートメンテナンス回線も同様であり，セキュリティに関する注意が必要である．

11・3 システム構築

11・3・1 治療部門の接続する装置・端末及びデータ通信内容の把握

システム構築に当たっては，はじめに接続装置のリストを作成し，ネットワーク機器の設置場所等の配線について検討する．次に，接続装置のデータ通信の内容を把握してデータ量を大まかに把握する．とくに画像情報の通信を行う場合は，データ量が多いので注意が必要である．また，MR画像，PET画像等の利用やPACS等の利用も考えたデータ量の把握が必要である．

接続機器のデータ通信に関する対応を調べる．画像に関してはDICOM通信対応，照射情報に関してはDICOM-RT対応，通信プロトコルは**TCP/IP**対応，接続装置のネットワーク対応等に関して調べる．

11・3・2 放射線部門内の情報システム，病院情報システムとの接続

放射線治療の情報は，料金計算のため病院の医事システムに提供する必要がある．多くの場合，病院のオーダシステムを通じて接続するが，放射線部内の業務を行うための放射線情報システムと情報交換が必要な場合も多い．また，治療部門内での診療のため，治療部門も画像情報の通信，**オーダ情報**の取り扱い，予約や患者案内などが必要となる．これらを各々別な端末で行うことは，情報の一元化や効率化，診療録の電子化などの点で問題となる．このため，治療部門のシステムをあまり特殊な形態や構造，データ形式などにしないで，汎用性のある形でかつ放射線情報システムの中の一部門として，システムや**ネットワークインフラ**を考えておくことが重要である．**図11・3**に病院情報システムの構成を示すが，近年診療情報の電子化に伴いさまざまなシステムから構成されており，接続にあたってはこれらとの調整が必要である．

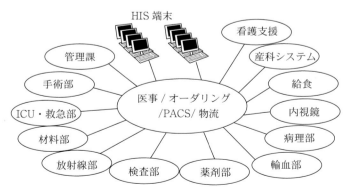

図11・3 病院情報システムとの通信

11・3・3 インターネットや院外接続

　治療装置や治療計画装置，治療計画に使用するCT装置等多くの装置がリモートメンテナンスの機能を備えている．これらは，電話回線，**インターネット**等接続方法はさまざまであるが，院外のコンピュータと接続することになる．また，最近は治療現場でインターネットに接続してメールや情報交換を行うことが一般的になっている．このような場合，セキュリティや接続方法を考慮しておかないと情報漏洩やウイルス感染など重大な結果を招きかねない．治療部門内のネットワークは，多くの場合病院情報システム等と接続しているため問題が大きい．方法としては，インターネット等と接続するネットワークと業務系のネットワークは物理的に分けてしまう．また，院外との接続はルータを通して専用の回線とし，接続時間，接続番号，接続マシンなどを限定して接続する等，専門的な配慮が必要である．

第12章 放射線治療における事故防止対策

- 12・1 医療事故発生のメカニズム
- 12・2 医療事故防止のアプローチの方法
- 12・3 放射線治療事故の事例
- 12・4 放射線治療事故の検証と事故防止対策
- 12・5 医用加速器における誤照射事故防止
- 12・6 放射線治療事故における被曝事故の危険度の判断基準
- 12・7 具体的な放射線治療の安全確保

第12章
放射線治療における事故防止対策

本章で何を学ぶか

本章では，放射線治療で発生する誤照射事故の発生メカニズムとその防止対策を概説する．また，事故事例を取りあげ，その内容を検証し，事故防止に役立たせる．さらに，日常の放射線治療において行わなければならない安全確保について具体的に述べる．

12・1 医療事故発生のメカニズム

医療事故は，知識不足，技術の未熟性，医療機器や医療材料の欠陥，規則違反，人為ミス，システムの欠陥などが原因で発生するといわれる．通常は，このような潜在的なリスク要因があっても自分自身で気がついたり，他の人が間違いを教えてくれたり，間違った操作を行っても機器が動作しないなど幾重にも存在する障壁によって医療事故に結びつくことはない．不幸にもこのすべての障壁をリスクがくぐり抜けたときに事故が発生する．これは，**リーズン（Reason）の軌道モデル**[1]（図12・1）で説明できる①．いったん，医療事故が発生すれば最悪の場合に，患者は不可逆的に重篤な障害を被ることになる．一方，患者と当事者はともに精神的な苦痛がもたらされるとともに高額な裁判費用と慰謝料が発生し，国民には医療の不信感をつのらせることになる．

放射線治療の場合には，照射野のセットアップミスによる不正確な照射，過剰照射②や過小照射③による誤照射など重大な事故や寝台からの落下などさまざまな事故が発生する．放射線治療の目的は，癌病巣に放射線を集中させ，正確な処方線量を投与することである．これによって正常組織の副作用を最小限に抑制し，悪性腫瘍の根治が可能になる．しかしながら，過剰照射事故が発生すると悪性腫瘍の治癒

解説 ①
1997年に英国のリーズン（James Reason）が提唱し，スイスチーズモデルとも呼ばれる．スライスしたチーズが何層にも重なって並ぶとき，それぞれのチーズに穴が開いているが，その穴が重なり，危険が通り抜けてしまうと大事故につながり，損害を与えるというものである．障壁には，自分の知識，技術の習得，お互いの監視システム，機器類の安全性などがある．

解説 ②
投与線量が医師の指示よりも過大に行われた照射である．正常組織および腫瘍に対して過大な反応を誘起して，その程度によって重篤な結果を生むことがある．

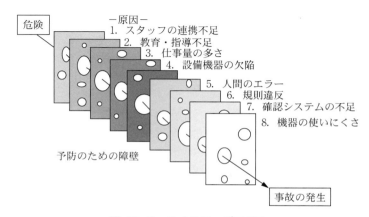

図 12・1 スイスチーズモデル

の可能性はあるが，正常組織に重大な有害事象を発生させ，患者に致命的な損傷を負わせることになる．一方，過小照射事故の場合には，有害事象の発生はないものの悪性腫瘍の治癒が不能になり，治療を実施したことが無意味になる．また，患者のセットアップミスによる不正確な照射も同様なことが発生する．したがって，患者に対する正確な放射線治療は，治療技術水準を向上させると同時に医療安全を確保しながら実施することが重要である．

解説③
投与線量が医師の指示より下方に行われた照射である．有害事象の発生はないが，病巣の治癒は望めない．

12・2　医療事故防止のアプローチの方法

医療事故（アクシデント）防止には，**リスクマネジメント**が重要である．このリスクマネジメントの目的は，医療水準を向上させつつ医療事故の原因となる障害を予防することによって，病院がこうむる経済的な損失を回避することである．医療事故の発生には予兆があることが多く，事故の発生までには数多くのヒヤリ・ハットと呼ばれるインシデント事例が存在する．放射線治療におけるインシデント事例には，操作ミス，鉛ブロック等の落下，患者の転倒・転落，ガントリ駆動時の患者との接触などがあげられ，これらのリスク事例を把握，分析，処理，再評価を連続して行うことによってリスクを減少させることが，医療事故防止につながる[2)]．このための放射線治療において潜在的に発生するおそれのリスクを回避するためには，患者が安心して照射を受ける上で必要な包括的な安全対策が必要である．その事故防止対策に**シェル（SHEL）モデル**④（図12・2）がある[3),4)]．SHELモデルは，中心に当事者がおり，周辺にその当事者を取り巻く各要素がうまく絡み合っていないと事故は発生するとの考えに基づく．したがって，放射線治療の場合には，医療事故を防止するための治療全般のシステムデザインの見直しが必要である．また，事故防止の方法として**ピー・ディ・シー・エィ（PDCA）サイクル**⑤によって継続的に医療の質を高めていく方法が必要になる（図12・3）．この方法は，典型的なマネジメント手法のひとつであり，計画

解説④
国際民間航空機関（ICAQO）がヒューマンファクタを理解するための共通概念図と認定した「SHELモデル」と東京電力ヒューマンファクタ研究所がそれを改良した「m-SHELモデル」がある．

解説⑤
シーハート（Walter Shewhart）によって提唱された組織全体の質を高める方法である．同じ統計的な手法を用いた近代的品質管理の方法はデミングのサイクルと呼ばれる．

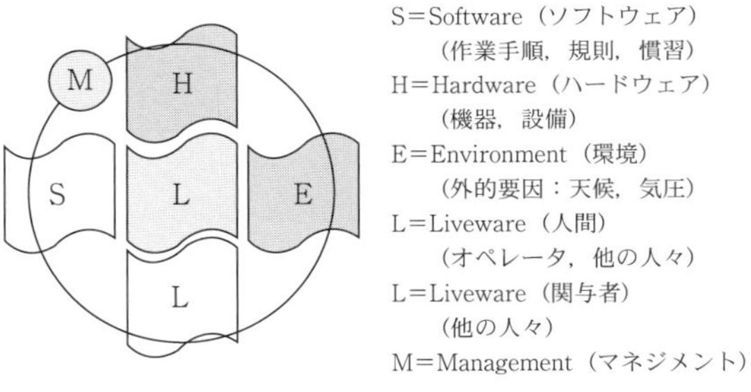

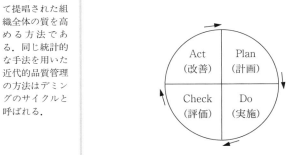

S＝Software（ソフトウェア）
　　（作業手順，規則，慣習）
H＝Hardware（ハードウェア）
　　（機器，設備）
E＝Environment（環境）
　　（外的要因：天候，気圧）
L＝Liveware（人間）
　　（オペレータ，他の人々）
L＝Liveware（関与者）
　　（他の人々）
M＝Management（マネジメント）

図 12・2　SHEL モデル

Plan　：目標を設定して，それを実現するためのプロセスを設計する
Do　　：計画に従って実行する
Check：計画の達成度合いを評価し，安全要因やリスク要因を分析する
Act　　：プロセスの改善・向上に必要なことを明らかにする

図 12・3　PDCA サイクル

第12章 放射線治療における事故防止対策

表 12・1 最近の放射線治療事故（1988年〜2013年）

年	施 設	事 故	影 響		
1998	沖縄R大学病院	RALSの線源交換時の操作ミス	従事者被ばく	影響なし	
2001	東京T病院	くさび係数の入力ミス	過剰照射	対象患者	23名
2002	東京O病院	装置据付時の保守員の被ばく	被ばく事故	対象保守員	1名
2002	北海道国立S病院	^{192}Ir線源1本所在不明	線源紛失	影響なし	
2002	北陸K大学病院	くさび係数の入力ミス	過剰照射	対象患者	12名
2003	東北国立H病院	投与線量基準点の線量評価ミス	過剰照射	対象患者	276名
2004	東北Y大学病院	照射野係数の入力ミス	過小照射	対象患者	32名
2004	東北Y市立病院	治療計画装置の操作ミス	過剰照射	対象患者	25名
2004	東北T総合病院	線量測定の評価ミス	過小照射	対象患者	256名
2004	近畿W県立医大病院	治療計画装置の投与線量入力ミス	過剰照射	対象患者	1名
2004	東北I医大病院	くさびビームの深部線量特性の入力ミス	過剰照射	対象患者	111名
2004	東京T大学病院	加速器高圧電源ユニット燃焼	燃焼事故	影響なし	
2009	K大学病院	つなぎ照射の設定ミスによる晩発性脊髄損傷事故	過剰照射	対象患者	1名
2010	Kがん研究センターH病院	補償フィルタの設定ミスによる陽子線治療事故	誤照射	対象患者	1名以上
2013	東海地方T大学病院	RALS治療での線源の照射位置にずれ	誤照射	対象患者	100名

（Plan），実行（Do），評価（Check），改善（Act）の過程を順に実施し，最後の改善を次の計画に結びつけ，らせん状に品質の維持・向上や継続的な業務改善活動を推進するマネジメント手法である[3),4)]．

また，事故はミスが繰り返されるたびに危険が増大していく．特に，スタッフ間のコミュニケーションの不適切さは事故につながり，ミスを拡大させないことが必要である．この事故防止対策にスノーボールモデルがある．例えば，ミスが発生した場合には，通常，防護壁が幾重にも存在して事故に結びつかないはずである．ミスは小さいうちに防止できれば，大きなミスにつながらない．小さなミスの段階で事故防止機能が働かなければミスは大きくなり，事故になるおそれがある．ミスの防止を最小に食い止めなければ，ミスはさらに大きく膨らんでいくことになる．これが繰り返されるとミスがミスを呼び，ミスは雪玉式にドンドン大きくなって転がり落ち，事故に結びつく．したがって，病院では，医療従事者は業務を適切に行うのと同時に，組織的に医療事故を防止する仕組み作りが必要である．

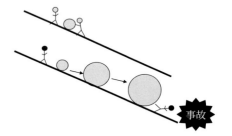

図 12・4 スノーボールモデル

12・3 放射線治療事故の事例

放射線事故には，密封線源のずさんな管理や廃棄による一般公衆人の被ばく事故，密封小線源の準備・交換時や治療装置の据付・修理時による医療スタッフや保守員の被ばく事故，誤照射事故などによる患者の事故に分類される[5),6)]．放射線治療事故はとくに患者に致命的な障害を及ぼす誤照射事故などが問題になる．**表 12・**

1 は 1998 年から 2013 年までに発生した放射線治療事故の事例であり，外部照射事故 8 件，密封小線源事故 2 件，装置据付時の事故 1 件，リニアックの高圧電源ユニット部の燃焼事故 1 件が発生している[6)~12)]．

12・4 放射線治療事故の検証と事故防止対策

12・4・1 外部照射事故

外部照射事故は**過剰照射**または**過小照射**であり，治療計画装置（RTPS）に起因するミス，投与線量基準点の評価ミス，電離箱線量計の操作ミスが発生している[6)~12)]．

ⅰ) RTPS におけるウエッジ係数，出力係数の登録ミス（4 件）

このうちの 3 事例は，線量計算のためには必要なビームデータの実測が必要であるが，その実測されたビームデータを RTPS にモデリング[⑥]して登録する場合の初期設定時の単純な入力ミスである．受入れ試験の必要性とツーパースンルール[⑦]の実施は不可欠である．この事故は，メーカが実施した RTPS 導入時のデータ登録作業とその後の検証に問題があった．

他の 1 例は，医師の交代によって発生した独善的パタナーリズムの出現とそれに従った実施メーカの不正確な仕事が事故に結びついたものと考えられる．事故防止のためには実施者の責任を明確にするために文書化によるユーザとメーカの契約に基づく履行が必要である．

ⅱ) RTPS の操作ミス（2 件）

これは直接的に医師によって引き起こされた事例であり，RTPS の操作ミスが原因である．スイスチーズモデルでいえば，第 1 番目の障壁は当事者の医師自身であり，第 2 番目の障壁は RTPS のソフトウェアの機能，第 3 番目の障壁は診療放射線技師による照射録の確認といえるが，この障壁のすべてが破られて過剰照射事故に結びついたものである．具体的には，一例目の事例は，正常組織を保護するためにマルチリーフコリメータによって照射野整形を行えば良かったものを，医師が必要のないシャドウトレイを装着した状態で治療計画を行い，実際の治療では，シャドウトレイがない状態で技師が照射したために起こった過剰照射事故である．RTPS を使用した医師の思いこみ操作によるうっかりミスであると考える．

もうひとつの事例は，医師がブースト照射の場合において RTPS に入力する 1 回線量を 250 cGy と入力すべきところを誤って 1 000 Gy と入力したために発生した過剰照射事故の事例である．これは，複雑な照射法に加えて RTPS の 1 回線量の数値入力機能がデフォルト機能であったことも誤認させる原因になった．RTPS の運用は，正確な操作が要求され，使用者の研修や操作マニュアルの習得などによる技術修得が不可欠であるとともに，ツーパーソンルールによる治療計画結果の検証が必要である．

解説 ⑥
線量分布計算のために RTPS に TMR，出力係数，ウエッジ係数などのビームデータを登録するが，測定データを任意の方法で入力するのではなく，計算アルゴリズムに用いることが可能なように定まった形式でビームデータの修正が行われて入力される．

解説 ⑦
ある事象に対して別々の 2 人がそれぞれ独自の方法によって結果に対する検証を行い確認し合うこと．

iii) 投与線量基準点の評価ミス（1件）

投与線量基準点は，ICRU レポート 29[13]，50[14]，62[15] によって明記されているが，投与線量基準点の評価ミスによる過剰照射事故が発生した[8]．この事例は，医師と診療放射線技師の情報共有不足が原因とされているが，簡単にいえば，医師が勧告されたレポートによる方法を採用して投与線量基準点を決定すべきであったが，独善的に線量分布上のグローバルスポット（ホットスポットと思えばよい）をその基準点として採用し，その投与線量基準点と勧告された方法との違いが過剰照射事故につながったものである．これは医師によるルール違反であり，医師と診療放射線技師との情報共有が第一義的な原因というよりも，むしろ交代時での医師間での情報共有の不足が誤照射事故の引き金になったと考えられる．しかしながら，事故防止のためには交代時による医師どうし，診療放射線技師どうし，医師と診療放射線技師のお互いの放射線治療手順等の引継事項の確認と周知徹底が必要である．

iv) 電離箱線量計の操作ミス（1件）

これは診療放射線技師が電離箱線量計の使用法を間違えた事例である．電離箱の補正係数の入力ミスによるものである．補正係数のひとつである TMR はエネルギーと深さの関数であり，それに対応して変化すべきところを変えなかったために過小照射事故が発生した．これも，医療機器の定期的な品質管理とは異なり，電離箱線量計の使用法を修得していなかったことに起因するものである．技師の取扱い説明書に基づく操作法の修得と訓練が必要であることはいうまでもない．

12・4・2　密封小線源事故（3件）

RALS の定期的な ^{192}Ir 線源交換時に取扱従事者の被ばく事故が発生した事例が見られた．これは，高エネルギー治療棟の RALS 治療室において線源交換中に誤って直接手で線源に触れる等のために被ばくしたものである．この原因は，不正確な作業手順やそのマニュアルの不備と考えられる．また，他の事故事例では，診療用放射線照射器具（^{192}Ir）の紛失事故の発生が見られた．この原因は診療用放射線照射器具の入手および廃棄時における管理が徹底していなかったこと，管理マニュアルは作成されていたものの十分活用されていなかったことがあげられる．

12・4・3　装置据付時の作業員の被ばく事故（1件）

リニアック治療室において納入業者がリニアックの調整運転を実施していたところ，同室の天井裏に作業員が 1 名入っていることに気づかずに，被ばくした事故が発生した．作業員の被ばく線量は全身で 200 ミリシーベルト以下と推定された．この原因は，メーカが調整作業を行う段階で十分な注意，配慮を欠落したためであり，装置の調整を行う際にはメーカ任せにせず，メーカとユーザの両者に対する教育指導の徹底が必要である．

12・4・4　放射線治療装置の高圧電源ユニット部の燃焼事故

リニアックの高圧電源ユニット部から発煙事故が発生した．リニアックの定期点検を実施した直後に IMRT の治療計画の検証中に電源ユニットの一部が高熱とな

り燃焼した事故である．原因は，リニアックに大電力の高圧電源を供給するために商用電源を昇圧し整流するが，その整流部の燃焼事故である．高圧整流ダイオード部のダイオードにオープン故障が発生し，オープン故障の破断部に高圧電源印加によるアーク放電が生じ，このアーク放電による高熱により高圧整流ダイオード部の基盤が焼損し，周辺の絶縁物が次々に焼損したために発煙事故となった．

12・4・5 その他の医療事故

その他，日常の患者の治療において発生すると考えられる医療事故は，線量配分のミス，照射法のミス，患者の寝台からの転落，治療寝台の制御不能による患者とガントリとの衝突，医用加速器のソフトウェアの不具合によるコントロール不能，RTPSのプログラムミス，RALS線源の患者体内の残存などが考えられ，これらは患者に致命的な損傷をもたらす可能性がある．したがって，放射線治療事故を回避するためには組織的にリスクマネジメントを導入し，放射線治療手順の策定とそれに基づく治療現場での確実な運用が重要である．

12・5 医用電子加速器における誤照射事故防止

12・5・1 放射線治療の適応とインフォームド・コンセント

癌患者に放射線治療を行う際には，医師は適応の有無を判断し，適応があれば単独療法とするのか，それとも手術療法や化学療法を併用する集学的療法で行うべきなのかなどを慎重に決定し，患者に対してインフォームド・コンセントを行わなければならない．インフォームド・コンセント[8]では，癌の告知という難しい問題も含まれるが，患者に治療方針を説明し，照射によって予想される治療効果や有害事象について十分な説明を行い，患者の理解を得ることが重要である．そのインフォームド・コンセントの結果，患者が説明を受け，同意された内容はカルテに正確に記録しておくことが重要である．

12・5・2 治療方針の管理

治療計画に際して，医師は患者の年齢，一般状態，原発巣，病期，病理組織型，病巣の進展範囲，リスク臓器の位置，根治的・対症的療法，過去の治療法，合併症などを考慮して適切な治療計画を行わなければならない．また，照射法の決定では，計画標的体積，リスク臓器，投与線量の基準点，不均質補正の有無を明確にして最適な空間的線量分布を作成するとともに，1回線量，分割照射回数，総線量，照射期間などをエビデンスに基づき的確な線量配分を決定しなければならない．照射中においてもこれらの決定が正当であるかをカンファレンスで継続して検討していく必要がある．

12・5・3 患者の診察の徹底

医師による患者の治療前，治療中，治療後の診察は非常に重要であり，とくに，治療中の診察と処置は腫瘍制御の判定や有害事象の減少に効果的であるだけでな

解説 ⑧
患者への説明と同意と訳される．治療方針等の十分な説明を行い，それに対して納得して治療を受け入れることである．このインフォームド・コンセントの結果は記録として残さなければならない．

く，誤照射事故防止のための的確な判断が可能となる．過去の誤照射事故において，医師が治療中の診察を実施していれば，過剰照射の発見が可能な事例が散見される．したがって，医師による治療中の定期的な診察は，治療効果や有害事象を把握するだけでなく，有力な誤照射事故防止の手段になることを認識しなければならない．

12・5・4　放射線治療に携わるスタッフの教育・研修

　国家資格を得て放射線治療に携わる者には医師，診療放射線技師，看護師がいるが，わが国の放射線治療の実情から判断すれば，医師と診療放射線技師だけで放射線治療を実施している施設が多い．放射線治療でのヒューマンエラーを防ぐためには，高度な専門教育や研修を受ける必要がある．とくに，診療放射線技師の教育は，① 癌の病態・病理学を理解する，② 放射線の生物学的効果を修得する，③ 放射線と物質の相互作用を修得する，④ 照射法・照射技術を学ぶ，⑤ 放射線測定法の修得と確実な運用を行う，⑥ 空間的な線量分布の作成と線量計算方法を理解する，⑦ 放射線治療機器と周辺機器の理論と特性を学ぶ，⑧ 放射線機器の品質保証・品質管理を学ぶ，⑨ 患者の固定具や補助具の作製と利用を学ぶ，⑩ 放射線安全管理のための法令と遵守を学ぶ，⑪ 医療事故防止法を修得することなどが必要である．このような専門的知識や技術の修得，治療手順マニュアルの遵守などがリスクの発生を回避することができる．したがって，治療スタッフの継続的な研修，教育訓練や情報交換は医療事故の回避に有用な方法である．

12・5・5　患者への正確な照射技術と固定具の使用

　診療放射線技師による照射部位への誤照射を防ぐためには，位置決め撮影に基づく正確な照射マーキングの設定と光照射野の確実な照準を行わなければならない．実際の照射照準は，体軸のねじれ，傾きを修正して毎回同じ体位の再現性と高精度な位置決めが要求され，照射精度を維持しなければならない．照射マーキングを行う際には，照射野中心と周辺部をマークするだけでなく患者の両側の体表面に十字の印を付け，3 点の光ロカライザーを用いてマークと光十字線を合わせて毎回同じ体位を維持するようにしなければならない．また，照射を開始する前には，必ずリニアックによる照合写真を撮り，照射野の正確性を確認しなければならない．また，セットアップの再現性の悪い照射部位に対しては，シェルなどの固定具や補助具を用いて，体位の安定性の確保に努めなければならない．いくら正確な処方線量を投与しても患者のセットアップが不正確であれば，腫瘍の抑制が不可能になるだけでなく，正常組織やリスク臓器に有害事象が発生することになる．

12・5・6　線量測定の重要性

　線量測定の精度は，位置決めの正確性と同様に腫瘍の制御と有害事象に影響を及ぼす．したがって，医師の処方線量どおりに診療放射線技師は目的とする計画標的体積内の基準点に正確な線量を投与することが重要である．悪性腫瘍の原発巣を根治し，かつ再発や有害事象の発生を抑制するためには，照射線量の精度は全不確定度±5.0％以下でなければならない[9]．この全不確定度±5.0％には線量測定の精

解説 ⑨
この根拠は，スチュワート（Stewart）とジャクソン（Jackson）が 1975 年に発表した喉頭癌の放射線治療成績によってもたらされた．喉頭癌に照射された線量増加の原因は，照射線量 R（レントゲン）から吸収線量 rad（ラド）への線量変換を怠ったものであり，医用加速器のエネルギーに依存したものである．不確定度とは誤差の見積もりのことである．

度だけでなく，計画標的体積や体輪郭のズレ，不均質部の補正，ブロックなどを用いた場合のビームパラメータの誤差などによる治療計画装置での線量分布計算の精度が含まれる．水ファントムにおける**線量測定の不確定度**は±2.5％，治療計画装置による線量計算の不確定度は±4.3％であり，この線量測定の不確定度±2.5％を維持するためには，線量測定法の修得と臨床測定の確実な運用は不可欠である[16]．また，高精度かつ実用性の高い線量測定プロトコルも必要であり，そのプロトコルの正確な運用は施設間や測定者自身による線量計算の違いを防ぎ，全国的な施設での投与線量の統一が可能になる．

　また，電離箱線量計を用いて臨床測定を行う場合には，取扱いマニュアルに従い適正な使用法を修得しなければならない．通常，臨床測定では円筒形電離箱と平行平板形電離箱が使用されるが，用途と目的に応じて適宜使用すればよい．しかしながら，正確な吸収線量を決定するために第一義的に行わなければならないことは，国家標準線量計とのトレーサビリティ⑩である[17]．さらに，電離箱線量計の電位計は，測定時に確認する項目と測定時に入力するパラメータがあり，前者は印加電圧，測定単位，電離箱の種類，感度であり，後者は温度・気圧，イオン再結合やTMRなどの補正係数，吸収線量変換係数であるが，とくに，後者のパラメータの入力は，測定に際して十分な注意と確認が必要であり，ダブルチェックによる再確認が必要である．補正パラメータの入力ミスは患者への誤照射事故に通じる．また，誤照射事故を回避するために電位計内部で行われる補正の処理は，基本的には推奨されるものではなく，クーロン単位⑪で測定されることが望まれる[18]．

12・5・7　放射線治療機器の品質管理

　放射線治療機器の品質管理には，機器を導入する場合に行う**受入れ試験，始業試験，定期点検**がある．医用電子加速器の照射精度は，医療電子加速器の物理学的・工学的な精度に影響される．通常，医用電子加速器はメーカによってIEC規格やJIS規格などの標準規格に基づき安全設計が施され，治療施設に設置される．ユーザにおいては，医用電子加速器の研修，メーカから引き渡された後に性能の試験結果を維持し，安全かつ許容される範囲で高精度の放射線治療が提供される．品質保証には，線量管理と幾何学的精度管理があり，放射線エネルギー，放射線出力とモニタ線量計，照射野と平坦度，放射線出力の安定性，照射野外の漏れ線量，出力測定，深部線量などの放射線出力系の評価，制御機構，ガントリ部の精度などの機械系の評価，その他の安全系の評価などを実施しなければならない（**表12・2**）．

　始業点検は，毎日装置の電源を投入してから治療を開始するまでに点検チェックリストに基づき制御システムや放射線出力に変動がないかを点検するものである．この場合には，チェックリストによる点検に加えて聴覚，臭覚，視覚などにより異常の有無を確認しなければならない．さらに，定期点検は，受入れ試験時の性能評価の値を基準とし，保守管理プログラム⑫に準拠して行う必要がある[19]〜[22]．この定期点検は，メーカと保守契約を締結して行う場合もある．医用電子加速器の医療安全は，品質管理に負うところが大きい．

解説 ⑩
使用者の計測器がどういう経路で校正されたかがわかり，その経路が正確に国家標準までたどれること．

解説 ⑪
電離箱線量計の電位計には，電気量〔クーロン〕，吸収線量〔グレイ〕などレンジの切替えによって目的とする測定値の単位が得られる．電気量〔クーロン〕以外の表示は，吸収線量校正定数，温度・気圧補正等の値を施すためにそれぞれの補正係数を入力しなければならない．

解説 ⑫
放射線腫瘍学会や日本放射線技術学会などが作成し，「外部放射線治療装置の保守管理プログラム」や「放射線技術QCプログラム」などがある．

表 12・2　外部照射装置の品質管理項目

1　一般的事項
　1.1　契約について
　　1) 受入れ試験・コミッショニングは、仕様書に基づき実施すること。
　　2) もしくは、受入れ試験・コミッショニングはメーカーとの新たな文書契約に基づいて実施すること。

2　試験項目
　2.1　契約について
　　1) 塗装（平滑で傷のないこと）の異常の有無
　　2) メッキ（凹凸のないこと）の異常の有無
　　3) 扉の開閉（異常音無くスムーズであること）の異常の有無
　　4) 内部配線-X線実照射野の異常の有無
　　5) ボルト、ナット、ワッシャの脱落（脱落等がないこと）

　装置性能
　2.2　放射線発生部
　　1) モニタ線量計の校正
　　2) モニタ線量計の再現性
　　3) モニタ線量計の直線性
　　4) モニタ線量計の線量率依存性
　　5) パルスアップの繰り返し周波数と出力線量
　　6) 焦点の大きさ
　　7) 照射野の平坦度
　　8) 照射野の対称性
　　9) X線のコンタミネーション（電子線の場合）
　　10) X線の最大出力線量率
　　11) 放射線量のコンタミネーション（電子線の場合）
　　12) 放射線出力の繰り返し安定性
　　13) 放射線出力の連続運転による安定性
　　14) 放射線出力の架台回転角度時の安定性
　　15) 放射線出力の架台回転時の安定性
　　16) 放射線出力の立ち上がり時間
　　17) モニタプロブコリメータからの漏洩線量
　　18) マルチリーフコリメータの漏洩線量測定
　　19) 照射ヘッドからの漏洩線量
　　20) 照射野の放射化の確認
　　21) EPID の撮影確認

　2.3　制御端子
　　1) キースイッチがない場合の動作安全確認
　　2) 任意の照射中断による照射停止機構の安全確認
　　3) 照射中の表示確認
　　4) 回転照射中の表示確認
　　5) 予定線量による照射停止の安全確認
　　6) 照射野全開表示の確認
　　7) 照射ヘッド部の放射化の確認

　2.4　架台部
　　1) 焦点（線源）回転中心間距離
　　2) 架台回転角度の表示精度
　　3) 架台回転速度
　　4) 架台回転速度の安定性
　　5) 運動照射の場合の架台終了位置の確認
　　6) 照射野絞りの平行・直線性
　　7) 架台回転による照射野絞りの異常の有無
　　8) 架台回転による照射野絞りの精度
　　9) 照射野目盛-X線実照射野の一致
　　10) 光照射野-X線実照射野の一致
　　11) 照射野の可変範囲の確認
　　12) 架台回転中心の回転精度
　　13) 照射野ヘッドの回転中心の精度
　　14) 架台中心十字ワイヤの床上高さ
　　15) 光学距離計の精度
　　16) 十字投光器の指示精度
　　17) 照射野ランプの明るさ（照度）の確認
　　18) 対向板の遮へい効果（対向板のある装置）

　2.5　治療台
　　1) 移動範囲（天板上下、前後、左右）
　　2) 回転中心の精度
　　3) 支柱まわり回転精度
　　4) 天板の過重回転試験
　　5) 天板の過重耐力
　　6) 天板材質のX線吸収の影響

　2.6　アクセサリ
　　1) ウェッジフィルタの取付け精度
　　2) シャドウトレイの取付け精度
　　3) シャドウトレイの過透の安全性確認
　　4) メカニカルポインタの精度

　2.7　安全系
　　1) 絶縁抵抗
　　2) 外装漏れ電流
　　3) 接地
　　4) ドアのインターロックの安全確認
　　5) 各種インターロックの動作
　　6) 室温、湿度
　　7) 電源

　2.8　ビームデータ（X線）
　　1) 放射線エネルギーの測定
　　2) オープン照射野の TMR 測定
　　3) ウェッジ照射野の TMR 測定
　　4) オープン照射野の PDD 測定
　　5) ウェッジ照射野の PDD 測定
　　6) オープン照射野の軸外線量比の測定
　　7) ウェッジ照射野の軸外線量比の測定
　　8) オープン照射野の対角軸外線量比の測定
　　9) ウェッジ照射野の対角軸外線量比の測定
　　10) ウェッジ照射野の対角実照射野の測定
　　11) 出力係数（全散乱係数）の測定
　　12) 全散乱係数、コリメータ散乱係数、ファントム散乱係数
　　13) マルチリーフコリメータの透過係数
　　14) コリメータ透過係数
　　15) コリメータのプロファイル
　　16) くさび係数の測定
　　17) トレイ係数の測定
　　18) 鉛ブロックの透過率の測定
　　19) コリメータの反転効果
　　20) 校正深および 20 cm の呼吸線量比（X）

　2.9　ビームデータ（電子線）
　　1) 放射線エネルギーの測定
　　2) 校正深および 80% 深部吸収線量比（E）
　　3) 使用アプリケータの PDD 測定
　　4) 出力係数の測定

12・5・8　治療計画装置の管理

治療計画装置の導入の際には，メーカは装置仕様を評価するための受渡し試験を行わなければならない．診療放射線技師は，受入れ試験[13]においてその運転を開始する前に**コミッショニング**[14]と呼ばれるビームデータの取得，データ入力及びビームの配置，線量分布の確認，投与線量基準点の決定，モニタ単位数の決定などの一連の検証作業を実施し，線量計算精度を確認しなければならない．治療計画装置では，この最初のコミッショニングによる作業の確実性が誤照射事故防止に非常に影響を受ける．いわゆる治療計画装置の事故を防止するためには，受入れ試験時の最初の検証作業が重要である．

12・5・9　投与線量基準点の線量評価

放射線治療において処方された吸収線量を患者体内の明記した点に正確に投与しなければならない．その基準点が投与線量基準点であり，ICRU 基準点とも呼ばれる．この基準点は ICRU レポート 29，50，62 の国際勧告に規定されている方法を遵守し，医師と放射線技師はこの統一した考え方の情報を共有しなければならない．ローテーションなどにより勤務配置替えを行う場合にも，医師はそれぞれの医師どうし，診療放射線技師も同様に情報の共有を確保しなければならない．また，勧告に基づく方法を採用しない場合には，その基準点の位置や詳細な説明をカルテに明記しなければならない．

12・5・10　放射線治療機器等の正確な操作

医用電子加速器や治療計画装置などの放射線治療機器等を操作する場合には，使用する前に教育訓練を受けるとともに，操作マニュアル，治療手順書などを熟知し，安全操作を心がけなけれはならない．使用する場合の禁止事項を必ず遵守し，決して鵜呑みにした知識によって機器の操作を行ってはならない．安易な操作が医療事故の引き金になるので注意が必要である．

12・6　放射線治療事故における被ばく事故の危険度の判断基準

わが国において，放射線治療の誤照射事故が発生した場合の**危険度の判断基準**はないが，米国においては AAPM TG 35[5,23] において定義づけが行われている．この危険度の判断基準を**表 12・3**に示す．

クラスⅠの危険度とは，致死的あるいは重大な有害事象の原因となる状況である．その中でタイプ A の危険性は生命を脅かすような合併症を生じさせる場合，タイプ B の危険性は容認できないような治療効果が発生する可能性のある場合である．クラスⅡは重大な障害のリスクがない場合である．判定基準は 1 回線量 2 Gy，総線量 40〜60 Gy の代表的な線量配分に該当し，1 週間以内に治療計画の誤りや治療機器の誤動作が発見できるように 1 週間単位での品質管理が行われているものと仮定している．

解説⑬
放射線治療装置及び関連装置の導入時にメーカが契約仕様を維持するために主体で行う導入試験のことである．

解説⑭
治療実施前に使用者が臨床の放射線治療を行う上で必要な結果が得られることを確認し，治療に必要なビームデータの測定まで含めた試験のことである．

表 12・3　AAPM TG 35 における放射線治療の危険度の基準

● クラス I　死亡または重篤な障害をもたらす事故
　　タイプ A　　患者に重篤な合併症を発症させる場合
　　　　　　　　要注意臓器の耐容線量の 25% 以上の過剰照射の場合に該当
　　タイプ B　　患者の生命の危険性はないが，生命に合併症をもたらす場合，
　　　　　　　　及び腫瘍の制御が不能となる場合
　　　　　　　　各臓器の耐容線量の 5〜25% の過剰照射の場合に該当
　　　　　　　　過小照射の場合にも該当
　　　　　B-1　総線量と治療部位の関係から，重篤な障害が発生しうると考えられる場合
　　　　　B-2　総線量と治療部位の関係から，重篤ではないが障害が発生しうると考えられる場合
　　　　　B-3　障害が発生しうると考えられたが，障害が発生する前に，原疾患のために死亡したと考えられる場合
● クラス II　重篤な障害のリスクが低い事故

12・7　具体的な放射線治療の安全確保[24)〜26)]

放射線治療の安全確保のために個々の放射線治療施設は次のことを遵守しなければならない．

12・7・1　誤照射事故防止のためのリスクマネジメント[26)〜29)⑮]の原則

① 患者の人権を尊重し，個人情報等の守秘義務を遂行すること．
② 個々の職員が体験したミスの可能性のあったリスク事例，ニアミス事例，ミスした事例は自発的に報告すること．
③ リスク管理者（医療安全責任者，担当者）は，報告されたリスク事例を発生の頻度と結果の重大性・緊急度を優先して分析すること，原因や発生しやすい状況を分析すること，原因を個人としてではなく，システムの問題として分析すること．
④ 分析したリスク事例は，全職員に周知徹底させ，注意を喚起させてリスクの発生予防活動，紛争予防活動，損害予防活動に役立てること．

12・7・2　リスク管理者がただちに報告すべきリスク事例

① 患者に重篤な合併症を発症させる過剰照射のおそれのあった場合
② 患者の生命に危険性はないが，合併症をもたらす過剰照射の場合や腫瘍の制御が不能となる過小照射の場合
③ 放射線治療を実施する患者を間違った場合
④ 患者が治療台から落下して，損傷を負わせた場合
⑤ 患者が治療機器と接触，衝突したりして，損傷を負わせた場合
⑥ 装置の器具，補助具などが患者の上に落下し，損傷を負わせた場合
⑦ 密封小線源を紛失した場合や密封小線源の取扱い中に誤って放射線被ばくがあった場合
⑧ 放射線治療装置等の据付け中に誤って放射線被ばくがあった場合

解説 ⑮

危険処理の経営管理のことであり，「経済的損失のリスクを見つけ，評価し，それに対処する科学」であると定義される．医療事故予防の管理であり，医療事故に伴う病院の経済的負担を最小限に抑制しようとするものである．原則は医療水準や資質を高めつつ，経済的負担の減少をめざす必要がある．

12・7・3　誤照射事故防止のための対応

① 患者と放射線治療従事者の安全を常に考慮して放射線治療を行うこと
② 命を扱う職業人であることを自覚し，患者や地域社会からの信用や信頼を守ること
③ 毎回，照射精度の維持に努め，始業前点検など異常の有無の確認によって危険回避の予知・予測活動を行うこと
④ 患者安全のため毎回の放射線治療に際して次の事項を遵守すること
　1) 患者の呼び入れはフルネームで行い，ローテーション等で治療担当技師が交代するときは必ず文書で十分な引継ぎを行い，情報共有に努めること
　2) 患者とのコミュニケーションをはかり，不安感や恐怖感を和らげるように努めること
　3) 患者の病態に関する会話には十分に注意し，誤解のないように努めること
　4) 患者に位置決め照準のためのマーキングの必要性を説明し，協力をお願いすること
　5) 寝台上では，患者はベルト固定を必ず行い，手指などを寝台の隙間で挟み込んだり，転倒や寝台からの落下が生じないように十分に注意すること
　6) 重症患者を治療する場合には，医師および看護師など複数人の立ち会いを求めること
　7) シャドウトレイを使用して鉛ブロックを装着する場合には，落下しないように固定を確実に行うこと
　8) 照射中は監視モニタによる患者の監視を怠らぬこと
　9) 照射終了後は，寝台が十分に下がってから患者を降ろすこと
　10) 患者や職員の院内感染防止に努めること
⑤ 患者への誤照射防止に際して次の事項を遵守すること
　1) 患者の位置決め照準は正確に行うこと
　2) 患者への照射精度向上のため，固定具や補助具を用いること
　3) 照射は原則として2名以上の放射線技師で行い，1名以上は放射線治療に専ら従事するものであること
　4) 治療計画装置を用いる場合には，モニタ単位数計算⑯のアルゴリズムを熟知し，計算パラメータの意味を理解すること
　5) 治療計画装置に登録するビームデータは十分な測定誤差の解析を行った実測値を使用し，その登録値は複数人で検証すること
　6) 治療計画装置によるモニタ単位数は，この方法とは別に独立したモニタ単位数計算システムを用いて数値の再検証を行うこと．また，手計算で行う場合も複数人で再検証を行うこと
　7) 照射録，指示録，測定記録等は，明確に記載し，遡及的に判断できる形式であること
⑥ 医療従事者間の患者情報伝達を正確に共有するため，必要に応じて「患者情報提供共有書」等の様式を作成し，相互の情報の伝達と確認を行うこと
⑦ ユーザやメーカとの間において機器の受入時の契約事項を明確にして文書化

解説 ⑯
患者に投与する吸収線量そのものを規定する．モニタユニット（MU）とも呼ばれる．

すること
⑧ 医療事故防止や適正な放射線治療の実施のための生涯教育や研修に努めること
⑨ 施設において，患者の安全かつ正確な放射線治療を実施するために治療に携わる者の人数を十分に確保すること
⑩ 施設において，医療事故防止を行ううえで組織的な安全管理体制を確保すること
⑪ 国家標準規格や放射線関連法規を遵守し，環境保全に努めること

12・7・4　放射線治療機器等の品質保証・品質管理への対応

① 放射線機器等の導入時には受入れ試験およびコミッショニングを行い，安全確保のための確認を行うこと
② 放射線治療機器等は使用を開始する前には，必ず始業点検を実施すること
③ 放射線治療機器等は，精度維持のために定期点検を実施すること．とくに，医用加速器は定期的にエネルギーチェックやモニタ線量計の校正等の測定を行い，投与線量の確認を行うこと．また，治療寝台の駆動状況，シャドウトレイの取付け具合なども異常の有無を確認すること
④ 放射線治療機器等の使用に際して必ず操作方法および手順マニュアルを遵守すること
⑤ 放射線治療の安全確保のために治療手順マニュアルを作成し，遵守すること
⑥ 線量計の校正は，しかるべき校正機関において定期的に受けること．

◎ ウェブサイト紹介

日本放射線治療専門技師認定機構

http://www.radiation-therapy.jp/index.shtml

放射線治療専門技師を認定し，継続的に高度教育を行う任意団体である．本機構では，放射線治療専門技師の役割は，(1) 専門的な知識と技術を高め，より高度な放射線治療を円滑に行うこと，(2) 患者の全般的な安全性と快適性に配慮して，確実な位置決め照準と適切な投与線量の照射を行うこと，(3) 放射線治療における高度な放射線計測を修得し，実行すること，(4) 放射線治療機器，治療計画装置及び放射線治療関連機器・器具等の品質保証・品質管理を修得し，実行すること，(5) 放射線治療分野の放射線安全管理を適切に実行すること，(6) 放射線治療における医療安全を企画・立案し，実行することと明確に定義している．

（公社）日本診療放射線技師会

http://www.jart.jp/

1947年に設立され，約30,000人の診療放射線技師の会員を有する厚生労働省所管の公益法人である．医療界においては唯一の放射線専門資格者として，画像診断装置や放射線治療装置を用いて国民の健康を守るために，継続教育，生涯学習セミナー，放射線技師総合学術大会，各種認定資格制度など幅広く活動を展開している．

(公社)日本放射線技術学会

http://www.jsrt.or.jp/

　1942 年に設立され，約 17 000 人の会員を有する文部科学省所管の公益法人である．放射線技術学に関する研究発表，知識の交換ならびに関連学会との連携を図り，学術の進歩発展に寄与することを目的としている．主な会員は，診療放射線技師であるが，機器メーカ，工学者，医師などで構成される．

(公社)日本放射線腫瘍学会

http://www.jsstro.or.jp/

　主に医師で構成され，放射線腫瘍学及びこれに関する研究の連絡提携および促進をはかり，学術の発展に寄与することを目的としている．

◉ 参考図書

河村治子編：「事例から学ぶ医療事故防止，島田康弘：ハイリスクエリアにおける医療事故とその防止　手術室」，からだ科学　臨時増刊，61-66，日本評論社（2000）

中島和江，児玉安司：ヘルスケア リスクマネジメント，医学書院（2000）

国立大学医学部附属病院長会議編：医療事故防止のための安全管理体制の確立に向けて，日総研出版（2001）

ICRP Publication 86 : Prevention of Accidental Exposures to Patients Undergoing Radiation Therapy, The International Commission on Radiological Protection（2000）

ICRU Report 29 : Dose specification for reporting external beam therapy with photons and electrons, International Commission on Radiation Units and Measurements, Washington, D. C, U. S. A（1978）

ICRU Report 50 : Prescribing Recording, and Reporting Photon Beam Therapy, International Commission on Radiation Units and Measurements, Washington, D. C, U. S. A（1994）

ICRU Report 62 : Prescribing Recording, and Reporting Photon Beam Therapy, (Supplement ICRU Report 50) International Commission on Radiation Units and Measurements, Washington, D. C, U. S. A（1999）

ICRU Report 24 : Determination of absorbed dose in a patient irradiated by beam of X or Gamma rays in radiotherapy, International Commission on Radiation Units and Measurements, Washington, D. C, U. S. A（1976）

日本医学物理学会編：外部放射線治療における高エネルギー X 線および電子線の吸収線量の標準測定法，通商産業研究社（2002）

熊谷孝三編著：放射線治療における安全確保に関するガイドライン，日本放射線技師会出版会（2005）

日本放射線腫瘍学会編集：外部放射線治療における Quality Assurance (QA) システムガイドライン（2016）

日本放射線腫瘍学会研究調査委員会編：外部放射線治療装置の保守管理プログラム，通商産業研究社（1994）

日本放射線技術学会編：放射線医療技術学叢書　放射線技術 QC プログラム，日本放射線技術学会出版委員会（1988）

熊谷孝三編：放射線治療における誤照射事故防止指針，日本放射線技術学会（2003）

熊谷孝三編著：医療安全のための放射線治療手順マニュアル，日本放射線技師会出版会（2005）

第12章　放射線治療における事故防止対策

熊谷孝三編著：医療安全学，医療科学社（2005）
岡田　清，岡井清士，木下健治：病院における医療事故紛争の予防　第2版，医学書院（1997）
鹿内清三：医療紛争の予防と対応策―病院のリスクマネジメント―，第一法規（1994）

◎ 演習問題

問題1　医療事故発生のメカニズムはReasonの軌道モデルで表される．この軌道モデルを説明し，放射線治療での医療事故の発生を防止する障壁には何が考えられるか述べよ．

問題2　医療事故防止にはリスクマネジメントが重要である．リスクマネジメントの目的を述べよ．

問題3　医療事故防止のアプローチの方法に，SHELモデルとPDCAサイクルがある．それぞれについて説明せよ．

第13章 代表的な疾患における放射線治療のワンポイント

- 13・1 脳腫瘍
- 13・2 舌 癌
- 13・3 喉頭癌
- 13・4 咽頭癌
- 13・5 肺 癌
- 13・6 乳 癌
- 13・7 子宮頸癌
- 13・8 前立腺癌
- 13・9 悪性リンパ腫
- 13・10 緊急照射
- 13・11 骨移転の放射線治療
- 13・12 術前照射,術中照射,術後照射
- 13・13 全身照射法

第13章
代表的な疾患における放射線治療のワンポイント

本章で何を学ぶか

放射線治療は，癌の治療法として手術療法，化学療法と並び，重要な位置を占めると同時に，放射線治療は癌を切らずに治す方法として優れている．本章では，放射線治療が適応となる代表的な疾患をとりあげ，疫学，病理，治療法の選択，治療成績，特殊な照射法などを要点的に学び，実際の癌治療の臨床応用に役立たせる．

13・1 脳腫瘍

脳腫瘍の発生頻度は，全腫瘍の2～4%であり，原発性脳腫瘍と転移性腫瘍があり，めずらしくはない．脳腫瘍は，頭蓋腔という限定された体積内に発達するために，良性腫瘍であっても正常な脳組織を圧迫して障害をもたらす．したがって，臨床的には，すべての脳腫瘍は悪性と考えられる．脳腫瘍は放射線感受性が比較的低い中枢神経内に発生するため，放射線治療の局所療法が可能となり，かつ，侵襲が少なく，良い適応となる．

13・1・1 疫　学

脳腫瘍全国統計[1]によると，人口10万人に対し8～10人の発生と考えられる．1984年より1993年までの登録症例からは，神経上皮性腫瘍（Neuroepithelial tumor：広義のglioma）が全脳腫瘍の28%，髄膜腫（Meningioma）が26%，下垂体腺腫（pituitary adenoma）が17%，頭蓋咽頭腫（craniopharyngioma）が3.4%，胚細胞腫（germ cell tumor）が2.1%である．15歳未満では59%が神経上皮性腫瘍であり，神経膠芽腫（glioblastoma）が32%，星細胞腫（astrocytoma）が28%，退形成性星細胞腫（anaplastic astrocytoma）が18%，小児では星細胞腫と髄芽腫（Medulloblastoma）で78%を占める．

13・1・2 病　理

放射線治療で扱う主な疾患をあげる．
① 神経上皮性腫瘍：星細胞腫，退形成性星細胞腫，神経膠芽腫，髄芽腫，脳室上衣腫（Ependymoma）．
② 末梢神経腫瘍：聴神経腫瘍（Acoustic neurinoma）．
③ 髄膜腫瘍：髄膜腫（Meningioma）．
④ リンパ腫及び造血器腫瘍（Lymphomas and Haematopoietic Neoplasms）：白血病（Leukemia），悪性リンパ腫（Malignant lymphoma）．
⑤ 胚細胞腫瘍：胚芽腫（Germinoma），奇形腫（Teratoma），胎生癌（Embryonal carcinoma）．

⑥ トルコ鞍近傍の腫瘍（Tumours of the Sellar Region）：下垂体腺腫，頭蓋咽頭腫．
⑦ 転移性腫瘍．
⑧ その他：脊索腫（Chordoma），脳動静脈奇形（Arterio-venous malformation）．

13・1・3　治療法の選択

大きさ・部位・性質の脳腫瘍の特殊性を考慮し，さらに年齢，合併疾患，社会的条件を考慮して，治療法あるいはその適応が判断される[2]．手術は運動障害，言語障害，脳神経障害などが生じない範囲で行われる．同じことが放射線療法にもいえるが，少し適応範囲が広い．

化学療法が髄芽腫，胚細胞腫などで進歩してきている．

髄芽腫，脳室上衣腫，胚芽腫は，髄腔を介しての播種がある．これらは放射線感受性が高く，広範囲照射，全中枢神経系照射が行われる．また一方では，化学療法にも感受性が高く，放射線療法と化学療法の併用が行われる．放射線療法の照射範囲はこの化学療法との兼ね合いで決まる．この両者を併用するのは，この疾患は子どもに多いので，できれば全中枢神経照射の大線量は避けたいことが理由のひとつである．

放射線感受性の低いものとして，星細胞腫，あるいは膠芽腫がある．大きいものでは，できれば摘出が行われる．小さければ定位放射線治療（stereotactic irradiation）によるか，あるいは摘出術との併用で治療が行われる．

脳転移はさまざまな疾患で起こる．感受性が高く，脳転移の多い肺小細胞癌では，予防的全脳照射も行われる．他に多いのは扁平上皮癌，腺癌であり，放射線感受性は限られている．照射法として原発巣及び他臓器転移が制御されており，脳転移が 3～4 個であれば定位放射線治療が行われ，それ以外は全脳照射が行われる．

13・1・4　放射線治療法

照射法は局所照射，拡大局所照射，全脳室系照射，全脳照射，全脳脊髄照射に分けられる[3]．

局所照射は腫瘍部に 0.5～1 cm の安全域（セイフティマージン）をとって行われる．左右対向 2 門照射では，全線量をこのまま照射することは，正常組織（脳，耳道および毛髪）に対する**有害事象**[①]（副作用）の点から勧められず[3]，3 cm 以下の腫瘍に対しては，定位放射線治療（一回照射の定位手術的照射（stereotactic radiosurgery：SRS）と，分割照射の定位放射線照射（stereotactic radiotherapy：SRT）がある）が行われる．

図 13・1 に，SRS 照射による線量分布の一例を示した．SRS では，脳神経のうち特殊感覚神経，とくに視神経や聴神経は放射線障害を受けやすく，機能温存のためには視神経の線量を 10 Gy 以下に抑える必要があるとされる[1]．その適応は，良性腫瘍では，聴神経腫瘍，髄膜腫，下垂体腺腫，頭蓋咽頭腫，血管芽腫（hemangioblastoma），脊索腫，過誤腫（hamartoma）などであり，悪性腫瘍では，孤立性転移性脳腫瘍（solitary metastatic tumor），神経膠腫，膠芽腫などである[1,4]．

> **解説①**
> 俗にいう副作用のことである．有害事象には，早期有害事象と，晩期有害事象がある．

第13章 代表的な疾患における放射線治療のワンポイント

(a) 矢状断　　　　(b) 軸状断　　　　(c) 冠状断

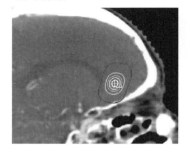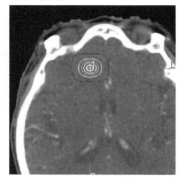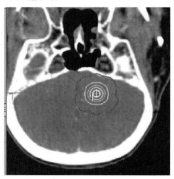

図 13・1　肺癌脳転移への stereotactic radiosurgery の線量分布図

腫瘍の大きさが3cm以上あれば，多門照射，原体照射，三次元照射，SRTが行われる．拡大局所照射はCT，MRIで造影増強される範囲よりも2～3cm幅の安全域をとって行われる．疾患は神経膠芽腫や退形成性星細胞腫などに適用される[4]．やはり，対向2門照射で総線量を照射するのは勧められず，多門照射，原体照射が行われる．図13・2に6門照射法の例を示した．

全脳脊髄照射は，髄膜播種の危険性がある場合に適応になる．脳脊髄腔はS2を充分含める．**照射野のつぎ目**[②]は，約10Gyごとに上下に1cm程度移動すればよい．髄芽腫や低分化の脳室上衣腫，胚芽腫などに適用される[4]．

全脳室系照射は，全脳脊髄照射の適応ではあるが，広範囲照射を避けたいときに行われる．全脳照射は，腫瘍の範囲を正確に決定できなかった時代にしばしば用いられたが，今日ではその意義は薄れつつある[3]が，白血病，悪性リンパ腫，多発性転移性腫瘍では行われる．全脳照射の一例を図13・3に示した．左右対向2門照射では，線量によっては脱毛のみならず，外耳道炎や中耳炎をもたらす．この例では

> **解説 ②**
> 照射野と照射野をつぎ合わせる場合には，つぎ目が50%等線量分布になるように照射法や照射野の設定を工夫する必要がある．セットアップは慎重を行い，過剰照射や過小照射にならないようしなければならない．

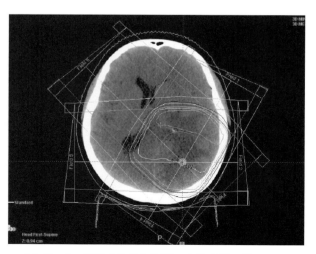

図 13・2　退形成性星細胞腫の術後多門照射の一例

(a) 外耳道での軸位面　　　　　　　　(b) 矢状面

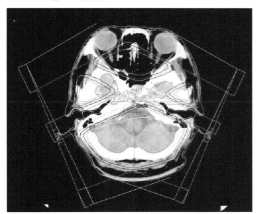
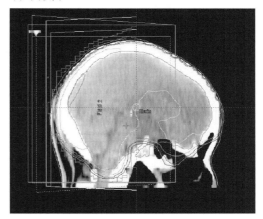

図 13・3　肺癌の脳多発転移への全脳照射の線量分布図

左右非対向2門照射によって，外耳道に合わせた照射角度をとり，適正な線量分布を得るために楔フィルター(Wedge Filter) を使用している．

線量は，通常の外部照射の場合，分割照射で行われ，晩期合併症を軽減するために総線量 50〜60 Gy，1回線量 2 Gy 以下が推奨される．

13・1・5　治療成績

代表的な脳腫瘍における放射線治療の生存率を**表 13・1** に示す．

表 13・1　代表的な脳腫瘍の放射線治療成績

膠芽腫	約 5％（5年生存率）[5]
退形成性星細胞腫	約 20％（5年生存率）[5]
髄芽腫	約 60％（5年生存率）[6]
胚芽腫	90〜95％（10年生存率）[7]
聴神経腫瘍の局所制御率	SRS：89〜98％
	SRT：97〜100％
	通常分割外照射：82％[5]

キーポイント【脳腫瘍】
(1) 組織型により，治療法と予後が異なる．
(2) 従来の照射法に加えて，IMRTや集光照射法が用いられる．

13・2　舌　癌

舌癌は，口腔癌のほとんどを占める．解剖学的に直視できる関係にあり，腫瘍の広がりを把握できる．また，その形態や機能を温存する点から放射線治療の適応となる．

13・2・1 疫　学

インド，東南アジアでの発生頻度が高いが，わが国では口腔癌による死亡率は10万人に対して男性1.6，女性0.6と報告されている[8]．50～60歳代に好発し，男女比は2：1である[9]が，最近は女性の頻度が上昇している[10]．年間発生は約3000例と予測されている[10]．

13・2・2 病理と病期

舌癌とは，有郭乳頭より前の舌に発生したものをいう．舌癌は舌縁部に多く，次に舌腹が多い．

口腔粘膜は扁平上皮と小唾液腺などからなるため，口腔腫瘍の80％を扁平上皮癌，10％を腺様嚢胞癌（adenoid cystic carcinoma）や粘表皮癌（mucoepidermoid carcinoma），残りを悪性リンパ腫や悪性黒色腫（malignant melanoma）などが占めている[10]．扁平上皮癌の多くは高分化である．

UICC 2002[11]は，**分化度，原発巣，リンパ節転移，病期分類**を次のように分類している．

ⅰ）分化度
　GX：評価不能
　G1：高分化
　G2：中分化
　G3：低分化
　G4：未分化

ⅱ）原発巣
　TX ：原発巣評価不能
　T0 ：原発巣を認めない
　Tis ：上皮内癌
　T1 ：最大径2 cm以下
　T2 ：2 cmを超え4 cm以下
　T3 ：4 cmを超える
　T4a：骨髄，舌深層の筋肉，上顎洞，皮膚に浸潤
　T4b：咀嚼筋間隙，翼状突起，頭蓋底に浸潤

ⅲ）リンパ節転移
　NX ：リンパ節転移評価不能
　N0 ：リンパ節転移なし
　N1 ：同側単発性で最大径3 cm以下
　N2a：同側単発性で3 cmを超え6 cm以下
　N2b：同側多発性で6 cm以下
　N2c：両側あるいは対側で6 cm以下

N 3 ：6 cm を超える

iv）病期分類
　0 期　：Tis N 0 M 0
　I 期　：T 1 N 0 M 0
　II 期　：T 2 N 0 M 0
　III 期　：T 1，T 2 N 1 M 0
　　　　　T 3 N 0 N 1 M 0
　IV a 期：T 1，T 2，T 3 N 2，M 0
　　　　　T 4 a N 0，N 1，N 2，M 0
　IV b 期：N 3 M 0，T 4 b M 0
　IV c 期：M 1

13・2・3　治療法の選択

　舌癌の根治治療は手術と放射線治療である[10]．T 1-2 N 0 では手術と放射線治療では，成績はほぼ同じである．
　放射線治療では，T 1-2 N 0 の早期例の多くは組織内照射が行われるが，腫瘍の厚みが大きい症例では外部照射と組織内照射の併用で治療が行われる．舌前方の薄い腫瘍では電子線の腔内照射が行われることもある．T 1-2 N 1 症例では外部照射と組織内照射後に手術による頸部郭清が行われる．T 3-4 症例，切除断端陽性例，多発性のリンパ節転移例，リンパ節節外浸潤例では術後照射が行われる[9]．

13・2・4　放射線治療法

　外部照射では 4 MV-X 線を使用し，できるだけ健側の唾液腺機能を残すように照射野を設定する．**図 13・4** に健側唾液腺機能を残すためにウエッジフィルター直交 2 門照射を行った症例を示す．

(a) 矢状面

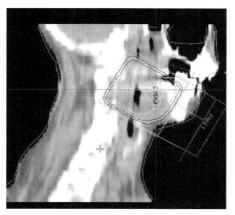

(b) 軸位面

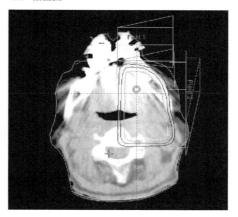

図 13・4　舌癌術後照射の線量分布図

第13章 代表的な疾患における放射線治療のワンポイント

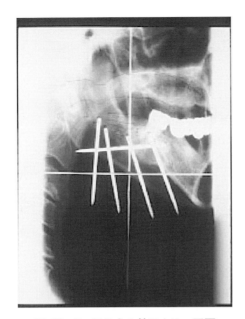

図 13・5 ラジウム針による一平面刺入 [九州大学例]

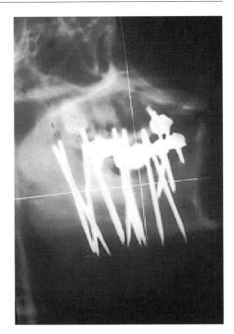

図 13・6 ラジウム針による二平面刺入 [九州大学例]

組織内照射は，この照射法が必要かつ可能な症例で行う．図 13・5 はラジウム（^{226}Ra）針による一平面刺入の症例，図 13・6 は同様にラジウム針による二平面刺入の症例を示す．使用される密封小線源は，時代の変遷とともにラジウム針からセシウム（^{137}Cs）針に変わったが，治療効果はほぼ同じである．図 13・7 は，イリジウム（^{192}Ir）ヘアピンによる組織内照射例

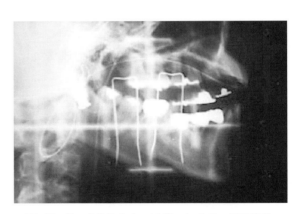

図 13・7 イリジウムヘアピンによる一平面刺入 [福岡大学―九州がんセンター例]

である．アフターローデイング法を用いており，術者の被曝がいくぶん減少した．イリジウムピンは，ラジウム針，セシウム針より細く，かつ，フレキシブルであるため，患者の苦痛もいくぶん減少した．図 13・8 は，イリジウム線源を用いたリモートアフターローダ（RALS）Microselectron による組織内照射の症例である．この照射法は高線量率であり，分割照射が行われる．患者は一般病室から RALS 室へ通って治療を受けることになり，密封小線源治療病室に入る必要がない．また，病巣への線源挿入を遠隔操作で行うために術者や医療従事者の放射線被曝もなくなった．図 13・9 は，同種のリモートアフターローダであるが，使用するイリジ

(a) 位置合わせ写真（正面）　　(b) 位置合わせ写真（横）

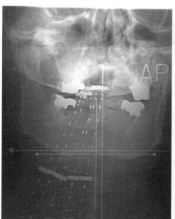
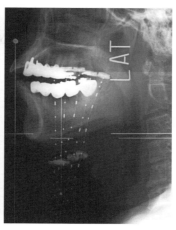

図 13・8　マイクロセレクトロンによる刺入［九州医療センター例］

(a) 正面　　(b) 横

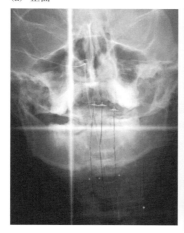
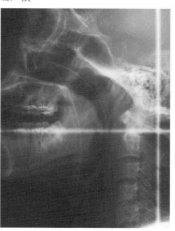

図 13・9　マルチソースによる刺入［福岡大学例］

ウム線源がコバルト線源に変わっただけのマルチソース（multisource）による治療例である．いずれにしろ，舌癌は舌縁に多発するので，組織内照射時には，骨障害などの有害事象を抑制するために下顎歯肉や下顎骨に対する照射線量を低減するように心がけねばならない．

　線量は外部照射と組織内照射を併用する場合には，30〜40 Gy の外部照射と60 Gy 前後を投与する．低線量率組織内照射単独では 65〜70 Gy の照射を行い，高線量率組織内照射単独では，60 Gy/10 日/7 日（1 日 2 回，6 時間上の感覚を開けて照射）が行われる．

13・2・5　治療成績

舌癌の5年局所制御率を**表13・2**に示す．

表 13・2　舌癌の放射線治療成績[8]

a．5年局所制御率：組織内照射単独：	Ⅰ期	85～90%
	Ⅱ期	75～85%[9]
b．5年生存率[③]：	Ⅰ期	80%
	Ⅱ期	60%
	Ⅲ期	30%
	Ⅳ期	15%

> **解説 ③**
> 生存率：治療の完遂度を評価するために使用される．5年生存率はもっとも広く使用されている生存の指標であり，癌の治癒度を表している．

キーポイント【舌癌】
(1) 舌癌は組織内照射が有効である．
(2) N 0 でも頸部リンパ節転移が30%程度あり，予後を左右する．
(3) 腫瘍の厚みと頸部リンパ節転移に相関がある．
(4) T 3-4 は手術が行われる．

13・3　喉頭癌

喉頭癌の原因は，喫煙が主なものである．喫煙歴のない患者も少数いるが，この場合は胃液などの逆流による慢性刺激も誘因として考えられている．食生活の欧米化に伴って胃食道逆流症が増えているので，今後，わが国でも喉頭癌の増加が予想されている．喉頭癌は**声門上部癌，声門部癌，声門下部癌**に分かれる．声門上部癌は喫煙と飲酒，声門部癌は喫煙，声門下部癌は飲酒が関係している．しかしながら，声門上部癌，もしくは声門下部癌の場合には，必ずしも嗄声は現れない．時に無症状のまま癌病巣が増大し，気道狭窄，嚥下困難などの症状で発見されることもある[12-15]．以下に最も発生頻度の多い声門部癌について述べる．

13・3・1　疫　学

米国では，喉頭癌は，男性で4倍多く，社会経済的地位の低い人に多い．95%を超える患者が喫煙者であり，15 pack-year の喫煙でリスクは30倍増加する．発生は新規症例が毎年約14 000 例であるが，減少しており（特に男性で），その理由は喫煙習慣の変化による可能性が最も高い．

13・3・2　病　理

米国の喉頭癌の年間死亡数は約3 600 例である．日本では，喉頭癌の発生率は年間2.8人/10万人程であり，死亡数は年間約1 000人である，喉頭癌の90%以上が扁平上皮癌である．

ⅰ） 原発巣

 T1：正門の動きは正常，癌が声帯に限局
   a 癌が一側声帯に限局
   b 両側に浸潤
 T2：声門上部または下部に進展，声帯運動あり
 T3：声帯固定
 T4：喉頭外進展

ⅱ） リンパ節転移

 N0 ：なし
 N1 ：癌と同側リンパ節に3 cm以下の転移が1個
 N2a：癌と同側リンパ節に3 cmを超え，6 cm以下の転移が1個
 N2b：癌と同側リンパ節に6 cm以下の転移が2個
 N2c：癌と同側または反対側リンパ節に6 cm以下の転移
 N3a：リンパ節に6 cmを超える転移
 N3b：リンパ節に1個以上の転移があり，リンパ節以外の組織に浸潤
 M0 ：遠隔転移なし
 MI ：遠隔転移あり

ⅲ） 病期分類

 Ⅰ期　：T1N0M0
 Ⅱ期　：T2N0M0
 Ⅲ期　：T1N1M0，T2N1M0，T3N0M0，T3N1M0
 ⅣA期：T1N2M0，T2N2M0，T3N2M0，T4aN0M0，
 　　　　T4aN1M0，T4aN2M0
 ⅣB期：T1N3M0，T2N3M0，T3N3M0，T4aN3M0，T4bN0M0，
 　　　　T4bN1M0，T4bN2M0，T4bN3M0
 ⅣC期：T，Nにかかわらず，M1

13・3・3　治療法の選択

　声門部癌は声がれ（嗄声）の症状が出るために早期に発見されることが多い．今までは早期癌には放射線治療，進行癌には手術療法による喉頭全摘術が行われてきた．最近では患者の生活の質を考えて化学放射線療法が行われるようになってきた．声が出なくなるということは，他の人とのコミュニケーションが取れにくくなり，生活していく上で非常に困ることになる．早期癌には，放射線治療または喉頭温存手術のどちらかで喉頭温存を図ることが推奨されている．進行癌には，喉頭全摘出術が主体であったが，QOLの観点から年齢や全身状態を十分に考慮して，化学放射線同時併用療法や喉頭温存手術が行われることが多くなっている[16]．

13・3・4　放射線治療法

　根治的照射のよい適応はT1N0，T2N0症例である．T1では60～66 Gy/30～33回/6～7週，T2以上では70 Gy/35回/7週の通常分割照射が一般的である．声門癌では頸部リンパ節は含めない．早期喉頭癌の照射は，4 MVのX線が

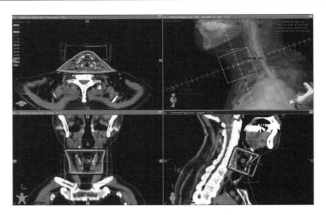

図 13・10　喉頭がんの側方対向 2 門照射法（国立病院機構九州がんセンター提供）

用いられる．照射野の大きさは声門を中心として 5 cm×5 cm，あるいは 6 cm×6 cm である．喉頭の皮膚表面から 1.0 cm 程度離し，上側は甲状切痕の上方，下側は輪状態軟骨下縁，後側は椎体前縁の位置とし，左右対向 2 門照射を行う．原則として線量分布を改善するためにウエッジフィルタを使用する．1 回線量 2 Gy で，30 日間の総線量 60 Gy を照射する．頸部の動きを固定するためにシェルが用いられる．図 13・10 に喉頭癌の側方対向 2 門照射法および両鎖骨上窩の 1 門照射法を示す．

5 年制御率は早期癌で 69～94％，進行癌では 42～67％ 程度である．有害事象には声枯れの悪化，咽頭痛，咳，皮膚発赤がある．照射中はこれらの症状を緩和するために，過度の声出しを避けるようにさせる．また，飲酒は喉頭浮腫の原因となるので飲酒は控えさせる．治療後に喫煙することは治療後の状態が不良となるので，禁煙も徹底する必要がある．進行癌には，化学療法の併用が行われ，同時併用療法が標準的である[53]．

13・3・5　治療成績

喉頭癌病期別 5 年相対生存率％（2010-2012 年）は，Ⅰ期 96.6％，Ⅱ期 92.8％，Ⅲ期は 78.1％，Ⅳ期 47.8％ である．

> **キーポイント【喉頭癌】**
> (1) 喉頭癌の原因は，喫煙が主なものである．
> (2) 早期癌は，放射線治療または喉頭温存手術のどちらかで喉頭温存を図ることは推奨されている．
> (3) 根治的照射のよい適応は Ｔ１Ｎ０，Ｔ２Ｎ０ 症例である．

13・4　咽頭癌

咽頭癌は，**上咽頭癌**，**中咽頭癌**，**下咽頭癌** に大別され，それぞれについて治療方針は異なる．

上咽頭癌

13・4・1 疫　学

日本での罹患率は人口10万人に対して年間男性0.4, 女性0.2[17], 年間発生数約500例, 死亡数326例[18]と報告されている. **EBウィルス**[④] との関連がいわれる. 側壁, 後上壁, 下壁（軟口蓋の上面）に分けられ, 側壁と後上壁はほぼ同数であるが, 下壁は非常にまれである. また, 多彩な神経症状が出現し, 後方型の予後は不良である. 上咽頭癌の放射線に対する感受性は良好であり, 制御率も高い. しかし, 局所あるいは頸部リンパ節が制御されても肺, 肝臓, 骨などの遠隔転移で死亡する例も多い.

13・4・2 病　理

上皮性腫瘍が約90％を占め, 多くは扁平上皮癌であり[18], 低分化型が多い. 70〜80％程度に頸部リンパ節転移を認め, 転移は両側性である場合も多い. 低分化型の扁平上皮癌で局所進展例が多い. 初診時に, 肺, 肝臓, あるいは骨などの遠隔転移を認める例もある. 原発不明の頸部リンパ節（とくに後頸部リンパ節転移）の症例では, 上咽頭癌の可能性に注意を払う必要がある.

UICC 2002[20]は, 亜部位, 分化度, 原発巣, リンパ節転移, 病期分類を次のように分類している.

ⅰ） 亜部位
　　①後上壁, ②側壁, ③下壁；軟口蓋上面

ⅱ） 分化度
　GX：評価不能
　G1：高分化
　G2：中分化
　G3：低分化
　G4：未分化

ⅲ） 原発巣
　TX　：原発巣評価不能
　T0　：原発巣を認めない
　Tis　：上皮内癌
　T1　：上咽頭に限局
　T2a：中咽頭, 鼻腔に進展しているが, 傍咽頭間隙には進展していない
　T2b：傍咽頭間隙へ進展
　T3　：骨, 副鼻腔へ進展
　T4　：頭蓋内へ進展, 脳神経を障害, 側頭下窩, 下咽頭, 眼窩, 咀嚼筋間隙へ進展

解説 ④
エプスタイン-バーウィルス (Epstein-Barr virus) は, ヘルペスウィルスの仲間に属し, 世界中で見られるウィルスである. 免疫に係る細胞の中でも潜伏・休眠状態に入るが, まれにバーキット-リンパ腫や鼻咽頭癌といった悪性腫瘍の発生に関与するといわれる.

iv) リンパ節転移

70～80％程度に頸部リンパ節転移を認める[20]
NX ：リンパ節転移の評価不能
N0 ：リンパ節転移なし
N1 ：鎖骨上窩より上方，片側，6cm以下
N2 ：鎖骨上窩より上方，両側で6cm以下
N3a：6cmを超える
N3b：鎖骨上窩への転移

v) 病期分類
0期　：TisN0M0
Ⅰ期　：T1N0M0
ⅡA期：T2aN0M0
ⅡB期：T1N1M0
　　　　T2aN0M0
　　　　T2bN0，N1M0
Ⅲ期　：T1N2M0，T2a，T2bN2M0
　　　　T3N0，N1，N2M0
ⅣA期：T4N0，N1N2M0
ⅣB期：N3M0
ⅣC期：M1

13・4・3　治療法の選択

　低分化型の扁平上皮癌では，放射線感受性が高いものが多く，また，高度のリンパ節転移あるいは遠隔転移を有する進行癌が多いことから，放射線治療が主体を担ってきた．最近では，化学療法も進歩してきており，放射線治療との併用が多くなってきている．手術は，原発病巣が全摘不可能な部位にあるので，放射線治療後に残存するリンパ節転移，あるいは再発にしか適応されない[17)20]．上咽頭局所再発には，再照射，腔内照射，定位照射が試みられる[20]．

13・4・4　放射線治療法

　多くの施設において上咽頭癌の治療は，当初は頭蓋底から胸骨上縁まで照射される[17)20]．頭蓋底から上頸部までは左右対向2門照射で行い，下頸部から鎖骨上窩は前方1門照射で行う．両者のつぎ目に注意を要する[20]．図13・11に照射例の照合写真を示す．図13・12に別な上咽頭癌治療症例の線量分布図を示す．図13・13は，左右対向2門照射と前方1門照射での照射野のつぎ目を確認した照合写真である．この照射後には，顎関節と耳下腺の線量を下げる目的もあって上咽頭に照射野を縮小して照射する（ブースト照射）．

　線量は原発部位には，65 Gy/6.5週～70 Gy/8週が必要である．ただし，50 Gy以上の照射は照射野を縮小して行う．図13・14はブースト照射とその線量分布の一例であり，三次元照射である．リンパ節転移残存の場合は，照射法にさらなる工夫

(a) 上咽頭－上頸部　　　(b) 下頸部

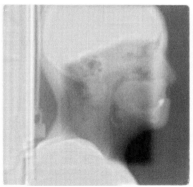
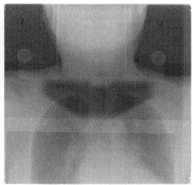

図 13・11　上咽頭癌の位置合わせ写真 [小倉記念病院例]

(a) 矢状断　　　(b) 冠状断

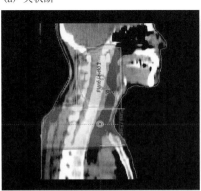
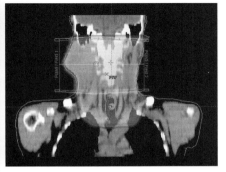

図 13・12　上咽頭癌の線量分布図

表 13・3　上咽頭癌の放射線治療成績[21]

a. 5年局所制御率	T1：93%
	T2：84%
	T3：71%
b. 5年生存率	I期：89%
	II期：70%
	III期：53%
	IV期：37%

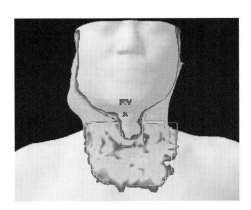

を要する．図 13・15 は，密封小線源治療による腔内照射の例である．この線量分布は三次元照射よりも劣る．

図 13・13　照射野のつぎ目

13・4・5　治療成績

上咽頭癌の5年局所制御率を表 13・3 に示す．

第13章 代表的な疾患における放射線治療のワンポイント

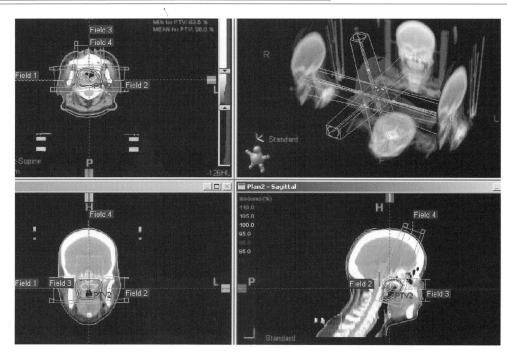

図 13・14 原発巣への三次元照射

中咽頭癌

13・4・6 疫　学

日本の1991年の死亡数272人, 全悪性腫瘍死亡数の0.12%[22], 1997年の死亡者395例と報告されている[23]. 病因として, 飲酒があげられる.

13・4・7 病　理

中咽頭は, 部位的には, 軟口蓋, 口蓋扁桃, 舌根, 喉頭蓋谷, 後壁に大別され, リンパ節転移は扁桃部のものは同側へくるが, 他は両側の頸部にくることが多い. 中咽頭癌の90%以上が扁平上皮癌であり[23], 多くは低分化型, 非角化型である.

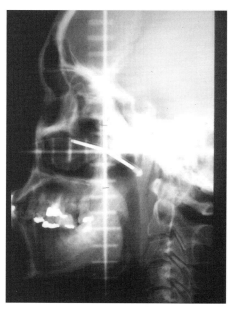

図 13・15　腔内照射［九州大学例］

UICC 2002[25]は, 亜部位, 分化度, 原発巣, リンパ節転移, 病期分類を次のように分類している.

ⅰ) 亜部位

①前壁；有郭乳頭より後ろの舌, 喉頭蓋谷, ②側壁；口蓋扁桃, 扁桃窩, 口蓋

弓，舌扁桃溝，③後壁，④上壁；軟口蓋下面，口蓋垂．
　口蓋扁桃原発がもっとも多く[22]，側壁が 50％ を占める[24]．軟口蓋，口蓋弓では高分化扁平上皮癌が多く，口蓋扁桃，舌根部では低分化扁平上皮癌—中分化扁平上皮癌が多い[23]．

ii) 分化度
　GX：評価不能
　G1：高分化
　G2：中分化
　G3：低分化
　G4：未分化

iii) 原発巣
　TX ：評価不能
　T0 ：認めない
　Tis ：上皮内癌
　T1 ：最大径 2 cm 以下
　T2 ：2 cm を超え 4 cm 以下
　T3 ：4 cm を超える
　T4a：喉頭，舌深層の筋肉，外舌筋，内側翼突筋，硬口蓋，下顎骨に浸潤
　T4b：外側翼突筋，翼状突起，上咽頭側壁，頭蓋底に浸潤，頸動脈を取り囲む

iv) リンパ節転移
　初診時リンパ節転移例は 50〜60％ である[24]．
　NX ：評価不能
　N0 ：なし
　N1 ：同側で，3 cm 以下
　N2a：同側，単発性で，3 cm を超え，6 cm 以下
　N2b：同側，多発性で，6 cm 以下
　N2c：両側あるいは対側の 6 cm 以下
　N3 ：6 cm 以上

v) 病期分類
　0期　：TisN0M0
　I期　：T1N0M0
　II期 ：T2N0M0
　III期：T1, T2N1M0
　　　　T3N0, N1M0
　IVA期：T1T2, T3N2M0
　　　　T4aN0, N1, N2M0
　IVB期：T4bM0

　　　　　　　　N3
ⅣC期：M1

13・4・8　治療法の選択

　早期症例では手術と放射線治療の成績は同じ[23]であり，早期例及びT1-2においてリンパ節転移のある症例でも，根治的照射が第一選択の治療法[22]となる．化学療法も進歩し，放射線治療に併用されている．特に進行癌では放射線と化学療法の併用により放射線単独治療に比べて良好な成績が報告されている[24]．

(a) 矢状断

(b) 冠状断

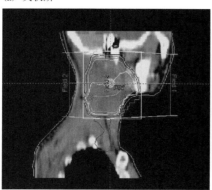
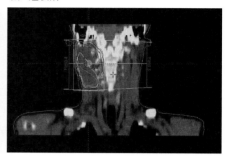

図 13・16　中咽頭4門照射の線量分布図

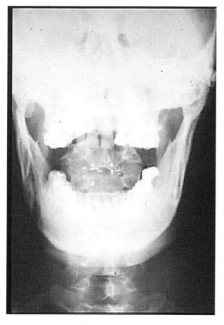

図 13・17　ゴールドヅレイン永久刺入例［九州がんセンター例］

表 13・4　中咽頭癌の放射線治療成績[26]

a. 5年原病生存率[23]		Ⅰ期：67%
		Ⅱ期：63%
		Ⅲ期：50%
		Ⅳ期：37%
b. 5年生存率[26]	扁桃腺	Ⅰ期：94〜100%
		Ⅱ期：88〜95%
		Ⅲ期：48〜80%
		Ⅳ期：22〜37%
	舌根	Ⅰ期：75〜94%
		Ⅱ期：73〜89%
		Ⅲ期：68〜81%
		Ⅳ期：17〜50%
	軟口蓋	Ⅰ期：90〜100%
		Ⅱ期：80〜100%
		Ⅲ期：28〜82%
		Ⅳ期：25〜83%
	後壁	Ⅰ期：77〜100%
		Ⅱ期：58〜80%
		Ⅲ期：70〜75%
		Ⅳ期：41〜50%

13・4・9　放射線治療法

原発巣とすべての頸部リンパ節を含めて照射する[22]．健側の大唾液腺はできるだけ機能温存を図るべきである．線量は，リンパ節転移のない場合には 4〜6 MVX 線を用い，原発巣と上頸部リンパ節を十分に含めると，頸部脊髄が照射野内に入るので 50 Gy までとする．リンパ節へは電子線 10〜14 MeV で追加照射を行う．舌根部のものは左右対向2門照射で 65 Gy/6.5 週とする．**図 13・16** は，喉頭蓋谷の T2N2a 症例の 4 門照射例である．健側の大唾液腺を保護しようとしている．**図 13・17** は，有郭乳頭より後ろの舌，すなわち舌根部の T2N0 症例の Au^{198}Grain 刺入例である．

13・4・10　治療成績

中咽頭癌の 5 年局所制御率を**表 13・4** に示す．

下咽頭癌

13・4・11　疫　学

わが国の罹患率は人口 10 万人対男性 0.4，女性 0.1 程度[27]，1997 年には 844 例死亡[28]と報告されている．発癌要因としては，飲酒，喫煙があげられる．

13・4・12　病　理

部位的には梨状窩，輪状軟骨後部，後壁の三部に分かれる．95% 以上が扁平上皮癌とされる．

UICC 2002[30] は，亜部位，分化度，原発巣，リンパ節転移，病期分類を次のように分類している．

i) 亜部位
　① 輪状後部
　② 梨状陥凹
　③ 咽頭後壁
梨状陥凹が 70%[30] ともっとも多い．

ii) 分化度
　GX：評価不能
　G1：高分化
　G2：中分化
　G3：低分化
　G4：未分化

iii) 原発巣
　半数以上は T3-4[30] の進行例である．

TX ：原発巣評価不能
T0 ：原発巣を認めない
Tis ：上皮内癌
T1 ：1亜部位に限局し2cm以下
T2 ：1亜部位を超える，隣接部位に浸潤，2cmを超えるが4cm以下
T3 ：片側喉頭固定，4cmを超える
T4a：甲状軟骨，輪状軟骨，舌骨，甲状腺，食道，頸部正中軟部組織に浸潤
T4b：椎骨前筋膜，縦隔に浸潤，頸動脈を取り囲む

iv) リンパ節転移

初診時リンパ節転移例は約70%[30]と進行例が多い．
NX ：評価不能
N0 ：なし
N1 ：同側で，3cm以下
N2a：同側，単発性で，3cmを超え，6cm以下
N2b：同側，多発性で，6cm以下
N2c：両側あるいは対側の6cm以下
N3 ：6cm以上

v) 病期分類

0期　：TisN0M0
I期　：T1N0M0
II期　：T2N0M0
III期 ：T1, T2N1M0
　　　　T3N0, N1M0
IVA期：T1, T2, T3N2M0
　　　　T4aN0, N1, N2M0
IVB期：T4bM0
　　　　N3
IVC期：M1

13・4・13　治療法の選択

早期例では照射（＋/−化学療法）を先行し，反応が良い例では根治的な照射が行われる．早期癌では多分割照射による成績向上が報告されている[30]．しかし，放射線治療で根治治療可能な症例は下咽頭上部の利状陥凹部のT1N0またはT2N0，下咽頭後壁T1N0に限られている[27]．ほとんどを占める進行癌では，手術が主体となり，術後照射を主とする放射線治療に，最近進歩してきた化学療法が併用される．

13・4・14　放射線治療法

解説⑤
外側咽頭後リンパ節のこと．

照射は**ルヴィエールリンパ節**⑤を含めた全頸部照射を行う[30]のが一般的である．

その方法は，ルヴィエールリンパ節から原発巣を含む頸部までを左右対向2門照射，下頸部から鎖骨上窩は前方1門照射で行う方法と，前方斜入2門照射で行う方法がある．前者では照射野のつぎ目が問題になり，後者では脊髄線量が問題になる．**図13・18**は前者で，左右対向2門照射と前方1門照射であり，**図13・19**はウェッジフィルタを用いた前方斜入2門照射である．いずれにしろ，事情が許せば，図

(a) 上頸部　　　　　　(b) 下頸部

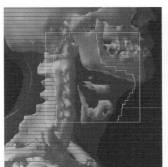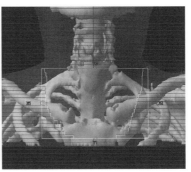

図 13・18　下咽頭癌照射野

(a) 矢状断　　　　　　(b) 軸位断

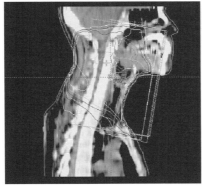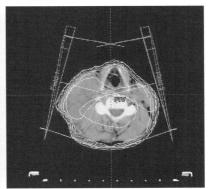

図 13・19　下咽頭癌線量分布図

(a) 矢状断　　　　　　(b) 軸位断

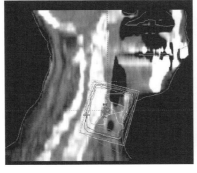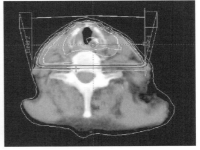

図 13・20　下咽頭原発巣照射線量分布図

13・20のように照射野を縮小していく．

線量は，Ｔ１Ｎ０症例において根治を目的とした比較的小さい照射野のものは対向２門照射で70 Gy/7週が投与される．また，リンパ節転移がある場合，照射野は全頸部を含めて50 Gy/5週を投与し，腫瘍の縮小が見られる場合には，照射野を縮小して70 Gyまで照射する．

13・4・15　治療成績

下咽頭癌の５年局所制御率を**表 13・5**に示す．

表 13・5　下咽頭癌の放射線治療成績[31]

a. ５年生存率	
	II期：75%
	III期：40%
	IV期：17%
b. 局所制御率	
	Ｔ１：79%
	Ｔ２：71%
	Ｔ３：17%
	Ｔ４： 8%

> **キーポイント**
>
> 【上咽頭癌】
> 　(1) リンパ節転移が多く，原発不明の頸部リンパ節の例もある．
> 　(2) リンパ節転移は，後頸部にも多い．
> 【中咽頭癌】
> 　(3) 発生部位によって病理や伸展様式が異なる．
> 　(4) 機能温存のために放射線治療が適用される．
> 　(5) 組織内照射も行われる．
> 【下咽頭癌】
> 　(6) 発生部位によって病理や伸展様式が異なる．
> 　(7) リンパ節転移が多い．

13・5　肺　癌

肺癌における呼吸器症状の多くは，咳，痰，血痰であり，その他に頻度は少ないが胸痛，呼吸困難，発熱などの症状が出現する．進行した肺癌では，臓器胸膜への浸潤による胸痛や胸水貯留，癌性心嚢炎，上代静脈症候群をきたす．また，遠隔転移として脳転移や骨転移がみられる．根治照射を行うには，症例を選択する必要があり，予後不良の症例に根治照射をしても意味がない．

13・5・1　疫　学

肺癌は男性に多い疾患であり，1998年の年間死亡５万１千人[32]と報告されている．発癌要因としては，喫煙が重要視されている．他に，職業（アスベスト，クロム，ウラニウム鉱山など），大気汚染（ベンツピレン，二酸化窒素など），室内汚染（環境タバコ煙，燃料，室内ラドン）などがあげられる．

13・5・2　病理・病期

扁平上皮癌，腺癌，腺扁平上皮癌，大細胞癌（large cell carcinoma），小細胞癌（small cell carcinoma），カルチノイド（carcinoid），腺様嚢胞癌，粘表皮癌，その他[28]があり，同一癌組織内で多かれ少なかれ混在しているが，早期であれば局

所療法で根治が望める非小細胞肺癌，増殖が旺盛で全身性疾患として扱われる小細胞肺癌とに大別される[32]．

UICC 2002[35] は，分化度，原発巣，リンパ節転移，病期分類を次のように分類している．

ⅰ) 分化度
GX：評価不能
G1：高分化
G2：中分化
G3：低分化
G4：未分化

ⅱ) 原発巣
TX：原発巣が評価不能
T0：原発巣を認めない
T1：主気管支に及ばず3 cm以下
T2：3 cmを超える
　　気管分岐部より2 cm以上離れる
　　臓器胸膜に浸潤
　　肺門に及ぶ無気肺
　　片側全部には及ばない閉塞性肺炎
T3：胸壁，横隔膜，縦隔胸膜，壁側心膜に浸潤
　　気管分岐部より2 cm未満であるが気管分岐部には及ばない
　　無気肺，閉塞性肺炎が片側全体に及ぶ
T4：縦隔，心臓，大血管，気管，食道，椎体，気管分岐部に及ぶ
　　同一肺葉内転移
　　悪性胸水

ⅲ) リンパ節転移
NX：評価不能
N0：なし
N1：同側肺内，気管支周囲，肺門
N2：同側縦隔，気管分岐部下
N3：対側縦隔，対側肺門，斜角筋前，鎖骨上窩

ⅳ) 病期分類
潜伏期　：TXN0M0
0期　　：TisN0M0
ⅠA期：T1N0M0
ⅠB期：T2N0M0
ⅡA期：T1N1M0

ⅡB期：Ｔ２Ｎ１Ｍ０
　　　　Ｔ３Ｎ０Ｍ０
ⅢA期：Ｔ１，Ｔ２Ｎ２Ｍ０
　　　　Ｔ３Ｎ１，Ｎ２Ｍ０
ⅢB期：Ｎ３Ｍ０
　　　　Ｔ４Ｍ０
Ⅳ期　 ：Ｍ１

小細胞癌では，限局型を片肺と縦隔及び鎖骨上窩に限局するものとする場合が多い．

13・5・3　治療法の選択

非小細胞癌では，手術のほうが放射線療法よりも局所根治性が高いとされる[35]が，診断時に根治手術の対象となる割合は20～30％程度にすぎず，40％前後は切除不能の局所進行癌[32]である．早期例において高齢等による手術不能例や手術拒否例が根治的放射線治療の適応になり，手術例の場合でもＮ１-３やＴ３-４は術後照射の適応になる．いずれの場合も最近進歩してきた化学療法との併用も行われる．Ｔ１-２Ｎ０であれば，根治的照射に三次元照射を行う施設もある．小細胞肺癌では，化学療法が行われるが，限局型であれば放射線治療も併用される．

13・5・4　放射線治療法

根治的照射の場合，肺野では画像上の病巣から1.5 cm 以内の余裕（safety margin）を持った照射野に抑えるべきである．ただし，中・下肺野の病巣は呼吸によ

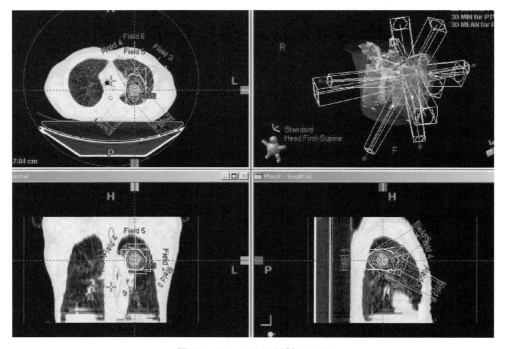

図 13・21　三次元照射の一例

13・5 肺 癌

(a) 矢状断

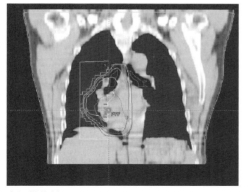

(b) 軸位断

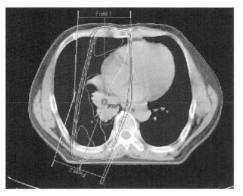

(c) Beam's Eye View

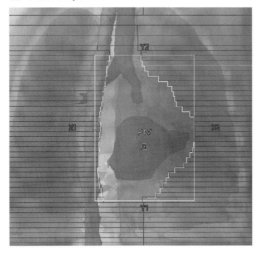

図 13・22 肺癌非対向2門照射の線量分布図

(a) 40Gy/4wks までの対向2門照射の線量分布図

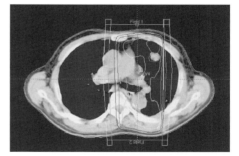

(b) 4門照射への変更後の冠状断

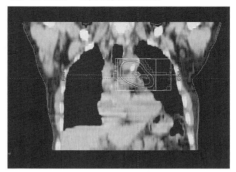

(c) 軸位断

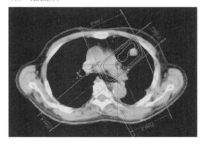

図 13・23 肺癌照射法の変更の一例

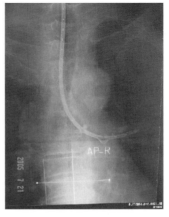

図 13・24 腔内照射［新古賀病院例］

る上下移動が大きいので照射野はこの分だけ大きくなる[35]．非小細胞癌の根治的照射では60 Gy以上の治療線量が必要であるが，脊髄の線量は通常分割では50 Gy以下，1回線量が増すにつれてそれ以下に抑えなければならない[35]．20 Gy以上照射される正常肺の体積V_{20}が正常肺全体の体積の40％を超えないよう（できるだけ35％以下になるよう）に計画することが重要である[32]．

小線源治療では，外部照射50～60 Gy後，粘膜下5～10 mmに週1回5～7 Gyの割合で，総線量15～20 Gyが行われている[35]．図13・21は，肺癌T1N0M0に三次元照射を行った症例である．図13・22は，T2N1M0で非対向2門照射を行い，脊髄を避けた症例である．図13・23は，T1N2M0で，当初対向2門で照射し，奏効はしていないが，途中から4門照射に切り替えて脊髄を避けた症例である．図13・24は，腔内照射の一例である．

13・5・5　治療成績

肺癌の5年生存率を**表13・6**に示す．

表 13・6　肺癌の放射線治療成績

a．非小細胞肺癌[36]	Ⅰ期：50％程度 Ⅰ・Ⅱ期：20～40％（放射線治療単独） Ⅲ期：15％前後（放射線化学療法） Ⅳ期：17％
b．小細胞癌[37]	Ⅲ期：26～30％（放射線化学療法）

キーポイント【肺癌】
(1) 小細胞肺癌の治療は，Ⅰ期は手術，または放射線化学療法が適用，Ⅱ～Ⅲ期は化学療法（＋放射線治療）が行われる．
(2) 非小細胞肺癌の治療はⅢA期までは外科治療が優先され，ⅢB期や手術非適応例において放射線治療単独，または放射線化学療法が行われる．

13・6　乳　癌

乳癌の中で腫瘤を認めない症例は1～2％程度しかなく，腫瘤が乳癌の症状として患者が最初に異常を気づく．乳腺腫瘤は典型的に弾性硬，表面不整，境界不明瞭，可動性不良であり，圧痛はない．自己検診の普及により，①Ⅰ期症例が増加し，最近では乳房温存療法後の残存乳腺への照射が多くを占めるようになってきた．乳癌は腺癌であるが，放射線感受性は高い．

13・6・1　疫　学

年齢調整死亡率（人口10万対）は1975年で6.5，2002年には10.8である[38]．1994年度の人口10万人当たり罹患数は年間44.0人で，死亡数は年間9.3人と報告されている[39]．

13・6・2　病理・病期

　乳房は，乳頭を中心に内外，上下に四分され，内上（A），内下（B），外上（C），外下（D）と定義される．さらに，入輪部はE領域，C領域の腋窩部分はC′領域といわれる．発生頻度はA：20％，B：5％，C：50％，D：10％，E：5％であり，複数領域が約10％であり，乳腺組織の多いC領域がもっとも高い．

　乳腺の上皮性腫瘍は次のように分類される[40]．
① 非浸潤癌：非浸潤性乳管癌，非浸潤性小葉癌
② 浸潤癌（浸潤性乳管癌）：乳頭腺管癌，充実腺管癌，硬癌
③ 特殊型：粘液癌，髄様癌，浸潤性小葉癌，腺様嚢胞癌，扁平上皮癌
④ Paget 病

　UICC 2002[41]は，分化度，原発巣，リンパ節転移，病期分類を次のように分類している．

ⅰ）亜部位

　乳頭，乳輪部，内上4分円，内下4分円，外上4分円，外下4分円，腋窩部乳腺．

ⅱ）原発巣

　TX　　：原発巣評価不能
　T0　　：原発巣なし
　Tis　　：乳管内癌
　　　　　Tis（DCIS）；非浸潤性乳管癌
　　　　　Tis（LCIS）；非浸潤性小葉癌
　　　　　Tis（Paget）；乳頭のPaget病
　T1mic：0.1 cm以下
　T1a　：0.1 cmを超え，0.5 cm以下
　T1b　：0.5 cmを超え，1 cm以下
　T1c　：1 cmを超え，2 cm以下
　T2　　：2 cmを超え，5 cm以下
　T3　　：5 cm以上
　T4a　：胸壁浸潤
　T4b　：皮膚浸潤
　T4c　：T4aとT4b
　T4d　：炎症性乳癌

ⅲ）リンパ節転移

　NX　：評価不能
　N0　：なし
　N1　：同側腋窩，可動性
　N2a：同側腋窩，固定性
　N2b：胸骨傍のみ

N3a：鎖骨下
N3b：胸骨傍および腋窩
N3c：鎖骨上窩

Level Ⅰ：腋窩静脈，背側筋，小胸筋外側に囲まれる領域
Level Ⅱ：小胸筋の外側縁と内側縁の間
Level Ⅲ：小胸筋内側縁と腋窩先端の間

ⅳ） 病期分類
0期　　：TisN0M0
Ⅰ期　　：T1N0M0
ⅡA期：T0N1M0
　　　　T1N1M0
　　　　T2N0M0
ⅡB期：T2N1M0
　　　　T3N0M0
ⅢA期：T0N2M0
　　　　T1N2M0
　　　　T2N2M0
　　　　T3N1，N2M0
ⅢB期：T4N0，N1，N2M0
ⅢC期：N3M0
Ⅳ期　　：M1

13・6・3　治療法の選択

乳房温存手術後に放射線治療を加えると，乳房内再発が減少すること，乳房温存療法と乳房切除術の間に生存率の差はないことがわかっている[39]．放射線治療が必要な理由のひとつは，2 cmのフリーマージン（free margin）でも，断端陽性が相当に認められることによる[42]．そこで，早期の乳癌に対しては乳房温存療法が行われる．

乳癌学会は適応を以下のように定めている[43]．
① 3 cm以下
② 広範な乳管内進展所見なし
③ 多発病巣がない
④ 重篤な膠原病，同側胸部の照射既往がない
⑤ インフォームド・コンセントが取れている
⑥ 患者の希望

禁忌は，活動性を有する膠原病および妊婦である．

局所進行乳癌の場合，術前化学療法後に乳房切除術を行い，**ホルモン療法**[6]，病理所見によっては，術後照射を加えるのが一般的である．T3あるいはT4例では，胸壁照射が行われ，N3でリンパ節領域の照射が行われることがある．評価は

解説 ⑥
ある腫の癌では，癌細胞の発育にホルモンを必要とする．そのため，特定のホルモンを分泌している部分を手術で取り除いたり，経口や注射によってそのホルモンと反対の作用をするホルモンを投与して，癌細胞の発育を阻止して制御する．

13・6・4 放射線治療法

乳癌診療ガイドライン[44]では，推奨グレードを次のように定義している．
A：十分なエビデンスがあり，推奨内容を日常診療で実践するように強く推奨する．
B：エビデンスがあり，推奨内容を日常診療で実践するように推奨する．
C：エビデンスは十分とはいえないので，日常診療で実践することは推奨しない．
D：患者に害悪が及ぶ可能性があるというエビデンスがあるので日常診療で実践しないように推奨する．

また，**乳房温存術**⑦後の照射に関して，次のように記載している[7]．
① 早期乳癌（Stage I，II）に対する乳房温存術後は乳房照射が推奨される（推奨グレード A）．
② 全乳房照射が推奨される（推奨グレード A）．
③ 全乳房に対して一回線量 1.8～2.0 Gy，総線量 45～50.4 Gy/4.5～5.5 週の照射が推奨される（推奨グレード B）．
④ 腫瘍床に対するブースト照射は乳房内再発を減少させるので有用である（推奨グレード B）．
⑤ 腋窩照射を腋窩郭清に代わるものとして積極的には推奨できない（推奨グレード C）．
⑥ 腋窩リンパ節が十分に郭清できた症例に対する術後腋窩照射は行うべきではない（推奨グレード D）．
⑦ 腋窩リンパ節転移 4 個以上の陽性例に対しては，鎖骨上窩領域の照射が有用である可能性があるが，推奨する十分な根拠がない（推奨グレード C）．
⑧ 乳房温存療法例における胸骨傍リンパ節領域の再発は稀であり，照射を推奨する根拠がない（推奨グレード C）．
⑨ 非浸潤性乳管癌（ductal carcinoma in situ）に対する乳房温存術後には，照射が必要である（推奨グレード A）．

さらに，乳房温存療法の禁忌は次のとおりである．
① 絶対的禁忌
・妊娠中，患側乳房・胸壁への照射の既往がある症例
② 相対的禁忌
・背臥位にて患側上肢を挙上できない症例
・膠原病のうち，強皮症や全身性紅斑性狼瘡 SLE を合併している症例（推奨グレード D）

また，乳房切除術後の放射線治療は次のとおりである．
① 腋窩リンパ節転移 4 個以上の症例では，照射は胸壁制御率を向上させる（推

解説 ⑦
乳癌の手術で局所の癌病巣を切除することをいう．従来はハルステット法という小さな瘤りであっても乳房とその周囲の組織を広く切除する併用乳房切除術が行われていた．乳房温存術に放射線を加えることを乳房温存治療という．両者の手術成績には差がない．

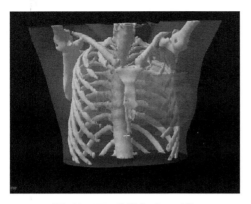

図 13・25　乳腺とリンパ節

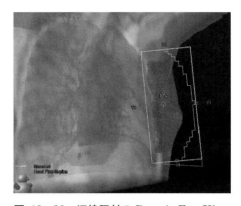

図 13・26　切線照射の Beam's Eye View

奨グレード A）
② 胸壁照射（推奨グレード A）
③ 鎖骨上窩照射（推奨グレード B）
④ 胸骨傍リンパ節照射（推奨グレード B）

図 13・25 は，乳腺と腋窩から鎖骨上窩にかけてのリンパ系を示している．胸壁照射のみでは，リンパ系はカバーできないことがわかる．図 13・26 は，リンパ系は無視し，全乳腺・乳房のみを，肺臓を可能な限り避けて切線照射を行っている症例である．肺をできるだけ避けるには，非対向 2 門照射なり，ハーフビーム（Half field beam）法を用いればよい[45]．図 13・27 は，非対向 2 門照射の例である．

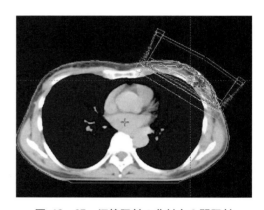

図 13・27　切線照射の非対向 2 門照射

13・6・5　治療成績

乳癌の治療成績を表 13・7 に示す．生存率には差がないといわれる[45]．

表 13・7　乳癌の治療成績

a．乳房温存手術単独　乳房内再発率	18〜35%
b．乳房温存手術＋放射線治療	2〜13%

> **キーポイント【乳癌】**
> (1) 早期乳癌では，残存乳癌に切線照射が行われる．
> (2) 進行乳癌の術後照射の適応は限定される．
> (3) 骨転移と脳転移は，放射線治療の適応となる．

13・7 子宮頸癌

子宮頸癌は，女性性器癌ではもっとも頻度が高く，不正性器出血，接触出血，帯下，閉塞性尿路疾患の症状を呈する．わが国では，Ⅰ，Ⅱ期で手術が，Ⅲ，Ⅳ期で放射線治療が選択されるが，欧米では，多くは放射線治療が選択される．近年は，減少傾向にある癌のひとつである．

13・7・1 疫　学

年齢調整死亡率（人口10万対）は，1975年の12.4から2002年の5.2に下がっている[46]．最近の人口10万人当たりの罹患数18人で，減少傾向にあり，死亡数は6人と報告されている[47]．発癌要因としては，**ヒトパピローマウィルス**[8]が重要視されている．

> **解説 ⑧**
> HPV（Human Papilloma Virus），人乳頭腫ウィルスといい，多くの型があるが大きく分類して皮膚型と粘膜型がある．また，性器，粘膜型の中に，低リスク型，中〜高リスク型の2種類がある．

13・7・2 病理・病期

多種多様であるが，子宮頸癌の約90%は扁平上皮癌で角化型と分化度の低い大細胞非角化型，小細胞非角化型に分ける．残り約10%が腺癌である[47]．転移経路は，主にリンパ行性転移を示し，閉鎖，内腸骨，外腸骨，総腸骨リンパ節から，腹部大動脈リンパ節，ウイルヒョウリンパ節へと進展する．血行性転移が初診時にみられることは少ない．

取扱い規約[48]による病理分類から，放射線治療に関連するものをあげる．

A. 上皮性腫瘍と関連病変
  a. 扁平上皮病変
    1) 異形成-上皮内癌 dysplasia-carcinoma in situ；子宮頸部上皮内腫瘍 cervical intraepithelial neoplasia（CIN）
    2) 微小浸潤扁平上皮癌
    3) 扁平上皮癌
        a) 角化型
        b) 非角化型
        c) 特殊型
            (1) 疣状癌
            (2) コンジローマ様癌
            (3) 乳頭状扁平上皮癌
            (4) リンパ上皮腫様癌
  b. 腺上皮病変
    1) 上皮内腺癌
    2) 微小浸潤腺癌
    3) 腺癌
  c. その他の上皮性腫瘍
    1) 腺扁平上皮癌
B. 病期分類
  病期分類はFIGO分類が用いられる[48]．

0 期　　　：上皮内癌
ⅠA1期　：顕微鏡的浸潤癌，深さ3mm以下，拡がり7mm以下
ⅠA2期　：深さ3mmを超え5mm以下で，拡がり7mm以下
ⅠB1期　：子宮頸部に限局し，4cm以下
ⅠB2期　：4cmを超える
ⅡA期　　：子宮傍結合織浸潤はないが，腟の下1/3を超えない浸潤
ⅡB期　　：子宮傍結合織に浸潤するが，骨盤壁には達しない
ⅢA期　　：腟の下1/3に浸潤するが，子宮傍結合織浸潤は骨盤壁に達しない
ⅢB期　　：骨盤壁に達する，または水腎症，無機能腎
Ⅳa期　　：膀胱粘膜，直腸粘膜に浸潤，小骨盤を超える
ⅣB期　　：遠隔転移

13・7・3　治療法の選択

日本では，手術可能なⅠ，Ⅱ期は手術療法で行い，Ⅲ，Ⅳ期は放射線治療が行われるのが一般的である．Ⅰ，Ⅱ期で放射線治療の対象になるのは，手術拒否例，高齢・肥満・合併症を持つ症例である．

13・7・4　治療法[48]

原則として外部照射と腔内照射とを併用する．

ⅰ）外部照射

骨盤リンパ節を十分含める．原則として対向2門照射で，上限は第5腰椎の上縁，下限は恥骨結合の下2/3（閉鎖孔下縁），外側は骨盤壁内側縁より外側2cm（鼠径部の大腿動脈）とする．外部照射はできるだけ中央遮蔽が望ましい．中央遮蔽は原則として4cmを用いる．照射法は，前後対向2門照射を行い，線量は，原則として1回線量2Gy，週5回の単純分割とし，総線量は40Gy以上を必要とする．

ⅱ）腔内照射

原則として，子宮内線源（タンデム：tandem）と腟内線源（オボイド：ovoid）による照射を併用する．腔内照射可能となった時点で，できるだけ早期に開始することが望ましい．原則としてタンデムは子宮底まで挿入する．オボイド線源の線源間隔はできるだけ大きいものを使用する．腔内照射の線源配置はマンチェスタ法または類似の方法が望ましい．病巣線量はA点線量を基準にする．A点は，外子宮口を基準として，前額面上，子宮腔長軸に沿って上方2cmの高さを通る垂線上で，側方2cmの点とする．A点線量は，少ないほうを用いる．

術後例の場合，腟断端の照射のみが必要なときはovoid線源支持器を使用し，病巣線量の基準は粘膜表面より5mmの深さとし，病巣線量は原則として8日間に2回分割で行う．低線量率で40Gy，高線量率で24Gy程度を照射する．

図13・28は，全骨盤対向2門照射の一例である．(a)はビームズアイビュー（Beam's Eye View），(b)は冠状面線量分布図，(c)は中心面横断線量分布図である．

図 13・29 は，4 門照射（ボックス：Box）照射の一例である．図 13・28(a) の前後方向の照射野に図 13・29(a) の左右からの照射野を加えた場合には，図 13・29(b)，(c) の線量分布図で明らかなように小腸線量が減少する．

図 13・30 は，中央遮蔽の一例である．照射野全長にわたり中央遮蔽を入れる場合

(a) Beam's Eye View

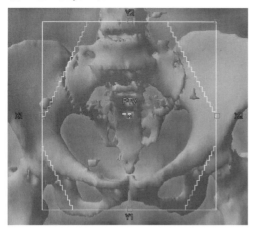

(b) 矢状断の線量分布図

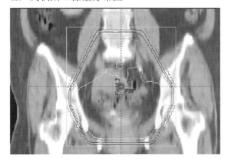

(c) 軸位断の線量分布図

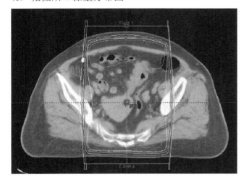

図 13・28　全骨盤対向 2 門照射

(a) 横からの Beam's Eye View

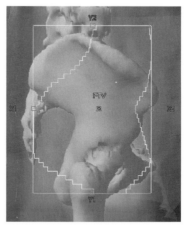

(b) 軸位断の線量分布図

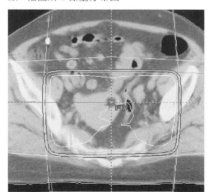

(c) 矢状断の線量分布図

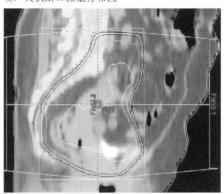

図 13・29　全骨盤 4 門照射

には，外側の遮蔽に気をつけないと図 13・30(c) のように第 5 腰椎周辺の線量が落ちる．

図 **13・31** は，セシウム管による低線量率照射例である．図 **13・32** は，コバルト線源のラルス（RALS）による腔内照射である．もっとも注意が必要なのは直腸線量

(a) Beam's Eye View

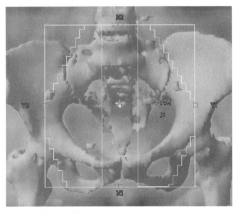

(b) 軸位断の線量分布図

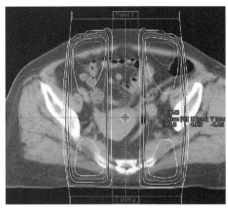

(c) 矢状断の線量分布図

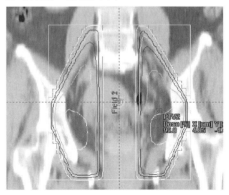

図 13・30　中央遮蔽

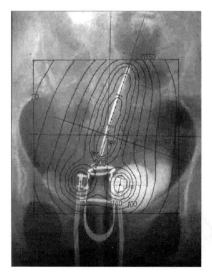

図 13・31　低線量率照射
[九州大学例]

(a) 正面　　　　　　　　　(b) 横

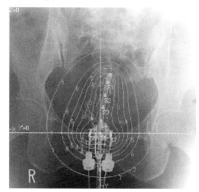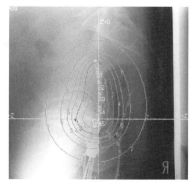

図 13・32　高線量率照射

(a) 腟断端照射　　　　　(b) 腟断端の摘出

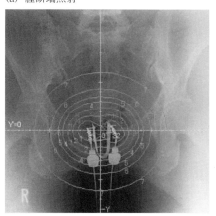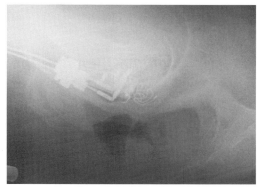

図 13・33　腟断端のみを照射

であるので，治療に際しては線量計を使用して直腸線量を測定する．しかし，直腸内の部位ははっきりしない．むしろ，ICRU レポート 38 の直腸線量[49]のほうが普遍性がある．そのために腟後壁の抽出を行う．**図 13・33** は，腟断端のみを照射した一例である．オボイドアプリケータ (Ovoid Aplicator) の前に図 13・33 (b) のようにワイア入りのガーゼを挿入すれば，粘膜下 5 mm を明示しやすくなる．
図 13・34 は，術後局所再発で組織内照射を行った症例である．

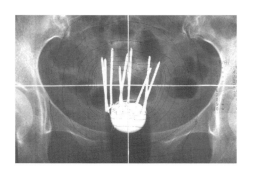

図 13・34　断端再発への組織内照射
　　　　　［九州大学例］

13・7・5　治療成績

子宮頸癌の治療成績を**表 13・8**に示す．

表 13・8　子宮頸癌の生存率[50]

5年生存率	I 期：80〜90%
	II 期：60〜80%
	III 期：40〜60%
	IVA 期：10〜40%

キーポイント【子宮頸癌】
(1) 子宮頸癌の根治照射は，外部照射と腔内照射の併用で行われる．
(2) わが国では，I 期，II 期は手術，III 期，IV 期は放射線治療が選択される．
(3) 手術症例のうち，高リスク群には術後照射が行われる．

13・8　前立腺癌

前立腺癌は腫瘍マーカの発見に伴い，急速に増加している．日本では，早期例に対しては手術を行い，進行例にはホルモン療法が一般的に行われる．しかし，米国では，放射線治療の適用が多く，わが国でも，最近，三次元原体照射，IMRT などの外部照射法，イリジウム（^{192}Ir）線源やヨード（^{125}I）線源を用いた組織内照射法の進歩により，放射線治療が注目されている．尿線が細くなる，頻尿，尿失禁，血尿，骨転移による疼痛の症状を呈する．

13・8・1　疫　学

年齢調整死亡率（人口 10 万対）は 1975 年の 3.8 から 2002 年の 8.5 に増加している[51]．男性 10 万人当たりの罹患数 18.1 人，死亡数 10.2 人と報告されている[52]．前立腺肥大症で手術したものの約 20%，80 歳代では 50% にみられたという[53]．米国の報告には，一般的に，50 歳以上の男性の 40% が前立腺癌を持ち，そのうち 4 人に一人に症状が出て，癌で亡くなるのは，14 人に一人である[54]．

13・8・2　病　理

腺癌が主であり，まれに扁平上皮癌，未分化癌がみられる．また，前立腺部尿道の近傍には移行上皮癌がみられることがある．前立腺癌取扱い規約[55]では，腺癌を高分化腺癌，中分化腺癌，低分化腺癌に分類している．よく使われている**グリソン分類**[9]は，前立腺癌をその組織構築と浸潤様式により分類し，それをスコア化したグリソン　グレード（Gleason grade）とし，優位な組織像のスコアと次に優位な組織像のスコアを合計するとしている．

UICC 2002[54] は，分化度，原発巣，リンパ節転移，病期分類を次のように分類している．

i） 分化度
　GX　：分化度の評価不能

解説 ⑨
分類に際してそれぞれの癌細胞の形態学的特徴は採用せずに，腺構造と間質の関係を基調として組織構造を 5 つの基本形に分類し，病理標本に見られる主組織像を一次性パターン，次に多い組織像を二次パターンとしてその数を合計する．すると 2〜10 の段階に分類でき，このスコアを当てはめて癌死に至る統計をとり，予後の判定に用いる．

G1 ：高分化（グリソン　スコア2-4）
G2 ：中分化（グリソン　スコア5-6）
G3-4：低分化（グリソン　スコア7-10）

ii）　原発巣
TX ：評価不能
T0 ：原発巣なし
T1 ：触知不能
T1a：切除組織の5%以下に，偶発的に発見
T1b：切除組織の5%を超え，偶発的に発見
T1c：生検で確認される
T2 ：前立腺に限局
T2a：片葉の1/2以内
T2b：片葉の1/2を超えるが両葉には及ばない
T2c：両葉に及ぶ
T3 ：前立腺被膜を超えて進展
T3a：被膜外へ進展
T3b：精嚢に浸潤
T4 ：隣接臓器に固定または浸潤

iii）　リンパ節転移
総腸骨動脈分岐部以下のリンパ節（内腸骨リンパ節，外腸骨リンパ節，閉鎖リンパ節）を所属リンパ節とする．
NX：転移評価不能
N0：転移なし
N1：転移あり

iv）　病　期
Ⅰ期：T1aN0M0G1
Ⅱ期：T1aN0M0G2G3-4
　　　T1b, T1cN0M0
　　　T1, T2N0M0
Ⅲ期：T3N0M0
Ⅳ期：T4N0M0, N1M0, M1

UICCの病期とともによく用いられるABCD分類も取扱い規約[55]に記載してある．
ABCD分類（Jewett Staging system）
病期A：臨床的に前立腺癌と診断されず，手術でたまたま組織学的に診断された，前立腺に限局する癌，偶発癌
　　　A1：限局性の高分化型腺癌

解説⑩
前立腺特異抗原(prostate specific antigen)といい、ヒト前立腺組織から発見された糖蛋白であり、前立腺のみに局在する。血中PSAは前立腺癌に特異的な腫瘍マーカであるが、前立腺肥大症でも高値を示すγ-Smと組み合わせて用いられる。

　　　　　　　　Ａ２：中―低分化あるいは複数の前立腺内病巣
　　病期Ｂ：前立腺に限局した腺癌
　　　　　　　　Ｂ０：触診では触れず，PSA[⑩]高値にて精査され，組織学的に診断
　　　　　　　　Ｂ１：片葉内単発
　　　　　　　　Ｂ２：片葉全体または両葉
　　病期Ｃ：前立腺周囲にとどまっているが，前立腺被膜を超えるか，精嚢に浸潤
　　　　　　　　Ｃ１：臨床的に被膜外浸潤
　　　　　　　　Ｃ２：膀胱頚部あるいは尿管閉塞
　　病期Ｄ：転移を有する
　　　　　　　　Ｄ１：所属リンパ節転移
　　　　　　　　Ｄ２：所属リンパ節以外のリンパ節転移，骨その他臓器転移
　　　　　　　　Ｄ３：Ｄ２に対する内分泌療法後再燃

さらに，リスク分類が用いられる[57]．
　　低リスク群：Ｔ１-２ａ，PSA＜10 ng/ml，グリソン スコア2-6
　　中リスク群：Ｔ２ｂ，グリソン スコア7 または PSA 10-20 ng/ml
　　高リスク群：Ｔ３以上，または PSA＞20 ng/ml，またはグリソン スコア8-10

13・8・3　治療法の選択[54]

Ａ．5年以下の余生と考えられる時
　1．症状がなく，グリソン スコア7以下なら，無治療
　2．症状はないが，グリソン スコア7以上または，PSAが高い場合，内分泌療法，または外部放射線治療
　3．癌の症状がある場合，内分泌療法や放射線治療
Ｂ．5年以上の余生がある場合
　1．低リスク群（Ｔ１，２ａ，グリソン スコア2-6，PSA＜10）
　　　・10年以下の余生の場合
　　　　経過観察，密封小線源療法，外部放射線療法
　　　・10年以上の余生の場合
　　　　上記＋前立腺摘出術
　2．中リスク群（Ｔ２ｂ-Ｔ２ｃ，グリソン スコア7，PSA 10-20）
　　　・10年以下の余生の場合
　　　　経過観察，密封小線源療法，外部放射線療法，リンパ節切除及び前立腺全摘術
　3．比較的高リスク群（Ｔ３ａ，Ｔ３ｂ，グリソン スコア8-10，PSA＞20）
　　　・5年以下の余生の場合
　　　　経過観察，外部放射線療法，内分泌療法，前立腺摘出術
　　　・5年以上の余生の場合
　　　　外部放射線療法＋内分泌療法，外部放射線療法，前立腺摘出術
　4．再発の可能性が高い群（Ｔ３ｃ，Ｔ４，転移（＋））

内分泌療法，外部放射線療法＋内分泌療法，経過観察

放射線根治療法のうちの組織内照射は，T2までの症例で根治的前立腺切除術，根治的外照射とならんで適応となる．T3は根治的外照射が標準治療である[52]．

13・8・4 放射線治療法

放射線単独療法の場合，早期例を除いて全骨盤照射に局所照射を加えるのが標準と考えられてきたが，再発率が高く，全例での骨盤照射は不要なこともわかってきた．治療的にも予防的にもリンパ節転移への照射は意義が少なく，骨盤リンパ節転移が危惧される症例（T3期，PSA高値，高悪性度）では内分泌療法との併用を行う傾向である[58]．したがって，最近では局所照射のみの例が増え，線量を増加さ

(a) 軸位断

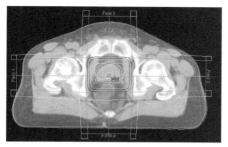

(b) 冠状断

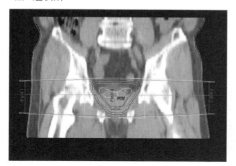

(c) 矢状断

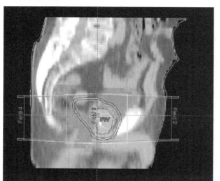

図 13・35　4門照射の線量分布図

(a) 精嚢での軸位断

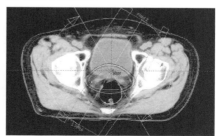

(b) 矢状断

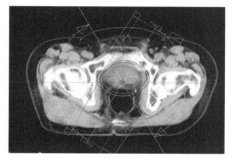

図 13・36　原体照射の線量分布図

(a) 精嚢での軸位断　　(b) 矢状断

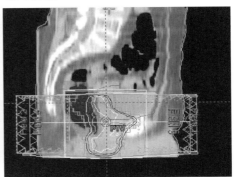

図 13・37　IMRT の線量分布図

(a) 軸位断

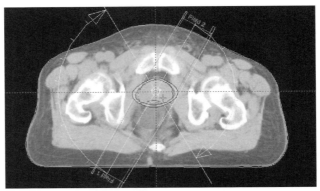

(a) 冠状断　　(c) 矢状断

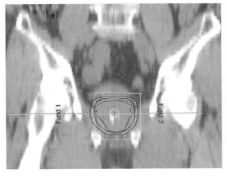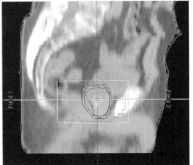

図 13・38　前立腺のみの原体照射の線量分布図

せる方向になった．局所照射の範囲に関して，低リスク群では精嚢浸潤やリンパ節転移の可能性は少なく，前立腺に限局して照射すればよく，中，高リスク群では前立腺及び精嚢を照射する[57]．

外部照射では，N 0 症例では，局所に限局した 4 門以上の照射で投与線量の増加をはかり，通常は，66～70 Gy 程度の治療が行われる場合が多い．70 Gy を超える場合には直腸前壁を避けるように治療を行う．

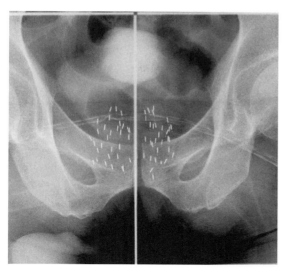

図 13・39　ヨード永久刺入［九州大学例］

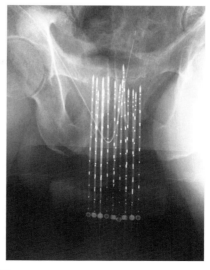

図 13・40　マイクロセレクトロンによる刺入（九州医療センター例）

図 13・35 は，前立腺と精嚢を 4 門照射した一例である．背腹方向，頭尾方向に生理的な動きがあるため，照射野マージンを取らざるを得ない．直腸は照射領域に含まれる．図 13・36 は，同じく前立腺と精嚢の原体照射であり，同様に直腸が照射野内に入る．図 13・37 は，同様に IMRT の照射例であるが，やはり直腸は同じように含まれる．図 13・38 は，前立腺と精嚢を含めた標的体積に 50 Gy/5 週を照射した後，前立腺に照射野を絞り込んだ原体照射例であり，直腸線量は低下している．図 13・39 は，前立腺の組織内照射のヨード永久刺入例であり，図 13・40 は，イリジウム線源による前立腺組織内照射の後充填法の一例である．

13・8・5　治療成績

前立腺癌の治療成績を表 13・9 に示す．

また，70 Gy 照射群の 10 年 PSA 非再発率を，低リスク群で約 80％，中リスク群で約 50％，高リスク群で約 30％，と纏めた報告もある[57]．

表 13・9　前立腺癌の生存率[55]

低リスク群	10 年以内に癌で死亡する確率：20％
	10 年生存率：治療を行っても不変
中リスク群以上	密封小線源療法のみでは不十分な効果
グリソン　スコア 4，PSA 10 以上	密封小線源療法は外部照射，手術よりも効果が劣る

キーポイント【前立腺癌】

(1) 最近では，治療装置の高度化により，治療法は多岐にわたり，外部照射では IMRT や集光照射など特殊な照射法，また，イリジウム（^{192}Ir）線源及びヨード（^{125}I 線源）を用いた組織内照射が行われる．

(2) 予後因子の予測として，グリソン　スコアが用いられる．

13・9 悪性リンパ腫

悪性リンパ腫は，造血幹細胞がリンパ球（T，B）に分化していく過程で，リンパ球が悪性に変わる．これは放射線感受性が高く，**ホジキン病**と**非ホジキン病**に大別され，それぞれの治療法は異なる．

13・9・1 疫 学

10万人当たり男性10人，女性7人が罹患し，欧米の半分程度である[59]．悪性リンパ腫のうち，ホジキンリンパ腫は日本では5％程度でしかない[60]．

13・9・2 病理・病期

悪性リンパ腫はリンパ球の悪性化した疾患であり，さまざまな疾患の総称である．

ホジキンリンパ腫（Hodgkin lymphoma）

ⅰ） 分類

ホジキンリンパ腫は，次の4型に分類されている．

- a. 結節硬化型ホジキンリンパ腫（Nodular sclerosis Hodgkin lymphoma：NSHL）
- b. 混合細胞型ホジキンリンパ腫（Mixed cellularity Hodgkin lymphoma：MCHL）
- c. リンパ球優位型古典的ホジキンリンパ腫（Lymphocyte-rich classical Hodgkin lymphoma：LRHL）
- d. リンパ球減少型ホジキンリンパ腫（Lymphocyte depleted Hodgkin lymphoma：LDHL）

ⅱ） リスク因子

リスク因子として，次の因子があげられている．

- a. 高齢
- b. 男性
- c. Bulky mass の存在
- d. 病変領域数が多い
- e. B症状あり，または血沈亢進
- f. LDHL または MCHL

ⅲ） 臨床病期分類

Ⅰ期：1リンパ領域，あるいは1リンパ節外臓器または部位に限局
Ⅱ期：2以上のリンパ領域，リンパ節外臓器が冒されているが，横隔膜の一側に限られている
Ⅲ期：横隔膜の両側，1つのリンパ節外臓器
Ⅳ期：1つ以上のリンパ節外臓器

A：全身症状なし
B：全身症状（10％以上の体重減少，38℃以上の発熱，盗汗）あり

非ホジキンリンパ腫（Non-Hodgkin lymphoma）
ⅰ） 分類
放射線治療との関連で用いられる分類をあげる．
① 低悪性度
ろ胞性リンパ腫（Follicular lymphoma）
辺縁層B細胞リンパ腫（Marginal zone B-cell lymphoma）
② 中高悪性度
びまん性大細胞性B細胞リンパ腫（Diffuse large B-cell lymphoma）
未分化大細胞リンパ腫（Anaplastic large cell lymphoma）
末梢性T細胞リンパ腫（Peripheral T-cell lymphoma）
節外性NK/T細胞リンパ腫（Extranodal NK/T-cell lymphoma）
マントル細胞リンパ腫（Mantle cell lymphoma）
③ 高悪性度
前駆または胞胚性リンパ腫（Precursor or blastic lymphoma）
バーキットリンパ腫（Burkitt's lymphoma）
④ 特殊節外性
皮膚T細胞リンパ腫（Cutaneous T-cell lymphoma）
NK/T細胞リンパ腫（NK/T-cell lymphoma）
原発性CNSリンパ腫（Primary CNS lymphoma）
⑤ 特殊
成人T細胞性リンパ腫（Adult T-cell lymphoma）
エイズ関連リンパ腫（AIDS-related lymphoma）

13・9・3　治療法の選択

ホジキンリンパ腫
ⅰ） 日本癌治療学会[61]の勧告基準
A：タイプⅠのエビデンスがあるか，またはタイプⅡ，Ⅲ，Ⅳに属する複数の研究から一貫した調査結果が入手できる．
B：タイプⅡ，Ⅲ，Ⅳのエビデンスがあり，調査結果は概して一貫している（治療成績のエビデンスはこの勧告に属する）．
C：タイプⅡ，Ⅲ，Ⅳのエビデンスがあり，調査結果が一貫していない．
D：体系的なエビデンスがほとんど，またはまったくない．

ⅱ） エビデンスの質評価基準
Ⅰ：複数のランダム化試験のメタアナリシス，または複数のランダム化試験エビデンス
Ⅱ：少なくともひとつのランダム化試験のエビデンス，または複数のよくデザインされた非無作為化試験のエビデンス

Ⅲ：少なくともひとつの他のタイプのよくデザインされた準実験的エビデンス，または比較研究，相関研究，症例比較試験など，よくデザインされた非実験的記述の研究による
　　　Ⅳ：専門委員会の報告や意見，あるいは権威者の臨床試験

 iii) 上記基準に基づく勧告
　放射線治療に関する勧告を示す．
　1．ホジキンリンパ腫
 (1) 早期ホジキンリンパ腫（non-bulky Ⅰ A，Ⅱ A）のもっとも効果的な治療法
　　化学療法（ABVD療法）4コースと浸潤リンパ節領域の放射線治療（involved-field radiotherapy：IF-RT）
　　　・エビデンスレベル：Ⅰ
　　　・勧告のグレード：A
　2．非ホジキンリンパ腫
 (1) 低悪性度B細胞リンパ腫（follicular lymphoma, marginal zone B-cell lymphoma, small lymphocytic lymphoma, lymphoplasmacytic lymphoma）
　　a) 臨床病期Ⅰ期と1照射野内に含まれるⅡ期低悪性度B細胞リンパ腫に対する標準的治療法
　　　浸潤リンパ節領域の放射線治療（Involved-field radiotherapy：IF-RT）あるいは隣接リンパ節を含む（extended-field radiotherapy）
　　　・エビデンスレベル：ⅡまたはⅢ
　　　・勧告のグレード：B
 (2) 中・高悪性度非ホジキンリンパ腫
　　主にびまん性大細胞型非ホジキンリンパ腫（lymphoblastic lymphoma, Burkitt lymphoma/Burkitt-like lymphoma，成人T細胞白血病リンパ腫を除く）
　　a) International Prognostic Index（IPI）による low risk 群，low intermediate risk 群に対する標準的治療
　　　CHOP療法±放射線療法
　　　・エビデンスのレベル：Ⅰ
　　　・勧告のグレード：A

13・9・4　放射線治療法

　リンパ領域は，ワルダイヤル（Waldeyer）輪，頸部・鎖骨上窩・後頭部・前耳介部，鎖骨下窩，腋窩・胸筋部，滑車上部上腕，縦隔，肺門部，脾臓，傍大動脈，腸間膜，腸骨部，鼠径・大腿，膝窩部である．

 i) ホジキンリンパ腫の放射線療法
　早期例では，横隔膜から頭方に腫瘤があれば，図13・41のようにマントル照射野を設定し

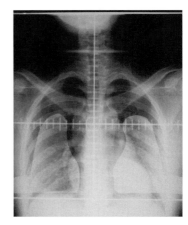

図 13・41　マントル照射の位置合わせ写真［九州大学例］

(a) Beam's Eye View

(b) 軸位断の線量分布図

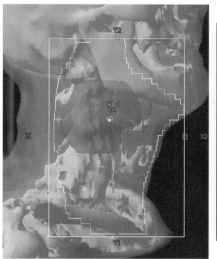
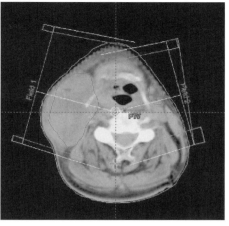

図 13・42　上顎部照射の一例

ていたが，今後は化学療法後に腫瘍の存在する部位に照射 (involved-field) を行うことになると考えられる．

ii) 非ホジキンリンパ腫の放射線療法

低悪性度 B 細胞リンパ腫 (follicular lymphoma, marginal zone B-cell lymphoma, small lymphocytic lymphoma, lymphoplasmacytic lymphoma) の臨床病期 I 期，及び 1 照射野内に含まれる II 期のみ，放射線単独療法 (involved-field, または extended-field) で照射することになると考えられる．**図 13・42**(a) はワルダイア輪と上顎部の follicular lymphoma で非対向 2 門照射の一例である．図 13・42 はビームズアイビュー (Beam's Eye View)，(b) は中心面の線量分布図を示す．

13・9・5　治療成績

日本癌治療学会ガイドライン[61]による悪性リンパ腫の治療成績を**表 13・10**に示す．

表 13・10　悪性リンパ腫の治療成績

A．ホジキンリンパ腫
・extended field 放射線治療 (病理学的病期 I A II A)
　　放射線治療の 20 年生存率：68%
　　20 年無再発生存率　　　：75%
B．非ホジキンリンパ腫：低悪性度 B 細胞リンパ腫
　　臨床病期 I，II 期
・involved-field あるいは extended-field radiotherapy
　　10 年前後の無再発期間が期待できる

> **キーポイント【悪性リンパ腫】**
> (1) 悪性リンパ腫は放射線感受性が高い．
> (2) 悪性リンパ腫は化学療法も有効である．
> (3) 日本では，非ホジキンリンパ腫が多い．

13・10　緊急照射[62]

　中枢神経や縦隔に発生する腫瘍は，比較的早期に放射線治療を必要とすることがある．中枢神経系の浸潤によって放射線治療が必要となる病態には，脊髄圧迫，髄膜腫瘍浸潤，脳転移がある．縦隔では，上大静脈，気道圧迫が放射線治療の適応となる．緊急治療の必要性は，臨床症状の重篤度，症状の進行速度，増悪度により決定され，放射線治療によって症状を軽減させると同時に快復させることができる．とくに，脊髄圧迫や上大静脈症候群の治療は，診断後，数時間以内に治療が要求される**緊急照射**の適応となる．

13・10・1　上大静脈症候群（SVC syndrome）

　上半身の静脈環流の閉塞症状として，呼吸困難，顔面浮腫，咳嗽があり，頸部，胸壁の静脈の拡張，チアノーゼ，呼吸促迫，上肢の浮腫を伴う．縦隔の悪性腫瘍により上大静脈が圧迫されて急性，亜急性の臨床症状を起こしている場合には，ただちに放射線治療を開始する．治療は最初の三日間は 3〜4 Gy/回でまず開始され，その後，1.8〜2 Gy/回の通常分割治療が行われる．リンパ腫は 30〜40 Gy で治療され，癌で長期の局所制御を達成するためには 40〜50 Gy 必要である．

13・10・2　気道圧迫

　肺癌，気管癌，食道癌は，気管，主気管，気管分岐部の圧迫をきたし，血痰，呼吸困難，喘鳴が起こってくる．外部照射では，2 Gy/回で総線量 40〜50 Gy 以上が必要となる．高線量率腔内照射は 5 Gy 照射され，優れた局所制御が得られることがある．

13・10・3　脊髄圧迫

　肺腫瘍，乳腺腫瘍，原発巣不明腫瘍，リンパ腫，骨髄腫，肉腫，前立腺腫瘍，腎腫瘍は，脊髄圧迫がもっとも多い原因である．放射線治療は，初回の外科的除圧術を行わずに単独で使用されるか，外科的除圧後に術後照射が行われる．急速な発症では，3〜4 Gy/回×3 回が照射される．脊髄の耐容線量を考慮すれば，2〜2.5 Gy/回の分割照射が好まれ，総線量はリンパ腫で 25〜30 Gy，癌で 30〜45 Gy が投与される．

13・11　骨転移の放射線治療[62]

　骨転移は，一般の放射線治療施設の年間放射線治療患者の約 15〜20% を占める．

乳癌，前立腺癌，肺癌，甲状腺癌，腎癌は骨に転移しやすい．骨転移に対する放射線治療は，限局照射法，半身照射法，全身照射法があるが，限局照射法がもっとも多く使用される．放射線治療は，骨の疼痛を軽快させるのに特に有効であり，30 Gy/10 回/2 週の治療法がもっとも使用される．

13・12　術前照射，術中照射，術後照射

13・12・1　術前照射

病巣に**術前照射**を行うことによって腫瘍細胞の転移形成能力が低下して，手術による局所および遠隔臓器への転移を予防できる．また，手術範囲が縮小でき，切除能または切除に限界がある腫瘍においても，腫瘍が縮小して手術が可能になる．一方，放射線照射による浮腫や繊維化があるために，手術が行いにくくなることがあり，手術創の治癒に悪影響を与えることがある．また，この照射により手術の時期が遅れることになる．

13・12・2　術中照射

術中照射は，主病巣を可及的に切除した後にミクロレベルの遺残が疑われる部位や切除できない主病巣に行う．この場合は，高感受性の臓器を照射野外に外し，病巣を直視下に確認できるために，正確な位置決めが可能である．また，最適エネルギーの電子線を用いることによって病巣に高線量を投与できる．この一回の投与線量の効果は約 2 倍と，多分割照射の場合よりも大きい．適応疾患は，膵臓癌，胃癌，直腸癌，膀胱癌などである．

13・12・3　術後照射

術後照射は，手術所見が正確に決定でき，照射領域をペッツでマーキングすることによって位置決めが容易になり，しかも，術前照射よりも大線量を投与することができる．しかし，手術によって腫瘍細胞が低酸素状態になるため，放射線感受性が低下する．また，小腸などの可動性の臓器は動きにくくなることがあり，有害事象を発症させることもある．

13・13　全身照射法

X 線による全身照射（Total Body Irradiation：TBI）は**骨髄移植**（Bone Marrow Transplantation：BMT）の前処置として行われる．骨髄移植は，白血病や再生不良性貧血などの難病に対して完全治癒をめざし得る治療法である．全身照射の役割は腫瘍細胞の根絶と免疫抑制効果による移植骨髄の拒絶防止である．

全身照射法は，Long SAD 法，ムービングビーム法，寝台移動法などさまざまな方法が用いられる．Long SAD 法は通常の治療装置を用いて SAD 法を長くとることによって大照射野を得て，その照射野内に患者の全身を包み込む方法である．通常は，ビームは治療室の制約を受ける場合があるが，水平方向から照射する．ま

た，患者は，前後対向2門照射，左右対向2門照射，およびこれらを合わせた4門照射で照射される．ムービングビーム法はSADを約180 cmにとり，対称的に振子照射を行うことによって患者の体軸方向に200 cmの有効照射野を得る方法である．寝台移動法は，限られた大きさの絞り装置からより広い照射野を得るために，照射中に寝台を平行移動しながら全身照射を行う方法である．線量配分は，主に13.2 Gy/11分割/4日，12 Gy/6 F分割/3～6日，12 Gy/4分割/2～4日で行われる．また，患者の全身にわたりX線を均等に照射するために，頭部，頚部，肺野，下肢領域などに保証物質が用いられ，水晶体は鉛ブロックによる線量の低減がはかられる．

◎ ウェブサイト紹介

日本癌治療学会

http://www.jsco.or.jp/jpn/

1963年に設立され，癌の予防，診断及び治療に関する研究の連絡，提携及び促進を図り，癌の医療の進歩普及に貢献し，もって学術文化の発展及び人類の福祉に寄与することを目的とする．

◎ 演習問題

問題1　悪性腫瘍のTNM分類でT1N0M1の病期はどれか．
1. I期
2. II期
3. IIIA期
4. IIIB期
5. IV期

問題2　髄液を介して播種しやすいのはどれか．
a. 随芽腫
b. 胚芽腫
c. 聴神経腫
d. 下垂体腺腫
e. 乏突起神経膠腫
   1. a, b　　2. a, e　　3. b, c　　4. c, d　　5. d, e

問題3　誤っている組み合わせはどれか
1. 術中照射　……………………　電子線
2. 組織内照射　…………………　γ線
3. ^{131}I内用療法　………………　α線
4. 重粒子線治療　………………　炭素イオン線
5. 強度変調放射線治療　………　X線

問題4　大きな照射野を用いるのはどれか．
1. 上顎洞癌

2．喉頭癌
3．膀胱癌
4．前立腺癌
5．ホジキン病

問題 5　腔内照射の適応となるのはどれか．
a．気管支癌
b．胃癌
c．十二指腸癌
d．S 状結腸癌
e．子宮頸癌
  1．a, b　2．a, e　3．b, c　4．c, d　5．d, e

問題 6　術中照射の適応となるのはどれか．
a．喉頭癌
b．乳癌
c．胃癌
d．膵臓癌
e．卵巣癌
  1．a, b　2．a, e　3．b, c　4．c, d　5．d, e

問題 7　乳房温存療法の接線照射で生じるのはどれか．
1．口内炎
2．咽頭炎
3．食道炎
4．肺炎
5．胃炎

問題 8　肺癌の誘因となる疾患はどれか．
1．石綿肺
2．肺結核
3．肺塞栓症
4．サルコイドーシス

問題 9　脳転移の全脳照射について正しいものはどれか．
1．1 週間以内に完全に脱毛する．
2．左右対向 2 門照射が標準である．
3．6 週間で 60 Gy が標準である．
4．麻痺があると適応にならない．
5．3 か所以上の転移には無効である．

問題 10　高エネルギー X 線による根治的放射線治療で正しいものはどれか．
a．標準的な 1 回線量は 3 Gy 以上である．
b．照射途中での休止期間は最小限にする．
c．リニアックグラフィで照射野を確認する．
d．多分割照射での照射間隔は 2 時間以内が望ましい．
e．三次元放射線治療計画には X 線シミュレータが用いられる．

      1. a, b 2. a, e 3. b, c 4. c, d 5. d, e

問題 11　原発巣に根治的放射線治療が行われないのはどれか．
1. 下咽頭癌
2. 縦隔胚細胞腫
3. 胃悪性リンパ腫
4. 膀胱癌
5. 精巣腫瘍

問題 12　化学療法と放射線治療が併用されるのはどれか．
a. 聴神経腫瘍
b. 早期声門癌
c. 上咽頭癌
d. 小細胞肺癌
e. 悪性リンパ腫
  1. a, b, c 2. a, b, e 3. a, d, e 4. b, c, d
  5. c, d, e

演習問題解答

◎第1章

問題1

	第1位	第2位	第3位	第4位	第5位
男性：	肺癌	肝臓癌	胃癌	大腸癌	膵臓癌
女性：	肺癌	乳癌	肝臓癌	膵臓癌	胃癌

参照　図1・2，図1・3

問題2　悪性腫瘍の特徴は浸潤と転移である．良性腫瘍は圧排性増殖するのに対し，悪性腫瘍は浸潤性増殖をする．癌の発生した部位を原発巣というが，周囲へ直接広がることを浸潤といい，体腔内に癌が散らばることは播種という．血管やリンパ管へ浸潤しリンパ流や血流にのって遠隔部へ運ばれ，そこで定着・増殖を始め二次的な腫瘍を形成することを転移という．転移には血行性転移とリンパ行性転移がある．

参照　1・4　悪性腫瘍の転移と再発

問題3　長所：1）治療後の機能と形態が保存される．
　　　　2）治療に伴う副作用や負担が軽微で，全身状態不良な症例や小児，高齢者にも安全に適用できる．
　　　　3）放射線感受性が高い腫瘍では少ない線量で治癒が得られ，広い範囲の病巣にも安全に施行できる．

短所：1）周囲の健常組織にも障害を与えるため，照射できる線量に制限があり，腫瘍が大きくなると低酸素細胞を含む放射線抵抗性の部分ができるため治癒率にも限界がある．
　　　　2）放射線感受性が低い腫瘍では，小さくても腫瘍の根治が困難で再発の可能性が残る．
　　　　3）将来の二次発癌の可能性がある．

参照　1・6　放射線治療の特徴

問題4　放射線治療で治癒が望める場合には根治的照射が行われる．手術可能な限局性腫瘍，手術不可能な限局性腫瘍，放射線高感受性腫瘍が適応となる．一回線量，総線量，照射期間を適切に組み合わせて局所の制御を目指し，晩期有害事象を最小限に抑えるように細心の注意が必要である．

姑息的照射とは現在の治療法では治癒が望めない場合に，延命と症状の緩和を目的に行う治療である．照射範囲は最小限の設定で，一回線量は通常より多く，総線量は少なく短期間に治療を終了する．特に骨転移による疼痛は，小線量で短期間に疼痛の緩和が得られるため最も良い適応である．

参照　1・7　根治的照射と姑息的照射

問題5　放射線と薬剤の併用によって相乗効果，相加効果，増感効果が得られる．

相乗効果では全体の効果が，放射線と薬剤のそれぞれの期待される効果を加算した値より大きくなり，最も併用価値が高い．相加効果では放射線と薬剤の効果がそれぞれ独立して現れ，全体の効果はそれぞれの効果が加算される．増感効果では薬剤のみでの細胞に対する致死効果は少ないが，放射線の増感効果を生じ全体の効果が増す．放射線治療は手術と同様に局所治療であるため，全身療法としての化学療法との併用の意義は大きい．同時併用，連続併用，交互併用がある．

参照　1・9・2　放射線と薬剤の併用によって得られる効果

問題6　放射線治療と併用される抗癌剤として主な薬剤は，プラチナ製剤（CDDO），代謝拮抗剤（5-FU）があげられる．作用別には以下のようになる．

1) アルキル化剤：エンドキサン，ニトロソウレア系，ACNU，BCNU
2) 代謝拮抗剤：5-FU，UFT，塩酸ゲムシタビン
3) プラチナ製剤：シスプラチン（CDDP），カルボプラチン（CBDCA）
4) トポイソメラーゼ阻害剤：塩酸イリノテカン（CPT-11）
5) 微小血管阻害剤：taxane（タキソール，タキソテール），vinca alkaloid（ビンクリスチン，ビンブラスチン）

◎第2章

問題1　1.Coolidge（クーリッジ），2.コバルト60遠隔照射装置（テレコバルト），3.リニアック（ライナック），4.陽子線，5.熱中性子，6.Perthes，7.Kohl，8.梅垣洋一郎，9.高橋信次，10.Becquerel（ベクレル），11.Curie（キューリ），12.セシウム137（^{137}Cs），13.ヨード125（^{125}I），14.イリジウム192（^{192}Ir），15.金198（^{198}Au）

参照　2・2　放射線治療装置，照射方法の発達と普及

◎第3章

問題1　加速電子の運動エネルギー E_K は次式で表せる．

$$E_K = mc^2 - m_0 c^2 \tag{1}$$

ただし，m は加速された電子の質量である．また，光速に対する粒子の相対速度 v は次のような関係にある．

$$\frac{v}{c} = \sqrt{1 - \frac{m_0^2}{m^2}} \tag{2}$$

したがって

$$\frac{v}{c} = \sqrt{1 - \frac{m_0^2}{m^2}} = \sqrt{1 - \frac{m_0^2}{(E_K/c^2 + m_0)^2}} \tag{3}$$

により，任意の E_K における加速電子の相対速度 v/c が得られる．例えば，$E_K = 0.1\,\mathrm{MeV}$ の場合には，

$$\frac{v}{c} = \sqrt{1 - \frac{(9.1 \times 10^{-31})^2}{\{0.1 \times 1.602 \times 10^{-19}/(3.0 \times 10^8)^2 + 9.1 \times 10^{-31}\}^2}} = 0.55$$

同様に，$E_K = 5.0\,\mathrm{MeV}$ の場合には，$v/c = 0.996$ となる．

加速粒子が陽子の場合については，$m_0 = 1.673 \times 10^{-27}\,\mathrm{kg}$ として解けば良い．

参照 特にないが，治療用加速器で加速される電子の挙動は相対性理論に従うことを認識してもらうための問題である．

問題2 式 (3·28) より散乱光子の散乱角 θ が 180° において散乱光子エネルギー $h\nu$ は最小となる．したがって，

$$h\nu' = \frac{h\nu}{1 + (h\nu/m_0 c^2)(1 - \cos\theta)} = \frac{5.11}{1 + 2(5.11/0.511)} = 0.24\,\mathrm{MeV}$$

また，反跳電子の最大エネルギーは

$$E_K = h\nu \left(\frac{2h\nu/m_0 c^2}{1 + 2h\nu/m_0 c^2}\right) = 4.87\,\mathrm{MeV}$$

参照 式 (3·28) と (3·29)

問題3 問題より，

$$\frac{d\sigma_e}{d\Omega} = \frac{r_0^2}{2}(1 + \cos^2\theta) \cdot F_{KN}$$

$$F_{KN} = \left\{\frac{1}{1 + \alpha(1 - \cos\theta)}\right\}^2 \left\{1 + \frac{\alpha^2(1 - \cos\theta)^2}{[1 + \alpha(1 - \cos\theta)](1 + \cos^2\theta)}\right\}$$

ここで，入射光子エネルギーは $5.11\,\mathrm{MeV}$ であるので

$$\alpha = \frac{h\nu}{m_0 c^2} = \frac{h\nu[\mathrm{MeV}]}{0.511} = 10$$

以上のことより，得た結果を他の入射光子エネルギーの結果とともに図に示す．

また，立体角 $d\Omega$ は検出器の断面積を dA，相互作用点から検出器までの距離を r とすると

$$d\Omega \cong \frac{dA}{r^2}$$

で与えられる．このことより，距離 l を変化させたときのコンプトン断面積 $d\Omega$ の変化は次のようになる．

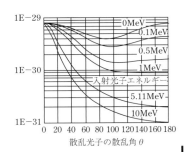

散乱光子の散乱角 θ

(1) $l=10$ cm のとき
 $d\Omega=1/125$, $d\sigma/d\Omega=2.4\times10^{-31}$（グラフより）

(2) $l=5$ cm のとき
 $d\Omega=1/50$, $d\sigma/d\Omega=2.2\times10^{-31}$（グラフより）

以上のことより，これら2つの距離によるモニタ線量計に到達する光子数の比率は次のようになる．

$$\frac{d\sigma(l=5)}{d\sigma(l=10)}=\frac{2.2\times10^{-31}\times1/50}{2.4\times10^{-31}\times1/125}=2.3$$

参照 3・2・1のii)のc)で説明したコンプトン散乱の立体角当たりの断面積（散乱確率）は問題に示したKlein-仁科の式で表される．

◎ 第4章

問題1 放射線と原子の相互作用の結果生じた2次電子が直接DNAの障害を引き起こすことを直接作用，水に作用して遊離基を発生し，それがDNAに到達して作用することを間接作用という．一般に放射線治療で用いられる放射線では間接作用が主流となる．

参照 4・1 放射線の直接作用と間接作用

問題2 4

参照 4・5・1 腫瘍の放射線感受性と致死線量

問題3 A ×, B ○, C ×, D ○, E ×

参照 4・2 ヒット理論と標的理論，4・3 治療可能比，4・4 生物学的効果比，4・5・2 細胞周期と放射線感受性

問題4 1

参照 4・5 放射線効果を修飾する生物学的な因子

問題5 5

参照 4・6 照射と有害事象

◎ 第5章

問題1 皮膚反応に対する動物実験から，皮膚反応効果は線量の1次の部分と2次の部分の和として表すことができ，これをLQモデルという．線量の1次の係数 α と2次の係数 β の比を α/β 値といい，早期反応と腫瘍については10 Gy，晩期反応については3 Gyで代表されることが多い．

参照 5・4 LQモデル

問題2 A ○, B ×, C ○, D ×, E ○

ANSWER

　　　　参照　5・1　NSD，5・2　CRE，5・3　TDF，5・4　LQモデル，5・5　NTCP

問題3　1，4，5

　　　　参照　5・1，5・3〜5・4

問題4　2

　　　　参照　5・3　TDF

◎第6章

問題1　1 ○，2 ○，3 ×，4 ×，5 ○

問題2　参照　6・1・3 の③　照射線量

問題3　参照　6・2・1 i)　ファノの定理

問題4　参照　6・2・1 ii)　p-Si 検出器の特徴

◎第7章

7・1

問題1　4

　　　　参照　7・1・1 i) b)　電子銃

問題2　5

　　　　参照　7・1・1 i) e) 1)　平坦化フィルタ

問題3　2

　　　　参照　7・1・1 iii)　定位放射線治療装置

問題4　3

　　　　参照　7・1・1 iv)　重粒子線治療装置

7・2

問題1　参照　7・2・1　線量評価のための体積

問題2　GTV＞CTV＞PTV＞TV＞IV

問題3　参照　図7・53

7・3

問題1　1，3

問題2　3，4

問題3　3

問題4　2

問題5　2，3

問題6　4，5

演習問題解答

| 問題 7 | 3, 4 |

7・4

問題 1	2
問題 2	2
問題 3	4
問題 4	1
問題 5	2
問題 6	4

7・5

問題 1	4
問題 2	1, 4
問題 3	3, 4
問題 4	1, 3
問題 5	3
問題 6	3
問題 7	3

7・6

問題 1　（解答例）治療計画では，治療目的，患者の状態，治療中に保持しうる体位の決定と固定具の選択，シミュレータの選択もしくは撮影方法の選択が重要である．体幹部の標的は治療中に移動する場合が多々ある．治療計画ではこの移動量は大変重要で，X線シミュレータの透視下で観察すれば照射範囲の設定が容易である．また，治療装置にシミュレータの形状や機構が似通っているため，体位や固定具はシミュレータで使えれば実際の治療でもほとんどの場合，問題がない．しかし，透視画像にはひずみが生じていることがあり観察範囲も制限される．また寝台はX線テレビ系の装置とX線管にはさまれているためノンコプラナーな治療には対応しづらい．

同様な治療計画をX線CTで行う場合，優れた分解能による画像と治療計画装置の線量計算に必要な相対電子密度が収集できる利点がある．しかし，患者がガントリの開口径に収まり，治療線束が通過する人体をすべて撮影できるFOVがなければならない．また，診断用X線CTの寝台のように湾曲したものは治療計画には使えない．シミュレーション中の体位変換もX線シミュレータに比べて手間がかかり，一般に標的の移動量も把握しづらい．造影剤を利用する場合は線量分布に影響を及ぼすか事前に確認することが必要である．

ANSWER

体幹部の治療計画では実際の放射線治療の患者の状態を正確にシミュレーションすることが大切である．呼吸や蓄尿量の管理は治療精度に影響を及ぼすため医師，診療放射線技師のコミュニケーションがその後の治療精度に影響する．

固定具は治療範囲だけでなく安定した体位をとれるよう補助する目的で膝や足にも積極的に利用して，治療中，治療期間中の位置精度を高めることができるよう活用する．シェルに代表されるような固定具には固定精度を高めるばかりではなく，皮膚に印を付けなくてすむ場合やセッティングに要する時間の短縮，呼吸抑制などにも使えるが，皮膚の線量を増加させたり患者の状態が観察しづらくさせたりすることがあるため，治療計画を行う前に患者に十分説明しておく必要がある．

参照　7・6・1 i)・ii)・iv)・v)，7・6・2 i)，7・6・3 ii)〜vi)

問題2　（解答例）診断用 X 線 CT は患者を効率よく保持する目的で寝台が湾曲している．実際の治療室での寝台は平坦であるため，寝台にスペーサが必要である．治療体位で治療部位が撮影できるガントリの開口径と FOV が必要であり，診断用 X 線 CT を放射線治療計画に使用する場合はこれらの制限をうける．治療計画には精度の高いポインタが必要で，体表にマーキングする寝台位置と撮像する位置や寝台の移動量，撮影断面と寝台移動方向には高い精度が要求される．

画像再構成時の関数やフィルタによっては治療計画に向かないものがある．また最近の MDCT にはコーン角による画像の厚みが位置によって一様でないものがある．撮影方法や再構成する画像の厚みにも配慮しなければならない．さらに治療計画装置に入力する CT 値と相対電子密度の変換テーブルが必要で，定期的な CT 値の管理が必要になる．

参照　7・6・1 ii)

問題3　（解答例）治療計画装置で線量分布を計算するアルゴリズムを分類する因子として，一次線や散乱線を考慮しているか不均質補正は適切に処理できるか否か，二次元的に処理されるか三次元処理できるか，従来からの実測値をもとに計算する実測ベースのものから最近の理論ベースのものがある．一次線，散乱線や非電子平衡領域を考慮し対応できるか否かで開発当初から第一世代から第四世代に分類されてきた．最近の理論ベースのものには不均質領域や非電子平衡領域でも能力を発揮するようになってきた．入力された実測値をもとに計算する実測値ベースのアルゴリズムは測定した検出器の特性に強く影響されるのに対して，理論ベースのアルゴリズムでは極端に放射線の減弱の少ないような空気に線量評価点がある場合や電子密度の高い部分で信憑性に欠ける場合がある．

治療計画装置で線量計算に欠かせない画像は X 線 CT による各画素が CT 値で表されたも

演習問題解答

のであり，放射線が電子との相互作用を計算して線量分布を処理するためには必須である．人体の不均質での放射線の減弱を計算する手法にはバルク法やピクセルバイピクセル法がある．最近ではPETやMR画像をCT画像に融合（fusion）させて標的の位置や範囲を的確に入力できるように支援できる装置もある．

参照　7・6・1 ii）・iii），7・6・2 i）・ii）

問題 4　（解答例）CTシミュレータを治療計画に使用した場合の不均質補正は不均質部分を画素ごとに取り扱うピクセルバイピクセル法による線量計算が一般的である．放射線治療領域で用いる高エネルギー放射線ではコンプトン散乱が物質との相互作用で支配的であり，電子と放射線の相互作用を処理できれば計算精度が向上する．電子の密度が異なる不均質ではCT値と電子密度を変換できるテーブルが欠かせない．

治療計画によってはピクセルバイピクセル法ではなく臓器ごとに均一な物質として取り扱うバルク法が用いられることがあるが，最近では稀になってきている．特に高精度放射線治療ではピクセルバイピクセル法による計算が必須である．計算アルゴリズムによっては計算マトリックスによっても不均質の線量分布が異なることがある．

参照　7・6・1 ii），7・6・2 ii）

問題 5　（解答例）IMRTによる治療計画では高精度な患者固定のもと，線量分布の急峻な部分でも高精度に線量分布を計算処理できるアルゴリズムを搭載した治療計画装置が必要である．さらにインバースプランニングができるものが必要であり，従来のフォワードプランニングでは対応しづらい凹型の線量分布が形成でき，標的や決定臓器輪郭入力のみならず，その線量や優先度を設定する必要がる．完全にコンピュータが最適化するのではなく，現状では架台角度や門数は操作者の経験や知識を必要とする部分を残している．線量分布を最適化するために計算処理を繰り返すため，計算処理にはかなりの時間を要する．

IMRTはMLCによって不均質な放射線強度の照射野を形成する．MLCの駆動方法によってIMRTは，照射中にMLCが駆動するダイナミックMLC法とMLC駆動中は放射線を出さないスタティックMLC法に分類される．MLCの形状や駆動方式によって線量分布の形状や照射野外の線量，もしくは漏れ線量も今後問題になってくる．これらを正確に計算できる治療計画装置がまだない現状ではこれらの影響を考慮して治療計画に望まなければならない．MLCによるもの以外にも補償フィルタによるIMRTがあるが，いずれも一般的に他方向からの照射を行い，一般の治療より治療時間を要する．小照射野や照射中のMLCの駆動によって線量計算の精度が保ちにくく，最新の計算アルゴリズムが積極的に用いられている．実際の治療までには治療計画の質的保証を行う必要があり，線量分布をあらゆる角度から確認

する必要があり，DVHによる評価，さらには生物学的効果を加味した評価も今後なされるようになると考えられる．現状では位置的，線量的検証作業にもかなりの時間を要する．

参照　7・6・2 i)〜iv)

問題6　（解答例）治療計画装置は受け入れ試験の後，コミッショニングと呼ばれる計算処理を管理限界内に収束させる作業がなければ臨床に用いることができない．ソフトウェアのバージョンアップや装置の故障に伴う作業後に計算結果に変化のないことを確認する作業が必要である．治療装置のエネルギー，放射線束を修飾するフィルタ，照射野，深度，プロファイルの部位ごとに計算精度を確認しなければならない．保証する項目に関しては国内に明確な基準はまだなく，諸外国の指針を参照して，治療装置メーカーの推奨値に許容値を設定しているのが現状である．

参照　7・6・2 v)

問題7　（解答例）

・頸部から胸部にまたがる標的

一般的に設定される頸部領域に対する左右の対向照射では胸部領域を一度に照射するには体厚がありすぎて線量不足を余儀なくされる．放射線の入射方向を変化させ，かつ頸部から胸部の標的に均一に放射線を照射するためには，放射線の中心線束断面で照射野を分割するハーフビーム法（ハーフフィールド法ともいう）を使う．照射野をつなぎ合わせる断面では線量の過不足がおきうる可能性があるため，照射期間中に数回移動させるのが一般的である．

・乳腺組織の術後照射

乳腺組織の術後照射に用いられる方法として接線照射があげられる．両腕を挙上した体位をとるため専用の固定具がなければ再現性を保ちにくい．接線照射には肺組織が極力照射野に含まれないようハーフビーム法を用いるか，架台角度を対向する角度よりずらしてその容積を低減する．乳腺組織の接線照射では照射野内に空気層が存在し，三次元的に厚みが変化する．正確な線量分布やMU計算をするためには議論の余地を残している．線量評価点を設定する位置によって大きく線量が変化することがあるため線量分布を確認するなどして注意が必要である．

・全脊椎照射

成人であれば一度の照射で全脊椎を照射するにはロングSSD法を用いるか，短い照射野をつなぎ合わせる方法をとる．照射野をつなぎ合わせる方法にはいくつかある（スキンギャップ法，マッチラインウェッジ法等）が，つなぎ目の線量過不足を補うために治療期間中複数回移動することが望ましい．体位も腹臥位と仰臥位をとることがあるが，腹臥位では専用の

演習問題解答

頭部固定が必要である．腹臥位による照射では，特に幼児の場合照射中の状態には注意を払うことが肝要である．全脊椎照射では全脳照射を同時に行う場合もあるため，そのつなぎにはコリメータの回転や寝台を回転させることもある．

参照　7・6・2 iv)，7・6・3 ii)

◎ 第8章

問題1　5

問題2　4

問題3　1, 3

問題4　2, 5

◎ 第9章

問題1　5

　　　参照　9・4・1 ii)　子宮癌

問題2　4

　　　参照　9・2・1　密封小線源，8・4・1 ii)　子宮癌

問題3　2

　　　参照　9・4・1 ii)　子宮癌

問題4　2

　　　参照　9・2　線源

問題5　2

　　　参照　9・2　線源

問題6　4

　　　参照　9・4・1　線源配置

◎ 第10章

問題1　放射線治療を受ける患者のほとんどが，癌をもつためさまざまな悩みがあるということを認識しておく必要がある．医療従事者として，癌患者が味わう孤独感を理解するとともに，自己の病気を本人がどのように受け止めているかを考え，放射線治療の目的は治癒だけでなくQOLを改善し，加えて，その肉体的・精神的なさまざまな苦悩をできるだけ取り除くように努めることが必要である．良い診療には，患者に不安や不快感を与えないきびきびとした心地よい礼儀と細かな心づかいも必要である．また，優れた医療技術を修得し，それを患者さんに提供できることに加え，「患者の悩み・苦しみ・痛みに共感する心」，「患者にいたわ

りの手が自然に出る心」，「患者に親切で優しく接する心」を持ち，患者やその家族とのコミュニケーションにまで力を発揮できることが診療放射線技師に必要である．

参照　10・1・1　放射線治療を受ける患者に対する心構え

問題2　患者の固定は，照射の精度を向上させるため患者の動きを抑制したり，照射位置の再現性に重要な要素であり，照射部位に応じたポジショニングと固定方法を採用し，頭頸部では専用枕とシェルやバイトブロック，乳房切線照射では専用固定具などを使用することをあらかじめ説明しておく．これらの固定具の使用に際しては，同じものを複数の患者に使用するため，患者一人ごとにカバーシートを交換したり，消毒液で清拭することなど常に不快感をなくす努力が必要である．

一般的に癌の患者は高齢者が多く身体の自由が利かないことがあるので，治療室の入退出時の歩行や治療寝台への昇降の際は，転倒して障害を受けないように手をたずさえることや目を離さないことなどが必要である．また，治療寝台に寝かせたとき，脊椎の湾曲や膝の屈曲のため苦痛にならないようなポジショニングや照射の妨げにならないようなポジショニングをとり，頭部には高い枕や膝下にはスポンジ製の固定具などを使用し，さらに転落のおそれのある場合は固定ベルトなどで固定しておく配慮も必要である．

参照　10・1・2　ii)　固定具

問題3　治療計画に従って照射が開始される時は，患者が最も緊張している時期でもあり，全身のあらゆる状態の変化に気を配り，不安解消に努めることが必要である．

照射中は，治療室内に一人きりで数分ないし十数分を過ごさねばならず，治療中の患者の状態は常に注意深く観察されていることをよく説明しておくことが必要である．さらに，治療室内外で対話ができること，何かあれば手を挙げて合図するか，声を出して知らせることなどあらかじめ説明しておくことが必要である．

また，照射中の状況を外来者や他の患者に見えないようにする必要がある．この意味で室内の観察は，操作室の監視モニターの設置場所や向きに注意しなければならない．

参照　10・1・3　i)　照射中の観察

問題4　子宮及び子宮頸部の腔内照射において患者が安心して放射線治療を受けられるためには，外部照射治療と同様に，放射線治療医が，インフォームド・コンセントを行い，診断結果とこれから予測される病状の変化，治療の方法と目的がどのようなものであるか患者が理解できることを確認しながら説明する．とくに予定回数，照射に要する時間，全治療期間など患者が納得して治療に取り組めるように説明する．

患者は，とくに治療に対する恐怖心に加え羞恥心も強く，また多少の痛みを伴う場合もあ

る．すべての治療手技は，これらの不安をすこしでも解消できるよう，治療前のオリエンテーションや治療時のきびきびとした迅速な対応が必要であり，医師，診療放射線技師，看護師が一体となった細かな役割と連携が大切である．

参照　10・2・1　腔内照射治療の実際

◎第12章

問題1　参照　12・1　医療事故発生のメカニズム
問題2　参照　12・2　医療事故防止のアプローチの方法
問題3　参照　12・2　医療事故防止のアプローチの方法

◎第13章

問題1　5
問題2　1
問題3　3
問題4　5
問題5　2
問題6　4
問題7　4
問題8　1
問題9　2
問題10　3
問題11　5
問題12　5

参考文献

第1章

1) 厚生労働省大臣官房統計情報部：人口動態統計：Annual mortality trends for leading causes of death in Japan（1947-2002）（死因別死亡率の推移，昭和22年～平成14年），pp. 32-33（2003）
2) 厚生労働省大臣官房統計情報部：人口動態統計：Mortality from malignant neoplasms by site in Japan（部位別がん死亡率の推移，昭和35年～平成13年），pp. 40-41（2003）
3) 大島 明，黒石哲生，田島和雄：がん統計白書―罹患/死亡/予後―2004，pp. 223-225，篠原出版新社（2004）
4) 北川貴子，津熊秀明：日本の癌罹患の将来予測，富永祐民編，がん統計白書―罹患/死亡/予後―，篠原出版（1999）
5) 菊地浩吉，吉木 敬，佐藤昇志，石倉 浩：病態病理学，pp. 583，南山堂（2004）
6) 町並隆生，秦 順一：癌の拡がり方と進行度，標準病理学，pp. 217-227，医学書院（1998）
7) 小泉桂一，斎木育夫，高井義美：癌の浸潤と転移，日本臨床腫瘍学会編：臨床腫瘍学，pp. 66-85，癌と化学療法社（2004）
8) Tannock I.F. and Hill R.P.：The basic science of oncology, Third edition, 監訳，谷口直之，鈴木敬一郎，松浦成昭，手島昭樹：腫瘍の進展と転移，がんのベーシックサイエンス第2版，pp. 261-267，メディカルサイエンスインターナショナル（2000）
9) Lin J.C., Jan J.S. and Hsu C.Y.：Phase III study of concurrent chemoradiation versus radiotherapy alone for advanced nasopharyngeal carcinoma：positive effect on overall and progression-free survival, J Clinical Oncology 21, pp. 631-637（2003）
10) 藤内 祝：頭頸部癌に対する動注化学療法，癌と化学療法 32，pp. 2024-2029（2005）
11) Al-saaraf M., Martz K. and Herskovic A.：Progress report of combined chemoradiotherapy versus radiotherapy alone in patient of esophageal cancer：an intergroup study. Journal of Clinical Oncology 15, pp. 277-283（1997）
12) 大津 敦，武藤 学，目良清美，石蔵 聡：食道癌治療のControversy，癌と化学療法 30，pp. 1230-1237（2003）
13) Andou N. and Dokiya T：Panel discussion 3, Controversy on surgery vs. CRT in treatment for the patients with stage l and ll esophageal cancer. Esophagus 2, pp. 185-186（2005）
14) 坪井正博，加藤治文：肺癌の化学・放射線療法，癌と化学療法 29，pp. 684-694（2002）
15) Rose P.G., Bundy B.N., Watkins E.B., Thigpen J.T., Deppe G., Maiman M.A., Clarke-Pearson D.L. and Insalaco S.：Concurrent cisplatin-based radiotherapy and chemotherapy for locally advanced cervical cancer, New England Journal of Medicine, 340, pp. 1144-1153（1999）
16) Morris M., Eifel P.J., Jiandong L.U., Grisby P.W., Levenback C., Stevens R.E., Rotman M., Gershensom D.M. and Mutch D.G.：Pelvic radiation with concurrent chemotherapy compared with pelvic and paraaortic radiation for high risk cervical cancer, New England Journal of Medicine, 340, pp. 1137-1143（1999）

17) Green G.A., Kirwan J.M. and Tierney J.F. : Survival and recurrence after concomitant chemotherapy and radiotherapy for cancer of the uterine cervix : A systematic review and meta-analysis. Lancet 358, pp. 781-786 (2001)
18) Pearcey R., Brundage M. and Drouin P. : Phase lll trial comparing radical radiotherapy with and without cisplatin chemotherapy in patients with advanced squamous cell cancer of the cervix, J Clinical Oncology 20, pp. 966-972 (2002)
19) Toita T., Moromizato H. and Ogawa K. : Concurrent chemoradiotherapy using high dose rate intracavitary brachytherapy for uterine cervical cancer, Gynecology Oncology 96, pp. 665-670 (2005)

第2章

1) 阿部光幸：放射線治療の歴史，放射線腫瘍学，(阿部光幸編)，pp. 1-10 国際医書出版，東京 (1997)
2) 高橋正治：放射線治療の歴史，癌・放射線療法 2002 (大川智彦，田中良明，佐々木武仁編)，pp. 3-14 篠原出版新社，東京 (2002)
3) 西尾正道：小線源治療総論，日本医放会誌，65，3：pp. 207-215 (2005)
4) 梅垣洋一郎：放射線治療の歴史，癌・放射線療法，癌の臨床 別冊 (柄川 順編)，pp. 1-8，篠原出版，東京 (1987)
5) 増田康治：治療技術の歴史，放射線治療技術，(増田康治編)，pp. 4-11，南山堂，東京 (2002)
6) 山下一也：放射線医学・技術小史，診療放射線技術，上巻 (立入 弘，稲邑清也，山下一也，速水昭宗 監修)，pp. 7-22，南江堂，東京 (2004)
7) 舘野之男：原典で読む放射線治療史，エムイー振興協会，東京 (2001)
8) 舘野之男：放射線治療学史 (1)，日本医放会誌，64，5：pp. 314-320 (2004)
9) 舘野之男：放射線治療学史 (3)，日本医放会誌，65，1：pp. 44-57 (2005)
10) 舘野之男：放射線治療学史 (4)，日本医放会誌，65，2：pp. 131-138 (2005)
11) 舘野之男：放射線治療学史 (5)，日本医放会誌，65，3：pp. 281-290 (2005)
12) 舘野之男：放射線医学史，岩波書店，東京 (1973)

第7章

1) ICRU Report 29 : Dose specification for reporting external beam therapy with photons and electrons, International Commission on Radiation Units and Measurements, Washington, D. C, U. S. A (1978)
2) 日本放射線腫瘍学会研究調査委員会編：外部放射線治療における線量の評価と統一，日本放射線腫瘍学会 (1995)
3) ICRU Report 50 : Prescribing Recording, and Reporting Photon Beam Therapy, International Commission on Radiation Units and Measurements, Washington, D. C, U. S. A (1994)
4) ICRU Report 60 : Fundamental Quantities and Units for Ionization Radiation, International

Commission on Radiation Units and measurements, USA（1998）
5) 西臺武弘：放射線治療物理学　第3版，文光堂，2011
6) Johns Cunningham：The physics of Radiology, Fourth Edition, Charles C Thomas・publisher, USA（1983）
7) 森内和之，高田信久　訳：グリーニング　放射線量計測の基礎，地人書館（1998）
8) 熊谷孝三：放射線治療における高エネルギー電子線の吸収線量測定マニュアル，日本放射線出版会（2007）
9) 日本医学物理学会編：放射線治療における水吸収線量の標準測定法（標準測定法12）　第1版，通商産業研究社（2018）
10) 矢島佳央理：水吸収線量校正を10月より開始-国際基準の第一歩-，線量校正センターニュース第2号，16-18，公益財団法人　医用原子力技術研究振興財団（2012）
11) ICRU Reprt 44：Tissue Substitutes in Radiation Dosimetry and Measurement, ICRU Betheda Maryland USA（1995）
12) 日本医学物理学会編：外部放射線治療における水吸収線量の標準計測法（標準計測法12）第1版，通商産業研究社（2013）
13) 熊谷孝三　編：放射線治療における誤照射事故防止指針，日本放射線技術学会（2003）
14) John p.Gibbons：Monitor Unit Calculations for Exaternal, Photon & Electron Beams. Advanced Medical Publishing, INC, Alranta, Georgia（2000）
15) Faiz M.kahn：The Physics of Radiation Therapy, Third Edition, LIPPINCOTT WILLIAMS & WILKINS, USA（2003）
16) 粒子線治療最前線：INNERVISION，p 4-58（2013）
17) 熊田博明：加速器ベースBNCT治療装置の開発におけるPHITS技術の適用，RISTニュース，No. 56，p 14-24（2014）
18) 丸橋　晃：日本の英知が拓くがん治療の新たな地平BNCT―中性子とその反応―，p 11-14，BNCT研究会

第8章

1) 薬事法規研究会編：第5版　やさしい薬事法，じほう（2006）
2) 遠藤啓吾　編：図解　診療放射線技術実践ガイド，pp 936-945，文光堂（2014）
3) 厚生労働省医政局長通知：良質な医療を提供する体制の確立を図るための医療法の一部改正をする法律の一部施行について，医政発第0330010 各都道府県知事宛，平成19年3月30日
4) 厚生労働省医薬食品局　審査管理課医療危機審査管理室長：薬事法及び採決及び供血あっせん業取締法の一部を改正する法律等の施行に伴う医療機器修理業に係る運用等について，薬色機発第0331004号，平成17年3月31日
5) 熊谷孝三編：わかりやすくてためになる　がん放射線治療技術マニュアル，ピラールプレス（2011）
6) 日本放射線腫瘍学会QA委員会編：外部放射線治療におけるQuality Assurance（QA）システ

ムガイドライン，日本放射線腫瘍学会（1997）
7) AAPM Report No. 13：Physical aspects of quality assurance in radiation therapy, American Association of Physicists in medicine（1994）
8) 社団法人日本放射線技師会放射線機器管理士部会編：放射線機器品質管理実践マニュアル　外部放射線治療装置，日本放射線技師会出版会（2008）
9) 西臺武弘：放射線治療物理学　第2版，文光堂，東京（2004）
10) Matjaz Jeraj, Vlado Robar：Multileaf collimator in radiotherapy, Radiol Oncol 38(3), pp 235-240（2004）
11) 長尾昌隆：医療用直線加速器の構造と制御，日本放射線技術学会誌 65(11)，pp 1553-1560（2009）
12) 日本放射線技術学会：外部放射線治療における保守管理マニュアル，日本放射線技術学界叢書（22），日本放射線技術学会（2003）
13) 熊谷孝三　編：第5回がん医療における放射線治療の品質管理高度専門教育セミナー資料，吉浦隆雄；MLCの品質保証，広島国際大学（2011）
14) 大浦弘樹，熊谷孝三，笠紀美子：EPIDの品質保証・品質管理の実際，放射線治療研究会雑誌，Vpl. 23 No. 1 November 2010 pp 61-66（2010）
15) Michael G. Herman, James M Balter, David A. Jaffrat etal：Clinical use of electronic portal imaging：AAPM Radiation Committee Task Group 58, Med. Phys. 28(5) pp 712-737（2001）
16) 熊谷孝三，橘昌幸，大浦弘樹　他：リニアックにおける電子ポータルが像照合装置の品質保証・品質管理，放射線治療研究会雑誌，Vol 26 No. 1（2013）
17) 増田康治編：放射線治療技術学　改訂4版，南山堂（2002）

第9章
1) 渡部洋一，金森勇雄：診療画像検査法，放射線治療概論，医療科学社（2001）
2) 西臺武弘：放射線治療物理学，pp. 226-230，文光堂（2001）
3) 高橋正治編集，川上壽昭，向井孝夫，図解　診療放射線技術実践ガイド，文光堂（2002）
4) 平岡真寛，笹井啓資，井上俊彦：放射線治療マニュアル，pp. 29，中外医学社（2001）
5) 増田康治，神宮賢一，泉　隆他：放射線治療技術，南山堂（1996）
6) 有水　昇，高島　力（編）：標準放射線医学第5版，pp. 694，医学書院（1999）
7) 渡部洋一，金森勇雄：診療画像検査法，放射線治療概論，pp. 295，医療科学社（2001）
8) 廣川　裕，池田　恢，井上俊彦共訳：Radiation oncology in integrated cancer management. Report of the inter-society council for radiation oncology，統合的癌治療における放射線腫瘍学，放射線科専門医会，pp. 9-14（1993）
9) 速水昭宗，丸山隆司：密封小線源における管理の実際，Vol. 36，No. 6，pp. 307-316（1987）
10) 井上俊彦：アフターローダの進歩，小線源放射線治療，小塚隆弘，井上俊彦編，pp. 3-7，中山書店（1993）
11) ICRU Report 38：Dose and Volume Specification for Reporting Intracavitary Therapy in

Gynecology, ICRU (1985)
12) 平岡真寛,笹井啓資,井上俊彦:放射線治療マニュアル,pp. 29,中外医学社 (2001)
13) Paterson, R.: The treatment of malignant disease by radiotherapy. 2 nd edition, Butler & Tanner Ltd. (1963)
14) Kornelsen RO. and Young MEJ.: Brachytherapy build-up factors. Br. J. Radiol, 54, pp. 136-138 (1981)
15) Webb S. and Fox R. A.: The dose in water surrounding point isotropic gamma-ray emitters. Br J Radiol, 52, pp. 482-484 (1979)
16) 大川智彦,田中良明,佐々木武仁:癌・放射線療法2002,篠原出版新社 (2002)
17) Faiz M. Khan: The Physics of Radiation Therapy-SECOND EDITION-, LIPPINCOTT WILLIAMS & WILKINS, pp. 434-440 (1994)
18) 日本アイソトープ協会(社):アイソトープ法令集,放射線障害防止法関係法令Ⅰ,監修 科学技術庁原子力安全局,丸善 (1996)
19) 稲村清也:放射線治療計画システム,篠原出版 (1994)

第10章

1) 菊池雄三他:診療放射線技師のための臨床実践ハンドブック,pp. 266-286,文光堂 (2004)
2) 田村和夫他:癌治療ハンドブック第2版―化学療法・全身管理を中心に―,pp. 24-31,文光堂 (2003)
3) 村上晃一:診療放射線技術選書9放射線治療技術,pp. 86-88,南山堂 (1971)
4) 辻井博彦監修:がん放射線治療とケア・マニュアル,pp. 14-39,医学芸術社 (2003)
5) マリリン・ドット:がん治療の副作用対策,pp. 182-240,照林社 (2003)
6) 大川智彦他:癌・放射線治療2002,pp. 378-417,篠原出版新社 (2002)

第12章

1) 河村治子編:「事例から学ぶ医療事故防止,島田康弘:ハイリスクエリアにおける医療事故とその防止 手術室」,からだ科学 臨時増刊,pp. 61-66,日本評論社,東京 (2000)
2) 熊谷孝三,島村正道,的場 優:誤照射事故防止のための新しい電子線測定プロトコルの提案と認定技師制度の充実,臨床放射線,Vol. 49, No. 9, pp. 1111-1119 (2004)
3) 中島和江,児玉安司:ヘルスケア リスクマネジメント,医学書院,東京 (2001)
4) 国立大学医学部附属病院長会議 編:医療事故防止のための安全管理体制の確立に向けて,日総研出版 (2001)
5) ICRP Publication 86: Prevention of Accidental Exposures to Patients Undergoing Radiation Therapy, The International Commission on Radiological Protection (2000)
6) 熊谷孝三:放射線治療における誤照射事故防止,放射線治療研究会雑誌,Vol. 16, No. 1, pp. 49-55 (2003)
7) 医学放射線物理連絡協議会:「東京都内某病院における過線量照射事故の原因および再発防止に

参考文献

関する医学放射線物理連絡協議会による調査報告書」，日本医学放射線学会誌，61，pp. 817-825（2001）

8) 医学放射線物理連絡協議会：「国立弘前病院の放射線過剰照射事故に関する緊急勧告」（平成15年11月）（2004）

9) 医学放射線物理連絡協議会：山形大学病院における過小照射事故の原因防止に関する報告書（2004）

10) 池田　恢，早渕尚文，廣川　裕：放射線治療システムの品質保証・品質管理，映像情報，Vol. 36，No. 1，pp. 1357-1361（2004）

11) 早渕尚文：時論　多発する放射線治療事故とその対策，日本医事新報，4194，pp. 59-61（2004）

12) 廣川　裕：放射線治療のリスクマネジメント，日獨医報，第49巻，臨時増刊号，pp. 71-80（2004）

13) ICRU Report 29 : Dose specification for reporting external beam therapy with photons and electrons, International Commission on Radiation Units and Measurements, Washington, D. C, U. S. A（1978）

14) ICRU Report 50 : Prescribing Recording, and Reporting Photon Beam Therapy, International Commission on Radiation Units and Measurements, Washington, D. C, U. S. A,（1994）

15) ICRU Report 62 : Prescribing Recording, and Reporting Photon Beam Therapy,（Supplement ICRU Report 50）International Commission on Radiation Units and Measurements, Washington, D. C, U. S. A（1999）

16) ICRU Report 24 : Determination of absorbed dose in a patient irradiated by beam of X or Gamma rays in radiotherapy, International Commission on Radiation Units and Measurements, Washington, D. C, U. S. A（1976）

17) 日本医学物理学会　編：外部放射線治療における高エネルギーX線および電子線の吸収線量の標準測定法，通商産業研究社（2002）

18) 熊谷孝三　編著：放射線治療における安全確保に関するガイドライン，日本放射線技師会出版会，東京（2005）

19) 日本放射線腫瘍学会QA委員会　編：外部放射線治療におけるQuality Assurance（QA）システムガイドライン（2001）

20) 日本放射線腫瘍学会研究調査委員会　編：外部放射線治療装置の保守管理プログラム，通商産業研究社（1994）

21) 日本放射線技術学会　編：放射線医療技術学叢書　放射線技術QCプログラム，日本放射線技術学会出版委員会（1988）

22) 日本画像医療システム工業会　編：診療用高エネルギー放射線発生装置・据付調整時の放射線安全ガイドライン（2004）

23) AAPM : Medical accelerator safety considerations. Report of the American Association of Physicists in Medicine Radiation Therapy Committee Task Group No. 35, Med. Phys. 20, pp. 1261-1275（1993）

24) 熊谷孝三　編：放射線治療における誤照射事故防止指針，日本放射線技術学会（2003）
25) 熊谷孝三　編著：医療安全のための放射線治療手順マニュアル，日本放射線技師会出版会，東京（2005）
26) 熊谷孝三　編著：医療安全学，医療科学社，東京（2005）
27) 浜島信之：米国におけるリスクマネジメント，日本医事新報，3504, pp.95〜97（1991）
28) 岡田清，岡井清士，木下健治：病院における医療事故紛争の予防，医学書院（1993）
29) 鹿内清三：医療紛争の予防と対応策―病院のリスクマネジメント―，第一法規（1992）

第13章

1) 脳腫瘍全国統計委員会・日本病理学会　編：臨床・病理　脳腫瘍取扱い規約　第2版，金原出版（2002）
2) 北井隆平：治療　久保田紀彦監修，佐藤一史編集：脳腫瘍の病理と臨床，診断と治療社（2002）
3) 芝本雄太：中枢神経系腫瘍　安部光幸編：放射線腫瘍学，pp.187-207，国際医書出版（1997）
4) 田中良明：中枢神経系　平岡真寛，笹井啓資，井上俊彦編著：放射線治療マニュアル，pp.152-167，中外医学社（2001）
5) 多胡正夫　他：悪性神経膠腫，放射線治療計画ガイドライン2004, pp.4-8，日本放射線科専門医・医会（2004）
6) 芝本雄太：髄芽腫，放射線治療計画ガイドライン2004, pp.12-14，日本放射線科専門医・医会（2004）
7) 青山英史　他：脳胚芽腫，放射線治療計画ガイドライン2004, pp.17-20，日本放射線科専門医・医会（2004）

舌癌

8) 岡島　馨：口腔癌　安部光幸編：放射線腫瘍学，pp.218-231，国際医書出版（1997）
9) 井上武宏：頭頸部　井上俊彦編集：放射線治療学，pp.125-171，南山堂（2001）
10) 渋谷　均：舌，平岡真寛他編著：放射線治療マニュアル
11) TNM悪性腫瘍の分類第6版，日本語版，金原出版（2003）

喉頭癌

12) 大西洋，唐沢久美子，唐沢克之：がん放射線療法2010, pp.192-200，篠原出版（2010）
13) 日本放射線科専門医会・医会，他　編：放射線治療計画ガイドライン2004，日本放射線科専門医会・医会（2004）
14) 癌の臨床　編：癌・放射線療法，篠原出版（1987）
15) 日本腫瘍学会　編：放射線治療計画ガイドライン 2016年版，金原出版株式会社（2016）
16) 日本癌治療学会　編：頭頸癌診療ガイドライン（2013）

上咽頭癌

17) 岡島　馨：上咽頭癌　安部光幸編：放射線腫瘍学，pp.232-240，国際医書出版（1997）
18) 今城吉成：上咽頭，平岡真寛他編著：放射線治療マニュアル，pp.168-177，中外医学社（2001）
19) TNM悪性腫瘍の分類第6版，日本語版，金原出版（2003）

参考文献

20) 井上武宏：頭頸部　井上俊彦編集：放射線治療学，pp. 125-171，南山堂（2001）
21) 大西　洋：上咽頭癌，放射線治療計画ガイドライン2004，pp. 42-47，日本放射線科専門医・医会（2004）

中咽頭癌
22) 西村恭昌：中咽頭癌　安部光幸編：放射線腫瘍学，pp. 241-249，国際医書出版（1997）
23) 今城吉成：上咽頭，平岡真寛他編著：放射線治療マニュアル，pp. 178-185，中外医学社（2001）
24) 井上武宏：頭頸部　井上俊彦編集：放射線治療学，pp. 125-171，南山堂（2001）
25) TNM悪性腫瘍の分類第6版，日本語版，金原出版（2003）
26) 真里谷　靖：中咽頭癌，放射線治療計画ガイドライン2004，pp. 48-53，日本放射線科専門医会・医会（2004）

下咽頭癌
27) 増永慎一郎：下咽頭癌　安部光幸編：放射線腫瘍学，pp. 250-255，国際医書出版（1997）
28) 茶谷正史：下咽頭，平岡真寛他編著：放射線治療マニュアル，pp. 210-218，中外医学社（2001）
29) TNM悪性腫瘍の分類第6版，日本語版，金原出版（2003）
30) 井上武宏：頭頸部　井上俊彦編集：放射線治療学，pp. 125-171，南山堂（2001）
31) 西岡　健：下咽頭癌，放射線治療計画ガイドライン2004，pp. 54-58，日本放射線科専門医会・医会（2004）

肺癌
32) 早川和重：肺，平岡真寛他編著：放射線治療マニュアル，pp. 268-281，中外医学社（2001）
33) 肺癌取扱い規約　改訂第4版，金原出版（1995）
34) TNM悪性腫瘍の分類第6版，日本語版，金原出版（2003）
35) 高橋正治：肺および縦隔の腫瘍　安部光幸編：放射線腫瘍学，pp. 282-306，国際医書出版（1997）
36) 早川和重：非小細胞肺癌，放射線治療計画ガイドライン2004，pp. 67-71，日本放射線科専門医会・医会（2004）
37) 西村恭昌：小細胞肺癌，放射線治療計画ガイドライン2004，pp. 72-76，日本放射線科専門医会・医会（2004）

乳癌
38) 国民衛生の動向　2004年版，厚生統計協会
39) 光森通英：乳腺，平岡真寛他編著：放射線治療マニュアル，pp. 301-313，中外医学社（2001）
40) 乳癌取扱い規約，金原出版（1996）
41) TNM悪性腫瘍の分類第6版，日本語版，金原出版（2003）
42) 大川智彦他：乳房温存療法，大川智彦他編：癌・放射線療法2002，pp. 645-660，篠原出版新社（2002）
43) 乳房温存療法ガイドライン（1999）乳癌の臨床15，pp. 147-156（2000）
44) 乳癌診療ガイドライン3　放射線療法，金原出版（2005）
45) 光森通英：乳癌，放射線治療計画ガイドライン2004，pp. 81-87，日本放射線科専門医会・医会

（2004）

子宮頸癌

46) 国民衛生の動向 2004 年版，厚生統計協会
47) 伊東久夫他：子宮頸癌，平岡真寛他編著，放射線治療マニュアル，pp. 407-421，中外医学社（2001）
48) 子宮頸癌取扱い規約改訂第 2 版，金原出版（1997）
49) ICRU Report 38, pp. 11（1985）
50) 戸板孝文：子宮頸癌，放射線治療計画ガイドライン 2004, pp. 129-132, 日本放射線科専門医会・医会（2004）

前立腺癌

51) 国民衛生の動向 2004 年版，厚生統計協会
52) 笹井啓資：前立腺，平岡真寛他編著：放射線治療マニュアル, pp. 385-397, 中外医学社（2001）
53) 小石元紹：前立腺癌　安部光幸編：放射線腫瘍学, pp. 422-434, 国際医書出版（1997）
54) Scher D. and et al.: National Comprehensive Cancer Network guidelines for the management of prostate cancer, Urology 61, Issue 2, Supplement 1, 14-24（2003）
55) 前立腺癌取扱い規約第 3 版，金原出版（2001）
56) TNM 悪性腫瘍の分類第 6 版，日本語版，金原出版（2003）
57) 中村和正：前立腺癌，放射線治療計画ガイドライン 2004, pp. 188-122, 日本放射線科専門医会・医会（2004）
58) 唐沢克之：前立腺，大川智彦他編：癌・放射線療法 2002, pp. 796-823, 篠原出版新社（2002）

悪性リンパ腫

59) 小口正彦：悪性リンパ腫，平岡真寛他編著：放射線治療マニュアル, pp. 464-488, 中外医学社（2001）
60) 早淵尚文：ホジキン病，大川智彦他編：癌・放射線療法 2002, pp. 920-931, 篠原出版新社（2002）
61) 抗がん剤適正使用のガイドライン No. 2, 日本癌治療学会（2005）
62) 井上俊彦編：放射線治療学，南山堂（2001）

索　引

アルファベット，ほか

beam's eye view	219
BED	74
biological effective dose	74
Bolus 材	184
Compensating filter	185
conformation radiotherapy	186
conformational hollow out irradiation	187
convergent irradiation	189
CRE	71
CTV	126, 127
CT シミュレータ	121
CT-リニアック	122
cumulative radiation effect	71
DICOM 3.0 規格	295
DICOM-RT	295
DRR	114
DVH	123
EB ウィルス	327
Elkind 回復	62
EPID	107, 249
equivalent uniform dose	75
EUD	75, 216
Fix technique	184
forward plan	191
GTV	126
heat shock protein	60
HIS	295
hit theory	53
HSP	60
HVL	32
ICRU 基準点	126
IMRT	64
intensity map	191
intraoperative irradiation	187
inverse plan	191
Linac	94
linear-quadratic model	54
Long SSD 法	187
LQ	192
LQ モデル	54
Manchester 法	262
memorial 法	262
MLC	104
moving field irradiation	186
MR 画像	208
nominal standard dose	70
non-coplanar 照射法	190, 223
normal tissue complication probability	55, 74, 216
NSD	70
NTCP	55, 74, 216
n 半価層	32
OAR	126, 128
OCR	160
OER	58
OPF	160
oxygen enhancement ratio	58
PACS	294
Paris 法	262
Paterson-Parker 法	262
PDCA サイクル	240, 301
PDD	155, 183
pendulum irradiation	186
Physical filter 法	191
PLD 回復	62
p-Si 検出器	89, 90
PTV	126, 127, 182
QOL	3
quality of life	3
Quinby 法	262
RALS	263
RALS 用線源	264
RBE	55
Reason の軌道モデル	300
relative biological effectiveness	55
reoxygenation	59
repopulation	59
RF	94
RIS	295
rotation irradiation	186
Schnitzler 転移	8
SHEL モデル	301
SLD 回復	62
Sliding window 法	191
SRS	111, 190
SRT	111, 190
Static technique	184
Step and shoot 法	191
STI	190
superimpose	228
TAR	157
target theory	53
TCP	216
TCP/IP	297
TDF	71, 192
TER	60
therapeutic ratio	55
thermal enhancement ratio	60
time dose fractionation factor	71
TMR	158
TNM 分類	10
TPR	158
TR	54
WF	163
X 線 CT 装置	266
X 線汚染成分	183
X 線シミュレータ	121, 182, 202, 266
X 線治療	119
X バンド	113
1/10 価層	32
1/n 価層	32
1 回大線量照射法	192
1 門照射	175, 179, 217
3 門照射	220
4 門照射	220
α/β 値	73
γ 線	31

ア

アイソレータ	102
悪性腫瘍	2, 5
悪性リンパ腫	353
アプリケータ	105, 264

INDEX

アルキル化剤	15
アンテナループ	101
医事システム	294
一時刺入線源	261
医用電子直線加速装置	238
医療機器安全管理責任者	237
インターナルマージン	182
インターネット	298
咽頭癌	274
インバースプラン	191, 215
ウイルヒョウの結節	8
ウエッジ角度	104
ウエッジ係数	163
ウエッジ直交2門照射	176, 186, 219
受入れ試験	239, 243, 307
受渡し試験	239
打ち抜き照射	187, 222
運動照射	221
運動照射法	186
運動量保存則	37
永久刺入線源	261
疫　学	316
エネルギー吸収係数	81
エネルギー束	79
エネルギー転移係数	35
エネルギー付与	85
エネルギーフルエンス	79, 143
エネルギー保存則	36
エネルギーラジアンス率	80
オーダ情報	297
オーダリングシステム	294
温熱耐性	60

カ

回転照射	178, 186, 221
外部照射装置	20, 94
下咽頭癌	330
加温による放射線増感比	60
化学放射線療法	16
化学療法	2, 14
過小照射	302
過剰照射	302
加速管	96
荷電粒子平衡	43
過渡荷電粒子平衡	45
カーマ	30, 83, 84, 142
癌	2
患者監視	278
患者の整位と固定	209
患者のセットアップ	229, 278
干渉性散乱	35, 36
間接作用	52
間接電離放射線	30
ガンマナイフ	111
癌罹患率	4
緩和的照射	10, 12
気管支(用)アプリケータ	266
危機管理	300
危険度の判断基準	309
逆サンドイッチ測定法	250
逆二乗則	33
吸収線量	30, 31, 43
吸収線量変換係数	273
吸収線量率	86
急性期有害事象	193
強度分布	191
強度変調照射	223
強度変調照射法	191
強度変調放射線治療	25, 191, 246
緊急照射	360
クインビ法	262
空気カーマ強度	271
空気カーマ率定数	86, 271
腔内照射	261, 289
くさびフィルタ	104
クライストロン	100
グリソン分類	350
計画標的体積	126, 127, 182
蛍光収量	36
血行性転移	7, 8
結合空胴	98
血行動態モデル	9
限局性腫瘍	12
原子減弱係数	34
減　弱	32
原体照射	186, 222
光学距離計	105
光核反応	39
硬質化係数	33
光子のエネルギー転移係数	81
高線量率リモートアフタローダ	258
光電効果	35
呼吸同期照射法	188
姑息的照射	11, 12
姑息的治療	225
コッククロフト・ウォルトン	94
骨髄移植	361
骨転移	360
固定照射法	184, 185
コバルト60遠隔照射装置	24
コプラナー	204
コミッショニング	239, 307
コリメータ	104
コリメータ散乱係数	162
コールドスポット	218
コーン	105
根治的照射	11
根治的治療	10, 225
混入電子	214
コンプトン効果	35, 36

サ

サイクロトロン	116
再酸素化	59
最小線量	129
再増殖	59
最大線量	129
サイバーナイフ	112
最頻線量	130
サイラトロン	102
三次元原体照射	189
サーキュレータ	102
三次元水ファントムシステム	224
サンドイッチ測定法	250
三重対生成	35, 39

索 引

酸素増感比	58	深部線量百分率	155, 183	組織空中線量比	157
シェル	120	深部治療	119	組織最大線量比	158
シェルモデル	301	スタティック	113	組織内照射	261
子宮腔内用アプリケータ	265	ステップアンドシュート法	191	組織ファントム線量比	158
始業試験	307	ステレオ撮影法	277		
始業点検	239	スライディングウィンドウ法	191		
軸外線量比	160	制限線衝突阻止能	82	**タ**	
システム構築	297	制限付き質量阻止能	42	第1半価層	32
実用飛程	183	制限付き阻止能	42	対向2門照射	176, 218
質量エネルギー吸収係数	80, 144	正常組織障害発生率	216	対向板	204
質量エネルギー転移係数	80, 144	制動放射	34	代謝拮抗剤	15
質量減弱係数	34, 80	制動放射線	31, 41	ダイナミックウエッジ	105
質量衝突阻止能	41	生物学的効果比	55	耐容線量	217
質量阻止能	82	舌癌	319	太陽電池	89
死亡率	3	接線照射	186	多門照射	177, 184
シーマ	85	切線(接線)照射法	176	タンアンドグローブ	223
シャドウトレイ	105	セットアップマージン	182	断面積	80
集光照射	189	線エネルギー付与	42, 82, 144	乳房温存術	185, 343
周術期照射	14	線源の管理	281	中咽頭癌	330
重粒子線治療	194	線源座標	276	中央線量	130
術後照射	13, 361	線減弱係数	32, 81	直接作用	52
術前照射	13, 361	線源の管理	281	直接電離放射線	30
術中照射	13, 187, 361	線源の在庫管理	282	直角二方向撮影法	276
出力係数	160	線源の貯蔵と保管	281	直交2門照射	186
シュニッツラー転移	8	線源の紛失事故防止	282	治療可能比	54
腫瘍コード	57	線源配置法	262	治療計画	202, 226
腫瘍塞栓	8	線状線源	271	治療計画装置	25
腫瘍制御率	216	全身照射	187	治療体積	126, 128
腫瘍の発生母地	6	全身照射法	361	治療法の選択	317
上咽頭癌	324	前立腺癌	360	治療目的の決定	225
照合写真	230	線量計算	270	定位手術的照射	25, 190
照射線量率	84, 270	線量計算アルゴリズム	211	定位放射線照射	189
照射体積	126, 128	線量計測量	83	定位放射線治療	25, 190, 222
照射手順	228, 278	線量-時間モデル	192	定位放射線治療装置	110
照射野のつぎ目	318	線量測定の不確かさ	306	定期点検	239, 307
衝突カーマ	43	線量分布計算	211, 271	定在波形加速管	98
衝突阻止能	40	早期障害	63	低酸素細胞増感剤	58
衝突損失	34, 40	臓器特異性モデル	9	ディスク	97
消滅放射線	31	相互作用係数	80	低線量率リモートアフタローダ	258
食道用アプリケータ	265	相対電子密度	206	ディー電極	117
シンクロトロン	118	相同組換え修復	57	低融点鉛合金	105
進行波形加速管	97	速中性子線治療	117	データ通信	294
浸潤	6	組織学的分類	6		

INDEX

ディフレクションチューブ	109
テレコバルト	24
テレコバルト装置	119
転　移	6
電子カルテシステム	294
電子減弱係数	34
電子銃	99
電子対生成	35, 39
電子密度	182
点状線源	271
電　離	30
電離放射線	30
等価均一線量	216
投与線量基準点	126
特性X線	31
ドジメトリック量	83
トポイソメラーゼ阻害剤	15
ドリフト管	99

ナ

肉眼的腫瘍体積	126
乳　癌	340
ネットワークインフラ	296, 297
ネットワークシステム	294
脳腫瘍	316
ノンコプラナー照射法	190, 223

ハ

肺　癌	334
ハイパーナイフ	114
白内障	66
パターソン-パーカ法	262
バーチャルウエッジ	105
ハーフビーム	186
パリ法	262
パルス変調器	102
バン・デ・グラーフ	94
半　影	217
半価層	32

晩期有害事象	193
播　種	6
バンチャ部	97
反跳電子	36
半導体検出器	89
晩発障害	63, 65
光崩壊反応	39
非干渉性散乱	36
微小血管阻害剤	16
非弾性	40
ヒット理論	52
ピー・ディ・シー・エィサイクル	301
ヒトパピローマウィルス	342
被ばく防止	279, 282
皮膚線量	183
非ホジキンリンパ腫	356
ビームズアイビュー	219
ビームダクト	102
病院情報システム	295
病　期	182
表在治療	119
標的基準線量	129
標的線量基準点	126
標的理論	52, 54
表面照射	261
病　理	182, 316
ビルドアップ領域	183
ピンアンドアーク	209
品質管理	238
品質管理業務	242
品質保証	238
ファーマ型	88
ファノの定理	87
ファントム散乱係数	162
フィジカルフィルタ法	191
部位別年齢訂正死亡率	4
フォワードプラン	191, 215
不確定度	215, 241
付与エネルギー	85
プラチナ製剤	15
フラットパネルディテクタ	203
プランク定数	35

振子照射法	178
振子照射	186, 221
フリッケ線量計	208
フルエンス	33, 79
平均線量	129
平均付与エネルギー	85
平坦化フィルタ	103
ベータトロン	110
ヘッドリング	190
ベンディング	98
ポアソン分布	53
ポインタ	107
崩壊定数	86
放射エネルギー	78
放射線化学収率	82
放射線計測量	78
放射線高感受性腫瘍	12
放射線宿酔	63
放射線腫瘍学会	26
放射線情報システム	295
放射線治療	2
放射阻止能	41
放射損失	40, 41
放射能	86, 270
ホジキンリンパ腫	354
保守点検	236
補償フィルタ	105, 185
補助具	209
ポータルイメージング装置	107
ホットスポット	129, 130, 218
ボディーフレーム	190
ボーラス	105, 217
ボーラス材	184
ホルモン療法	342

マ

マイクロトロン	108
マイクロ波の位相速度	96
マグネトロン	100
マルチリーフコリメータ	104, 246
見かけの放射能	271

索引

密度効果	41
密封小線源	25, 258
密封小線源の安全取扱い	280
無酸素銅	97
メモリアル法	262
面密度	34
目的関数	215
モニタ線量計	103

ヤ

| 有害事象 | 288, 317 |
| 薬機法 | 236 |

| 遊離基 | 52 |
| 陽子線治療 | 115 |

ラ

ライナック	24, 94
ラジオメトリック量	78
ラルス	263
罹患数	4
罹患率	3
リスク臓器	126, 128, 185
リスクマネジメント	301
リーズンの軌道モデル	300

リニアック	3, 24, 94
リニアックサージェリ	114
粒子数	78
粒子線治療装置	24, 115
粒子ラジアンス率	79
良性腫瘍	6
臨床的品質保証	240
臨床病期	10
臨床標的体積	126, 127, 182
リンパ行性転移	7
ルヴィエールリンパ節	334
励起	30
レギュラ部	97
レーストラック	110

〈編著者略歴〉

熊谷 孝三（くまがい こうぞう）

1971 年	九州大学医学部附属診療放射線技師学校卒業
	財団法人結核予防会福岡県支部
1972 年	国立病院九州がんセンター
1989 年	国立病院熊本病院
1992 年	国立療養所南福岡病院
1997 年	国立病院九州がんセンター
2000 年	国立病院長崎医療センター
2003 年	国立療養所福岡東病院
2004 年	九州大学大学院工学府エネルギー量子工学専攻博士後期課程修了
	博士（工学）
2005 年	第 57 回 保健文化賞 受賞
	国立病院機構福岡東医療センター　診療放射線技師長
現　在	広島国際大学名誉教授

- 本書の内容に関する質問は，オーム社ホームページの「サポート」から，「お問合せ」の「書籍に関するお問合せ」をご参照いただくか，または書状にてオーム社編集局宛にお願いします．お受けできる質問は本書で紹介した内容に限らせていただきます．なお，電話での質問にはお答えできませんので，あらかじめご了承ください．
- 万一，落丁・乱丁の場合は，送料当社負担でお取替えいたします．当社販売課宛にお送りください．
- 本書の一部の複写複製を希望される場合は，本書扉裏を参照してください．

放射線技術学シリーズ
放射線治療技術学（改訂 2 版）

2006 年 10 月 20 日	第 1 版第 1 刷発行
2016 年 4 月 10 日	改訂 2 版第 1 刷発行
2023 年 5 月 10 日	改訂 2 版第 8 刷発行

監 修 者　日本放射線技術学会
編 著 者　熊 谷 孝 三
発 行 者　村 上 和 夫
発 行 所　株式会社 オ ー ム 社
　　　　　郵便番号　101-8460
　　　　　東京都千代田区神田錦町 3-1
　　　　　電 話　03(3233)0641（代表）
　　　　　URL　https://www.ohmsha.co.jp/

Ⓒ 日本放射線技術学会 2016

印刷　中央印刷　製本　協栄製本
ISBN978-4-274-21649-7　Printed in Japan